U0239992

国家科学技术学术著作出版基金资助出版

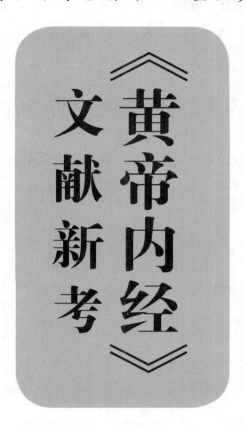

《黄帝内经》文献新考

钱超尘　著

北京科学技术出版社

图书在版编目（CIP）数据

《黄帝内经》文献新考／钱超尘著．— 北京：北京科学技术出版社，2023.3

ISBN 978 - 7 - 5714 - 2470 - 1

Ⅰ．①黄… Ⅱ．①钱… Ⅲ．①《内经》–研究 Ⅳ．①R221.09

中国版本图书馆 CIP 数据核字（2022）第 123481 号

责任编辑：吴　丹　杨朝晖
责任校对：贾　荣
责任印制：李　茗
出 版 人：曾庆宇
出版发行：北京科学技术出版社
社　　址：北京西直门南大街 16 号
邮政编码：100035
电话传真：0086 - 10 - 66135495（总编室）　0086 - 10 - 66113227（发行部）
网　　址：www. bkydw. cn
印　　刷：河北鑫兆源印刷有限公司
开　　本：787 mm×1092 mm　1/16
字　　数：860 千字
印　　张：43
版　　次：2023 年 3 月第 1 版
印　　次：2023 年 3 月第 1 次印刷
ISBN 978 - 7 - 5714 - 2470 - 1

定　　价：498.00 元

前　言

　　《〈黄帝内经〉文献新考》是一部考据著作，以文字、音韵、训诂、版本、校勘等方法对《黄帝内经》的成书时代、版本源流、音韵特点等加以考证，并介绍了历代著名《黄帝内经》研究专家的成就。清代乾嘉时期经学大师戴东原说："经之至者道也，所以明道者，其词也；所以成词者，未有能外小学文字者也。由文字以通乎语言，由语言以通乎古圣贤之心志。"著名史学家王鸣盛也说："盖学问之道，求于虚不如求于实。议论褒贬皆虚文耳。……但当正文字、辨音读、释训诂、通传注，则义理自见，而道在其中矣。"《清史稿》总结清儒治学方法说："综而论之，圣人之道，譬若宫墙，文字训诂，其门径也。门径苟误，跬步皆歧，安能升堂入室？"清儒基本上走的都是这条由小学通经学的治学之路。先贤的教诲，对我产生重大影响。

　　《〈黄帝内经〉文献新考》的成书，与我欣逢大好学术机缘有很大关系。2013 年中华中医药学会指示全国医古文研究会开展老教师带青年教师的学术活动（通俗名称为"师带徒"）。全国医古文研究会选择六名老教授为首届"师带徒班"主讲教师，我是其中之一。我说："师带徒班我进行面授，面授班的名称是'国学国医传承班'。"2014 年 6 月 20 日国学国医传承班在北京中医药大学举行拜师仪式，从学弟子十名，仪式之后即进行第一次面授。此后，每月进行一次全天面授，我坚持了三年，从未间断。上午我讲音韵、训诂、版本、考据等知识，下午请中国劳动关系学院姜燕（也是国学国医传承班学员）讲段玉裁《说文解字注》。国学国医传承班的听课人员，除正式拜师学员外，还有来自其他中医院校热爱中医文献考据学的青年教师，每次面授，听课者都有三四十人。2017 年 6 月 18 日进行最后一次面授，2017 年 7 月 20 日举行结业式，由中华中医药学会给正式学员颁发结业证书。

　　我一生都在教书，唯独这次三年面授，感受最好，因为我可以把自己所学所知的全部知识自由地、无拘无束地、毫无保留地讲授给国学国医传承班学员。我讲的内容主要有"上古音韵学与《黄帝内经》关系研究""小学原委与应用研究""《黄帝内经》版本流传史研究""《伤寒杂病论》版本流传史研究""傅山中医学成就研究""顾炎武中医学成就研究""章太炎中医学成就研究"等。我还把讲稿加以整理出版。我带领青年教师编纂《〈伤寒杂病论〉版本通鉴》和《〈黄帝内经〉小学研究丛书》，其中我编写的有《六朝古本〈伤寒论〉·江南秘本〈伤寒论〉》《六朝古本〈伤寒论〉·敦煌秘卷〈伤寒论〉》《宋本〈伤寒论〉》《明徐镕本〈金匮要略〉》《明赵开美本〈金匮要略方论〉》《清儒〈黄帝内经〉古韵研究简史》及《影印清儒〈黄帝内经〉训诂校勘四大家》（包括顾尚之《素问校勘记》及《灵枢校勘记》、胡澍《素问校义》、俞樾《读书余录》、孙诒让《札迻》），这些书皆由北京科学技术出版社出版。我还与弟子合作撰写《傅山医书考辨》，该书由广西师范大学出版社出版。此外，我还独立撰写了《俞曲园章太炎论中医》，该书由上海人民出版社出版。国学国医传承班开班之时，我七十有八，身体尚好，最主要的是事业顺心，心情舒畅，心怀"为往圣继绝学"的想法，因而带教著述，不觉劳累。为了鼓励自己不断进取，我经常从先贤教诲中汲取力量。曹丕说："盖文章，经国之大业，不朽之盛事。年寿有时而尽，荣华止乎其身，二者必至之常期，未若文章之无穷。"傅山说："人无百年不死之人，所留在天地间，可以增光岳之气、表五行之灵者，只此文章耳。"傅山又说："安能含吐风云作雷雨，不如霍靡野草徒芊芊，春生秋死无关系，安于蹂踏人不怜。"这些中华民族古代贤哲的谆谆教诲，千百年来，激励着无数人不懈奋斗、实现人生价值！

2021年2月北京科学技术出版社把《〈黄帝内经〉文献新考》清样送来请我校对一遍，接到清样不久我就住院了。我请国学国医传承班两位贤弟子北京中医药大学邱浩副教授、中国中医科学院中国医史文献研究所刘阳副研究员审阅这几十万字的稿子，他们很认真，很仔细。这部书的出版有邱浩、刘阳两位弟子的功劳。我请他们审阅这部书稿，不仅是因为他们得到我的学术传承，更主要的是因为他们在上古音韵学的学习继承方面取得明显成绩。我在北京中医药大学对"上古音韵学与《黄帝内经》关系研究"这个课题举办过多次学术讲座，但是效果微微，好像没有人能够继承这门学问，而国学国医传承班邱浩、刘阳两位弟子好学深思，能很好地掌握这个冷门绝学，并做出成绩。邱浩在《清儒〈黄帝内经〉小学研究丛书》中承担了《江氏音学十书·内经韵读》的整理研究工作。"江氏"指江有诰（1773—1851），安徽歙县人，字晋三，号古愚，著有《江氏音学十书》（内收《素问韵读》《灵枢韵读》）等著作，《江氏音学十书》是继顾炎武

《音学五书》之后，对《素问》《灵枢》古韵进行深入研究的古音学著作。由于事涉专门，除研究上古音韵的专家学者偶加涉猎外，读《素问韵读》《灵枢韵读》的人很少，因而研究两书的文章难于一见。弟子邱浩研读《素问韵读》《灵枢韵读》原文，对照《素问》《灵枢》善本精准校勘，取得很好的成绩。尤其是该书卷末《后记》，更显示出整理者在中医文献研究方面具有很好的造诣。弟子刘阳在上古音研究方面的成就也很突出。他的"《素问》七篇大论古音断代研究"获得中国中医科学院科研立项并高质量完成，同名专著由我推荐给上海科学技术出版社出版。他的"《黄帝内经》古音研究"获得国家社会科学基金"冷门绝学"专项立项。邱浩、刘阳在运用上古音研究《黄帝内经》方面取得的成就让我感到异常高兴！《黄帝内经》古音研究这个冷门绝学终于后继有人了！两位弟子取得的古音学成就，是他们自己勤奋努力的结果，但与国学国医传承班的引导、启迪也有关系。章太炎致恽铁樵的信说："从来提倡学术者，但指示方向，使人不迷，开通道路，使人得入而已。转精转密，往往在其门下与夫闻风私淑之人。"我的讲课只是起到"指示方向""开通道路"的作用罢了。今有传人，能不悦乎？

中医文献研究是传递中医优秀文化的"大动脉"，需要世世代代继承传续，盼望广大青年朋友积极从事中医文献考据研究。对于研究获得成功的要诀，我觉得孟子、顾炎武的话有积极意义。孟子说："有为者，辟若掘井，掘井九轫而不及泉，犹为弃井也。"孟子说的是读书，士人读书，譬若掘井，与其多掘数井而皆不及泉，何若老守一井力求及泉而用之不竭乎？顾炎武说："其必古人之所未及就、后世之所不可无，而后为之，庶乎可传也。"顾炎武说的是写文章，写文章最重要的是要有创新开拓精神，这样写出来的文章才具有流传的价值。

余老矣，盼望青年才俊奋起前行！

莫道前路多险阻，谨依先贤砥砺行。

钱超尘

2022 年 3 月 2 日于京华寓所

时年八十有七

目　　录

第一章 《黄帝内经》成书时代

第一节 《黄帝内经》成书时代诸家说

《黄帝内经》简称《内经》，始见于班固（32—92）《汉书·艺文志》："《黄帝内经》十八卷。"《汉书·艺文志》据刘歆（？—23）《七略》而成，《七略》据刘歆之父刘向（？—前6）《别录》而成，故《黄帝内经》在西汉时期已经流传。

《黄帝内经》成书时代聚讼纷纭，主要有以下诸说。

一、成于黄帝、岐伯说

皇甫谧《针灸甲乙经·序》："或云（有的人说）：《素问》《针经》《明堂》三部之书非黄帝书，似出于战国。曰：人生天地之间，八尺之躯，藏之坚脆、府之大小、谷之多少、脉之长短、血之清浊、十二经之血气大数，皮肤包络其外，可剖而视之乎？非大圣上智，孰能知之？战国之人何与焉？"褚澄《褚氏遗书》："《素问》之书，成于黄岐。"褚澄，南齐人。《褚氏遗书》系唐人据褚澄棺椁所藏石刻整理而成，一卷，收于《六醴斋医书》等医书中。

二、成于战国说

邵雍《皇极经世书》："《素问》《阴符》，七国时书也。"《二程全书》："观《素问》文字气象，只是战国时人作。谓之三坟书，则非也。"按，"文字气象"主要指语言风格及词语特点。

三、成于战国、秦说

明代胡应麟《经籍会通》："医经等录，虽亦称述岐黄，然文字古奥，语致玄渺，盖周秦之际，上世哲人之作。其徒欲以惊世，窃附黄岐耳。"明代方以智《通雅》："守其业而浸广之，《灵枢》《素问》也。皆周末笔。"清代《四库全书简明目录》云："黄帝《素问》，原本残缺，王冰采《阴阳大论》以补之。其书云出于上古，故未必然。然亦必周秦间人传述旧闻，著之竹帛。"

四、成于战国、秦、汉说

窦苹《酒谱》："《内经》十八卷，言天地生育，人之寿夭系焉，信三坟之书也。然考其文章，知卒成是书者，六国秦汉之际也。"所谓"信三坟之书"指其内容博大精深，非伏羲、神农、黄帝时代不能成，然而"考其文章"，即从文字风格、遣词造句等方面考察，可知其乃战国秦汉时期所作。清代姚际恒《古今伪书考》："此书有失侯、失王之语。秦灭六国，汉诸侯王国除，始有失侯、失王者。予按，其中言黔首，又《藏气法时》曰夜半、曰平旦、曰日出、曰日昳、曰下晡，不言十二支，当是秦人作。又有言岁甲子、言寅时，则又汉后人所作。故其中所言，有古近之分，未可一概论也。"这是从时代背景及历法方面考证其时代，较诸推想其时代要严谨许多。

五、成于汉说

日本江户时期中医文献学家丹波元胤（1789—1827）《中国医籍考》引其父丹波元简（1755—1810）之说，认为《黄帝内经》是汉人所作："是书实医经之最古者，往圣之遗言存焉。晋皇甫谧以来，历代医家断为岐黄所作，此殊不然也。《汉志》阴阳医卜之书冠黄帝二字者，凡十有馀家。是书设为黄帝岐伯问答者，亦汉人所撰述无疑。方今医家，或牵合衍赘，以为三坟之一，或者诋毁排斥，以为赝伪之书者，俱为失矣！"

上述诸说，姚际恒、丹波元简略有考证，余多无考据之文。《黄帝内经》历史绵邈，又有缺失，成书时代，当考而得之。

《黄帝内经》含《灵枢》《素问》，各八十一篇。成书时代，当分而论之——分别论证《灵枢》之成书时代与《素问》之成书时代，尤当考证每书各篇之成文时代。考清每篇成文大致时间，则两书之成书时代基本可定矣。

清初顾炎武《音学五书》运用古音学考证《素问·四气调神大论》是西汉时期作品。《四气调神大论》："秋三月，此谓容平，天气已急，地气已明。早卧早起，与鸡俱兴。使志安宁，以缓秋刑。收敛神气，使秋气平。"顾炎武指出，"明"字属古韵阳部（段玉裁《六书音韵表》第十部），"平""清"属古韵耕部（《六书音韵表》第十一部）。段玉裁考证，在先秦时期，第十部字不能与第十一部字相押，只有第十二部字才能与第十一部字相押。段玉裁《六书音韵表》指出："第十一部与第十二部合用最近。"到了汉代，古韵第十部的"明"字逐渐与第十一部字相押，所以顾炎武说："汉始杂入平、清等字为韵。"也就是说，这段话里的"明"字与"平""刑""宁""清"押韵，是汉代押韵的特点，在战国时期及秦代"明"字是不能够与这些字押韵的。因此，顾炎武把《素问·四气调神大论》定为西汉时期的作品。

章太炎《论素问灵枢》（见《章太炎全集》第八集，上海人民出版社，1994 年）认为，《素问·宝命全形论》是战国后期作品。

> 《黄帝内经》之名，本出依托，宋人已知为七国时作。今按，《素问·宝命全形论》："故针有县布天下者五，黔首共餘食，新校正云：全元起本'餘'作'饱'。莫之知也。"始皇更名民曰"黔首"，或有所承。要必晚周常语。《礼记·祭义》："明命鬼神，以为黔首。"则亦七国人书也。观饱字之误为"餘"，则知本依古文作"餗"，故识者知为饱，不识者误为"餘"。是知《素问》作于周末，在始皇并天下之前矣。

章太炎又对《灵枢》与《素问》成书时代先后有所考证。

> 《灵枢》旧称《九卷》，亦曰《针经》，亦曰《九灵》。黄以周云："《素问·针解篇》之所解，其文出于《九卷》，新校正已言之。"又《方盛衰论》言："合五诊，调阴阳，已在《经脉》。"《经脉》即《九卷》之篇目，王注亦言之。则《素问》且有出于《九卷》之后者矣。黄说甚确。由今按验，文义皆非淳古。《灵枢》前乎《素问》，亦不甚远也。

有人说《灵枢》的成书时代晚于《素问》，不尽然也。以《素问·针解》言，其所解之文，出自《灵枢·小针解》，对《小针解》词语句段进行训诂释义。《素问·针解》"补写之时者，与气开阖相合也"，林亿新校正云："详自篇首至此，文出《灵枢经》，《素问》解之，互相发明。《针灸甲乙经》云：'补写之时，以针为之'者，此脱此四字也。"这证明《素问·针解》出于《灵枢·小针解》之后。《素问·针解》引用《灵枢·小针解》脱"以针为之"四字，林亿校正之。林亿校语反映出，《灵枢》《素问》《针灸甲乙经》是《黄帝内经》系列著作中的组成部分，校阅《黄帝内经》时应注意三书互参。

关于《黄帝内经》成书时代的分析，宋以前（含）论说皆出于对古贤崇敬信仰，谓非彼不可有此大著高文，明清文人医家逐渐用考据学方法对其成书时代举出证据以论证之。如顾炎武以古音学考证之，清人沿其学风与方法考证者，以乾嘉道光时期为多，如王念孙著《〈新语〉〈素问〉〈易林〉合韵谱》，把《素问》与汉代的作品《易林》《新语》放在一起，对比三者的音韵时代特征，从而证明《素问》文字出于汉代。章太炎从词义训诂上对《黄帝内经》时代进行分析考证，认为《素问·宝命全形论》的"黔首""饱食"为战国时期语言，则此篇为战国时期作品。

总之，《黄帝内经》不是一时一地一人之作。它开始出现于战国时期，其时医学知识多为师承授受，口耳相传，虽有一些文字记载，毕竟不多。至秦代以后，尤其是随着国家大一统局面的形成、文化事业的发展、师承授受的传承、保健和治病的需要，医家逐渐把流传于口耳和少数文字记录的医学知识整合，《黄帝内经》逐渐形成。所以，《黄帝内经》文字、音韵、训诂、语法等语言特征带有较为显著的汉代特点，但其医学理论的确立早于汉代，有许多医学理论在先秦时期已经奠定初步基础，到了汉代加以丰富发展。明嘉靖御医顾定芳（顾从德父）说："今世所传《内经·素问》，即黄帝之《脉书》，广衍于秦越人、阳庆、淳于意诸长老，其文遂似汉人语，而旨意所从来远矣！"这段文字见于顾从德翻宋本《素问》跋，可惜未引起读者重视。梁启超《中国近三百年学术史·清代学者整理旧学之总成绩》说："《黄帝内经素问》为最古之医学书，殆出汉人手，而清儒皆以为先秦旧籍。钱锡之（熙祚）有精校本，胡荄甫（澍）又有《内经校义》。"

第二节 《黄帝内经》成书时代小学考证

本节从古音、训诂、典章制度等方面对《黄帝内经》成书时代做如下简考。

一、据古音考证《黄帝内经》成书时代

据古音考证古书时代，不是自今日始。顾炎武《音学五书》认为《素问·四气调神大论》的音韵具有明显的汉代音韵特点，认为此篇文章成于汉人之手。

王念孙从音韵上确认《素问》是汉代作品。他撰有《〈新语〉〈素问〉〈易林〉合韵谱》，把《素问》与《易林》《新语》看成是同一时代作品，以丰富资料证明《素问》有大量合韵、表现出汉代音韵的特征，并因此确认《素问》的文字成于汉代。王念孙的《〈新语〉〈素问〉〈易林〉合韵谱》见钱超尘《黄帝内经太素研究》《内经古韵研究》及其主编的《黄帝内经太素研究大成》。

钱超尘《内经语言研究·中编》（1989 年，人民卫生出版社）较详细地分析了《素问》合韵例证，证明王念孙将《素问》视为汉代作品是有文献根据的。

运用古韵知识不仅能够考察《黄帝内经》的成书年代，而且可以校勘讹字。例如，以古韵校勘《灵枢·刺节真邪》中的一段文字。

> 凡刺大邪日以小，泄夺其有馀乃益虚，剽其通，针其邪肌肉亲，视之毋有反其真。刺诸阳分肉间。

按，此段文字又见《针灸甲乙经》卷五第二及《黄帝内经太素》卷二十二《五邪刺》，三书皆有讹误，当汇而校之。

"泄夺其有馀乃益虚，剽其通"十一字，《针灸甲乙经》同。"通"乃讹字，当作"道"。《黄帝内经太素》"夺"下无"其"字，其余同（见萧延平本第 366 页）。这段文字乃四句七言古诗，若作十一字（《黄帝内经太素》十

字）则全失韵律。待详考《灵枢》《针灸甲乙经》《黄帝内经太素》，发现此十一字中有衍文及小字夹注窜入正文者。"泄夺其有馀"之"其"，《黄帝内经太素》无，"其"字乃衍文，当删。"乃益虚"三字系句中小字夹注，注释"泄夺有馀"句义者，原文不当计此三字。如此则此句当为"泄夺有馀剽其道"，成七言句，"道"字与上句"小"押韵。"剽"，《说文解字》："砭刺也。"《针灸甲乙经》作"摽"（biào），落也，通假字。《黄帝内经太素》作"剩"（lì），字误。杨上善注"于针之道，战栗谨肃"，大误。"针其邪肌肉亲"六字，《针灸甲乙经》作"针其邪于肌肉"，脱误严重；《黄帝内经太素》作"针干其邪肌肉亲"，仁和寺影印本、袁昶本"干"皆作"于"。考杨上善注云"以针干邪，使邪气得去，肌肉相附也"，则作"干"是，"于"乃形讹之字。萧延平本作"干"，极是。

《灵枢》"针其邪肌肉亲"句"针"下脱"干"字，当据《黄帝内经太素》补。《针灸甲乙经》"干"字亦脱，当据《黄帝内经太素》补，置于"针"字下；《针灸甲乙经》"肌肉"下脱"亲"字，当据《黄帝内经太素》《灵枢》补。此句之正确文字当如《黄帝内经太素》所载"针干其邪肌肉亲"。"视之毋有反其真"句下，《灵枢》《针灸甲乙经》《黄帝内经太素》均有"刺诸阳分肉间"，此乃小字夹注窜入正文者。

经过上述校正，正确文字当为："凡刺大邪日以小，泄夺有馀剽其道，针干其邪肌肉亲，视之毋有反其真。"准此之例，《灵枢》《针灸甲乙经》《黄帝内经太素》以下文句亦可得而正之矣，下举《灵枢·刺节真邪》原文说明。

> 凡刺小邪日以大，补其不足乃无害，视其所在迎之界，远近尽至其不得外，侵而行之乃自费。刺分肉间。

按，《灵枢》"远近尽至其不得外"之"其"衍，《黄帝内经太素》《针灸甲乙经》无。"刺分肉间"，《针灸甲乙经》《黄帝内经太素》均有，均系夹注窜入正文者。《针灸甲乙经》夹注窜入正文者尤多，如"凡刺热邪越而苍"之"热邪"二字下有"用镵针"三字小注，在"凡刺寒邪日以温"之"寒邪"二字下有"用毫针"三字夹注，后其皆窜入正文，幸《灵枢》《黄帝内经太素》无"用镵针""用毫针"两句。经以上依韵校勘，《针灸甲乙经》《灵枢》《黄帝内经太素》此段韵文如下。韵部标以韵部名，并可根据韵部分析文章时代。

> 凡刺大邪日以小（宵），泄夺有馀剽其道（幽）。针干其邪肌肉

亲（真），视之毋有反其真（真）。

凡刺小邪日以大（tài，月），补其不足乃无害（月），视其所在迎之界（gài，月），远近尽至不得外（月），侵而行之乃自费（物）。

凡刺热邪越而苍（阳），出游不归乃无病（阳），为开道乎辟门户（鱼），使邪得出病乃已（之）。

凡刺寒邪日以温（文），徐往徐来致其神（真。按，《针灸甲乙经》《黄帝内经太素》均作"徐往疾去致其神"），门户已闭气不分（文），虚实得调真气存（文）。

按，这是几段优美而典型的七言古诗。顾炎武《日知录》卷二十一《七言之始》云："昔人谓《招魂》《大招》去其'些''只'，即是七言诗。余考七言之诗，自汉以前固多有之，如《灵枢·刺节真邪》：'凡刺小邪日以大，补其不足乃无害，视其所，在迎之界。凡刺寒邪日以温，徐往徐来致其神，门户已闭气不分，虚实得调其气存。'宋玉《神女赋》：'罗纨绮缋盛文章，极服妙采照万方。此皆七言之祖。'"观顾炎武之意，七言古诗在汉初（含）至战国时期已经存在，不自曹丕《燕歌行》始。上述几段，用韵较严格，同韵部押韵多，合韵较少，这是先秦时期韵文用韵的主要特点。汉代用韵较宽，先秦时期不能合韵的韵部在汉代可以合韵，古韵学家多从合韵现象观察文章是出于先秦时期还是出于汉代。判断古文成书时代是个很复杂的工作，需要多方面的知识，应用古韵部的合韵现象判断文章时代仅仅是方法之一而已。"凡刺热邪越而苍（阳），出游不归乃无病（阳），为开道乎辟门户（鱼），使邪得出病乃已（之）"，上两句的韵脚字都是阳部字，后两部的韵脚字是"之""鱼"合韵，这在先秦时期是不存在的。

又如古韵鱼部字与侯部字在《诗经》里不合韵，而在《黄帝内经》里鱼侯合韵大量存在，且鱼侯合韵的数量远远超过这两部本部字相押的数量，举例如下。

（1）"故邪风之至，疾如风雨（鱼），故善治者治皮毛，其次治肌肤（鱼），其次治筋脉，其次治六府（侯）。"（《素问·阴阳应象大论》）

（2）"视喘息，听声音，而知所苦（鱼），观权衡规矩（鱼），而知所主（侯）。"（《素问·阴阳应象大论》）

（3）"邪气客于风府（侯），循膂而下（鱼），卫气一日一夜，大会于风

府（侯）。"（《素问·疟论》）

（4）"经脉十二，络脉十五（鱼），凡二十七气以上下（鱼），所出为井，所溜为荥，所注为腧（侯）。"（《灵枢·九针十二原》）

（5）"内合于五藏六府（侯），外合于筋骨皮肤（鱼）。"（《灵枢·寿夭刚柔》）

（6）"欲独闭户牖而处（鱼），甚则欲上高而歌，弃衣而走（侯）。"（《灵枢·经脉》）

《灵枢》《素问》鱼、侯两个韵部大量合韵，而这两个韵部在《诗经》时代是不能合韵的，故我们可以做出这样的判断：以上所引文章产生的时代，不是先秦时期，而是汉代。

最近对照《素问》《灵枢》读《黄帝内经太素》，发现许多文句可以借古韵校勘其讹字，借助合韵判断其产生的大体时代，现举例说明如下。

（1）"使志若伏匿（职），若有私意（职），若已有德（职），去寒就温，毋泄皮肤，使气不极（职）。"（《黄帝内经太素》卷二《顺养》）

此段文字为职部韵相押，杨上善注："闭诸腠理，使气不泄极也。"不泄极者，不极泄也。"使气不极"，《素问·四气调神大论》作"使气亟夺"。若作"使气亟夺"，则失韵矣。作"使气不极"是。

（2）"恐则气下（鱼），寒则气收聚（侯）。"（《黄帝内经太素》卷二《九气》）

"寒则气收聚"，《素问·举痛论》作"寒则气收"，无"聚"字。按，"聚"字，王冰误删也。"下"与"聚"为鱼侯合韵，若无"聚"字则失韵矣。《黄帝内经太素》鱼侯大量合韵，超过本部字相押，表现的是汉韵特征。《黄帝内经太素》同篇下段"寒则腠理闭，气不行，故气收聚"，《素问》末句作"故气收矣"，亦误删"聚"字。

（3）"唯圣人顺之，故身无奇疾（质），万物不失（质），生气不竭（月）。"（《黄帝内经太素》卷二《顺养》）

此段为质部字与月部字相押，先秦时期鲜见质月合韵者。《素问·四气调神大论》"疾"字王冰改作"病"，误。"疾""失"皆在古韵质韵，二句相押，与"竭"构成质月合韵，若作"病"则失韵矣。

（4）"营卫之行（阳），不失其常（阳），呼吸微徐，气以度行（阳），六府化谷，津液布扬（阳），各如其常（阳），故能久长（阳）。"（《黄帝内经太素》卷二《寿限》）

《灵枢·天年》"故能久长"之"久长"误作"长久"，传抄者不知此乃倒文押韵，以习知"长久"，故改为"长久"以致失韵，当据《黄帝内经太素》乙正。

（5）"薄脉少血（质），其肉不实（质）。"（《黄帝内经太素》卷二《寿限》）

《灵枢·天年》"实"讹为"石"。"石"在古韵铎韵，与"血"不能相押，当作"实"，"实"与"血"皆在质韵。

（6）"腠理始疏（鱼），荣华颓落（铎），发鬓颁白（铎）。"（《黄帝内经太素》卷二《寿限》）

《灵枢·天年》同。《针灸甲乙经》卷六第十二"疏"作"开"，误。"疏"与"落""白"为鱼铎两部平入对转相押，若作"开"则失韵。

（7）"天有四时五行（阳），以生长收藏（阳），以生寒暑燥湿；人有五藏有五气，以生喜怒悲忧恐（东）。"（《黄帝内经太素》卷三《阴阳大论》）

《素问·阴阳应象大论》及《针灸甲乙经》"湿"字下有"风"字，是。"风"与"恐"皆押东韵，若脱"风"字则失韵。杨上善注云："有本有风，谓具五者也。""风"字在先秦时期属于侵韵，收尾音为［-m］，至汉代转为东韵，构成东阳合韵。

（8）"善诊者按脉，先别阴阳，审清浊，而知部分（侯），视喘息，听音声，而知所苦（鱼）。"（《黄帝内经太素》卷三《阴阳大论》）

按，《黄帝内经太素》仁和寺原钞本在"分"字旁写一"侯"字，据原钞本体例，凡在某字之旁另写一字者，示取旁字，另一个为误抄者，则当作"部侯"而不作"部分"。《素问》《针灸甲乙经》及《黄帝内经太素》袁昶刻本均作"部分"。若以古音考之，则作"侯"为当。"侯"在古韵侯部，"苦"在鱼部，《黄帝内经》全书鱼侯合韵屡见。萧延平本作"部侯"，是。

（9）"观权衡规矩（鱼），而知病所在。"（《黄帝内经太素》卷三《阴阳大论》）

"在"字，《素问·阴阳应象大论》作"主"，《针灸甲乙经》卷六第七作"生"。按，作"主"是。此是押韵句。"矩"在鱼韵，"主"在侯韵，"矩""主"相押为鱼侯合韵，汉韵也。作"在"、作"生"皆失韵。

（10）"阳气者，若天与日，失其行（阳），独寿不章（阳），故天运当以日光明（阳），是故阳因上（阳），而卫外者也。"（《黄帝内经太素》卷三《调阴阳》）

《素问·生气通天论》"行"作"所"，误。"行"与"章""明""上"皆在古韵阳部，若作"所"则失韵矣。

（11）"阳气者，烦劳则张，精绝（月），辟积于夏，使人前厥（月）。"（《黄帝内经太素》卷三《调阴阳》）

《素问·生气通天论》（1963 年，人民卫生出版社）中间的两句标点作"精绝辟积，于夏使人煎厥"，误，当于"绝"字处断句，以与"厥"字押韵。古文断句亦须考虑韵脚。

（12）"有伤于筋纵（东），其若不容（东），而出汗偏阻（鱼），使人偏枯（鱼），汗出见湿，乃生痤疿（鱼）。"（《黄帝内经太素》卷三《调阴阳》）

"纵"与"容"为东部字相押。"痤疿"之"疿"，《素问·生气通天论》作"疿"，王冰注云："甚为痤疖，微作疿疮。疿，风瘾也。"按，作"疿"误，当作"疿"，与"阻""枯"皆押鱼韵，若作"疿"则失韵矣。"疿"在入声物韵，不能与"阻""枯"鱼韵字相押。

（13）"清静则肉腠闭距（鱼），虽有大风苛毒，弗之能客（铎），此因时之序（鱼）也。"（《黄帝内经太素》卷三《调阴阳》）

《素问·生气通天论》"客"作"害"，误，此当为王冰所改易者。"客"在古韵入声铎部，"距""序"在古韵鱼部。鱼铎为平入对转，平入相押。"害"在古韵入声月部，不能与鱼部构成合韵，故知作"害"误也。

（14）"不亟正治（之），且乃败亡（阳）。"（《黄帝内经太素》卷三《调阴阳》）

《素问·生气通天论》"亡"作"之"，是。"治"在古韵之部，与"之"押韵；"亡"在古韵阳部，与之部字不能相押。若作"亡"则失韵矣。又，"且"乃"粗"之通假字，《素问》作"粗"。"且"乃古字之残存者。

（15）"阳不胜其阴，五藏气争（耕），九窍不通（东）。是以圣人陈阴阳，筋脉和同（东）。骨髓坚固（鱼），气血皆顺，如是则外内调和，邪不能客（铎），耳目聪明，气立如故（鱼）。"（《黄帝内经太素》卷三《调阴阳》）

按，此段文字押两个韵脚。从"阳不胜其阴"至"筋脉和同"为耕部与东部合韵。汉韵也。从"骨髓坚固"至"气立如故"亦押韵。"邪不能客"之"客"在铎部，铎部为鱼部之入声，鱼部与铎部合韵相押。王冰改"客"为"害"则失韵。同篇上文"虽有大风苛毒，弗之能客（铎），此因时之序（鱼）也"之"客"，为鱼铎合韵，王冰不明古音乃改为"害"，其误与此句同。

（16）"四时之气争（耕），伤五藏（阳）也。"（《黄帝内经太素》卷三《调阴阳》）

《素问·生气通天论》作"四时之气，更伤五藏"，改"争"为"更"，且下属为句。四时之气顺则不伤五脏，唯争而不和，乃伤五脏也。"争"在耕部，"藏"在阳部，二句为耕阳合韵，汉韵也。若改作"更"，不惟失韵，且悖文义。

（17）"所谓阴阳（阳）者，去者为阴，至者为阳（阳）；动者为阳（阳），静为阴；数者为阳（阳），迟者为阴。"（《黄帝内经太素》卷三《阴阳杂说》）

《素问·阴阳别论》前三句句序同，后四句作"静者为阴，动者为阳（阳）；迟者为阴，数者为阳（阳）"，是。此段文字，首句"阳"字入韵，其后隔句之"阳"字皆入韵相押，若依《黄帝内经太素》句序，则失韵矣。又观杨上善注，亦先举阴而后称阳，是杨上善当日所见之句序尚与《素问》同。《黄帝内经太素》此段文字之句序，乃后人辗转传抄致误也。又，《黄帝内经太素》"静"下脱"者"字。

（18）"肾痹者善胀（阳），尻以代踵（东），脊以代项（东）。"（《黄帝内经太素》卷三《阴阳杂说》）

《素问·痹论》"项"作"头"，非。"踵"与"项"皆在东部，二字押韵；此二字又与"胀"字相押。"胀"在阳部，此三句构成东阳合韵，汉韵也。若改"项"为"头"则失韵矣。

（19）"阴争于内（物），阳扰于外（月），魄汗未藏，四逆而起，起则动肺（月），使人喘喝（月）。"（《黄帝内经太素》卷三《阴阳杂说》）

《素问·阴阳别论》"喝"作"鸣"，乃王冰所改也。当作"喝"。"内"在入声物韵，"外""肺""喝"三字在入声月韵，此为物月合韵，汉韵也。若作"鸣"则失韵矣。

（20）"阴阳之变（元），其在人者，亦数之可散（元）也。"（《黄帝内经太素》卷五《阴阳合》）

按，《素问·阴阳离合论》"散"作"数"。"变"与"散"皆在古韵元部，二字同部相押，若作"数"则失韵矣。《黄帝内经太素》上文云："阴阳者，数之可十，离之可百，散之可千，推之可万。"《素问·阴阳离合论》此句"散"字亦改为"数"，下文为与"数之可千"句相呼应，故改"亦数之可散也"之"散"为"数"。即使从词义考之，"数"亦不若"散"义长。"散"，分也。

（21）"夫经水者，受水而行（阳）之；五藏者，合神气魂魄而藏（阳）；

六府者，受谷而行（阳）之，受气而扬（阳）之；经脉者，受血而营（耕）之。"（《黄帝内经太素》卷五《十二水》）

按，《灵枢·经水》《针灸甲乙经·十二经水》"藏"字下皆有"之"字，《黄帝内经太素》脱"之"字，若无"之"字，则与其他入韵句句式参差不一，当据《灵枢》《针灸甲乙经》补。此为耕阳合韵。

钱超尘《内经语言研究》（1990年，人民卫生出版社）、《黄帝内经太素研究》（1997年，人民卫生出版社）两书以大量篇幅，运用古音学知识考证了《素问》《灵枢》的时代特征，其基本观点是：《素问》《灵枢》中的许多篇文章成于汉代，主要成于西汉时期；"七篇大论"反映了东汉时期押韵特点，是东汉时期的作品。详细论证可参考此两书。

二、据训诂考证《黄帝内经》成书时代

《灵枢》《素问》之"豆""涕"等所具有的词义是汉代才产生的词义，举证如下。

（一）豆

《尔雅·释器》："木豆谓之豆（郭璞注：豆，礼器也），竹豆谓之笾（郭璞注：笾亦礼器），瓦豆谓之登。"《说文解字》："豆，古食肉器。"《周礼·考工记·梓人》："食一豆肉，中人之食也。"后出字有"梪"字。

汉代初期以前，"豆"皆指食肉器、礼器，无"大豆""小豆""红豆"义。

以下古籍"豆"字以"礼器"的意义出现的次数分别为：《诗经》十次，《尚书》一次，《周礼》十六次，《仪礼》六十五次，《论语》两次，《孟子》三次，《墨子》一次，《左传》一次，《周易》零次。

1975年湖北云梦县睡虎地11号墓出土的千余支竹简，多涉农业，凡言及大豆、小豆者皆言"菽"，无一作"豆"者。"置豆俎鬼前"句之"豆"与"俎"皆指盛肉的器皿。

清儒用"豆"字鉴别古书成书时代，举例如下。

王鸣盛（康熙六十一年至嘉庆三年，1722—1798）《蛾术篇》："《礼记·投壶》云：'壶中实小豆焉，为其矢之跃而出也。'此其秦人语欤？"按，以"豆"为小豆，谓《投壶》非秦文也。

清代吴师道《战国策·韩策》："古语只称菽，汉以后方呼豆。"

今人王力《古汉语常用字字典》:"豆,古代一种盛食物的器皿,形似高脚盘。《国语·吴语》:'觞酒,豆肉,箪食。'(一觞酒,一豆肉,一箪饭。)辨菽、豆:上古时豆是一种盛食品的器皿,与菽的意义完全不同;汉代以后,'豆'字才逐渐代替'菽',成为豆类的总称。"

《黄帝内经》中的二十几个"豆"字皆指豆类,可证其成书时代为汉代。《黄帝内经太素》卷二《调食》所载"大豆咸""肾病者,宜食大豆"中的"豆",皆指食材豆类。

(二)涕

《说文解字·水部》:"涕,泣也。"段玉裁注:"按'泣也'二字当作'目液也'。转写之误也。《毛传》皆云'自目出曰涕'。《篇》《韵》皆云'目汁'。泣非其义。"

泣,《说文解字》:"泣,无声出涕者曰泣。"段玉裁注:"哭,下曰哀声也,其出涕不待言。其无声出涕者为泣。此哭、泣之别也。《尚书大传》曰:'微子将往朝周,过殷之故墟,志动心悲。欲哭则为朝周,俯泣则近妇人。推而广之作雅声,谓之麦秀歌。'《素问》以为'涩'字。"

洟,《说文解字》:"鼻液也。"段玉裁注:"《易·萃》:'上六,赍咨涕洟。'郑注:'自目曰涕,自鼻曰洟。'《檀弓》:'垂涕洟。'《正义》:'目垂涕,鼻垂洟。'《诗·陈风》:'涕泗滂沱。'《毛传》:'自目曰涕,自鼻曰泗。'按,'泗'即'洟'之假借字也。古书'弟''夷'二字多相乱。于是谓自鼻出者曰涕,而自目出者则别制泪字。皆许不取也。《素问》谓目之水为泪,谓脑渗为涕。王褒《僮约》:'目泪下落,鼻涕长一尺。'《曹娥碑》:'泣泪掩涕,惊动国都。'汉魏所用已如此。"

按,《素问·解精微论》有数个"涕"字,皆为鼻涕之义。举例如下。

(1)"泣涕者脑也……故脑渗为涕。"王冰注:"鼻窍通脑,故脑渗为涕,流于鼻中矣。"

(2)"夫涕之与泣者,譬如人之兄弟,急则俱死,生则俱生。"王冰注:"同源,故生死俱。"

(3)"其志以早悲,是以涕泣俱出而横行也。"

(4)"夫人涕泣俱出而相从者,所属之类也。"王冰注:"上文云,泣涕者,脑也。"

(5)"夫泣不出者,哭不悲也。"王冰注:"泣不出者,谓哭也。"

《素问》所有"涕"字皆为鼻涕之义。段玉裁云，涕之训鼻涕自汉代始。凡训"涕"为鼻涕之文皆为汉代作品，《素问》《灵枢》"涕"皆指鼻涕，故《素问》《灵枢》成书于汉代无疑也。

三、据时代背景、典章制度考证《黄帝内经》成书时代

《素问·疏五过论》之"必问贵贱，封君败伤，及欲侯王"，王冰注："'封君败伤'，降君之位，封公卿也。'及欲侯王'，谓情慕尊贵，而妄为不已也。"按，"封君败伤"好似后世降级使用；"及欲侯王"，好似后世不安本职、觊觎高位。这是汉代官场经常出现的现象。《素问·灵兰秘典论》出现大量官职名称，如将军之官、相傅之官、中正之官等，有的学者考证，其中有的官职在汉代之后才产生。

另外，《灵枢》《素问》所用历法，基本上是汉代太初历，这是《黄帝内经》文字产生于汉代的有力证明。笔者撰有《〈内经〉汉历考略》一文，刊登在《北京中医学院学报》上，可参。

《灵枢》《素问》非成书于一时，且其作者非一人。就时间言，《黄帝内经》写作时间跨越战国中后期、秦代、汉代。胡应麟《经籍会通》云："盖周秦之际，上世哲人之作。"《四库全书简明目录》云："必周秦间人传述旧闻，著之竹帛。"汉代年祀逾400年（前206—公元220），《黄帝内经》中有先秦时期作品，有西汉时期作品，有东汉时期作品。据章太炎考证，《素问·宝命全形论》是先秦时期作品。顾炎武认为《素问·四气调神大论》是西汉前期作品，《素问·疏五过论》也是西汉时期所作。

郎瑛《七修类稿》认为《素问》为汉初淮南王宾客为邀名而作，云："宋聂吉甫云：'既非三代以前文，又非东都以后语，断然以为淮南王之作。'"又云："予故以为岐黄问答，而淮南王成之耳。"按，《淮南鸿烈》为杂家之作，《素问》是医学之书，二者内容不类，《素问》非成于淮南王及其门客手明矣。

《云笈七签》《神仙通鉴》云："天降素女，以治人疾。帝问之，作《素问》。"荒诞之言，置之不论。

《黄帝内经》作者当是战国中后期、秦代、西汉时期的优秀作家群，其中汉代作者所占比重较大。他们具有丰富的医学知识、藏象知识、经络知识、针灸知识、养生保健知识、社会学知识、天文知识、地理知识、气象学知识、五运六气知识等，为中国医学发展奠定了坚实基础。

第二章 　《黄帝内经》古传本考

第一节　皇甫谧与《针灸甲乙经》

皇甫谧（215—282），幼名静，字士安。魏晋时期安定郡朝那人。《晋书》卷五十一《列传·皇甫谧》云：

> 皇甫谧，字士安，幼名静，安定朝那人（按，今甘肃平凉市西北），汉太尉嵩之曾孙也。出后叔父，徙居新安。年二十，不好学，游荡无度，或以为痴。尝得瓜果，辄进所后叔母任氏。任氏曰："《孝经》云：'三牲之养，犹为不孝。'汝今年馀二十，目不存教，心不入道，无以慰我！"因叹曰："昔孟母三徙以成仁，曾父烹豕以存教，岂我居不卜邻，教有所阙，何尔鲁钝之甚也！修身笃学，自汝得之，于我何有？"因对之流涕。谧乃感激，就乡人席坦受书，勤力不怠。居贫，躬自稼穑，带经而农，遂博综典籍百家之言。沉静寡欲，始有高尚之志，以著述为务，自号玄晏先生。著礼乐、圣真之论。后得风痹疾，犹手不辍卷。

皇甫谧聆听母教，励志自爱，带经而耕，博综群典，终成一代大师，留芳馨于后世，泽医林于无穷。《晋书·列传·皇甫谧》云，皇甫谧"以著述为务"，"所著诗、赋、诔、颂、论难甚多。又撰《帝王世纪》《年历》，《高士》《逸士》《列女》等传，《玄晏春秋》，并重于世"。考《隋书·经籍志》，皇甫谧之著述主要有《帝王世纪》十卷（注：起三皇，尽汉魏）、《帝王年历》五卷、《列女传》六卷、《高士传》六卷、《逸士传》一卷、《论寒食散方》二卷（见《隋书·经籍志》"寒食散论"注）、《玄晏春秋》三卷、《玄守论》（见《晋书·列传·皇甫谧》）、《释劝论》（见《晋书·列传·皇甫谧》）、《黄帝甲乙经》十卷。

皇甫谧《针灸甲乙经》在中国学术史和医学史上都具有重要影响。下面扼要地探讨之。

一、《针灸甲乙经》的组成

《针灸甲乙经》由皇甫谧撰集，《针灸甲乙经·自序》云：

按,《七略》《艺文志》:"《黄帝内经》十八卷。"今有《针经》九卷、《素问》九卷,二九十八卷,即《内经》也,亦有所亡失。其论遐远,然称述多,而切事少,有不编次。比按《仓公传》,其学皆出于《素问》。《素问》论病精微,《九卷》是原本《经脉》,其义深奥,不易览也。又有《明堂孔穴针灸治要》,皆黄帝岐伯遗事也。三部同归,文多重复,错互非一。甘露中,吾病风加苦聋,百日方治,要皆浅近。乃撰集三部,使事类相从。删其浮辞,除其重复,论其精要,至为十二卷……其本论其文有理,虽不切于近事,不甚删也。若必精要,俟其闲暇,当撰核以为教经云耳。

上述一段文字是考证《针灸甲乙经》诸多问题必须重视的文字,分几个问题探讨如下。

(一)《黄帝内经》与《素问》《灵枢》的关系

《汉书·艺文志》称"《黄帝内经》十八卷",但是这十八卷由哪些具体内容构成,《汉书·艺文志》没有说,班固无注,颜师古也无注,以致后人认为《黄帝内经》是单独的一部书,《素问》《灵枢》也是各自独立的两部书,与《黄帝内经》无关。这是一种无稽之谈。皇甫谧上距《汉书·艺文志》作者不远,他曾亲眼看见《黄帝内经》是由《素问》九卷和《针经》九卷组成的(《针经》至唐代才称为《灵枢》)。他不但研究了《黄帝内经》十八卷,而且指出《黄帝内经》有如下特点。

1. "亦有所亡失"

皇甫谧当时所见《黄帝内经》中的《素问》已非全帙,有的篇卷已经失传。失传的是哪几卷呢?他虽然没有具体说明,但从齐梁时期全元起的《素问训解》和唐初杨上善的《黄帝内经太素》看,无疑丢失的是《素问》的第七卷。皇甫谧"亦有所亡失"之语,与《素问》缺第七卷的情形正相吻合。

2. "其论遐远,然称述多,而切事少"

所谓"遐远",是指《黄帝内经》内容广博深远;"称述多",指《黄帝内经》讲述的医学理论多;"切事少",指临证方剂少。皇甫谧之概括,与《黄帝内经》内容正相吻合。

3. "有不编次"

"有"字通"又"。今天所见《素问》《灵枢》传本,卷帙分明,但这是经过王冰、史崧等重新调整编排过的,而在此之前,《素问》《灵枢》的篇卷确实凌乱，全元起《素问训解》编次紊乱就是明证，王冰在《素问序》中对此已进行过具体批评。

4. 探讨《素问》与仓公淳于意的关系

仓公淳于意是西汉初期杰出的医学家，《史记》有传。据《史记·扁鹊仓公列传》说，淳于意三十九岁时向当时医术超卓的公乘阳庆学习医学理论和医术技能。公乘阳庆当时七十余岁，由此可知，公乘阳庆当生于战国末期，经秦代至汉高后八年尚存于世。公乘阳庆教给淳于意许多医学经典。《史记·扁鹊仓公列传》说：

> 太仓公者，齐太仓长，临菑人也，姓淳于氏，名意。少而喜医方术。高后八年（前180）更受师同郡元里公乘阳庆。庆年七十余，无子，使意尽去其故方，更悉以禁方予之，传黄帝、扁鹊之脉书，五色诊病，知人死生，决嫌疑，定可治，及药论，甚精。受之三年，为人治病，决死生，多验。

下面一段话，是仓公淳于意于汉文帝四年（前176）回答汉文帝审问时所说：

> 自意少时，喜医药，医药方试之多不验者。至高后八年，得见师临菑元里公乘阳庆。庆年七十余，意得见事之。谓意曰："尽去而方书，非是也。庆有古先道遗传黄帝、扁鹊之脉书，五色诊病，知人生死，决嫌疑，定可治，及药论书，甚精。我家给富，心爱公，欲尽以我禁方书悉教公。"臣意即曰："幸甚。非意之所敢望也。"臣意即避席再拜谒，受其《脉书》《上下经》《五色诊》《奇咳术》《揆度》《阴阳》《外变》《药论》《石神》《接阴阳》禁书，受读解验之，可一年所。明岁即验之，有验，然尚未精也。要事之三年所，即尝已为人治，诊病决死生，有验，精良。今庆已死十年所，臣意年尽三年，年三十九岁也。

上两段提到的《脉书》《五色诊》《上经》《下经》《奇咳术》《揆度》《阴阳》等先秦时期的古医书，在《黄帝内经》中均有反映。举例言之，《素问·玉版论要》云："《揆度》者，度病之浅深也。《奇恒》者，言奇病也。"《素问·著至教论》云："帝曰：子不闻《阴阳传》乎？"《素问·疏五过论》云："诊病不审，是谓失常，谨守此治，与经相明，《上经》《下经》，《揆度》

《阴阳》，《奇恒》《五中》，决以《明堂》。"仓公提到的《奇咳术》（按"咳"音"该"），据唐代张守节《史记正义》所说，讲的是奇经八脉。《史记正义》曰："《八十一难》云：'奇经八脉者，有阳维，有阴维，有阳跷，有阴跷，有冲，有督，有任，有带之脉。凡此八者，皆不拘于经，故云奇经八脉也。'"从训诂角度看，为什么叫"奇咳"呢？"奇"指"奇经八脉"而言。"咳"通"胲"。《汉书·艺文志》有《五音奇胲用兵》二十六卷。许慎《说文解字》："胲，军中约也。""胲"字有约束、制约、维系之意。奇经八脉维系全身，故此书名为《奇咳（胲）术》，似是古代讲经络孔穴明堂一类的书籍。

皇甫谧所说"比按《仓公传》，其学皆出于《素问》，《素问》论病精微"，是绝对可信的。《素问》为战国中末期、西汉时期的医书，断无疑义。皇甫谧的论述，对于确定《黄帝内经》由《素问》《灵枢》组成，是最有力的证明。从仓公淳于意的学术渊源来看，《素问》是战国至西汉时期的作品，皇甫谧之序也是最有力的证明史料。

（二）"《九卷》是原本经脉，其义深奥，不易览也"

在皇甫谧序中，既有《针经》之名，又有《九卷》之名，《针经》与《九卷》是指一书还是指两书呢？回答：指同一部书。《九卷》是就《灵枢》卷数而言的。《素问》计九卷书，其余的九卷书当时无通用之名，故以卷数名其书。至于"针经"这一书名，始见于《针灸甲乙经·序》。因为《灵枢》第一篇《九针十二原》有"先立针经"一句，而《灵枢》以论经络、针刺为主，故皇甫谧据其内容而称其为"针经"。清代陆心源《仪顾堂题跋》云："皇甫谧《甲乙经·序》曰：'《七略》《艺文志》："《黄帝内经》十八篇。"今有《针经》九卷，《素问》九卷，二九十八卷，即《内经》也。'今检《甲乙经》称《素问》者，即今之《素问》；称黄帝者，验其文，即今《灵枢》，别无所谓《针经》者。则《针经》即《灵枢》可知。王冰云《灵枢》即《黄帝内经》十八卷之九，与皇甫谧同，当是汉以来相传之旧说。"又王应麟《玉海》卷六十三引《中兴馆阁书目》云："王冰以《针经》为《灵枢》。故席延赏云：'《灵枢》之名，时最后出。'"按，席延赏为北宋神宗时人。《续资治通鉴长编》卷三百五十一云："元丰八年正月，上寝疾。二月乙丑朔，诏朝散大夫致仕孙奇、知太医局潘璟、席延赏、教授邵化及赴御药院祗候，从执政请也。"是《灵枢》即《针经》，宋代《中兴馆阁书目》有明文记载。

（三）"又有《明堂孔穴针灸治要》，皆黄帝岐伯遗事也"

谓《素问》《九卷》及《明堂孔穴针灸治要》皆黄帝时代医经。这里着重研究一下《明堂孔穴针灸治要》。

《针灸甲乙经》由《素问》《九卷》（即《针经》，亦即《灵枢》）和《明堂孔穴针灸治要》三部书组成，故皇甫谧云"乃撰集三部，使事类相从"。《素问》《九卷》至今犹存，尚可与《针灸甲乙经》比勘对照，而《明堂孔穴针灸治要》却失传了。它的古始面貌如何呢？

《明堂孔穴针灸治要》是古代针灸明堂一类的书。考《隋书·经籍志》医方类以"明堂"命名者有如下诸书。

（1）《黄帝流注脉经》一卷。注："梁有《明堂流注》六卷，亡。"

（2）《明堂孔穴》五卷。注："梁《明堂孔穴》二卷。亡。"

（3）《明堂孔穴图》三卷。

（4）《明堂孔穴图》三卷。注："梁有《偃侧图》八卷，又《偃侧图》二卷。"

《旧唐书·经籍志》以"明堂"命名者有如下诸书。

（1）《黄帝明堂经》三卷。

（2）《明堂图》三卷。注："秦承祖撰。"

（3）《黄帝内经明堂》十三卷。

（4）《黄帝十二经脉明堂五脏图》一卷。

（5）《黄帝二十经明堂偃侧人图》十二卷。

（6）《黄帝明堂》三卷。

（7）《黄帝内经明堂类成》十三卷。注："杨上善撰。"

（8）《黄帝明堂经》三卷。注："杨玄操注。"

古代明堂著作大多已失传，少数尚存者亦有残缺。如杨上善所撰之《黄帝内经明堂类成》十三卷，今日本仁和寺仅存"卷一手太阴肺经"一卷和残序一篇。《隋书·经籍志》著录的《黄帝针灸虾蟆忌》一卷，虽然书名没有"明堂"字样，但属于针灸明堂类著作无疑。此书今存于日本，为日本江户时期太医和气氏奕世所传。丹波元简云："《太平御览》引《抱朴子》曰：'黄帝医经有虾蟆图，言月生始二日，虾蟆始生，人亦不可针灸其处。'据此，则此书当汉人所撰。"可是，欲考知古代明堂的具体内容若何，今天可以信赖而较全面的资料中，以《针灸甲乙经》中的《明堂孔穴针灸治要》最为重要。北宋林亿在《针灸甲乙经·序》中说："大哉，《黄帝内经》十八卷，《针经》三卷，最出远古。皇甫士安能撰而集之。""《针经》三卷"句中之"《针经》"，不是指"《针经》九卷"之"《针经》"。皇甫谧《针灸甲乙经·序》

云："今有《针经》九卷，《素问》九卷，二九十八卷即《内经》也。"这句话里的"《针经》九卷"，系指《灵枢》而言。林亿《针灸甲乙经·序》所说"《针经》三卷，最出远古"中的《针经》，与"《针经》九卷"中的《针经》绝对不是同一部书。那么它是一部什么书呢？清末学者、目录学家姚振宗在《隋书经籍志考证》中说："疑此三卷，即《针灸治要》，在《外经》三十七卷中。"这是一个很重要的学术资讯。《汉书·艺文志》著录《黄帝外经》三十七卷。如果《针灸甲乙经》中的《明堂孔穴针灸治要》三卷确是《黄帝外经》三十七卷中的三卷，那么，此三卷就更加宝贵了。但是，目前这件事已经没有办法考证，只好留待他日考证了。且不管《明堂孔穴针灸治要》是不是《黄帝外经》中的三卷，对"明堂"的考证研究都已经刻不容缓了。唐代王焘《外台秘要》卷三十九把《针灸甲乙经》收录的《明堂孔穴针灸治要》分成若干类加以论述。对于《明堂孔穴针灸治要》的内容，可通过如下纲目得其大概。

十二身流注五脏六腑明堂：第一肺脏人，十八穴；第二大肠腑人，四十五穴；肝脏人，二十二穴；胆腑人，一百零四穴；脾脏人，四十八穴；胃腑人，九十一穴；心脏人，十六穴；小肠腑人，二十六穴；心包络人，十六穴；肾脏人，七十七穴；膀胱腑人，一百四十四穴；三焦腑人，五十六穴。

据王焘《外台秘要》卷三十九《明堂序》所说，上述目录之排列以《针灸甲乙经》为准。王焘说：

> 夫《明堂》者，黄帝之正经，圣人之遗教，所注孔穴，靡不指的。又皇甫士安，晋朝高秀，洞明医术，撰次《甲乙》，并取三部为定。如此则《明堂》《甲乙》是医人之秘宝，后之学者宜遵用之，不可苟从异说，致乖正理。又手足十二经，亦皆有俞。手足者，阴阳之交会，血气之流通。外劳支节，内连藏府，是以原明堂之经，非自古之神解，孰能与于此哉？故立经以言疾之所由，图形以表孔穴之名处。比来有经而无图，则不能明脉俞之会合；有图而无经，则不能论百病之要也。由是观之，书之与图不可无也。又人形不同，长短异状，图象参差，差之毫厘，则孔穴乖处，不可不详也。今依准《甲乙》正经，人长七尺五寸之身，今半之以为图。人长三尺七寸五分，其孔穴相去亦半之，五分为寸，其尺用古尺。其十二经脉，皆以五色作之。奇经八脉，并以绿色标记……

观王焘《明堂序》，知《明堂》是古传之正经，与《素问》《灵枢》并列而无愧。皇甫谧将《素问》《灵枢》《明堂》分类汇集于一书，由此可见其卓识远见。欲研究《明堂》之颠末、流传、主病、经络、穴位，当将《针灸甲乙经》与《外台秘要》卷三十九对比研究。另外，还需参阅日本丹波康赖《医心方》卷二、《千金要方》卷二十九、《千金翼方》卷二十六及《圣济总录》卷一百九十二至卷一百九十四。另外，亦应参阅《太平圣惠方》卷九十九、卷一百。

《明堂》是中国古代十分重要的刺灸之书，有人形图，图形上有经络，经络上写有穴孔，穴孔距离皆符合人体实际，每穴主病皆有说明、可刺可灸。可惜《明堂》之书大多已经失传，有志者当研究之。《针灸甲乙经》是研究《明堂》的首选之作。正如《四库全书总目提要》所说：

> 考《隋志》有《明堂孔穴》五卷，《明堂孔穴图》三卷，又有《明堂孔穴图》三卷。《唐志》有《黄帝内经明堂》十三卷，《黄帝十二经脉明堂五藏图》一卷，《黄帝十二经明堂偃侧人图》十二卷，《黄帝明堂》三卷，又杨上善《黄帝内经明堂类成》十三卷，杨元孙《黄帝明堂》三卷，今并亡佚，唯赖是书，存其精要。且节解章分，具有条理，亦寻省较易。

（四）《针灸甲乙经》的命名含义与卷数

《针灸甲乙经》之"甲乙"何意？以"甲乙"名书者非仅皇甫谧《针灸甲乙经》一书。据王应麟《玉海》卷五十二《艺文部》载，魏代有《甲乙新录》一书，该书曰："《北史》：孙惠蔚迁秘书丞，见典籍新故杂糅，首尾不全，请依前丞卢昶所撰《甲乙新录》，欲裨残补缺，损并有无，校练句读，以为定本。其无本者，广加搜求。"《甲乙新录》系魏代卢昶所撰。可见以"甲乙"二字名书者，尚有他人。那么，《针灸甲乙经》以"甲乙"为标志，有何原因呢？

原来《针灸甲乙经》本为十卷，从第一卷至第十卷分别名为甲卷第一、乙卷第二、丙卷第三、丁卷第四、戊卷第五、己卷第六、庚卷第七、辛卷第八、壬卷第九、癸卷第十。"甲乙"者，乃卷之次第也，别无深义。欲明此说之合理与确切，请看下述材料。

《外台秘要》卷五《疟病》引《针灸甲乙经》云："……热气内藏于心，外舍分肉之间，令人销铄脱肉，故名曰瘅疟。"王焘注："出庚卷第七。"

（《外台秘要》，人民卫生出版社，第 156 页）

《外台秘要》卷二十《水肿方一十三首》，王焘注："出《甲乙经》第八辛卷。"（《外台秘要》，人民卫生出版社，第 539 页）

《外台秘要》卷十九《灸脚气穴名》昆仑穴与阳辅穴下，王焘注："《黄帝三部针灸经》丙卷：'阳辅二穴在足外踝上四寸。'"（《外台秘要》，人民卫生出版社，第 532 页）

《外台秘要》卷十九《灸脚气穴名》太冲、犊鼻穴下，王焘注："二穴在膝盖上外角宛宛中是也，一云膝下。《黄帝三部针灸经》丙卷：'犊鼻二穴在膝膑下骭上侠解大筋中。'"（《外台秘要》，人民卫生出版社，第 532 页）

《外台秘要》卷十九《灸脚气穴名》膝目、曲泉二穴下，王焘注："《黄帝三部针灸经》丙卷：'曲泉二穴在膝内辅骨下大筋上。'"（《外台秘要》，人民卫生出版社，第 532 页）

日本丹波康赖《医心方》卷二："杨玄操曰：'灸疮得脓坏其病乃出，不坏则病不除。'《甲乙》丙卷云：'灸不发者，灸鞭（步典反，履底也）熨之，三日即发也。'"

关于《针灸甲乙经》以天干命名，丹波元胤《中国医籍考》卷二十一《明堂经脉一》云：

> 按，弟坚曰："此书命以甲乙，未有详解。"按，杨玄操《难经序》："昔皇甫玄晏总三部为甲乙之科。"《外台秘要》引此书，其《疟病》中云出庚卷第七，《水肿》中云出第八辛卷，又《明堂》及《脚气》中并引丙卷。然则玄晏原书，以十干列，故以"甲乙"命名。《隋志》："《黄帝甲乙经》十卷，可以证焉。"今传本并玄晏自序作十二卷，盖非其真也。

考皇甫谧《针灸甲乙经·序》谓其书为十二卷："甘露中，吾病风加苦聋，百日方治，要皆浅近。乃撰集三部，使事类相从，删其浮辞，除其重复，论其精要，至为十二卷。"考其书名为"甲乙"，以天干命名，则"十二"之"二"字必为衍文。又考《隋书·经籍志》明确著录为"《黄帝甲乙经》十卷"，注云"音一卷，梁十二卷"，是《针灸甲乙经》原为十卷无疑。但《针灸甲乙经》"十二卷"之误始自何时呢？考《隋书·经籍志》小注"梁十二卷"，则南朝齐梁时期已有作十二卷者。至《旧唐书·经籍志》又讹为十三卷："《黄帝三部针经》十三卷。皇甫谧撰。"此后，《新唐书·艺文志》、郑樵《通志·艺文略》、《宋史·艺文志》皆著录为"十二卷"，于是有人在皇甫谧《针灸甲乙经·序》中添上了一个"二"字，"十卷"变成"十二卷"，其实当作"十卷"。

《针灸甲乙经》的作者是皇甫谧，而《隋书·经籍志》只著录书名与卷数，未著录作者，出现讹误。《四库全书总目提要》指出：

> 此书乃裒合旧文而成，故《隋志》冠以黄帝，然删除谧名，似乎黄帝所自作，则于文为谬。《旧唐书·经籍志》称《黄帝三部针经》十三卷，始著谧名，然较梁本多一卷，其并音一卷计之钦？《新唐书·艺文志》既有《黄帝甲乙经》十二卷，又有皇甫谧《黄帝三部针经》十三卷，兼袭二《志》之文，则更舛误矣。

二、《针灸甲乙经》传本

《针灸甲乙经·序》云："甘露中，吾病风加苦聋，百日方治，要皆浅近，乃撰集三部，使事类相从。"可见《针灸甲乙经》撰集于魏代高贵乡公曹髦甘露（256—260）中。皇甫谧撰集此书时在三国时期之魏代，尚未进入晋代。此书撰集完成之后，即传抄流行。南朝梁代阮孝绪《七录》已加以著录。有人作《针灸甲乙经释音》一卷，还有人把十卷分化为十二卷。所以《隋书·经籍志》在"《黄帝甲乙经》十卷"下注云："音一卷。梁十二卷。"此注系据梁代阮孝绪《七录》而作，故知南北朝时期此书曾广泛流传，并析为十二卷。隋唐时期，《针灸甲乙经》传抄更加广泛，被许多医学家引用。如孙思邈《千金要方》卷十四《小肠腑脉论第一》《风癫第五》均引《针灸甲乙经》文字。唐中期王焘《外台秘要》多处引用《针灸甲乙经》。

此书在唐代曾传到日本。《日本国现在书目》载有《针灸甲乙经》目录："《黄帝甲乙经》，玄晏先生撰。"据《日本国现在书目》所载，当时在日本还有《甲乙注》《甲乙宗义》，这两部书也是从中国传到日本的。这两部书今天已经失传了。《医心方》亦多处引用《针灸甲乙经》。在杨上善撰成《黄帝内经太素》之后至北宋时期林亿校定《针灸甲乙经》，曾经有人把校勘《针灸甲乙经》的小字夹注抄成大字与《针灸甲乙经》正文相混，其中有《难经》文、张仲景语及杨上善语等，显系后人抄写《针灸甲乙经》时误把注文抄成正文。诚如《四库全书总目提要》所说："句中夹注多引杨上善《太素经》、孙思邈《千金方》、王冰《素问注》、王惟德《铜人图》，参考异同，其书皆在谥后。"

在北宋校正医书局校定《针灸甲乙经》之前,《针灸甲乙经》传本很多,书中讹字亦多。校正医书局林亿等依据多种古代医籍(如《素问》《灵枢》《黄帝内经太素》等)校正《针灸甲乙经》,并于北宋熙宁二年(1069)刊行此书,从此《针灸甲乙经》诸多传本始定于一,其他各种传本都以熙宁本为底本而刊行。

明正统二年(1437)据熙宁本重刻,此本通称正统本。

明万历二十九年(1601)吴勉学校刊《古今医统正脉》丛书,将《针灸甲乙经》收入其中,此本通称《医统正脉》本。此本是传世《针灸甲乙经》的主要依据。

1962年,刘衡如校注的《针灸甲乙经》出版,校勘改误凡一千三百余处。

1996年,山东中医药大学张灿玾教授主编校注《针灸甲乙经》,名为《针灸甲乙经校注》,该书由人民卫生出版社出版。

近年黄龙祥研究员、柳长华教授及李云先生等均有《针灸甲乙经》校注著作出版,姜燕《甲乙经中医学用语研究》则从词语层面对《针灸甲乙经》进行分析。《针灸甲乙经》的文献研究正进入灿烂的春天。

第二节 全元起《素问训解》考证

研究《黄帝内经》不能越过全元起的《素问训解》。《隋书·经籍志》著录："《黄帝素问》八卷，全元越注。"按，"越"字是形讹之字，当作"起"。《隋书·经籍志·医方类》第一条又著录："《黄帝素问》九卷。注：梁八卷。"同一部《素问》在《隋书·经籍志》出现两次，一个写作八卷，一个写作九卷，一个有小注，一个无小注。幸赖小注说"梁八卷"，与"《黄帝素问》八卷"之数相合，否则很容易让人误会为两部书。《旧唐书·经籍志》著录"《黄帝素问》八卷"，无注释者姓名。其实，这里指的仍然是全元起注释的《素问》八卷本。《新唐书·艺文志》著录："全元起注《黄帝内经》九卷。"宋代郑樵《通志·艺文略》著录"《黄帝素问》九卷，全元起注"，在"九卷"下未注"梁八卷"，是个很大的纰漏。《崇文总目辑释》著录："《黄帝素问》八卷，全元起注。"《崇文总目》为宋代王尧臣等撰，已佚。清代钱侗有《崇文总目辑释》五卷。从以上目录书记载来看，全元起系梁代人，曾为《素问》八卷做过注释。这是我们从目录书上得到的关于全元起的相关材料。

对全元起事迹略有记载的是《南史》卷五十九《列传·王僧孺》。书中提及：

> 僧孺工属文，善楷隶，多识古事。侍郎全元起欲注《素问》，访以砭石。僧孺答曰："古人当以石为针，必不用铁。《说文》有此砭字。许慎云：'以石刺病也。'《东山经》：'高氏之山多针石。'郭璞云：'可以为砭针。'《春秋》：'美疢不如恶石。'服子慎注云：'石，砭石也。'季世无复佳石，故以铁代之尔。"

新旧石器时代，未发现铁，故以石为针。在《南史》之后，林亿在《素问序》中说："西汉仓公传其旧学，东汉仲景撰其遗论，晋皇甫谧刺而为《甲乙》，及隋杨上善纂而为《太素》。时则有全元起者，始为之训解，阙第七一通。"林亿把全元起视为隋人，是错误的。

明代徐春甫《古今医统大全》卷一云："全元起以医鸣隋，其实不在巢、杨之下，一时缙绅慕之如神，患者仰之。得则生，舍则死。其医悉祖《内经》，所著《内经训解》行世。"清代陈梦雷等编《古今图书集成·医部全录》卷五百零六全引《古今医统大全》。《古今医统大全》称全元起为隋人，系承林亿之误。全元起的生活时代以《南史·列传·王僧孺》最为可信。王僧孺（465—522）卒于梁普通三年，而全元起又曾向他请教训诂问题，因此可以确知全元起必为齐梁时期人，这也与《隋书·经籍志》所载《素问》梁八卷、全元起注相合。

全元起所撰之书名《素问训解》，最早见于《古今医统大全》。《古今医统大全》中的相关内容实来自林亿序："时则有全元起者，始为之训解。"其实，把"训解"看成动词也可，看成书名亦可。自徐春甫称全元起撰《素问训解》以来人们都这样称呼这部书。

由上举图书目录和林亿"新校正"引用的全元起语，知《素问训解》在北宋尚完好无缺。此书南宋时期鲜有引用者，大约亡佚于靖康之难的兵燹之中。此书的亡佚还有一个重要原因，那就是人们普遍喜欢阅读《素问》王冰注本。若寻《素问训解》基本面貌，宜将《黄帝内经太素》与《素问》王冰注本详加比勘。

《素问训解》的重要价值主要有如下三个。

一、《素问训解》保存了魏晋时期以来《素问》的面貌

皇甫谧认为《黄帝内经》十八卷"亦有所亡失"。虽然其未说亡失何卷，但由梁代《素问》只存八卷，可知亡了一卷。全元起只注释了八卷，而《素问》王冰注本第七卷"七篇大论"在《素问训解》中全然没有，可证明《素问》亡失的是第七卷。后来，王冰说他从先师那里得到了古人丢失的第七卷，于是把它补在《素问》中。其实，虽然这"七篇大论"很重要，但它却不是《素问》原有的部分。欲睹《素问训解》原来的卷数、次第、篇名并不困难，因为《素问训解》尚存的时候，林亿曾用它校正《素问》王冰注本，王冰对全元起《素问训解》的段落多所迁移，对字句多所改动，欲考知其改动可与《黄帝内经太素》《针灸甲乙经》详加对比，此为考知《素问训解》之关键。林亿在《素问·上古天真论》标题下有一段十分重要的文字。

> 按，全元起注本在第九卷，王氏重次篇第，移冠篇首。今注逐篇必具全元起本之卷第者，欲存《素问》旧第目，见今之篇次皆王氏之所移也。（《素问》，1963年，人民卫生出版社，第1页）

从文献学、考据学和训诂学角度考察，探讨全元起《素问训解》原来的

卷次、篇次、题目名称，都极有意义。现把全元起《素问训解》与《素问》王冰注本加以对照（表 1）。

表 1 全元起《素问训解》与《素问》王冰注本对照表

全元起《素问训解》		《素问》王冰注本		备注
卷次	篇名	篇名	卷次	
卷一（计七篇）	《平人气象论》	《平人气象论》	卷五	
	《决死生》	《三部九候论》	卷六	
	《脏气法时论》	《脏气法时论》	卷七	全元起《素问训解》在卷六《脉要》末重出
	《经合论》	《离合真邪论》	卷八	全元起《素问训解》在卷二重出，改名《真邪论》
	《宣明五气》	《宣明五气》	卷七	王冰将全元起《素问训解》中的《宣明五气》分为《宣明五气》和《血气形志》
		《血气形志》	卷七	
	《调经论》	《调经论》	卷十七	
	《四时刺逆从论》	《四时刺逆从论》	卷十八	全元起《素问训解》"厥阴有馀"至"筋急目痛"在卷六，其余在卷一，王冰合为一篇
卷二（计十一篇）	《移精变气论》	《移精变气论》	卷四	
	《玉版论要》	《玉版论要》	卷四	
	《诊要经终论》	《诊要经终论》	卷四	
	《八正神明论》	《八正神明论》	卷八	林亿注与《黄帝内经太素·知官能》大意同，文势小异
	《真邪论》	《离合真邪论》	卷八	全本在卷一名《经合论》，在此重出名《真邪论》
	《皮部论》	《皮部论》	卷十五	林亿注全元起《素问训解》中《经络论》在《皮部论》末，王冰将之分出
		《经络论》	卷十五	
	《气穴论》	《气穴论》	卷十五	
	《气府论》	《气府论》	卷十五	
	《骨空论》	《骨空论》	卷十六	林亿注全元起《素问训解》自"灸寒热之法"以下在卷六《刺论》末
	《缪刺论》	《缪刺论》	卷十八	
	《标本病传论》	《标本病传论》	卷十八	林亿注全元起《素问训解》在第二卷《皮部论》前

续表

全元起《素问训解》		《素问》王冰注本		备注
卷次	篇名	篇名	卷次	
卷三（计六篇）	《阴阳离合论》	《阴阳离合论》	卷二	
	《十二脏相使》	《灵兰秘典论》	卷三	林亿注全元起《素问训解》名《十二脏相使》
	《六节藏象论》	《六节藏象论》	卷三	林亿注《素问》王冰注本从"岐伯对曰：昭乎哉问也"至"可得闻乎"凡五百一十余字，疑为王冰所补
	《阳明脉解》	《阳明脉解》	卷八	
	《五脏举痛》	《举痛论》	卷十一	林亿注疑"举"乃"卒"字之误
	《长刺节论》	《长刺节论》	卷十四	
卷四（计八篇）	《生气通天论》	《生气通天论》	卷一	
	《金匮真言论》	《金匮真言论》	卷一	
	《阴阳别论》	《阴阳别论》	卷二	
	《经脉别论》	《经脉别论》	卷七	
	《通评虚实论》	《通评虚实论》	卷八	
	《太阴阳明论》	《太阴阳明论》	卷八	
	《逆调论》	《逆调论》	卷九	
	《痿论》	《痿论》	卷十二	
卷五（计十篇）	《五脏别论》	《五脏别论》	卷三	
	《汤液醪醴论》	《汤液醪醴论》	卷四	
	《热论》	《热论》	卷九	
	《刺热论》	《刺热》	卷九	
	《评热病论》	《评热病论》	卷九	
	《疟论》	《疟论》	卷十	
	《腹中论》	《腹中论》	卷十一	
	《厥论》	《厥论》	卷十二	
	《病能论》	《病能论》	卷十三	
	《奇病论》	《奇病论》	卷十三	

全元起《素问训解》		《素问》王冰注本		备注
卷次	篇名	篇名	卷次	
卷六（计九篇）	《脉要》	《脉要精微论》	卷五	全元起《素问训解》在《脉要》末重出《脏气法时论》。王冰分出《脏气法时论》
	《玉机真脏论》	《玉机真脏论》	卷六	
	《刺疟论》	《刺疟论》	卷十	
	《刺腰痛论》	《刺腰痛论》	卷十一	
	《刺齐论》	《刺齐论》	卷十四	《刺齐论》《刺要论》两篇在全元起《素问训解》中只名《刺齐论》，王冰分出《刺要论》
		《刺要论》	卷十四	
	《刺禁论》	《宝命全形论》	卷八	全元起《素问训解》名《刺禁论》，王冰更以今名
		《刺禁论》	卷十四	
	《刺志论》	《刺志论》	卷十四	
	《针解》	《针解》	卷十四	
	《四时刺逆从论》	《四时刺逆从论》	卷十八	全元起《素问训解》卷一曾出现，此处重出。详见林亿注
卷七	缺	（王冰《素问序》："时于郭子斋堂，受得先师张公秘本。"此秘本中有遗失已久之卷，即王冰所补"七篇大论"也。林亿谓其"非素问第七"，考证极精，其说可从）		参阅王冰序、林亿"新校正"
卷八（计九篇）	《痹论》	《痹论》	卷十二	
	《水热穴论》	《水热穴论》	卷十六	
	《四时病类论》	《著至教论》	卷二十三	全元起《素问训解》中《四时病类论》末有此篇，王冰将之分出命以新名

续表

全元起《素问训解》		《素问》王冰注本		备注
卷次	篇名	篇名	卷次	
	《方盛衰论》	《方盛衰论》	卷二十四	
	《从容别白黑》	《示从容论》	卷二十三	《示从容论》为王冰所命之名
	《论过失》	《疏五过论》	卷二十三	《疏五过论》为王冰所命之名
	《方论得失明著》	《征四失论》	卷二十三	
	《阴阳类论》	《阴阳类论》	卷二十四	
	《方解论》	《解精微论》	卷二十四	《解精微论》为王冰所命之名
卷九（计九篇）	《上古天真论》	《上古天真论》	卷一	
	《四气调神大论》	《四气调神大论》	卷一	
	《阴阳应象大论》	《阴阳应象大论》	卷二	
	《五脏生成》	《五脏生成》	卷三	
	《咳论》	《咳论》	卷十	
	《风论》	《风论》	卷十二	
	《大奇论》	《大奇论》	卷十三	
	《脉解》	《脉解》	卷十三	
	《异法方宜论》	《异法方宜论》	卷四	

　　根据林亿在《素问》每篇下的提示，日本学者丹波元简曾逐卷逐篇对照考证全元起《素问训解》与《素问》王冰注本之间的关系，写有《全元起卷目考》一文，此文始见于丹波元简《素问识》，再见于其子丹波元胤《中国医籍考》卷三，后来日本冈西为人《宋以前医籍考》、龙伯坚《黄帝内经概论》都曾据丹波元简所考而又加详述。丹波元简具有深厚的汉学功底，在考据、训诂方面有较高素养，所以能够做到读书得间，有所发现。丹波元简《全元起卷目考》对《著至教论》下林亿所注"按全元起本在《四时病类论》末"语未加考证，也没有将全元起《素问训解》此篇写进《全元起卷目考》中。根据林亿注，全元起《素问训解》肯定有《四时病类论》一篇文章，而《著至教论》原在全元起《素问训解》哪一卷，其未说明。龙伯坚《内经概

论》说，《四时病类论》原为独立的一篇，它的内容包括两部分：其一为《著至教论》的前面大段，即从开头"黄帝坐明堂，召雷公而问之曰"至末段"何以别阴阳，应四时，合之五行"（《素问》，1963 年，人民卫生出版社，第 547—549 页）；其二为《阴阳类论》的后段，即自"雷公复问"至"二月独至，期在盛水"（《素问》，1963 年，人民卫生出版社，第 566、567 页）。龙伯坚所论系据林亿注而发。《阴阳类论》"雷公复问"句下林亿指出："自雷公以下，别为一篇，名《四时病类》。"根据林亿注，《著至教论》基本上就是《四时病类论》，王冰将之改为今名。丹波元简《全元起卷目考》卷八列有八篇文章，未列《四时病类论》，故总计六十八篇，本表增《四时病类论》，故总计八卷六十九篇。

此表虽然简单，但对考察《素问》篇卷的演变却有很重要的意义。从对比中可以发现，《素问》王冰注本保存了《素问》的原始材料，欲考察王冰对全元起《素问训释》之损益，当与《黄帝内经太素》有关章节仔细对勘，可参阅钱超尘《黄帝内经太素新校正》（学苑出版社）。

二、《素问训解》在校勘方面具有重要价值

虽然全元起《素问训解》不可复见，但是从林亿的引文中可以看出它在校勘方面的重要价值。以下举例说明。

例 1

"帝曰：决生死奈何？岐伯曰：形盛脉细，少气不足以息者危；形瘦脉大，胸中多气者死。"（《素问·三部九候论》）林亿"新校正"云："按，全元起注本及《甲乙经》《脉经》危作死。"

例 2

"其病令人善言，默默然不慧，刺之三痏。"（《素问·刺腰痛论》）林亿"新校正"云："按，经云：善言，默默然不慧。详善言与默默二病难相兼，全元起本无善字，于义为允。"

例 3

"膝下三寸分间灸之，足阳明跗上动脉灸之。"（《素问·骨空论》）林亿"新校正"云："按，《甲乙经》及全元起本'足阳明'下有'灸之'二字，并跗上动脉是二穴。今王氏去'灸之'二字，则是一穴。今于注中却存'灸之'二字，以阙疑耳。"

按，以上林亿校注均很精审。例1"危"作"死"字是。黄帝问死生，而不是问安危，故答语当作"死"，不当作"危"。例2从训诂学角度说明不当有"善"字，当从全元起《素问训解》。例3"足阳明"三字下当有"灸之"二字；不但全元起《素问训解》及《黄帝内经太素》有"灸之"二字，而且王冰在注中也指出可灸足阳明脉三壮，可见全元起《素问训解》在校勘上是有重要参考价值的。对于有些不同的文字，如果从训诂学、音韵学角度分析，全元起《素问训解》确有极佳之处。

三、《素问训解》寓训词于串讲之中

全元起所作《素问训解》在讲清医理的同时把对词义的解释融合在串讲当中。这是全元起注释的一个很大的特点。例如《生气通天论》："风客淫气，精乃亡，邪伤肝也。"全元起注："淫气者，阴阳之乱气，因其相乱而风客之则伤精，精伤则邪入于肝也。"从全元起注中可以看出，全元起解"淫"为"乱"，这是对的。他还指出，由于风邪从外侵入使阴阳之气紊乱，阴阳之气出现紊乱就伤害人的精气，人的精气受伤，正气不固，风邪就侵入肝。

全元起注对杨上善《黄帝内经太素》、《素问》王冰注本，都产生过明显的影响。《阴阳类论》："夏三月之病，至阴不过十日，阴阳交，期在濂水。"什么叫"濂水"？全元起注云："濂水者，七月也，建申，水生于申，阴阳逆也。"杨上善《黄帝内经太素》注："濂，廉检反，水静也。七月，水生时也。"七月之水曰濂水，因而濂水也就比喻七月，所以全元起解释"濂水者，七月也"。杨上善也训濂水为七月，当是本于全元起之说。

全元起《素问训解》对王冰的影响尤为巨大。试详读王冰《素问序》，他说旧本有种种缺点，如"或一篇重出，而别立篇题；或两论并吞，而都为一目"等，这些在全元起《素问训解》中确实存在。例如《脏气法时论》，全元起《素问训解》在第一卷，而又在第六卷《脉要》的末尾又重复出现。《离合真邪论》，全元起《素问训解》在第一卷，而又在第二卷中重复出现，改名为《真邪论》。《四时刺逆从论》主要论述脏腑经络之气与四时紧密相应，针刺治疗要注意四时气候，并指出误刺的种种危险。该篇论述的内容很集中，不应割裂，而全元起《素问训解》却把这篇文章分为两部分，将一部分放在卷一，一部分放在卷六。林亿在《素问·四时刺逆从论》标题下注释说："按，厥阴有馀至筋急目痛，全元起本在第六卷。春气在经脉至篇末，全元起本在第一卷。"观看前面的表1，再读王冰《素问序》，就会有更深刻的

理解。

王冰虽然批评全元起《素问训解》有缺点，但对他的注释却十分尊重。王冰的许多注出自全元起。举例如下。

《素问·奇病论》："《刺法》曰：'无损不足，益有馀，以成其疹，然后调之。'"林亿在"然后调之"下注："按，《甲乙经》及《太素》无此四字。按，全元起注云：'所谓不治者，其身九月而暗，身重不得为治，须十月满，生后复如常也，然后调之。则此四字本全元起注文误书于此，当删去之。'"

王冰把全元起注混入正文，在《素问》中不只此一处。《素问·奇病论》："身热如炭，颈膺如格，人迎躁盛，喘息气逆，此有馀也。"林亿校勘《素问》时发现，在"此有馀也"下面有一段话："是阳气太盛于外，阴气不足，故有馀也。"核对《黄帝内经太素》《针灸甲乙经》后发现两书都没有这十五个字，再考全元起《素问训解》，发现这十五个字却是王冰引自全元起的注文。后人在传抄《素问》王冰注本时，误将注文抄入正文。这说明全元起不但能将医理与经文全相贯通，而且所用语言风格也与经文语言风格相吻合。让我们把林亿"新校正"中的话引在下面。

> 详此十五字（按，指"是阳气太盛于外，阴气不足，故有馀也"十五字），旧作文写，按《甲乙经》《太素》并无此文。再详乃是全元起注，后人误书于此，今作注书。

经林亿校勘，此十五字已从正文中移出，改为注文。

王冰引全元起《素问训解》时，有时加"全注"二字。《素问·奇病论》云："脑逆故令头痛，齿亦痛，病名曰厥逆。帝曰：善。"王冰注："全注：'人先生于脑，缘有脑则有骨髓。齿者，骨之本也。'"但明引者少，暗引者居多。故林亿每在王冰注后提示某注出自全元起注。《素问·针解》"人齿面目应星"，王冰注："人面应七星者，所谓面有七孔应之也。"林亿"新校正"云："详此注乃全元起之辞也。"

总之，全元起注及他所据之八卷本，有许多佳处值得认真研究。比如《南史·列传·王僧孺》指出，当全元起向王僧孺请教"砭"字的意思时，王僧孺告诉他，古代没有铁，所以用尖石刺病。据《山海经·东山经》记载，高氏山上有许多这类好尖石。后来因为这种好尖石没有了，又有了铁，所以才使用铁制的针。我们曾经想过，如果证实全元起确曾引述了王僧孺的话，那么，至少可以证明：①全元起确实是齐梁时期的人，因为不但《南史·列传·王僧孺》涉及他，而且他还把王僧孺的话写进注中，他们二人正好互相补充、互相证明；②全元起是极重视字词训释的，为了解释一个词义，曾向博学多识的王僧孺请教。带着这个小小的学术愿望细细地披览《素问》王冰注本和林亿"新校正"，我们发现在《素问·宝命全形论》"制砭石小大"句下，林亿"新校正"引了一段重要的材料。

> 按，全元起云：砭石者，是古外治之法，有三名，一针石，二砭石，三镵石，其实一也。古来未能铸铁，故用石为针，故名之针石。言工必砥砺锋利，制其小大之形，与病相当。黄帝造九针以代镵石，上古之治者，各随方所宜。东方之人多痈肿聚结，故砭石生于东方。

考全元起所说"古来未能铸铁，故用石为针"与"僧孺答曰'古人当以石为针，必不用铁'"（《南史·列传·王僧孺》），意思完全一致，语句亦相近。因此，可以证明，王僧孺讲给全元起的知识，被他应用到《素问训解》中。只从这个角度考察，全元起的生活时代为齐梁时期，也是绝对可靠的。

全元起注也有不当之处。如《素问·皮部论》云："故皮者有分部，不与而生大病也。""新校正"指出："按，《甲乙经》不与作不愈，全元起本作不与。元起云：气不与经脉和调，则气伤于外，邪流入于内，必生大病也。"全元起在"与"字后增"经脉和调"四字，是没有根据的。前人把这种凭空增字以圆其说的注释方法叫作"增字解经"，这种方法是不可取的。"与"字在这里不是介词，而是动词，当"治愈"讲。《针灸甲乙经》"与"字正作"愈"；《黄帝内经太素》虽作"与"，但杨上善训为"疗"："在浅不疗，遂生大病。与，疗也。"（《黄帝内经太素》卷九《经脉皮部》，人民卫生出版社）

《素问》之遭不幸，亦已甚矣！虽然全元起《素问训解》有讹字，且其所谓"讹"者，有后人不识六朝俗字而致讹者，亦有确实讹误者，但全元起《素问训解》却保存了汉魏六朝时期《素问》的原始面貌、原书结构和章节。唐代王冰率意变乱旧章，在多处增删字句，今之《素问》已非全元起《素问训解》旧观矣！《黄帝内经太素》中之《素问》，以全元起《素问训解》为底本，于校正《素问》讹误，包括校正《素问》入韵字之讹误，裨益至宏。

全元起《素问训解》今不可见，全元起注丧失几尽，笔者于《太平御览》发现全元起注一则，引录如下，以为治经之一助。

《太平御览》卷二十二《时序部》"夏中"条收录《素问》一段经文及注释。经文见于《黄帝内经太素·顺养》及《素问》王冰注本的《四气调神大论》，但注文不见于此二书。《太平御览》成于北宋太平兴国八年十二月十九日（984年1月24日），始编于太平兴国二年三月十七日（977年4月18日），共用6年零9个多月的时间。在《太平御览》成书以前，注释《素问》者共3人——南朝齐梁时期全元起、唐高宗时期杨上善、唐中期王冰。《素问》王冰注本完成于762年。杨上善《黄帝内经太素》、《素问》王冰注本至今犹存，今《太平御览》所收注文既不见于杨上善《黄帝内经太素》，亦不见于《素问》王冰注本，则为全元起注文断然无疑。全元起的个别注语，尚保存于《素问》林亿"新校正"，但皆为只言片语，从中难窥其注释体例与特点。《太平御览》保留的全元起的一段注文弥足珍贵。今将全元起《素问训解》、杨上善《黄帝内经太素》两书原文及注文对举如下。

《太平御览》所录全元起《素问训解》原文及注释：

[原文] 夏三月，此谓萧（"萧"字讹，当作"蕃"）秀，天地气交，万物华实，夜卧蚤起，毋厌于日。使志毋怒，使英华成秀，使气得泄，若所爱在外。此夏气之应也，养生之道也。逆之则伤心。秋为痎疟，冬至重疾。

[注释] 夏三月，天地阴阳之气交合者。万物华实，故言夏生长于万物成实者也。夜卧早起，是贪于夏气，不厌于日者也；是晚卧早起，明于阳气之盛者也。人志气毋怒，阳气成结，秀实以成，其气得泄阳者也。万物成结，于夏受之，因此夏阳气之所应也。能合其气，则是养生之道也，逆之则伤损于心。心者，夏王也，故言伤心。心伤则秋必病痎疟，故言夏伤于暑，秋病痎疟者，不从其气，则火为逆也。是故伤逆深皆损于阳气，故冬至阴盛，必重病。

《黄帝内经太素》原文及注释：

[原文] 夏三月，此谓蕃秀，天地气交，万物英实，晚卧蚤起，无厌于日。使志无怒，使英成秀，使气得泄，若所爱在外，此夏气之应也，养生之道也。逆之则伤心，秋为疟，则奉收者少，冬至重病。

[注释] 蕃，伐元反，茂也。夏三月时，万物蕃滋茂秀，增长者也。阴阳气和，故物英华而盛实也。夏之三月主小肠，心之府，手太阳用事，阴虚阳盈。故养阳者，多起少卧也。晚卧以顺阴虚，早起以顺阳盈实也。日者为阳，故不可厌也。怒者为阴，故使志无怒之。使物华皆得秀长，使身开腠气得通泄也。内者为阴，外者为阳，

诸有所爱，皆欲在阳，此之行者，应太阳之气，养生之道也。故夏为逆者，则伤乎心，秋为痎疟，奉秋收之道不足，得冬之气，成热中病重也。

《太平御览》所收录的这段注文，从避讳字上可以看出，出自全元起《素问训解》。全元起注《素问》的时间在梁代，故凡遇"顺"字皆改为"从"字。陈垣《史讳举例》卷一《避讳空字例》云："《南齐书》为梁武父顺之讳，凡'顺'字皆改为'从'，遇'顺之'名则空之。汲古阁本犹存其旧，于《豫章文献王嶷传》宋从帝下注'北雍本作顺，宋本讳'，其下载嶷上武帝启，有'前侍幸□宅'语，'□'下注'顺之，宋本讳'，此乃幸萧顺之宅，故子显直空其字耳。《鱼腹侯子响传》'萧顺之'则作'□'，而其下注一'顺'字，又加一圈云'宋本讳'。凡此今本皆直书，盖据《南史》改。"《史讳举例》卷八《南北朝讳例》云："《梁书》称顺阳郡为南乡，《南齐书》'顺'字多易为'从'。"据此，梁代所撰之书必避"顺"字，以"从"字代之。由以"从"代"顺"之特征，可以考证某书撰注之时代。《太平御览》所收此段注文有"不从其气，则火为逆"之句，其中"从"即"顺"之避讳字也。由此亦可考知，此段必为全元起所注无疑，所引原文亦必为全元起《素问训解》中的一段文字。

《太平御览》所收此段原文"秋为痎疟"句下无"则奉收者少"，而杨上善《黄帝内经太素》及《素问》王冰注本皆有之，全元起《素问训解》有脱文。

全元起《素问训解》北宋时期尚有全帙，林亿校正《素问》王冰注本时，多与全元起《素问训解》对照。迨靖康之难，文物板荡，南渡之后，此书盖成劫灰，故南宋人鲜引之。晁公武《郡斋读书志》未著录全元起《素问训解》。陈振孙《直斋书录解题》仅著录《素问》王冰注本，其中关于全元起仅附带言及"嘉祐中光禄卿林亿、国子博士高保衡承诏校定、补注，亦颇采元起之说附见其中"。若全元起《素问训解》尚存，陈振孙必当著录之。宋代《秘书省续编到四库阙书目》《中兴馆阁书目》及《中兴馆阁续书目》亦皆不著录，是全元起《素问训解》亡于宋代南渡之初也。《太平御览》所引全元起《素问训解》经注，尤为可贵。

今已不可考知全元起《素问训解》是分句诠注，还是在一个段落之后综合解之。就今存此段观之，全元起《素问训解》注文似采用综合诠释之法，且注释中时有考证。

第三节 杨上善《黄帝内经太素》考证

杨上善，《旧唐书》《新唐书》皆无传，这为考证杨上善的生活时代及其撰注《黄帝内经太素》的时间带来很多困难。有称杨上善为隋人者，有称其为隋唐之际人者，有称其为唐人者，亦有称其为北周人者。

一、杨上善生活时代淆乱的原因

杨上善是我国古代著名哲学家和医学家，他研究《老子》《庄子》的大量著作，撰注《黄帝内经太素》《黄帝内经明堂类成》。《黄帝内经太素》《黄帝内经明堂类成》均著录于《旧唐书·经籍志》《新唐书·艺文志》。他为唐人本不应有争议，但是林亿的一句话却使杨上善的生活时代和他撰注《黄帝内经太素》《黄帝内经明堂类成》的时间成为近一个多世纪以来经常争论的问题。

北宋嘉祐二年八月辛酉朝廷于编修院内置校正医书局，任命掌禹锡、林亿为医书校理，且每校毕一书，林亿等"即奏上"并"为之序，下国子监板行"，由此"天下皆知学古方书"（宋代陈振孙《直斋书录解题》）。王冰唐宝应元年（762）撰注《素问》毕，至北宋嘉祐二年（1057），中间相隔二百九十六年，《素问》原文与王冰注皆因辗转传抄出现许多错误，校正医书局对《素问》投入很大的人力、物力进行校勘。北宋仁宗时期校定医书被称为一时盛举，所选校理官员皆文医兼通，为一时之选。南宋时期江少虞《宋朝事实类苑》卷三十一云：

> 嘉祐二年，命崇文院检讨掌禹锡、秘阁校理林亿、馆阁校勘苏颂、太子中舍陈检校正医书。枢密史韩琦提举。

北宋时期著名医家朱肱在其著作《伤寒百问·自序》中对林亿等精于医书校雠亦有记述：

> 伊尹汤液，仲景经络，人难晓，士大夫又以艺成而下，耻而不读，往往仓卒之际，束手待尽，卒归之于命而已……近世士人如高

若讷、林亿、孙奇、庞安常，皆惓惓于此，未必章句之徒不诮且骇也。

林亿校勘《素问》，身心以之，视如生命。在北宋校正医书局校定的所有医书中，《素问》的校注水平最高，成就最大，影响最为深远。林亿在《素问序》中云：

> 顷在嘉祐中，仁宗念圣祖之遗事将坠于地，乃诏通知其学者，俾之是正。臣等承乏典校，伏念旬岁，遂乃搜访中外，裒集众本，浸寻其义，正其讹舛，十得其三四，馀不能具。窃谓未足以称明诏，副圣意，而又采汉唐书录古医经之存于世者，得数十家，叙而考正焉。贯穿错综，磅礴会通，或端本以寻支，或沿流而讨源，定其可知，次以旧目，正谬误者，六千馀字，增注义者，二千馀条。一言去取，必有稽考，舛文疑义，于是详明。

林亿校注《素问》，不仅详加校勘，改正《素问》原文与王冰注之讹字，而且从《黄帝内经》学术发展史的角度，对《素问》发展变化源流、王冰所据底本的特点、《素问》王冰注本篇卷次序与全元起《素问训解》篇卷次序、"七篇大论"与《素问》的关系、王冰注释的正误等多种重大学术问题加以申述论证。王冰注的学术水准与学术影响因林亿"新校正"而得到了提高。林亿"新校正"与王冰注的关系，犹如《诗经》与《毛诗故训传》和《毛诗郑笺》的关系，二者相得益彰，浑然一体。阅读《素问》者无不精读王冰注与林亿"新校正"，犹如研读《诗经》，必须同时兼读《毛诗故训传》和《毛诗郑笺》。正因为林亿"新校正"在《素问》发展史上具有与王冰注同等的意义与价值，林亿对《黄帝内经》的评骘、对《黄帝内经》系列著作的考证，被后人视为金科玉律，不可动摇。林亿在《素问序》中对《黄帝内经太素》作者杨上善的生活时代及《黄帝内经太素》的成书年代做了如下考证。

> 苍周之兴，秦和述六气之论，具明于左史。厥后越人得其一二，演而述《难经》。西汉仓公传其旧学（按，"旧学"指《黄帝内经》），东汉仲景撰其馀论，晋皇甫谧刺而为《甲乙》，及隋杨上善纂而为《太素》。时则有全元起者，始为之训解，阙第七一通。

在这段文字里，林亿考证的全元起及杨上善的时代均有错误。全元起非隋人，而是齐梁时期人，虽然《南史》无全元起传，但他撰写《素问训解》

之事附载于《南史》卷五十九《列传·王僧孺》中，其云：

> 僧孺（465—522）工属文，善楷隶，多识古事。侍郎全元起欲注《素问》，访以砭石。僧孺答曰："古人当以石为针，必不用铁。《说文》有此砭字。许慎云：'以石刺病也。'《东山经》：'高氏之山多针石。'郭璞云：'可以为砭针。'《春秋》：'美疢不如恶石。'服子慎注云：'石，砭石也。'季世无复佳石，故以铁代之尔。"

全元起《素问训解》将王僧孺这段话的内容写在注释中，见《素问·宝命全形论》"制砭石小大"句注释林亿引全元起语（《黄帝内经素问》，1963年，人民卫生出版社，第 161 页）。同样，林亿称杨上善为"隋人"及《黄帝内经太素》成书于隋代，也是错误的。对林亿的错误考证，后人多有沿袭，举例如下。

（1）《中兴馆阁书目》称杨上善为隋人："《黄帝灵枢经》九卷。黄帝、岐伯、雷公、少俞、伯高答问之语。隋杨上善序。凡八十一篇。《针经》九卷大抵同，亦八十一篇。《针经》以《九针十二原》为首，《灵枢》以精气为首，又间有详略。王冰以《针经》为《灵枢》，故席延赏云：'《灵枢》之名，时最后出。'"按，《中兴馆阁书目》成于南宋孝宗淳熙五年（1178），已佚。上文转引自南宋时期王应麟《玉海》卷六十三。20 世纪 30 年代赵世炜辑《中兴馆阁书目辑考》卷四《医家类》亦引有上述一段文字。

《中兴馆阁书目》称杨上善为《灵枢》九卷作序，遍考古书，未见其事。推其含义，当谓杨上善为《黄帝内经太素》作序，而《黄帝内经太素》将《灵枢》全部收入，故称杨上善为《灵枢》作序。

（2）南宋时期王应麟《玉海》卷六十三"《黄帝内经》"条引《素问》林亿序，亦称杨上善为隋人。

（3）明代李濂（1488—1566）《医史》（成于 1513 年）称杨上善为隋人。明代徐春甫《古今医统大全》不但称杨上善为隋人，而且称杨上善曾为太子侍御，精于方脉。考《黄帝内经太素》至宋末元初仅存之三卷旋即亡佚，徐春甫无由受读《黄帝内经太素》；杨上善史书无传，杂乘稗官未载其事，徐春甫何由知其曾为太子侍御且精方脉？盖由林亿称其为"隋人"而推想如此耳，实为意必之论，不可征信。徐春甫云："杨上善，不知何郡人。大业（605—617）中为太医侍御，名著当代，称神，诊疗出奇，能起沉疴笃疾，不拘《局方》，述《内经》为《太素》，知休咎。今世之云太素脉，皆宗之，鲜有得其妙者。"按，"《局方》"本指宋代《太平惠民和剂局方》。既称杨上善为隋人，又称"不拘《局方》"，前后矛盾若此，故知徐春甫之说全出于悬拟与意必。清末杨守敬《日本访书志》已斥其非，云："按，李濂《医史》、徐春甫《医统》并云杨上善隋大业中为太子侍御，述《内经》为《太素》……《医史》《医统》之说未足据也。"尤可怪者，竟谓"今世之云太素脉者皆宗之"，俨然谓杨上善为"太素脉"之始祖矣。清代纪昀（1724—1805，字晓岚）《滦阳续录（一）》云："太素脉至北宋始出，其授受渊源，皆支离附会，依托显然，余于《四库全书总目》已详论之。"

（4）清末学者、藏书家陆心源（1834—1894）《皕宋楼藏书续志》云："《黄帝内经太素》三十卷，钞本，隋通直郎守太子文学臣杨上善奉敕撰注。"

（5）清末张钧衡《适园藏书志》："《黄帝内经太素》三十卷，传钞本，隋杨上善撰，缺七卷，存二十三卷，传录东瀛本。"

（6）清末袁昶渐西村舍刊本《黄帝内经太素》自序云："右隋通直郎杨上善所辑《黄帝内经太素》三十卷，元抄缺七卷，馀亦多佚篇、佚句。"《太素校正例言》云："杨本《太素》与全元起本《素问》多同，在唐人前……《太素》凡与《灵枢》异同者，字义必胜于后出本之《灵枢》，隋人所辑书，自较宋人可据。"同书《校刻黄帝内经太素跋》："隋通直郎杨上善，既达针理，兼精持素，编成《太素经》一书，《甲乙》《九灵》所不能逮。"按，所谓"既达针理，兼精持素"之说，由徐春甫误说而演绎者。

（7）清末学者黄以周《儆季文钞·旧钞太素经校本叙》："《太素》三十卷，缺七卷，其经刺取《素问》《灵枢》，注则隋通直郎守太子文学臣杨上善奉敕所撰也。"

（8）清末学者廖平《六译馆医学丛书》："《黄帝内经明堂》一卷，附录一卷。隋杨上善撰。"

（9）清末藏书家丁丙（1832—1899）《八千卷楼书目》亦称杨上善为隋人。

（10）1935年汉口余生印刷社铅字排印本《黄帝内经太素补注》三十卷扉页云："隋杨上善撰注。"

（11）1955年人民卫生出版社影印1924年兰陵堂初刻《黄帝内经太素》本封面印有"隋杨上善撰注"六字。

（12）1962年人民卫生出版社刘衡如点校本《针灸甲乙经·校者的话》记载："隋代杨上善撰《黄帝内经太素》一书。"

（13）1980 年任应秋、刘长林编的《〈内经〉研究论丛》记载："杨上善，隋初人也，所著《黄帝内经太素》《黄帝内经明堂类成》中土久佚，今从日本传来。"

（14）1965 年人民卫生出版社刘衡如标点本《黄帝内经太素》，封面印有"隋杨上善撰注"六字，但在《出版说明》最后一段却有存疑之语，对杨上善的生活时代为隋之成说持存疑待考态度。《黄帝内经太素·出版说明》记载：

> 关于本书撰注人杨上善是什么朝代的人，因为正史没有记载，近人有些不同的说法：有的说是隋人，有的说是唐人。我们姑从林亿、李濂、徐春甫等人的说法，称为隋人。

（15）陈邦贤、严菱舟《中国医学人名志》："杨上善，隋大业中为太医侍御，名著当代，称神。诊疗出奇，能起沉疴笃疾，不拘《局方》，述《内经》为《太素》，知休咎，今世之云太素脉者皆宗之，鲜有得其妙者。详见《古今医统》。"陈邦贤，医史学家，仍恪守徐春甫之说。

（16）中国中医科学院《中医图书联合目录》："《黄帝内经太素》三十卷（原佚七卷），隋杨上善撰注。"

日本学者亦有称杨上善为隋人者，举例如下。

（1）丹波元简《素问识·素问诸家注解书目》："隋《黄帝内经太素》三十卷，佚。杨上善撰。"按，丹波元简未见仁和寺《黄帝内经太素》，系据林亿《素问序》称杨上善为隋人。日本文久三年（1863）丹波元简之孙丹波元佶、丹波元琰在《灵枢识·跋》中云：

> 盖尝考之，此经与《太素经》互相参对，旨义较然，不假旁引曲证者有之。从前诸家之说，更似骈拇枝指者有之。惜当日其书仍未出，俾其出，先祖考在日，其所辨订补正，宜何如也。

（2）日本著名中医古籍文献学家冈西为人《中国医籍解题》称杨上善为隋人，云：

> 全元起本北宋时尚有所传，但现已无传。还有与全元起同时的隋杨上善的《黄帝内经太素》三十卷，由于本书是并《素问》《灵枢》二书参以己见撰录的，故内容与王冰改的现行《素问》相较，既条理井然，又组织井然。要探索《内经》医学要领，它比《素

问》更珍贵。不知何故，宋林亿等似未将此书校勘，但校《素问》时，确实引用了它，证明《太素经》在当时是仍有所传的。可能是因"新校正"《素问》得以普及，故此书未被刊行，自然也就逐渐湮没了。（原载于 1977 年日本《汉方临床》第 20 卷 12 号的《太素经》一文，作者户田一盛。上述一段文字为户田一盛所引用。译文载于 1979 年第 3 期《浙江中医学院学报》）

自仁和寺《黄帝内经太素》古钞本于 19 世纪 20 年代被发现并被逐渐传抄以来，人们对这部失传几个世纪的、珍贵的古典医籍由崇敬景仰而转向研究。研究时，最主要的问题是：果真如林亿所说，是"隋杨上善纂而为《太素》"吗？如果说杨上善是隋人，为什么《黄帝内经太素》古钞本中有许多避唐讳的字呢？为什么书中还有其他许多唐代特征呢？杨守敬对《黄帝内经太素》作者杨上善的生活时代进行了认真研究。他指出，仁和寺《黄帝内经太素》古钞本每卷卷首皆题云"通直郎守太子文学臣杨上善撰"，而"太子文学"之官隋代不设，至唐高宗显庆年间始设，又《黄帝内经太素》注文避唐太祖李渊之父李昞之"昞"及与"昞"同音之"丙"（按古称"嫌名"）字，由此两证言之，杨上善为唐初人，断然不是隋人，明代李濂《古今医史大全》、徐春甫《古今医统大全》之说不可信。杨守敬之说载于《傲季文钞·日本访书志》。

1897 年袁昶渐西村舍刊本《黄帝内经太素》卷首《杨注太素汇考》以较详细的资料证明杨上善为唐人。

杨守敬将《黄帝内经太素》二十三卷及残卷十三纸带回国内，国内从此才见到久已"失传"的《黄帝内经太素》残卷。萧延平于清末在武昌医馆任主职，潜心研究、考证、校勘《黄帝内经太素》，他在《黄帝内经太素·例言》中又提出一个有力证据证明杨上善为唐初人。杨上善注凡引老子之言均称玄元皇帝，而"追号老子为玄元皇帝"在唐高宗乾封元年（666）二月，"则杨为唐人，更无疑义"。其又云："总之，太子文学，隋既无此官，唐封老子为玄元皇帝又在乾封元年，则杨书当成于乾封以后，可断言矣。"

日本学者涩江全善《经籍访古志》云："《黄帝内经太素》三十卷，唐通直郎守太子文学杨上善奉敕撰注。"

日本学者森立之《经籍访古志补遗》亦云："唐通直郎守太子文学杨上善奉敕撰注。"

虽然日本涩江全善、森立之称杨上善为唐人，惜无考证。

自从中国学者杨守敬、萧延平，日本学者涩江全善、森立之提出杨上善为唐初人、《黄帝内经太素》成于唐初（具体地说是成于"乾封元年以后"）之后，中日两国大部分学者都认为此说可信、可从。在此基础上，中日两国学者撰写一系列考证文章，证明杨上善为唐人。1956 年日本学者石原明撰文考证"杨上善撰注《黄帝内经太素》系奉高宗之敕，时在乾封二年（667）至弘道元年（683）这十六年之间"。1963 年中国学者李鸿逵《黄帝内经太素注考略》一文，亦力主杨上善为唐人说。

除杨上善为隋人说、唐人说以外，我国尚有其生活于北周说和隋唐之际说。

杨上善生活于隋唐之际说始于萧延平。《黄帝内经太素·例言》云："再查隋大业距唐乾封不过五十馀载，自来医家多享大年（史称孙思邈生于后周，中间历隋逮唐，至永淳元年始卒，寿百馀岁），或上善初仕隋为太医侍御，后仕唐为太子文学，亦未可知。"按，此乃萧延平失考。杨上善若曾仕隋为太医侍御，那么在为太医侍御时至少亦当中年，至乾封元年为太子文学之时已近百岁，何能撰《黄帝内经太素》三十卷与《黄帝内经明堂类成》十三卷。故知杨上善为隋太医侍御说，断不可从。

清末张钧衡《适园藏书志》称"周隋相接，上善撰此书，尚在周时"，谓杨上善为北周人，《黄帝内经太素》成于北周。此说亦不可从，以避讳、官制、杨上善著作著录于《新唐书·艺文志》《旧唐书·经籍志》等均与北周不合也。

综上所述，杨上善生活时代异议纷呈，固与疏于考证有关，但最大的原因来自林亿"隋杨上善纂而为《太素》"之说。

二、杨上善生活时代考

杨上善生卒年月已不可知，只能考其生活时代。

清末杨守敬（1839—1915）《日本访书志》及《访书志题跋》对杨上善生活时代进行了深入考证，《访书志题跋》被收于 1982 年台湾图书馆编印的《图书馆善本题跋真迹》，云：

> 《黄帝内经太素》存二十三卷，二十四册，唐杨上善撰，日本影钞古写本，全幅 35.8×23.7。清光绪间杨守敬手书题记。

　　右钞本杨上善《黄帝内经太素》二十三卷又零残一卷。按，李濂（1488—1566）《医史》、徐春甫《医统》并云杨上善隋大业中为太医侍御，述《内经》为《太素》。顾《隋志》无其书，新旧《唐志》始著杨上善《黄帝内经太素》三十卷、《黄帝内经明堂类成》十三卷。《崇文总目》《郡斋读书志》《书录解题》皆不著录……日本藤原佐世《见在书目》有此书，盖唐代所传本。日本文政间（1818—1829），医官小岛尚质闻尾张藩士浅井正翼就仁和寺书库钞本得二十馀卷，亟使书（手）杉本望云就录之原为卷子本，今改为蝴蝶装以归，自后乃有传钞本皆影钞本。按，《黄帝素问》王冰所注次第与全元起本不同，说者谓全本是原书真面。今以杨本校之，亦与全本不合。则知全之八卷、杨之三十卷、王之二十四卷各尊所闻，均与《汉志》九卷之数不合。盖术家之书，代有增损移易，不可究诘也。但杨上善爵里、时代，古书无征，据其每卷首题"通直郎守太子文学臣杨上善奉敕撰注"与《医史》所云太医侍御已不同。按，《唐六典》：魏置太子文学，自晋之后不置，至后周建德三年置太子文学十人，后废，皇朝显庆（656—661）中始置。是隋代并无太子文学之官，则上善当为唐显庆以后人。又按，此书残卷中丙主左手之阳明，注云景丁属阳明者，景为五月云云，唐人避太祖讳丙为景，则上善为唐人审矣。《医史》《医统》之说未足据也。

光绪癸未十二月宜都杨守敬记。

　　又按，宋高保衡、林亿等《重广补注黄帝内经序》云：隋杨上善纂而为太素，时则有全元起者始为之训解。由此可知《医史》《医统》致误之由。按，《南史·王僧孺传》有侍郎全元起欲注《素问》访以砭石语汲古本误全为金，则全元起亦非隋人，附订于此。

　　杨守敬《日本访书志》卷九亦有杨上善其人其书考证，云："此本每卷有小岛尚质印，楣上又据诸书校订，亦学古亲笔，盖初影本也。是书合《灵枢》《素问》纂为一书，故其篇目次第与二书皆不合。而上足以证皇甫谧，下足以订王冰，洵医家鸿宝也。"《访书志题跋》当与《日本访书志》互参。

　　杨守敬《日本访书志》从唐高宗显庆年间置"太子文学"和杨上善注避"丙"为"景"两事证明杨上善曾生活于唐高宗时期。虽然杨上善未明言《黄帝内经太素》撰于唐高宗时期，但《黄帝内经太素》每卷均题"通直郎守太子文学臣杨上善奉敕撰注"，则《黄帝内经太素》成于唐高宗时期在不言中。

1924 年萧延平《黄帝内经太素·例言》云：

> 杨氏《日本访书志》据本书残卷中丙字避唐太祖讳作景，以为唐人，复据《唐六典》谓隋无太子文学之官，唐显庆中始置，杨氏奉敕撰注称太子文学，当为显庆以后人。余则更有一说，足证明其为唐人者，检本书杨注，凡引老子之言，均称玄元黄帝。考新旧《唐书·本纪》，追号老子为玄元黄帝在高宗乾封元年二月，则杨为唐人更无疑义。

萧延平所考更为深入。考《旧唐书·高宗纪·下》记载，乾封元年二月二十八日下诏追封老子为太上轩辕黄帝，其文曰："乾封元年二月己未次亳州，幸老君庙，追号曰太上玄元黄帝。"追封全文载于《唐大诏令集》及《道藏》，本书将《道藏》所载追封全文引录于下（第 54 页），以证成萧延平之考证。

至此，谓杨上善为唐初人，《黄帝内经太素》成于唐高宗乾封元年（666）之后，已有三证。

1935 年汉口余生印刷社铅字排印本《黄帝内经太素补注》发行，其卷首载刘震鋆《杨注太素汇考》，此文除肯定上述三证确切无误外，又增加以下论证资料：①杨上善著作著录于《旧唐书·经籍志》《新唐书·艺文志》；②后蜀杜光庭云"太子司议郎杨上善唐高宗时人，作《道德集注真言》二十卷"；③清末江建霞太史酌源堂本"民"写作"乐"，缺末笔。第三点论避讳，可与杨守敬论避讳合为一类，则刘震鋆新增其他两个有力论据，证明杨上善为唐人。至此，杨上善为唐初人已有五个例证，后之考证者，基本不出此五种范围。

杨上善生活时代为唐初，《黄帝内经太素》三十卷、《黄帝内经明堂类成》十三卷成于唐高宗乾封元年（666）至弘道元年（683）之间，尚有以下史料可考。

（一）《旧唐书·经籍志》著录

（1）《老子道德经略论》二卷，杨上善撰。

（2）《道德经》三卷。

（3）《略论》三卷。

（4）《庄子》十卷，杨上善撰。

（5）《六趣论》六卷，杨上善撰。

（6）《三教诠衡》十卷，杨上善撰。

（7）《老子》二卷，杨上善撰。

（8）《黄帝内经明堂类成》十三卷，杨上善撰。

（9）《黄帝内经太素》三十卷，杨上善注。

上述著录凡七十九卷，其中研究老庄等的哲学著作三十六卷，医学著作四十三卷。

《旧唐书·经籍志》卷首小序称，《旧唐书·经籍志》是根据唐代目录学家毌煚《古今书录》撰成的，《古今书录》根据唐初《群书四部录》压缩而成。《群书四部录》收录的每部书均有题录，全书篇幅较大，《古今书录》删其题录，又增收一些著作。《旧唐书·经籍志》云："近书采长安之上，神龙以来未录。""长安"是武则天年号，"神龙"是唐中宗李显年号。这两句话的意思是，唐人著作只收录到武则天长安末年（704），对神龙元年（705）以后的著作不加著录。从《旧唐书·经籍志》著录杨上善七十九卷著作观之，杨上善肯定是武则天长安以前人，《黄帝内经太素》三十卷撰注完成的时间下限亦必在长安末年（704）。据《旧唐书·经籍志》著录的杨上善著作，可以把杨上善生活于唐初的大体时代轮廓勾画出来。

（二）《新唐书·艺文志》著录

（1）杨上善注《老子道德经》二卷。

（2）又注《庄子》十卷。

（3）《老子指略论》二卷。注：太子文学。

（4）杨上善《六趣论》六卷。

（5）杨上善《道德经略论》三卷。

（6）又《三教诠衡》十卷。

（7）杨上善注《黄帝内经明堂类成》十三卷。

（8）又《黄帝内经太素》三十卷。

《新唐书》为北宋时期欧阳修撰，并将"经籍志"改为"艺文志"。《新唐书·艺文志》著录书籍所据之目录仍为《古今书录》，但其著录之数量较《旧唐书·经籍志》为多。毌煚《古今书录》共著录五万一千八百五十二卷，而《新唐书·艺文志》著录之卷数为"五万三千九百一十五卷，而唐之学者自为之书，又二万八千四百六十九卷"。这些超出《旧唐书·经籍志》之卷数，皆出自唐代另一部重要书目《开元四库书目》。当代著名目录学家余嘉锡《古书通例》卷一"《新唐书·艺文志》"条云："考《通志·艺文略》，于《古今书录》之外，别有《开元四库书目》四十卷亦见《崇文总目》卷二十三。盖修于毌氏书之后毌书修于开元九年，故书多于旧（指《旧唐书·经籍志》）。《新志》盖即据之以为蓝本，固可稍补《旧志》之阙憾。"

从《新唐书·艺文志》著录杨上善著作可以看出，《新唐书》的作者与《旧唐书》的作者都把杨上善视为唐人，故将其著作著录于两唐书。《新唐书·艺文志》更可贵的一点，是在《老子指略论》二卷书目之下有"太子文学"四字，这对于杨上善于唐代确曾任太子文学之官，又增加一条可贵的证据。

（三）太子文学设置时代考

杨守敬（1839—1915，字惺吾，号邻苏）引《大唐六典》云："魏置太子文学，自晋之后不置，至后周建德三年置太子文学十人，后废。皇朝显庆中始置。"《大唐六典》卷二十六云："文学三人，正六品。"注云："魏置太子文学。魏武为丞相，命司马宣王为文学掾，甚为世子所信，与吴质、朱栎、陈群号为太子四友。自晋之后不置。至后周建德三年，置太子文学十人，后废。皇朝显庆中始置。"

后周置太子文学见《周书·武帝纪》，该书云："建德三年五月，初置太子文学十人。"

唐代置太子文学官职，除见于《大唐六典》外，复见于唐代杜佑（735—812）《通典》卷三十《职官》第十二项（中华书局，第829页），《通典》认为太子文学官职设于唐高宗龙朔三年，云：

> 汉时郡及王国并有文学，而东宫无闻。魏武置太子文学魏武为丞相，以司马宣王为文学掾，甚为世子所亲信，自后并无。至后周建德三年（574）太子文学十人，后省。龙朔三年（663）置太子文学四员，属桂坊。桂坊废而属司经。开元中，定制为三员，掌侍奉，分掌四部书，判书功事。

关于太子文学之具体职事，见宋代孙逢吉《职官分纪》卷二十八及《大唐六典》卷二十九。

《职官分纪》卷二十八云："文学掌分知经济，侍奉文章，总缉经籍，缮写装染之功，笔札给用之数，皆料度之。"《大唐六典》卷二十九云："文学掌雠校典籍，侍从文章。"

从《通典》观之，太子文学官职始设于魏武帝曹操为丞相时。曹操为其子设太子文学一人，以司马宣王任之，司马宣王甚为世子曹丕信任。晋代之后不置太子文学官职。后周武帝宇文邕建德三年（574）又置太子文学十人，后废之。隋代无太子文学官职。唐高宗时期又置太子文学官职。《大唐六典》谓此官职设于显庆（656—661）中，《通典》称此官职设于龙朔三年（663），显庆之后为龙朔（661—663），二说小异。龙朔三年距显庆中不过四五年，即使此官职设于龙朔三年，于考证杨上善生活时代也无影响。杜佑《通典·自序》云："所纂《通典》实采群言，征诸人事，施于有政。"《四库全书总目提要》评《通典》云："凡历代沿革，悉为记载，详而不烦，简而有要，元元本本，皆为有用之实学，非徒资记问者可比。考唐以前之掌故者，兹编其渊海矣。"

《黄帝内经太素》每卷卷首题"太子文学臣杨上善奉敕撰注"，则其撰注《黄帝内经太素》时间必在显庆或龙朔以后。

（四）"玄元皇帝"封号考

以"玄元皇帝"封号确立之时间考证杨上善生活时代及《黄帝内经太素》撰注时间者，始于萧延平，详见萧延平《黄帝内经太素·例言》。今综览萧延平本《黄帝内经太素》、仁和寺古钞本《黄帝内经太素》影印件（以下简称"仁和寺影印本"）及《医心方》引录杨上善注，凡有"玄元皇帝"者，皆汇录于下（自此处以下，本节凡括号内注有页数者，见1965年人民卫生出版社《黄帝内经太素》标点本）。

（1）"天气清净光明者也"，杨上善注："天道之气，清虚不可见，安静不可为，故得三光七耀光明者也。玄元皇帝曰：'虚静者，天之明也。'"（卷二《顺养》，第7页）

（2）"藏德不上故不下"，杨上善注："天设日月，列星辰，张四时，调阴阳，日以曝之，夜以息之，风以干之，雨露濡之，其生物也，莫见其所养而物长，其所杀也，莫见其所丧而物亡，此谓天道藏德不上故不下者也。圣人象之，其起福也，不见其所以而福起，其除祸也，不见其所由而祸除，则圣人藏德不上故不下也。玄元皇帝曰：'上德不德，是以有德。即其事也。'"（卷二《顺养》，第7页）

（3）"上下则日月不明"，杨上善注："君上情在，于己有私，修德遂不为德。玄元皇帝曰：'下德不失德，是以无德。君之无德，则令日月薄蚀、三光不明也。'"（卷二《顺养》，第 7 页）

（4）"故曰知之则强，不知则老"，杨上善注："人察于异，有损有益，故身速衰也。玄元皇帝曰：'物壮则老，谓之不道，不道早已。此之谓也。'"（卷三《阴阳》，第 28 页）

（5）"生杀之本始也，精明之府也"，杨上善注："两仪之间，谓之神明。玄元皇帝曰：'天不能转，日月不能行，风不能燥，雨不能润，谁使之尔？谓之神明。'斯则阴阳之所不测，化阴阳以为神，通窈冥以忘知，镜七曜而为测，一也。人法天地，具有五藏六府四支百体，中有鉴物之灵为神明，二也；亦以阴阳和气，故得神而无㐲，故为府也。"（仁和寺影印本卷三《阴阳大论》）

（6）"二曰治养身"，杨上善注："饮食男女，节之以限，风寒暑湿，摄之以时，有异单豹岩穴之害，即内养身也；实恕慈以爱人，和尘劳而不迹，有殊张毅高门之伤，即外养身也。内外之养周备，则不求生而久生，无期寿而寿长也，此则针布养身之极也。玄元皇帝曰：'太上养神，其次养形。斯之谓也。'"（卷十九《知针石》，第 328 页）

（7）"《太素经》云：'玄元皇帝曰："人受天地之气，变化而生，一月而膏，二月而脉，三月而胞，四月而胎，五月而筋，六月而骨，七月而成形，八月而动，九月而臊，十月而生。"'"（《医心方》卷二十四《知有子法第二》。又见《附篇》，第 612 页）

此段文字又见《医心方》卷二十二《任妇脉图月禁法第一》，其云："今按，《太素经》曰：'一月膏，二月脉，三月胞，四月胎，五月筋，六月骨，七月成，八月动，九月躁，十月生。'"其中无"玄元皇帝曰"五字。"臊"作"躁"字。按，作"躁"是。详《黄帝内经太素》卷九《经脉正别》"夫十二经脉者，人之所以生"，杨上善注："十二经脉乃是五藏六府经隧，故遍劝通之。举其八德，以劝通之。人之受身时，一月而膏，二月而脉，为形之先，故所以生也。"（第 121 页，自"三月而胞"起以下不载）

考察"玄元皇帝"封号始置之时间，对于确定杨上善生活时代、《黄帝内经太素》撰注时间，意义重大。

唐代崇尚道教。唐于 618 年灭隋建国，李渊即位第三年——武德三年（620）追认老子李耳为远祖，诏令普建老君庙。武德九年（626）李渊至国子监诏布三教地位：道教第一，儒教第二，佛教最末。唐代崇道抑佛，出于巩固李姓家族统治需要，可参《唐会要》。武德九年秋，唐太宗李世民即位，改元贞观。《唐大诏令集》卷一百一十三记载，贞观十一年（637）二月太宗明诏抑佛崇道：

> 佛法之兴，基于西域；爰自东汉，方被中华……洎乎近世，崇信滋深。人冀当年之福，家惧来生之祸。由是滞俗者闻玄宗而大笑，好异者望真谛而争归。始波涌于闾里，终风靡于朝廷。遂使殊方之典，郁为众妙之先，诸华之教，翻居一乘之后，流遁忘反，于兹累代。朕夙兴寅畏，缅惟至道，思革前弊，纳诸轨物。况朕之本系，起自柱下。鼎祚克昌，既凭上德之庆；天下大定，亦赖无为之功，宜有改张，阐此玄化。自兹已后，斋供行法，至于称谓，道士女冠，可在僧尼之前。庶敦本之化，畅于九有，尊祖之风，贻诸万叶。

观此诏令，虽称"朕之本系，起自柱下。鼎祚克昌，既凭上德之庆；天下大定，亦赖无为之功"，对老子推崇备极，但尚未追封老子为"玄元皇帝"。逮至唐高宗李治之世，始有封号之举。《旧唐书·高宗纪下》记载乾封元年二月二十八日下诏追号老子为"太上玄元皇帝"，其文云："（乾封元年）二月己未次亳州，幸老君庙，追号曰太上玄元皇帝。"册号全文载于《唐大诏令集》，又见于《道藏》（见文物出版社、上海书店、天津古籍出版社联合出版之《道藏》第十四册）。今将《道藏》所载册号全文载录如下。此文附于《道藏·道德经广圣义》文末。

释老君圣唐册号

> 夫所言"太上"者，统教之尊名，圣证之极果也。"太"者，大也；"上"者，高也。"太者大也"，无大于"太"；"上者高也"，无高于"上"。乃修因证果，极位之称也。世人修行，自凡而得道，自道而得仙，自仙而得真，自真而得圣。圣之极位，升为"太上"。"太上"者，六通万德，无不毕备，绍法王位，统临万圣，即得居此尊名。亦如代间皇帝，代代绍位，皆得称之。自元始天尊之后，即有太上大道君、太上老君、太上丈人、太上高皇帝，皆极此位。而太上丈人、高皇帝，虽兼有尊极之名，而不行教。其传祚行教，为万天之主，唯道君、老君耳。"玄"者，深也、妙也，亦云道也、天也。至道高妙，不可言诠。约妙与深，以"玄"为证。言深妙玄远，

以明道体，故谓之"玄"。"元"者，初也、始也、祖也。《尔雅》云："肇道根源，万物宗祖。"处世出世之法，皆为之本始，故谓之"元"。"皇"者，大也，谓大道也。道大曰"皇"。《尚书·序》曰："三皇之书，谓之三坟，言大道也。""帝"者，天也，其德配天，次于道也，德大曰"帝"。道德兼称，故云"皇帝"。又云，法道法天，谓为皇帝。秦始皇既一统天下，垂法后代，上采三皇之尊名，下取五帝之美号，兼而称之曰"皇帝"焉。《尚书·序》曰："五帝之书，谓之五典，言常道也。""内号"者，隐号也。老君千名万号，不可备穷，以当时天下所称，谓之老子，亦乃道尊德贵，不可斥名，天上人间，咸称曰"老子"，是则以"老子"之内号也。

我大唐高宗天皇大帝，乃老子三十三代圣孙，大唐之第三帝，太宗文皇帝之第三子也。承平嗣极，握纪垂衣，耀仙李之灵范，展升平之盛礼，回銮苦县，谒圣真源，表大孝于奉先，赞玄元于圣号。以乾封元年太岁丙寅二月二十八日下诏曰："东台大道混成，先二仪而立称；至人虚己，妙万物以为言。粤若老君，朕之本系。爰自伏義之始，暨乎姬周之末，灵应无象，变化多方。游元气以上升，感日精而下降；或从容宇宙，吐纳风云；或师友帝王，丹青神化，譬阴阳而不测，与日月而俱悬。属交丧在辰，晦迹柱下，大弘雅训，垂范将来。虽心齐于太虚，而理归于真宰。若夫绝圣弃智，安排寡欲，寂寞杳冥之际，希夷视听之表。淡而无为，宛然自得，酌之不竭，用之不盈。执大象而还淳，涤玄览而遣累；邈乾坤以长久，跨陶钧而亭育。至矣哉，固无得而名也。况复大圣所资，克昌宝祚，上德所履，允属休期。朕嗣应灵命，抚临兆亿，总三光之明，而夙宵寅畏。居四大之重，而寝兴祗惕，尽孝敬于宗祧，罄怀柔于幽显。行清净之化，承太平之业。登介丘而展采，坐明堂而受记。飞烟结庆，重轮降祥，鹤应九皋，山称万岁。越振古而会休征，冠帝先而为称首。大礼云毕，回舆上京，迁驾濑乡，躬奠椒糈。仰瑞柏以延伫，挹神泉而永叹。如在之思既深，敬始之情弥切。宜昭元本之奥，以彰玄圣之功。可追上尊号，曰'玄元皇帝'，仍改谷阳县为真源县。当县宗姓，特给复一年，冀敦崇远之情，用申尊祖之义。布告中外，咸使知闻。主者施行。"

追号老子为"太上玄元皇帝"之册文制于唐高宗乾封元年（666）二月二十八日。《黄帝内经太素》注多次称"玄元皇帝曰"，只能写于乾封元年二月二十八日以后，因知《黄帝内经太素》必成于乾封元年（666）以后也。

唐高宗李治卒于弘道元年（683）。此一年由永淳二年改号曰弘道元年。考永淳二年（683）十二月四日唐高宗又下崇道之诏，全文如下：

> 君崇于道，宅紫微以垂衣；臣修于德，馨丹心而作砺。若使上守于义，下尊于礼，名教所以垂淳，忠信由其渐薄。在昔脊庭连陆，娲燧伏羲不宰而天下化；轩顼尧舜，禹汤文武，至公犹行，深仁尚积。及秦居闰位，奢泰之渐聿兴；汉袭霸图，玄默之风已替。退观魏晋，近鉴周隋，代益嚣浮，人逾僭侈，穷百王之弊俗，极千年之否运，以承大乱之后，方开大圣之期。既逾交丧之辰，必兴交泰之绪。我高祖神尧皇帝，受镳宫之景命，荡缪野之妖氛，重悬日月，一匡宇宙。太宗文皇帝，披图汶水，杖钺参墟，降斗极之神兵，涤怀襄之巨浸；张四维而安赤县，劳百战而徇苍生。声教遐覃，堤封远亘，缅惟洪业，无得而称。朕以寡昧，忝膺丕绪，未尝不孜孜访道，战战临人，日慎一日，三十四载于今矣！况下安则上逸，时弊则君忧。虽身处九重，而情周万姓。建本之怀愈切，抑末之念遽深。今庶绩虽凝，而淳源未洽。朕之绵系，兆自玄元。常欲远叶先规，光宣道化，变率土于寿域，济苍生于福林。属想华胥，载劳寤寐，所冀内外寮寀，各竭乃诚。敦劝黎萌，俱崇简质。旧染薄俗，咸与惟新。凭大道而开元，共普天而更始。宜申霈泽，广被纮埏。可大赦天下，改永淳二年为弘道元年。仍令天下诸州置道士观，上州三所，中州二所，下州一所，每观度道士七人，以彰清净之风，伫洽无为之化。主者施行。是则奉先尊祖，复朴还淳之旨也。

此诏与三十四年前册文气象大不相同，充满忧虑、无可奈何的情绪。永淳二年十二月四日下诏后即改年号为弘道。改元未几，唐高宗逝世。

唐高宗逝世后，唐代出现激烈的帝位之争。684年唐中宗李显即位，改年号为嗣圣；接着唐睿宗李旦即位，改年号为文明；同年武则天夺得政权，改年号为光宅。684年有三位皇帝轮番登基，年号改了三次。唐代讳例甚严。假如《黄帝内经太素》成于唐中宗之朝，则当避"显"字；若《黄帝内经太素》成于唐睿宗之朝，则当避"旦"字；若《黄帝内经太素》成于武则天之世，亦当避其名讳。今综观《黄帝内经太素》经文与注释，其对唐高宗以后之讳概行不避，因此可以判断，《黄帝内经太素》成书时间下限在唐高宗弘道元年（683）。

（五）《黄帝内经太素》经文注释避讳考

1. 避"昞"之嫌名（同音字）"丙"，改为"景"

唐高祖李渊之父名李昞，凡"昞"及与"昞"同音之"丙"字，皆以"景"字代之。《黄帝内经太素》经文与注文凡"丙"字皆作"景"，后因传抄，经文之"景"基本皆回改为"丙"，仁和寺原抄卷子本《黄帝内经太素》即属此类。萧延平所据杨守敬自日本携归之日钞本《黄帝内经太素》与仁和寺原抄卷子本《黄帝内经太素》同，仅卷五《阴阳合》经文中偶存一"景"字：

> 甲主左手之少阳，己主右手之少阳；乙主左手之太阳，戊主右手之太阳；景主左手之阳明，丁主右手之阳明。此两火并合，故为阳明。甲乙景丁戊己为手之阳也，庚辛壬癸为手之阴也。……景丁为阳明者，景为五月，丁为六月，皆是南方火也。二火合明，故曰阳明也。平按，"景"，《灵枢》作"丙"。唐人避太祖讳"丙"为"景"，犹讳"渊"为"泉"也。（第55、56页）

《黄帝内经太素》原文"甲乙景丁"之"景"，仁和寺原抄卷子本及萧延平注本均回改为"丙"。如《黄帝内经太素》卷二十八《诸风数类》云："以春甲乙伤于风者为肝风，以夏丙丁伤于风者为心风。"（第521页）

《黄帝内经太素》历经多次传抄，回改自属难免。现存少数宋刻唐代著作，凡"丙"皆写为"景"。例如，南宋绍兴四年温州州学刊刻之《大唐六典》，乃此书现存之最早刻本。原书三十卷，现仅存十五卷，中华书局于1991年据宋版影印。《大唐六典》卷十《秘书郎》云："《晋起居注》云：'武帝遣秘书图书分为甲乙景丁四部。'"又云："秘书郎掌四部之图籍，分库以藏之。以甲乙景丁为之部目。景部为子。"陈垣《史讳举例》云：

> 唐高祖之父名昞，故唐人兼讳"丙"，凡"丙"多改为"景"。如万岁通天二年（697）石刻《浮图铭》"丙申"作"景申"，"丙寅"作"景寅"是也。晋、梁、陈、北齐、周、隋、南、北八史，皆修于唐，"丙"皆作"景"。今本多回改为"丙"。其未回改者，

晋、隋《书》,《北史》本纪仍作"景";陈、周《书》,《南史》本纪则作"丙"。《北齐书》"景""丙"互见。《梁书》皆作"丙",而纪中"大通四年二月景辰"仍作"景",则回改未尽者也。

《黄帝内经太素》原文及注文偶存"景"字,乃传抄回改未尽者。

2. 避李渊之"渊",改为"泉"

1924年兰陵堂本《黄帝内经太素》凡经文之"渊"字皆作"泉",萧延平于有关句下皆写出按语。萧延平注本《黄帝内经太素》卷九《经脉正别》云:

> 手少阴之别,入于泉掖两筋之间,属于心,上走喉咙,出于面,合目内眦,此为四合。手少阴别,上行于泉掖。……平按:《灵枢》《甲乙经》"手少阴之别"作"手少阴之正别"。"泉掖"均作"渊腋"。袁刻改"泉"作"渊"。查唐人讳"渊"为"泉"。宜仍依原抄作"泉",以存真相。(第124页)

考1897年袁昶本及日本仁和寺影印本经文均作"渊",不作"泉","渊"字乃后人回改者。袁昶本作"渊"非"袁刻改'泉'作'渊'"也。今萧延平注本凡经文之"渊"皆改为"泉",非出于日本仁和寺《黄帝内经太素》古钞本之原抄,疑为传抄者依唐代讳例所改。萧延平《黄帝内经太素·例言》云:"书中于'丙'作'景'、'渊'作'泉'之类,一仍其旧,惟于平按下,注明某字系避唐讳作某。"观此言知"泉"字非萧延平依讳例所改。但必须指出,萧延平注本将《黄帝内经太素》经文之"渊"改为"泉",是符合《黄帝内经太素》原貌的,段玉裁《说文解字注》"罚"字注云:"唐人讳'渊'作'泉',亦或作'川'。"陈垣《史讳举例》云:"唐人讳'渊'作'泉',或作'深'。"仁和寺影印本及袁昶本作"渊"者,乃后人所回改也。无论是萧延平注本还是仁和寺影印本,杨上善注皆以"泉"代"渊"。今将杨上善注以"泉"代"渊"之例列举如下。

(1)"手太阴之别,入泉掖少阴之前,入走肺,散之大肠。"杨上善注:"手太阴别,从手上行至掖,下掖至泉掖。"(卷九《经脉正别》,第125页。按,仁和寺影印本经文之"泉"皆作"渊",杨上善注作"泉"。)

(2)"手太阴之脉,出于大指之端,内屈循白肉,至本节之后大泉,留以淡。"杨上善注:"手太阴脉……循大指白肉至本节后太泉穴处。"萧延平云:"'循白肉'《灵枢》《甲乙经》均作'循白肉际','大泉'均作'大渊'。唐人讳'渊'作'泉'。"（卷九《脉行同异》，第126页。按，仁和寺影印本经文"泉"作"渊"，杨上善注作"泉"。）

（3）"脾之大络脉，名曰大包，出泉掖下三寸，布胸胁。"杨上善注："脾之盛气，腋下三寸，当泉掖而出，布于胸胁，散于百体。"萧延平云："'泉掖'《灵枢》《甲乙经》均作'渊腋'。说见前。"（卷九《十五络脉》，第138页。按，仁和寺影印本经文"泉"作"渊"，杨上善注作"泉"。）

（4）"注于太泉。太泉者，鱼后下陷者之中也，为输。"萧延平云："'太泉'《灵枢》《甲乙》作'太渊'。说见前。"（卷十一《本输》，第166页。按，仁和寺影印本经文两"泉"字皆作"渊"。）

（5）"取之鱼际、太泉、大都、大白，写之则热去。"杨上善注："太泉在掌后陷者中。"萧延平云："《灵枢》《甲乙》'太泉'作'太渊'。本书系避唐讳作'泉'。"（卷二十五《热病说》，第434页。按，仁和寺影印本经文"泉"字作"渊"，杨上善注作"泉"。）

（6）"厥心痛，卧若徙居（按，仁和寺影印本'徙'作'徒'），心痛间，动作痛益甚，色不变，肺心痛也，取之鱼际、大泉。"杨上善注："大泉在手掌后陷者中，手太阴脉之所注也。"萧延平云："'徙居'《灵枢》作'徒居'，'大泉'作'太渊'。说见前。"（卷二十六《厥心痛》第473页。按，仁和寺影印本原文"泉"字作"渊"，杨注作"泉"。）

（7）"发于颈，名曰夭疽，其痈大以赤黑，不急治，则热气下入泉掖。"（按，"掖"字1965年人民卫生出版社《黄帝内经太素》讹为"液"。仁和寺影印本作"掖"。"掖"通"腋"。）萧延平云："'泉'《灵枢》《甲乙》作'渊'。说见前。"（卷二十六《痈疽》，第485、486页。按，仁和寺影印本原文"泉"字作"渊"。）

萧延平注本系经反复整理之本。考日本仁和寺影印本凡经文一律作"渊"，杨上善注一律作"泉"；《黄帝内经明堂类成》残卷经文亦皆作"渊"，注文亦一律写为避讳字"泉"。如《黄帝内经明堂类成》注"臂内廉痛，喘逆，心痛欲呕，注于太渊"云："水之流超于下……少商初出为井，可谓小泉。鱼际停□此中涌注，故曰大泉也。"

目前国内仅少数学者或少数图书馆有仁和寺影印本。日本盛文堂汉方医书颁布会于1971年重刻《黄帝内经太素》，收录了萧延平注本所缺卷十六、卷二十一及卷二十二中的《九刺》《十二刺》二篇，此本1979年11月由我国学者带回国内。中国中医科学院于1980年内部影印发行此缺卷覆刻本。此缺卷覆刻本发行量颇大，易于寻览。该书卷二十一《诸原所生》原文亦作"渊"，所不同者，"渊"字写为俗体罢了。缺卷覆刻本《黄帝内经太素》云："阳中之少阴肺也，其原出于大渊。大渊二。"按，"渊"乃"渊"之俗体。

萧延平本逢"渊"多改为"泉"，但有少数例外，如《黄帝内经太素》卷十九《知针石》云"形如临深渊，手如握虎，神无营于众物"，并于其下注："行针专务，设二喻以比之：一如临深渊，更营异物，必有颠坠之祸；亦如握虎不坚，定招自伤之害。"（第330页）又云："形如临深渊者，不可堕也。"（第332页）

按，经文之"渊"与杨上善注之"渊"，在唐代钞本中原皆作"泉"，后回改为"渊"。尤可异者，对《黄帝内经太素》原文之"渊"，杨上善注皆改写为"泉"，唯此一注作"渊"，则回改之迹尤明。

3. 避李世民之"世"改为"代"，"民"作"人"

《旧唐书·太宗本纪上》："（武德九年）甲子，（太宗）立为皇太子……己巳，令曰：'依礼，二名不偏讳。近代以来，两字兼避，废阙已多，率意而行，有违经典。其官号、人名、公私文籍，有"世""民"两字不连续者，并不须讳。'"但人们在临文时，尽管"世"及"民"不连续而书，亦一律避之。顾炎武《日知录》卷二十三《二名不偏讳》引唐代杜佑《通典》云："大唐武德九年六月，太宗居春宫，总万机，下令曰：'依礼二名不偏讳。其官号、人名及公私文籍，有"世"及"民"两字不连续者，并不需避讳。'"但此制未付诸实施。顾炎武注云："按，《隋书》修于太宗时，而中间多有改'世'为'代'，改'民'为'人'者。"清代阎若璩在《日知录》卷二十三《二名不偏讳》末注云："按，吾邑晋祠有唐太宗御制碑，碑阴载当日从行诸臣姓名，内有李绩，以去'世'字。是唐太宗在日已如此，不待永徽初也。此段可补史传之阙。"今仁和寺影印本及萧延平注本大多已将"代"回改为"世"，"人"回改为"民"，但仍有回改未尽者，举例如下。

（1）"暮代之治病也则不然，治不本四时，不知日月，不审逆顺。"杨上善注："前云上古、中古，黄帝之时，即以为暮代……暮代疗病，与古不同，凡有五别。"萧延平云："《素问》'暮代'作'暮世'。"（卷十五《色脉诊》，第274页）

按，《素问·移精变气论》作"暮世"。《黄帝内经太素·色脉诊》原文及注释之"代"字皆"世"之讳字。

（2）"一言罕谬，教兴绝代。"（《黄帝内经明堂类成·序》）

按，"代"为"世"之讳字。

（3）"余闻九针于夫子，众多博大，不可胜数，余愿闻要道，以属子孙，传之后代。"（仁和寺影印本卷十四首段）

按，《素问·三部九候论》"后代"作"后世"。

（4）"今世治病，毒药治其内，针石治其外。"杨上善注："今代之人，苦于针药而疗病不愈者，是为病有轻重。"（卷十九《知针石》，第324页）

按，原文之"世"乃回改者，注文仍作讳字"代"。

（5）"子听其理，非则语余，请受其道，令可久传，后世无患。"杨上善注："传之后代，使久而利物也。"（卷十九《知官能》，第337页）

按，原文之"世"乃回改者，注文仍作讳字"代"。

（6）"通于无穷者，可以传于后世。"杨上善注："无穷者，谓血气之妙也。有通之者，可传之于万代。"（卷二十四《本神论》，第402页）

按，原文之"世"字乃回改者，注文仍作讳字"代"。

（7）"欲以微针通其经脉，调其血气，营其逆顺出入之会，令可传于后世。"杨上善注："五方疗病各不同术……可九种微针通经调气，以传后代也。"（卷二十一《九针要道》）

按，杨上善注"疗"以易"治"，"代"以易"世"。原文之"世"乃后人回改者。

按，唐人书"世"字，皆以"代"字易之。《大唐六典》影印本卷九"集贤院"条"凡天下图书之遗逸，贤才之隐滞，则承旨而征求焉。其有筹策之可施于时，著述之可行于代者，较其才艺，考其学术，而申表之"是其证。唐人写"民"以"人"代之。《素问·灵兰秘典论》："主不明则十二官危，使道闭塞而不通。"王冰注："且人惟邦本，本固邦宁，本不获安，国将何有？""人"即"民"之避讳字。

《黄帝内经太素》避"世"字办法，除以"代"字易之以外，凡字形中有以"世"为声符、意符者，皆予改写。《黄帝内经太素》"泄"字皆改为"洩"字；"葉"字（即"叶"的繁体），仁和寺古钞本皆作"葇"字，将中间"世"字改为"云"字。宋代张世南《游宦纪闻》云：

> "世"字因唐太宗讳"世民"，故今"牒""葉""棄"皆去
> "世"而从"云"。"漏泄""繰絏"又去"世"而从"曳"。"世"
> 之与"云"形相近，与"曳"声相近。若皆从"云"，而"泄"为

"沄"矣，故又从"曳"而变为"洩"也。

4. 避李治之"治"，改为"理"或"疗"

（1）"愚者不足，智者有馀，有馀则耳目聪明，身体轻强，年老复壮，壮者益理。"（卷三《阴阳》，第28页）。

按，《素问·阴阳应象大论》"理"作"治"。宜注意者为"壮者益理"句，杨上善注"年壮更益气色之理"，训"理"为"气色之理"，大误。此"理"字乃"治"避讳字，义为不衰、正常。疑杨上善撰注《黄帝内经太素》时，所据底本已改"治"为"理"，故有此误。

（2）"盛怒者，迷惑而不理。"（卷六《脏腑之一》，第72页）

按，《灵枢·本神》、《针灸甲乙经》卷一《精神五脏论》"理"均作"治"。考杨上善注云："盛怒气聚，伤于肾志，故迷惑失理也。"杨上善训"理"为"失理"，亦误。疑此"理"字，改在杨上善撰注《黄帝内经太素》之前，换言之，此句改"治"为"理"，非由杨上善改易也，其所据之底本已改"治"为"理"矣。

（3）"转筋于阳，理其阳，卒针之；转筋于阴，理其阴，皆卒针。"（卷二十三《杂刺》，第391页）

按，《灵枢·四时气》两"理"字均作"治"。《针灸甲乙经》卷十一第四《气乱于肠胃发霍乱吐下》亦作"理其阳""理其阴"，未回改为"治"。

（4）"德泽下流。"杨上善注："理国之意。"（卷二《顺养》，第1页）

（5）"子孙无忧。"杨上善注："理家之意。"（卷二《顺养》，第1页）

（6）"有道以来，有道以去，审知其道，是谓身宝。"杨上善注："有道者，理其乱，使从其道。"（卷十二《营卫气行》，第210页）

按，注文以"理"代"治"者甚多，无烦备举，仁和寺影印本经文以"理"代"治"者甚少，多经后人回改为"治"字，上述（1）、（2）、（3）乃回改未尽者，因此，研究"治"字避讳情况在研究避讳学、研究《黄帝内经太素》成书时间及杨上善生活时代方面，均有意义。古书避讳之字被后人传抄回改，时有所见，举例如下。

> 心部于表心者……最上故为表，肾治于里肾者……最下故为里也。心为五藏部主，故得称部。肾间动气，内理五藏，故曰里也。（卷十九《知针石》，第330页）

按，此段中经文又见于《素问·刺禁论》。林亿引杨上善注云："心为五藏部主，故得称部。肾间动气，内治五藏，故曰治。"林亿所引杨上善注，将杨上善注之"理"回改为"治"。由杨上善注"故曰里也"，林亿引作"故曰治"，知《黄帝内经太素》杨上善注之"里"乃传抄致讹，当作"理"。

《黄帝内经太素》经文之"理"多被后人回改为"治"，但杨上善注多保留"理"字，对比观之，尤多启发。举例如下。

（1）"夫治国者，夫唯道焉。"杨上善注："理国，安人也。针道，存身也。安人之与存身，非道不成，故通两者浑然为一也。两者通道，故身国俱理耳。夫积小成大，故小大不可异也；益浅为深，故深浅不可殊也。针道者，即小与浅也；理国者，即大与深也。所以通为一，即针道理国得其妙也。"（卷十九《知要道》，第317页）

（2）"治则动摇应和，尽得其情。"杨上善注："针药有道，故浑一而用巧；理国有道，故政同而理能。"（卷十九《知要道》，第317页）

（3）"故寿命无穷，与天地终，此圣人之治身也。"杨上善注："斯乃圣人理身之道也。"（卷三《阴阳》，第29页）

（4）"凡刺之真，必先治神。"杨上善注："凡得针真意者，必先自理五神，五神既理，五藏血气安定，九候已备于心，乃可存心针道，补写虚实。"（卷十九《知针石》，第329页）

上述诸例，经文皆作"治"，注文皆作"理"。以"理"代"治"，乃唐高宗李治时期及李治以后唐人撰写书册之通例。孙思邈《千金要方》撰于唐高宗时期，亦以"理"字代"治"字。《千金要方》卷一《诊候第四》："夫欲理病，先察其源。"《千金翼方》成于唐高宗晚年，亦以"理"代"治"。《千金翼方》卷二十九《七星受咒法》："救理人民。""理"即"治"也。

《黄帝内经太素》避"治"字除以"理"字代之外，尚以"疗"字代之。《黄帝内经太素》以"疗"代"治"几乎俯拾皆是，无烦备举，仅举以下几例。

（1）"脉不实坚为难治。"杨上善注："脱血而脉不实不坚，难疗也。"（卷十四《四时脉诊》，第253页）

（2）"治病不许治者，病必不治也，治之无功也。"杨上善注："其病可疗而不许疗者，纵仓扁不可为其功也。"（卷十四《人迎脉口诊》，第266页）

（3）"故善治者治皮毛，其次治肌肤，其次治筋脉，其次治六府，其次治五藏。五藏半死半生。"杨上善注："善者，谓上工善知声色形脉之候，妙识本标，故疗皮毛，能愈藏府之病，亦疗藏府，能除皮毛之疾。故病在皮毛，疗于皮毛，病在五藏，疗于五藏，或病浅而疗浅，或病深而疗深，或病浅而疗深，或病深而疗浅，皆愈者，斯为上智十全者也。"（卷三《阴阳》，第31页）

以上诸例，经文之"治"皆未回改，注文以"疗"字讳之。但亦有注文之"疗"被后人所回改者，如卷十一《骨空》"立而暑解，治其厌关"，杨上善注："人立，支节解处热，治其厌关。厌关，骸关也。"（第199页）此句之上下文有不少"治"字，杨上善注皆以"疗"字避讳之，唯此注作"治"，尤可见此乃后人回改者。

唐人以"疗"讳"治"，不仅见于《黄帝内经太素》，亦见于《素问》王冰注本。惜《素问》历经多次整理校注，以"疗"及"理"讳"治"尽行回改无遗，今王冰注中尚仅存一例以"疗"讳"治"者。《素问·著至教论》"足以治群僚，不足治侯王"，王冰注："公不敢自高其道，然则布衣与血食，主疗亦殊矣。""主疗"即"主治"。

陈垣《史讳举例》云："'治'改为'持'、为'理'，或为'化'；'稚'改为'幼'。"《避讳录》云："高宗名'治'，以'理'字或'制'字代。"二书均未言及改为"疗"字，《黄帝内经太素》杨上善注可补避讳学史料之缺。

讳"治"以"理"或"疗"，用法亦有界畔。凡属治法、治则、治病者，均以"疗"字代之。如卷三十《厥死》"病名厥死，不治"，杨上善注："名曰厥死之病，不可疗也。"（第592页）。凡属治国、治事者，均以"理"字代。如卷二《顺养》"顺阴阳则生，逆之则死，顺之则治，逆之则乱"，杨上善注："生死在身，理乱在国。"（第9页）《黄帝内经太素》经文亦讳"治"字，断非杨上善注避讳而正文不避，只是后之传抄者陆续将经文之"理""疗"字回改为"治"。用"理"还是用"疗"，亦应视治事与治疾不同而定。

总之，《黄帝内经太素》经文与注释均讳"丙""渊""世""民""治"，而独不讳唐高宗李治以后的唐中宗李显之"显"、唐睿宗李旦之"旦"及武后之讳，是知《黄帝内经太素》成书时间下限至迟在唐高宗末年，即弘道元年。虽然古书之避讳可淆乱古书，但是用之又可从所用讳字中考其成书时间、作者生活时代。

以上对《黄帝内经太素》之避讳做了较详细分析，下面对该书有关避讳问题略做说明。

第一，《黄帝内经太素》不避"顺"字。

南朝梁武帝萧道成之父名萧顺之，《南史》避"顺"字，改为"从"。齐梁时期全元起撰《素问训解》，该书凡"顺"皆改为"从"。唐代王冰以全元起《素问训解》为底本，故《素问》王冰注本保留大量讳"顺"之"从"字。其中少数"顺"字，乃后人回改者。《黄帝内经太素》不避"顺"字。如卷二《顺养》"唯圣人顺之，故身无奇疾"（第8页），《素问·四气调神大论》"顺"作"从"；卷二《顺养》"是以圣人春夏养阳，秋冬养阴，以顺其根"，《素问·四气调神大论》"顺"作"从"，《针灸甲乙经》卷一第二《五脏变腧》作"从"。考古钞本《针灸甲乙经》不避"顺"，凡今本《针灸甲乙经》作"从"者，古钞本《针灸甲乙经》皆作"顺"。如今本《针灸甲乙经》卷九第三"其寒饮食入胃，从肺脉上至于肺则肺寒"，古钞本《针灸甲乙经》"从"作"顺"。古钞本《针灸甲乙经》原为清代著名藏书家陆心源皕宋楼藏书，其子不能守父业，于1906年将皕宋楼藏书卖于日本人，古钞本《针灸甲乙经》亦在其中，其书现藏于日本静嘉堂文库。《黄帝内经太素》不讳"顺"字，或齐梁时期流传之《素问》传本较多，而杨上善所据者，为未经全元起所"训解"者乎？

第二，杨上善谓"真"为"正"之讳字。

《黄帝内经太素》卷十四《真脏脉形》"真藏见，乃予之期日"，杨上善注："古本有作'正藏'，当是秦皇名正，故改为'真'耳。'真''正'义同也。"（第249页）按，秦始皇名"政"，避其同音字（嫌名）"正"，改为"征"，无闻改为"真"者。宋代孙奕《示儿编》卷十一"正昭"条云："秦始皇名政，为之避其讳者，读'正月'为'征月'。"又考《黄帝内经太素》"正"字甚多，皆未改为"真"。杨上善谓以"真"代"正"以避秦始皇之讳难从。

第三，仁和寺古钞本《黄帝内经太素》有避宋讳者。

《黄帝内经太素》卷二十八《八正风候》"常以冬之至日，太一立于叶蛰之宫，其至也，天应之以风雨"，杨上善注："《九宫经》曰：'太一者，玄皇之使，常居北极之傍叶蛰上下政天地之常□起也。'"（第533页）仁和寺影印本"玄"字作"元"，萧延平注本回改为"玄"。考宋始祖名"玄朗"，宋人讳"玄"，以"元"字代之。仁和寺影印本改为"元"字，乃避宋讳。考现存仁和寺古钞本《黄帝内经太素》，丹波赖基据丹波宪基之本始抄于南宋乾道三年（1167），或传抄者为避宋讳而改为"元"者欤？《黄帝内经太素》至乾道年间，国内仅存三卷（见《中兴馆阁书目》及《玉海》卷六十三），未闻宋代有将《黄帝内经太素》传至日本者，故疑此"元"字乃日本传抄者所改。

（六）杜光庭称杨上善为唐高宗时人

杜光庭（850—933），字宾至，唐末京兆杜陵人，一说处州缙云人。著名道家人物。唐懿宗时应进士试未果，乃学道于天台山。唐僖宗（873—888 在位）时任麟德殿文章应制及内庭供奉。后避乱入蜀，任谏议大夫及户部侍郎。后隐居青城山白云溪，号东瀛子，能诗文，著述颇富，尤以道书为多。所著《虬髯客传》尤为人喜读。又著有《奇异记》《广成集》等。鲁迅《中国小说史略·唐之传奇文（下）》云："杜光庭之《虬髯客传》（见《太平广记》卷一百九十三）流传乃独广。光庭为蜀道士，事王衍，多所著述。"

据北宋时期《崇文总目》、南宋时期郑樵《通志》、元代马端临《文献通考》、清代顾怀三《补五代史艺文志》载，杜光庭撰有大量道家之作。《文献通考》卷二百一十一《经籍考第三十八·子部·道家类》著录："《道德经广圣义》三十卷。《崇文总目》：'唐杜光庭撰。以明皇注疏演其义。'"清代顾怀三《补五代史艺文志》著录："《道德经广圣义疏》三十卷。"

由此可以得出如下结论。

第一，杨上善为唐高宗时人。

第二，《道德集注真言》二十卷，为杨上善所撰，当据杜光庭序，补《新唐书·艺文志》《旧唐书·经籍志》之失载。

援引杜光庭之说以证明杨上善为唐高宗时人，首见于日本丹波元胤《中国医籍考》，该书卷六云："杜光庭曰：'太子司议郎杨上善，高宗时人，作《道德集注真言》二十卷。'"该书还指出杜光庭之说出自《道德经广圣义》。引杜光庭之说证明杨上善为唐高宗时人次见于 1935 年汉口余生印刷社铅字排印本《黄帝内经太素补注》卷首《杨注太素汇考》，其云："《唐书》后蜀杜光庭云：'《老子》笺注六十馀家，太子司议郎杨上善，唐高宗时人，作《道德集注真言》二十卷。'"

（七）帝命称"敕"定于唐高宗显庆中

上述六点足以证明杨上善为唐初人，于唐高宗时代撰注《黄帝内经太素》《黄帝内经明堂类成》，今再增一证。宋代孙奕《示儿编》谓皇帝命令称"敕"，始定于唐高宗显庆中。

勅，"敕"的俗体字。仁和寺影印本卷首题"通直郎守太子文学臣杨上善奉勅撰注"。"勅"为"敕"之俗字。1897 年袁昶通隐堂《黄帝内经太素》

木雕本作"敕"，1924 年萧延平兰陵堂本、1965 年人民卫生出版社《黄帝内经太素》亦作"敕"。"敕"与"勅"原为两字、两音、两义。《说文解字》："敕，诫也，从支束声。"又说："勅，劳也，从力来声。"但手写体"束"容易写为"來"，于是许多人以"勅"字代替"敕"字。王筠《说文句读》："《前汉书》作'敕'，《后汉书》讹为'勅'，于是经典皆作'勅'。《易·噬嗑》：'先王以明罚勅法。'《释文》：'勅，耻力切，此俗字也。'《字林》作'敕'。《诗经·采薇》：'岂不日戒。'《笺》：'戒，警勅军事也。'"席世昌《席氏读说文记》云："昌按，'敕'字后人通作'勅'，非'勅'本字也。'勅'字从力来声，当读如赍。陆德明曰：'俗字，《字林》作"敕"。'《五经文字》曰：'敕，古"勅"字，今相承皆作"勅"，唯整字从此"敕"……"敕"之误为"勅"也，汉时已然。'《华山碑》'京兆尹勅监都水掾'、《杨统碑》'孝以勅内'、《仙人唐公房碑》'勅尉部吏收公房妻子'皆作'勅'字。"清代徐灏《说文解字注笺》云："'敕'字，'束'旁与'來'字草书相似，因讹为'勅'。"《周易》《诗经》《毛诗郑笺》及汉碑皆有"勅"字。后来字书已承认"勅"的正式地位。《集韵》："勅，蓄力切，音敕，诫也。"《辞源》："勅，同'敕'。"《新华字典》："敕（勅），帝王的诏书命令。"

"敕"字的词义演变，对于判定《黄帝内经太素》的成书时间颇有启发。如果再配合其他有关判定时间的考证，对于确定杨上善是何时人、《黄帝内经太素》成书于何时就有更大的说服力了。

"敕"字词义演变经历了三个明显不同的时期：第一，长官命令下属，祖、父教育子孙均可用"敕"；第二，朝廷专用；第三，皇帝专用。《说文解字诂林·支部》"敕"字，引顾炎武《金石文字记》云：

> 敕者，自上命下之辞。汉时人官长行之掾属，祖、父行之子孙皆曰"敕"。前史《陈咸传》言"公移敕书"，而孙宝之告督邮、何并之遣武吏，俱载其文为"敕曰"。他如韦贤、丙吉、赵广汉、韩延寿、王尊、朱博、龚遂之《传》，其言"敕"者，凡十数见。则晋时上下犹通称之也。至南北朝以下，则此字唯朝廷专之，而臣下不敢用。

清代席世昌《席氏读说文记》云：

> "敕"或作"勅"，或作"勅"。汉时官长行之掾属，祖、父行

之子孙皆曰"敕"。《陈咸传》"公移敕书",而孙宝之告督邮、何并之遣武吏,俱载其文为"敕曰"。《汉书》凡言"敕"者十数见,皆作"敕",《后汉书》始变"敕"为"勅",而后人因之。《晋书·何曾传》尚有"勅记室勿报"之语。至南北朝则此字唯朝廷专,而臣下不敢用。故北齐乐陵王百年习书数"勅"字见杀,是"敕"之改为"勅"久矣。(《说文解字诂林·攴部》"敕"字引《席氏读说文记》)

《史记·乐书》云:

> 太史公曰:"余每读《虞书》,至于君臣相敕,维是几安,而股肱不良,万事堕坏,未尝不流涕也。"

按,《示儿编》所称至唐高宗显庆中皇帝命令始称"敕",可信。考《新唐书·百官志》云:

> 凡上之所以逮下,其制有六,一曰制,二曰敕,三曰册,天子用之;四曰令,皇太子用之;五曰教,亲王、王公用之;六曰符,省下于州,州下于县,县下于乡。

《黄帝内经太素》卷首均题"通直郎守太子文学臣杨上善奉敕撰注"十六字,而"敕"字为皇帝专用始定于显庆中,则杨上善为唐高宗时人又增一证。

(八)唐高宗龙朔二年改秘书省为兰台

《黄帝内经太素》卷二十二《五节刺》"请藏之灵兰之室,不敢妄出也",杨上善注:"灵兰之室,黄帝藏书之府。今之兰台,故名者也。"(第365页)袁昶本、萧延平注本"名"字缺,日本仁和寺影印本作"名"字,今补。考"兰台"之称,从先秦时期至唐高宗时期几经变化。宋玉《风赋》"楚襄王游于兰台之宫",则"兰台"为战国时期楚台名。汉代宫廷藏书处称兰台,班固曾任兰台令史。唐高宗龙朔二年(662)改秘书省为兰台,至唐高宗咸亨元年复称秘书省。《旧唐书》卷四十二《职官》云:"龙朔二年(662)二月甲子,改百司及官名。改尚书省为中台……秘书省为兰台……咸亨元年(670)十二月诏:'龙朔二年新改尚书省、百司及仆射已下官名,并依旧。'"杨上善注称"今之兰台,故名者也",意谓现今"兰台"之称,古有其名。既称"今之兰台",则注释此卷时间,必在龙朔二年二月至咸亨元年十二月之间也。推而论之，杨上善撰注《黄帝内经太素》此卷时间，似当在龙朔二年至咸亨元年之间。

三、《黄帝内经太素》《素问》《灵枢》《针灸甲乙经》对照谱

《黄帝内经太素》《素问》《灵枢》《针灸甲乙经》是《黄帝内经》系著作。《针灸甲乙经》首开类编《黄帝内经》先河，《黄帝内经太素》亦属类编之作，但类编形式与《针灸甲乙经》不同。两部类编之作分篇散碎，与《素问》《灵枢》对比寻查，颇感不便，今将《黄帝内经太素》与《素问》《灵枢》《针灸甲乙经》相关章节分别对照列举于后，以助互相查阅。

（一）《黄帝内经太素》与《素问》《灵枢》对照

将《黄帝内经太素》与《素问》《灵枢》分别对比，对比体例如下：为省篇幅，《黄帝内经太素》的卷篇顺序分别用一、二、三、四……三十表示，即"一"表示《黄帝内经太素》第一卷，"二"表示第二卷等；《黄帝内经太素》每卷分若干篇，按篇序前后分别用1、2、3、4等表示，即"1"表示第一篇，"2"表示第二篇等。例如"《上古天真论》　　二——5"表示《素问·上古天真论》收于《黄帝内经太素》第二卷第五篇，余依此类推。

1.《黄帝内经太素》与《素问》对照

（1）《上古天真论》　　　　二——5

（2）《四气调神大论》　　　二——1

（3）《生气通天论》　　　　三——2

（4）《金匮真言论》　　　　三——2

（5）《阴阳应象大论》　　　三——1，三十——3

（6）《阴阳离合论》　　　　五——2

（7）《阴阳别论》　　　　　三——3，六——4

（8）《灵兰秘典论》　　　　（见萧延平注本卷末所附《黄帝内经太素遗文》及仁和寺影印本）

（9）《六节藏象论》　　　　十四——5

（10）《五脏生成》　　　　　十五——1，十七——1

（11）《五脏别论》　　　　　十四——5

（12）《异法方宜论》　　　　十九——3

（13）《移精变气论》　　　　十五——1，十九——5

（14）《汤液醪醴论》   十九——1，十九——7

（15）《玉版论要》   十五——1，十七——1

（16）《诊要经终论》   （见萧延平注本卷末所附《黄帝内经太素遗文》及仁和寺影印本）

（17）《脉要精微论》   十四——4，二十六——7

（18）《平人气象论》   十五——4、5

（19）《玉机真脏论》   十四——2、3、4

（20）《三部九候论》   十四——1

（21）《经脉别论》   （见萧延平注本卷末所附《黄帝内经太素遗文》）

（22）《脏气法时论》   二——3

（23）《宣明五气》   二——1，二——4，六——4，十四——4，十五——5，二十七——5

（24）《血气形志》   十一——4，十九——4，三十——27

（25）《宝命全形论》   十九——6

（26）《八正神明论》   二十四——1、2

（27）《离合真邪论》   二十四——3

（28）《通评虚实论》   十六——1，三十——42、44、46、47、48、49、50、51

（29）《太阴阳明论》   六——4

（30）《阳明脉解》   八——3

（31）《热论》   二十五——1，三十——2

（32）《刺热论》   二十五——3，二十六——6

（33）《评热病论》   二十五——2，二十九——5

（34）《逆调论》   二十八——7，三十——19、20、21、22

（35）《疟论》   二十五——5、6

（36）《刺疟》   二十五——7，三十——45

（37）《气厥论》   二十六——3

（38）《咳论》   二十九——6

（39）《举痛论》   二——3，十——5

（40）《腹中论》   十六——2，二十六——7，二十九——4，十一——5、6、18

（41）《刺腰痛》　　　　十——6，三十——26

（42）《风论》　　　　　二十八——1、2

（43）《痹论》　　　　　三——3，二十八——7

（44）《痿论》　　　　　十二——2，二十五——4

（45）《厥论》　　　　　二十六——1、2

（46）《病能论》　　　　十四——5，十六——2，十九——6，

　　　　　　　　　　　　三十——22、36、32、40

（47）《奇病论》　　　　二十九——5，三十——1、4、7、8、9、17、

　　　　　　　　　　　　32、35

（48）《大奇论》　　　　十五——5，二十六——2、3

（49）《脉解》　　　　　八——2

（50）《刺要论》　　　　（见仁和寺影印本）

（51）《刺齐论》　　　　（见仁和寺影印本）

（52）《刺禁论》　　　　十九——6

（53）《刺志论》　　　　（见仁和寺影印本）

（54）《针解》　　　　　十九——6

（55）《长刺节论》　　　二十三——6

（56）《皮部论》　　　　九——5

（57）《经络论》　　　　九——5

（58）《气穴论》　　　　十一——4

（59）《气府论》　　　　十一——5

（60）《骨空论》　　　　十一——1，十一——6，二十六——10

（61）《水热穴论》　　　十一——2、4，三十——2

（62）《调经论》　　　　二十四——4、5

（63）《缪刺论》　　　　十一——3，二十三——1

（64）《四时刺逆从论》　十六——2

（65）《标本病传论》　　（见仁和寺影印本）

（66）《天元纪大论》　　（无）

（67）《五运行大论》　　（无）

（68）《六微旨大论》　　（无）

（69）《气交变大论》　　（无）

（70）《五常政大论》　　（无）

（71）《六元正纪大论》　　　　（无）

（72）《刺法论》　　　　　　　（按，林亿注云：亡）

（73）《本病论》　　　　　　　（按，林亿注云：亡）

（74）《至真要大论》　　　　　（无）

（75）《著至教论》　　　　　　十六——5（又见萧延平注本卷末所附《黄帝内经太素遗文》）

（76）《示从容论》　　　　　　十六——3（又见萧延平注本卷末所附《黄帝内经太素遗文》）

（77）《疏五过论》　　　　　　（见萧延平注本卷末所附《黄帝内经太素遗文》）

（78）《征四失论》　　　　　　（见萧延平注本卷末所附《黄帝内经太素遗文》）

（79）《阴阳类论》　　　　　　十六——3（又见萧延平注本卷末所附《黄帝内经太素遗文》）

（80）《方盛衰论》　　　　　　（见萧延平注本卷末所附《黄帝内经太素遗文》）

（81）《解精微论》　　　　　　二十九——3

从上述对比中可以清楚地看到如下内容。

第一，《黄帝内经太素》三十卷将《素问》全部章节收入（按，"七篇大论"除外）。

第二，全元起《素问训解》无"七篇大论"，《黄帝内经太素》亦无"七篇大论"。

第三，《黄帝内经太素》无《刺法论》《本病论》。王冰于《病能论》末云"世本既阙'第七'二篇"，则此两篇于全元起本亦无。林亿在《本病论》标题下注云："详此二篇亡在王注之前。按《病能论》篇末王冰注云'世本既阙"第七"二篇'，谓此二篇也。"王冰谓此两篇为第七卷所有，则此两篇原为卷七之篇无疑。后世有补此两篇者，所补之文乃出于后人伪托。

第四，《黄帝内经太素》所载《素问》原文与全元起《素问训解》经文同，而全元起《素问训解》经文已亡佚，则《黄帝内经太素》所载《素问》原文为最接近《素问》古貌者，对于校勘与考证《素问》之演变等具有重要意义。

2. 《黄帝内经太素》与《灵枢》对照

(1)《九针十二原》　　　　　二十一——1、3、4（又见仁和寺影印本）

(2)《本输》　　　　　　　　十一——1

(3)《小针解》　　　　　　　二十一——2

(4)《邪气脏腑病形》　　　　十一——3，十五——2、5，二十七——4

(5)《根结》　　　　　　　　五——2，八——1，十四——5，
　　　　　　　　　　　　　二十二——1

(6)《寿夭刚柔》　　　　　　二十二——6

(7)《官针》　　　　　　　　二十二——1、2、3、5、9

(8)《本神》　　　　　　　　六——1

(9)《终始》　　　　　　　　十四——5，二十二——9

(10)《经脉》　　　　　　　七——1，九——3、4，十一——2

(11)《经别》　　　　　　　九——1

(12)《经水》　　　　　　　五——1

(13)《经筋》　　　　　　　十三——1

(14)《骨度》　　　　　　　十三——2

(15)《五十营》　　　　　　十二——3

(16)《营气》　　　　　　　十一——1，十二——1

(17)《脉度》　　　　　　　六——4，十一——3，十三——4

(18)《营卫生会》　　　　　十二——1

(19)《四时气》　　　　　　二十三——6

(20)《五邪》　　　　　　　二十二——6

(21)《寒热病》　　　　　　十一——3，二十二——6

(22)《癫狂病》　　　　　　三十——13、23、32、33、34、37

(23)《热病》　　　　　　　二十五——2，二十六——5，三十——12、
　　　　　　　　　　　　　13、24、30、31、38

(24)《厥病》　　　　　　　二十六——4、5，二十八——7，三十——
　　　　　　　　　　　　　14、30

(25)《病本》　　　　　　　（见仁和寺影印本）

(26)《杂病》　　　　　　　二十六——4、5，三十——9、10、11、12、
　　　　　　　　　　　　　14、15、16、24、25、28、29、45、46

(27)《周痹》　　　　　　　二十八——7

（28）《口问》　　　　　　二十七——2

（29）《师传》　　　　　　二——1

（30）《决气》　　　　　　二——2

（31）《肠胃》　　　　　　十三——3

（32）《平人绝谷》　　　　十三——3

（33）《海论》　　　　　　五——3

（34）《五乱》　　　　　　十二——2

（35）《胀论》　　　　　　二十九——4

（36）《五癃津液别》　　　二十九——2

（37）《五阅五使》　　　　（见仁和寺影印本）

（38）《逆顺肥瘦》　　　　十一——5，二十二——1

（39）《血络论》　　　　　二十三——5，二十七——1

（40）《阴阳清浊》　　　　十二——2

（41）《阴阳系日月》　　　（此篇未见《黄帝内经太素》引用）

（42）《病传》　　　　　　（见仁和寺影印本）

（43）《淫邪发梦》　　　　（见仁和寺影印本）

（44）《顺气一日分为四时》十一——2

（45）《外揣》　　　　　　十九——2

（46）《五变》　　　　　　（见仁和寺影印本）

（47）《本脏》　　　　　　六——2、3

（48）《禁服》　　　　　　十四——5

（49）《五色》　　　　　　八——2，十四——5

（50）《论勇》　　　　　　（见仁和寺影印本）

（51）《背腧》　　　　　　十一——4

（52）《卫气》　　　　　　十一——7

（53）《论痛》　　　　　　（见仁和寺影印本）

（54）《天年》　　　　　　二——5

（55）《逆顺》　　　　　　二十三——3

（56）《五味》　　　　　　二——4

（57）《水胀》　　　　　　二十九——4

（58）《贼风》　　　　　　二十八——3

（59）《卫气失常》　　　　（见仁和寺影印本）

（60）《玉版》 二十三——4

（61）《五禁》 （见仁和寺影印本）

（62）《动输》 九——2

（63）《五味论》 二——4

（64）《阴阳二十五人》 （见仁和寺影印本）

（65）《五音五味》 十——4，十九——4

（66）《百病所生》 二十七——5

（67）《行针》 二十三——2

（68）《上膈》 二十六——8

（69）《忧恚无言》 （见仁和寺影印本）

（70）《寒热》 二十六——9

（71）《邪客》 五——1，九——2，十二——2

（72）《通天》 （见仁和寺影印本）

（73）《官能》 十九——8

（74）《论疾诊尺》 十四——5，十五——3，十六——2，
十七——1

（75）《刺节真邪》 二十二——7、8，二十九——1

（76）《卫气行》 十二——4

（77）《九宫八风》 二十八——4

（78）《九针论》 二——1，二——4，十九——4，
二十一——4

（79）《岁露论》 二十五——5，二十八——5、6

（80）《大惑论》 二十七——1

（81）《痈疽》 二十六——7

从对比中发现，《黄帝内经太素》三十卷收录《灵枢》全部章节，这对于考证《灵枢》的流传与演变，具有重要价值。有人怀疑《灵枢》后于《素问》，或怀疑《灵枢》为王冰所伪托，此均为无根之言。通观《灵枢》全书，许多章节早于《素问》，《素问》引用《灵枢》章节，即为明证。《灵枢》于王冰之前至北宋校正医书局前已残缺，故林亿于《素问·调经论》云："按今《素问》注中引《针经》者，多《灵枢》之文，但以《灵枢》今不全，故未得尽知也。"北宋校正医书局校正医书时，因该书残缺，未加校雠。

（二）《黄帝内经太素》与《针灸甲乙经》对照

本部分写作体例是：左侧为《黄帝内经太素》卷次与篇名，右侧为《针灸甲乙经》卷序与篇序，即用一、二、三、四等表示卷序，用1、2、3、4等表示篇序，如"三——2"表示《针灸甲乙经》第三卷第二篇。余依此类推。

第一卷　缺

第二卷　《顺养》　　　六——2，一——2

　　　　《六气》　　　一——12

　　　　《九气》　　　一——1

　　　　《调食》　　　六——9

　　　　《寿限》　　　六——12

第三卷　《阴阳大论》　六——7

　　　　《调阴阳》　　无

　　　　《阴阳杂说》　无

第四卷　缺

第五卷　《天地合》　　无

　　　　《阴阳合》　　二——5，四——1上，九—6

　　　　《四海合》　　一——8

　　　　《十二水》　　一——7

第六卷　《脏腑之一》　一——1

　　　　《五脏命分》　一——5

　　　　《脏腑应候》　一——5

　　　　《脏腑气液》　一——4，一——3，七——1上，四——

　　　　　　　　　　　1上，九——6

第七卷　缺

第八卷　《经脉连环》　二——1上

　　　　《经脉病解》　无

　　　　《阳明脉解》　七——2

第九卷　《经脉正别》　二——1下

　　　　《经脉同异》　三——24、25、26，二——1下

　　　　《十五络脉》　二——1下

　　　　《经脉皮部》　二——1下

第十卷　　《督脉》　　　　一——10 及《黄帝内经太素》第十一章第
　　　　　　　　　　　　　　六节，二——2 及《黄帝内经太素》第十
　　　　　　　　　　　　　　二章第一节

　　　　　　《带脉》　　　　二——1 下及《黄帝内经太素》第九章第一
　　　　　　　　　　　　　　节，十——4 及《黄帝内经太素》第二十五
　　　　　　　　　　　　　　章第四节

　　　　　　《阴阳跷脉》　　二——2 及《黄帝内经太素》第二十六章第
　　　　　　　　　　　　　　六节，十二——4，五——3

　　　　　　《任脉》　　　　二——2，一——16

　　　　　　《冲脉》　　　　二——2

　　　　　　《阴阳维脉》　　九——8

　　　　　　《经脉标本》　　二——4

　　　　　　《经脉根结》　　二——5

第十一卷　《本输》　　　　三——24、25、26、27、28、29、30、31、
　　　　　　　　　　　　　　32、33、34、35，一——3

　　　　　　《变输》　　　　一——2，五——1 上

　　　　　　《腑病合输》　　四——2 下，九——7、8、9、5，五——1 下

　　　　　　《气穴》　　　　八——5，三——1

　　　　　　《气府》　　　　三——1、2、3、4、5、6、7、8、9、10、
　　　　　　　　　　　　　　11、12、13、14、15、16、17、18、19、
　　　　　　　　　　　　　　20、21、22

　　　　　　《骨空》　　　　二——2

第十二卷　《营卫气别》　　一——10、11

　　　　　　《营卫气行》　　十二——3，一——12，六——4

　　　　　　《营五十周》　　一——9

　　　　　　《卫五十周》　　一——9

第十三卷　《经筋》　　　　二——6

　　　　　　《骨度》　　　　二——7

　　　　　　《肠度》　　　　二——7

　　　　　　《脉度》　　　　二——3

第十四卷　《诊候之一》　　四——3

　　　　　　《四时脉形》　　四——1 上

　　　　　　　《真脏脉形》　　　八——1

　　　　　　　《四时脉诊》　　　四——1 下，六——8，四——1 中

　　　　　　　《人迎脉口诊》　　四——1 上，二——1 下，五——5，

　　　　　　　　　　　　　　　　十一——8，十一——6

第十五卷　　《色脉诊》　　　　六——9，四——1 下

　　　　　　　《色脉尺诊》　　　四——2 上

　　　　　　　《尺诊》　　　　　四——2 上

　　　　　　　《尺寸诊》　　　　四——1

　　　　　　　《五脏脉诊》　　　四——1 上、中、下，四——2 下，

　　　　　　　　　　　　　　　　十一——8

第十六卷　　萧延平注本缺此卷，《日本东洋医学善本丛书·黄帝内经太

　　　　　　　素》有此卷，今依"日本东洋医学善本丛书"进行两书对比：

　　　　　　　《虚实脉诊》　　　四——1 下，七——1 中，十二——10，

　　　　　　　　　　　　　　　　七——1 中，十一——5、2、6

　　　　　　　《杂诊》　　　　　四——1 中，一——15，六——11，十——

　　　　　　　　　　　　　　　　6，十二——4，八——1 上，十二——6、

　　　　　　　　　　　　　　　　11、10，九——8，四——1 中、下，六——

　　　　　　　　　　　　　　　　7，四——1 下

第十七卷　　《证候之一》　　　一——15，十二——4

第十八卷　　《证候之二》　　　缺

第十九卷　　《知古今》　　　　无

　　　　　　　《知要道》　　　　五——7

　　　　　　　《知方地》　　　　六——2

　　　　　　　《知形志所宜》　　六——2

　　　　　　　《知祝由》　　　　无

　　　　　　　《知针石》　　　　五——4、2，十一——9

　　　　　　　《知汤药》　　　　无

　　　　　　　《知官能》　　　　五——4

第二十卷　缺

第二十一卷　萧延平注本缺此卷，日本《东洋医学善本丛书·黄帝内经

　　　　　　　太素》有此卷。今依"东洋医学善本丛书"对比之：

　　　　　　　《九针要道》　　　五——4，三——24

　　　　　　　　《九针要解》　无

　　　　　　　　《诸原所主》　一——6，五——4

　　　　　　　　《九针所象》　五——2

第二十二卷　《刺法》　　　五——7、6

　　　　　　　　《九针所主》　五——2

　　　　　　　　《三刺》　　　五——2、5，七——3

　　　　　　　　《三变刺》　　十——1

　　　　　　　　《五刺》　　　五——2

　　　　　　　　《五脏刺》　　九——3、4、7、8、5

　　　　　　　　《五节刺》　　九——3，十二——5，九——11，七——1
　　　　　　　　　　　　　　　上，十——2下

　　　　　　　　《五邪刺》　　五——2及《黄帝内经太素》卷二十九第
　　　　　　　　　　　　　　　一，七——3

　　　　　　　　《九刺》　　　五——2

　　　　　　　　《十二刺》　　五——2

第二十三卷　《量缪刺》　　五——3

　　　　　　　　《量气刺》　　一——16

　　　　　　　　《量顺刺》　　五——1及《黄帝内经太素》卷二十五第六

　　　　　　　　《疽痛逆顺刺》十一——9

　　　　　　　　《量络刺》　　一——14

　　　　　　　　《杂刺》　　　五——1，八——4，十一——4，七——5，
　　　　　　　　　　　　　　　十一——4，八——4，十一——1，九——7，
　　　　　　　　　　　　　　　十一——9，九——7、8、5、7、9，
　　　　　　　　　　　　　　　十一——2，七——1中，十——2

第二十四卷　《天忌》　　　五——1

　　　　　　　　《本神论》　　五——4

　　　　　　　　《真邪补泻》　十一——2上

　　　　　　　　《虚实补泻》　六——3

　　　　　　　　《虚实所生》　六——3

第二十五卷　《热病决》　　七——1

　　　　　　　　《热病说》　　七——1中，十一——7，十——2下

　　　　　　　　《五脏热病》　七——1上及《黄帝内经太素》卷二十六

第六

《五脏痿》	十——4 及《黄帝内经太素》卷十第二
《疟解》	无
《三疟》	七——5 及《黄帝内经太素》卷二十三第三
《十二疟》	七——5 及《黄帝内经太素》卷三十第四十五

第二十六卷

《寒热厥》	七——3
《经脉厥》	七——3 及《黄帝内经太素》卷十五第五，四——1 中、下，六——10，九——1、2，七——1 中
《寒热相移》	六——10，四——1 下
《厥头痛》	九——1，七——1 中，七——3
《厥心痛》	九——2
《寒热杂说》	八——1，十——2 下，十——1 下，十二——2，七——1 中，十二——7，十二——6、4，七——3，十二——6，七——1 中，五——1 上，十一——9 下，七——1 中，五——4
《痈疽》	十一——9 上、下
《虫痈》	十一——8
《寒热瘰疬》	八——1 上
《灸寒热法》	八——1 上

第二十七卷

《七邪》	十二——4、1、3
《十二邪》	十二——1
《邪客》	一——15
《邪中》	四——2 上
《邪传》	八——2

第二十八卷

《诸风数类》	十一——2 上
《诸风状论》	十一——2 上
《诸风杂论》	六——5
《九宫八风》	六——1
《三虚三实》	六——1

《疗哕》　　　　十二——1

《腰痛》　　　　九——8

《髀疾》　　　　十——1 下

《膝痛》　　　　十——1 下

《痿厥》　　　　十——4

《癃泄》　　　　七——4，十一——5

《如蛊如姐病》八——1

《癫疾》　　　　十一——2

《惊狂》　　　　十一——2

《厥逆》　　　　七——3，九——10

《厥死》　　　　九——11

《阳厥》　　　　十一——2

《风逆》　　　　十——2

《风痉》　　　　七——4

《酒风》　　　　十——2 下

《经解》　　　　无

《身度》　　　　七——1

《经络虚实》　　七——1 中

《禁极虚》　　　七——1 中（按，此篇《素问》《灵枢》均
　　　　　　　　无，《黄帝内经太素》系据《针灸甲乙经》
　　　　　　　　引之）

《顺时》　　　　七——1 中，十一——9

《刺疟节度》　　七——5

《刺腹满数》　　九——9、7

《刺霍乱数》　　十一——4

《刺痫惊数》　　十二——11

《刺腋痈数》　　十一——9

《病解》　　　　十一——6，十二——5

《久逆生病》　　十一——2

《六府生病》　　十一——2

《肠胃生病》　　十二——5

《经输所疗》　　十一——9

按，将《素问》《灵枢》《针灸甲乙经》与《黄帝内经太素》进行分篇对比考察，始于萧延平，除卷一、四、七、十六、十八、二十、二十一由于残缺未加对比外，其余各卷均进行详细对比。后来，日本又发现《黄帝内经太素》所缺之卷十六、二十一、二十二。其中第十六、二十一两卷原缺，第二十二卷在萧延平注本中已有，但缺该卷《十二刺》一节，现可用新发现之卷补足。今对第十六、二十两卷及《十二刺》一节，逐卷、逐篇与《素问》《灵枢》《针灸甲乙经》对照，为校勘与研究《黄帝内经》提供了许多方便。

（三）《黄帝内经太素》与《黄帝内经》互校的重要意义

《黄帝内经太素》《素问》《灵枢》《针灸甲乙经》为《黄帝内经》系列著作，研究与校勘其中任何一部著作，均须与其他几部著作进行对照与校勘。古书几经传抄，出现讹、衍、倒、夺，势不可免，必须加以校勘。清代顾尚之《素问校勘记》《灵枢校勘记》是两部校勘《黄帝内经》的精彩之作，但顾尚之未能见到《黄帝内经太素》，所以还留下许多遗憾。我们若能利用《黄帝内经太素》校勘《素问》《灵枢》，一定会有许多发现与收获。下面举例说明。

（1）"故《本病》曰：大经空虚，发为肌痹，传为脉痿。"（《素问·痿论》）

按，《黄帝内经太素》卷二十五《五脏痿》"肌痹"之"肌"字作"脉"字，以与下句"脉痿"相配，作"脉"字是。

（2）"故《下经》曰：筋痿者，生于肝使内也。"（《素问·痿论》）

按，"生于肝使内"不知所云。《黄帝内经太素》卷二十五《五脏痿》仅作"生于使内"四字，"使"上无"肝"字，是。

（3）"少阴所谓腰痛者，少阴者肾也。十月万物阳气皆伤，故腰痛也。"（《素问·脉解》）

按，《黄帝内经太素》卷八《经脉病解》"十月"作"七月"。杨上善注："七月秋气始至，故日少阴……七月之时，三阴已起，万物之阳已衰，太阳行腰，太阳既衰，腰痛也。"故知当作"七月"。

（4）"所谓色色不能久立，久坐起则目䀮䀮无所见也。"（《素问·脉解》）

按，"色色"义不可解。林亿云："详'色'字疑误。"《黄帝内经太素》卷八《经脉病解》"色色"作"邑邑"。杨上善注云"邑然怅望"，以"怅望"解"邑"字，"邑"通"悒"。《说文解字》："悒，不安也。"《玉篇》：

"悒，忧也。""邑"通"悒"。《黄帝内经太素》卷二十五《十二疟》："意恐惧，气不足，肠中邑邑，刺足厥阴。""邑"字，《素问·刺疟》、《针灸甲乙经》卷七第五、《诸病源候论》卷十一《疟病诸候》皆作"悒"，是其证。

（5）"背与心相控而痛，所治天突与十椎及上纪。上纪者，胃脘也；下纪者，关元也。"（《素问·气穴论》）

按，据《素问》上下文，"上纪"二字下必脱"下纪"二字。考《黄帝内经太素》卷十一《气穴》正作"所治天突与十椎及上纪、下纪"。

（6）"眉本二穴，完骨二穴，顶中央一穴。"（《素问·气穴论》）

按，"顶"字误，当作"项"。《黄帝内经太素》卷十一《气穴》正作"项"。

（7）"淫烁胫酸，不能久立，治少阳之维，在外上五寸。"（《素问·骨空论》）

按，"在外上五寸"，语义不明。《黄帝内经太素》卷十一《骨空》"外"字下有"踝"字，是。

（8）"股际骨空在毛中动下。"（《素问·骨空论》）

按，"动下"义不明。《黄帝内经太素》卷十一《骨空》作"动脉下"，是。

（9）"虚者聂辟气不足。"（《素问·调经论》）

按，《黄帝内经太素》卷二十四《虚实所生》"不足"二字下有"血泣"二字。《针灸甲乙经》卷六第三"不足"二字下有"血涩"二字。"泣"通"涩"。《素问》脱"血泣"或"血涩"二字。《素问》凡"涩"皆作"泣"，则《素问》脱"血泣"二字无疑。

（10）"左刺右，右刺左，嗌中肿，不能纳唾，时不能出唾者，刺然骨之前。"（《素问·缪刺论》）

按，《黄帝内经太素》卷二十三《量缪刺》"刺然骨之前"之"刺"字上有"缪"字，《针灸甲乙经》卷五第四"刺"字上亦有"缪"字。当据《黄帝内经太素》《针灸甲乙经》补"缪"字。

（11）"谬言为道，更名自功。"（《素问·征四失论》）

按，《黄帝内经太素》"功"作"巧"（见《素问·征四失论》林亿"新校正"），是。"道"与"巧"押韵。

（12）"岐伯曰：治之要极，无失色脉，用之不惑，治之大则。逆从倒行，标本不得，亡神失国。"（《素问·移精变气论》）

按，此段是押韵之文。"极""惑""则""得""国"均押古韵第一部韵

（此处使用段玉裁《六书音韵表》），而唯独第二句"无失色脉"之"脉"字不入韵，"脉"字在古韵第十五部（用段玉裁《六书音韵表》的古韵部），与"极""惑""则""得""国"等属于古韵第一部的字不能相押，这是很令人怀疑的。待考《黄帝内经太素》卷二十五《色脉诊》，发现"色脉"原作"脉色"而"色"字属于古韵第一部，能与"极""惑""则""得""国"相押。从音韵上判断，《素问》"色脉"当作"脉色"，当据《黄帝内经太素》校改。

从以上举例已经清楚地看出，运用《黄帝内经太素》校勘《素问》《灵枢》《针灸甲乙经》是何等重要。此外，《黄帝内经太素》在日本长期传抄过程中也出现许多讹、衍、倒、夺，需要利用《素问》《灵枢》《针灸甲乙经》进行校勘。20 世纪初，萧延平曾对以上诸书详加校勘，其校语写于《黄帝内经太素》有关章句之下，为后人校勘奠定了基础。但萧延平之校尚不完备，需加以完善、充实。

四、"一分为二"术语始见于《黄帝内经太素》

杨上善不仅是一位医学家，而且是很有成就的哲学家，他在《黄帝内经太素》注中第一次使用"一分为二"这一哲学术语，并以此分析客观世界与生命。《黄帝内经太素》卷十九《知针石》注"天地合气，别为九野，分为四时，月有小大，日有短长，万物并至，不可胜量"云：

> 从道生一，谓之朴也。一分为二，谓天地也。从二生三，谓阴、阳和气也。从三以生万物，分为九野、四时、日月，乃至万物。一一诸物，皆为阴阳气之所至，故所至处，不可胜量。（第 327 页）

"一分为二"术语的提出，在中国哲学史上具有重大意义。有人著文说，"一分为二"最早见于北宋时期邵康节《观物外篇》。现在我们可以有把握地说，"一分为二"始见于唐代初期杨上善《黄帝内经太素》。

《黄帝内经太素》卷三《阴阳大论》云"阴阳者，天地之道"，杨上善运用"一分为二"思想对"道"加以解释：

> 道者，理也。天地，有形之大也；阴阳者，气之大也。阴阳之气，天地之形，皆得其理，以生万物，故谓之道也。（仁和寺影印本）

杨上善所称之"理"与宋元理学家所称之"理"异。试观此注：道生天地，阴阳二气充盈天地间，天地之形即阴阳之形，杨上善所称之"理"，推而演之，实谓气也，与理念之"理"异。中国古代哲学家依据他们对道的属性认识之不同，分属于唯心与唯物两家。杨上善做出"阴阳者气之大也"的解说，表明他具有朴素唯物论的观点。

杨上善运用"一分为二"的思想对客观世界以及生命做了广泛而深入的分析。略举几例。

（1）《黄帝内经太素》卷三《阴阳大论》"故清阳出上窍，浊阴出下窍"下，杨上善注云：

> 夫阴阳者，有名而无形也，所以数之可十，离之可百，散之可千，推之可万。故有上下、清浊、内外、表里、阴阳等，变化无穷也。内外者，脉内营气称为清阴，脉外卫气称为浊阳，是则阴清阳浊者也。言上下者，清阳为天，浊阴为地，是则阳清阴浊者也……若以内外阴阳，则内者为清，外者为浊；若以上下阴阳，则上者为清，下者为浊，有此不同。（仁和寺影印本）

（2）《黄帝内经太素》卷五《阴阳合》"阴阳者，数之可十，离之可百，散之可千，推之可万。万之大不可胜数也，然其要一也"下，杨上善注云：

> 言阴阳之理，大而无外，细入无间，毫末之形，并阴阳雕刻。故其数者，不可胜数也。故阴中有阴，阳中有阳，阳中有阴，阴中有阳。然则混成，同为一气，则要一也。（第58页）

（3）《黄帝内经太素》卷五《阴阳合》"故生因春，长因夏，收因秋，藏因冬。失常则天地四塞"下，杨上善注云：

> 一气离为阴阳，以作生养之本，复分四时，遂为生长收藏之用。终而复始，如环无端，谓之常也。若失其常，四时之施，壅塞不行也。（第58页）

（4）《黄帝内经太素》卷十四《四时脉诊》"夫万物之外，六合之内，天地之变，阴阳之应"下，杨上善注云：

> 万物各受一形。自万物一形之外，从于六合苞裹之内，皆是天地为其父母，变化而生。故万物皆与天地之气应而合也。（第254页）

从上述例子可以看出，杨上善非常重视气在宇宙和人体中的重要作用。

他认为气化成人与万物，这表明他具有较明显的朴素唯物论观点。杨上善的哲学思想值得进一步研究。

五、杨上善《黄帝内经太素》与《黄帝内经明堂类成》是姊妹篇

杨上善所著医书除《黄帝内经太素》三十卷外，尚有《黄帝内经明堂类成》十三卷。《黄帝内经明堂类成序》云："《太素》陈其宗旨，《明堂》表其形见，是犹天一地二，亦渐通其妙物焉。"《黄帝内经太素》与《黄帝内经明堂类成》相为表里，相辅相成，注文互补，为姊妹篇。研究《黄帝内经太素》，需要参考杨上善《黄帝内经明堂类成》。

（一）《黄帝内经太素》与《黄帝内经明堂类成》是姊妹篇

《黄帝内经明堂类成》是我国古代关于针灸理论、经脉理论、针灸宜忌等的集经脉理论与针灸实践于一体的医学经典著作。

医学何以谓之明堂？"明堂"一词，释义纷纷，大别有二。儒家谓天子发布政令之宫室（宫室建制失传。清代汪中《述学·明堂通释》有明堂图）；医家在采用"天子发布政令之宫室"说的同时，又称鼻或目为"明堂"。医经称为"明堂"者，取"天子发布政令之宫室"之义。人之经络周布全身，四体百节，动静喜乐，无不决以经络。经络之于人体，犹天子之于臣民，故称医经为"明堂"。杨上善《黄帝内经类成明堂序》已明言之：

> 人之秀异，得自中和，虽四体百节，必有攸系。而五藏六府，
> 咸存厥司，在于十二经脉。身之纲领，是犹玉绳分暑，而寒暑不讹；
> 金枢总辔，而晦明是隔。

经脉为一身纲领，"犹玉绳分暑"，"金枢总辔"，使晦明攸分，寒暑有序，犹如天子之发布政令然。

杨上善《黄帝内经太素》与《黄帝内经明堂类成》关系至为密切。"《太素》陈其宗旨"者，谓《黄帝内经太素》陈述生理、病理、经脉、治疗等重大医学理论；"《明堂》表其形见"者，谓《黄帝内经明堂类成》将《黄帝内经太素》之理论如经脉之走向、经脉之联系、每条经脉诸腧穴之主治等以图形展示。《黄帝内经太素》卷十三《经筋》杨上善注云：

> 十二经筋与十二经脉，俱禀三阴三阳行于手足，故分为十二。

但十二经脉，主于血气，内营五藏六府，外营头身四支。十二经筋，内行胸腹郭中，不入五藏六府。脉有经脉、络脉，筋有大筋、小筋、膜筋。十二经筋起处，与十二经脉流注，并起于四末。然所起处，有同有别。其有起维筋缓筋等，皆是大筋别名。凡十二筋起处、结处及循结之处，皆撰为图画示人，上具如别传。（第219页）

《黄帝内经太素》卷十《任脉》"任脉、冲脉皆起于胞中，上循脊里，为经络海"下，杨上善注云：

> 此经任脉起于胞中……又《明堂》言目下巨窌、承泣左右四穴，有阳跷脉、任脉之会，则知任脉亦有分歧上行者也。又任冲二脉上行虽别，行处终始其经是同也。旧来为图，任脉唯为一道，冲脉分脉两箱，此亦不可依也。（第149页）

按，"皆撰为图画示人"即"明堂"类著作的重要特点。杨上善注"撰为图画示人，上具如别传"，说明《黄帝内经明堂》绘有人体经脉偃侧图形。至今《太平圣惠方》卷九十九、卷一百《明堂》尚保留有经脉图形。

杨上善《黄帝内经太素》注与《黄帝内经明堂类成》注相互补充，繁简互足。《黄帝内经太素》卷十一《本输》"入于尺泽。尺泽者，肘中之动脉也，为合，手太阳经也"下，杨上善注云：

> 如水出井，以至海为合，脉出指井，至此合于本藏之气，故名为合。解馀十输，皆放于此。诸输穴名义，已《明堂》具释也。（第166页）

按，《黄帝内经明堂类成》记载手太阴肺经有中府、天府等10个穴位，且对于这些穴位的命名原因、名称含义，杨上善注训解极佳。《黄帝内经太素》杨上善注则不释此，或所释较简。如《黄帝内经太素》卷十一《本输》"肺出少商，少商者，手大指内侧也，为井"下，杨上善注云：

> 肺脉从藏而起……井者，古者以泉源出水之处为井也，掘地得水之后，仍以本为名，故曰井也。（第166页）

《黄帝内经明堂类成》"肺出少商，为井，木也"下，杨上善注云：

> 太古人家未有井时，泉源出水之处则称为井。井者，出水之处也。五藏六府十二经脉，以上下行，出于四末，故第一穴所出之处，

譬之为井。五藏之脉是阴，生于阳地，终于阴地，故井出为木，荥
流为火，输注为土，经行为金，合入为水。六府为阳，生于阴地，
终于阳地，故井出为金，荥流为水，输注为木，所过为原（原者，
三焦总有六府阳气也），经行为火，合入为土也。五藏之井，皆出于
木。木，少阳相主，至水为合也。足厥阴者，玉英之阴，在于中焦，
起手太阴也。

按，此注不仅解释了"井"的命名特点、含义，还解释了与"井"有关
的"荥""输""经""合"的含义及其相互关系，较《黄帝内经太素》之训
释详备。

《黄帝内经明堂类成》杨上善注，亦时时与《黄帝内经太素》原文与注
释相呼应。如中府穴注："五藏六府咳状，如《太素》说之。"列缺穴注：
"伤寒热病，具以论者，如《太素经》。"

《黄帝内经明堂类成》与《黄帝内经太素》之关系，诚如《黄帝内经明
堂类成序》所言，"犹天一地二"，密不可分，明于此而互求，则可"渐通其
妙物焉"。

（二）明堂学发展简况

"明堂"之称，《汉书·艺文志》不载，其书当始出汉代，至汉末为医家
宝重。魏晋时期皇甫谧于魏甘露（256—260）中始将《明堂孔穴针灸治要》
收入《针灸甲乙经》。《针灸甲乙经·序》云：

又有《明堂孔穴针灸治要》，皆黄帝岐伯遗事也。三部同归，文
多重复，错互非一。甘露中，吾病风加苦聋，百日方治，要皆浅近，
乃撰集三部，使事类相从，删其浮辞，除其重复，论其精要，至为
十二卷。

序谓"三部同归，文多重复"，"《明堂孔穴针灸治要》皆黄帝岐伯遗
事"，则《明堂孔穴针灸治要》为在《九卷》（即《灵枢》）、《素问》基础上
将针灸理论、实践、经脉综汇于一，配以经脉图形及每条经脉所属穴位、穴
位主治而成的医学经典著作。以其成于《九卷》《素问》基础之上，故"三
部同归"——三书的理论归趋相同；"文多重复"——《明堂孔穴针灸治要》
之语多出自《九卷》《素问》；"皆黄帝岐伯遗事"——与《九卷》《素问》
相同。《针灸甲乙经》保存了我国古代"明堂"类古书最原始数据，惜将其

分散各章、割裂较甚，故据之难窥"明堂"类古书完整无损原貌。

魏晋以降至南北朝时期，"明堂"类书籍大量涌现，《黄帝内经太素》注略有记述。《黄帝内经太素》卷十一《气穴》杨上善注云：

> 黄帝取人身体三百六十五穴，亦法三百六十五日。身体之上，移于分寸，左右差异，取病之输，实亦不少。至于《扁鹊灸经》，取穴及名字，即大有不同。近代《秦承祖明堂》《曹氏灸经》等，所承别本，处所及名，亦皆有异，而除疴遣疾，又复不少。正可以智量之，适病为用，不可全言非也。（第188页）

按，秦承祖，东晋至刘宋之际人。《大唐六典》卷十四《太常寺》之"医博士一人"条云："宋元嘉二十年（443），太医令秦承祖奏置医学，以广教授。至三十年省。"杨上善注云："秦承祖有《明堂》一书，今不传。"《隋书·经籍志》著录："秦承祖《偃侧杂针灸经》三卷。亡。"从书名观之，《偃侧杂针灸经》亦为"明堂"类著作，但不知与《秦承祖明堂》系一书否。又由杨上善注"所承别本，处所及名，亦皆有异，而除疴遣疾，又复不少"，可知两书作者在撰写《秦承祖明堂》及《曹氏灸经》时，都曾参阅同类有关的其他书籍，而"别本"所标示的某条经脉上的穴位的处所及名称，与二书有异，但"除疴遣疾，又复不少"，因此，不必指责"别本"皆非。由是观之，在《秦承祖明堂》之前，亦即在两晋时期，有不少"明堂"类著作流传，惜其皆亡佚。

南朝齐梁时期，"明堂"类著作益加发展，蔚为大观。《隋书·经籍志》所收"明堂"类著作如下。

（1）梁有《明堂流注》六卷。亡。

（2）梁有《明堂孔穴》二卷。亡。

（3）《明堂孔穴》五卷。

（4）《明堂孔穴图》三卷。

（5）《明堂孔穴图》三卷。注：梁有《偃侧图》八卷，又《偃侧图》二卷。（按，《偃侧图》为"明堂"类书籍，以有正面、背面、侧面图形，故名。）

（6）秦承祖《偃侧杂针灸经》三卷。亡。

（7）梁有《新撰针灸穴》一卷。亡。

（8）梁有徐悦、龙衔素《针经并孔穴虾蟆图》三卷。亡。

《隋书·经籍志》以梁代阮孝绪目录著作《七录》及《隋大业正御书目》为基础编录。注云"亡"者，谓唐初编纂《隋书·经籍志》时已亡；未注"亡"字者，谓当时尚存其书。南朝时期至隋代，是"明堂"类著作大量产生的时代，书皆有人形图，故又名"偃侧图""孔穴图"。

"明堂"之书，至唐代发展尤为迅速，新著日多，《旧唐书·经籍志》《新唐书·艺文志》的"医家类"特划分出"明堂"一小类加以著录。《旧唐书·经籍志》著录的"明堂"类著作如下。

（1）《黄帝三部针经》十三卷。注：皇甫谧撰。（按，即《针灸甲乙经》。）

（2）《赤乌神针经》一卷。注：张子存撰。

（3）《黄帝明堂经》三卷。

（4）《明堂图》三卷。注：秦承祖撰。

（5）龙衔素《针经并孔穴虾蟆图》三卷。（按，《隋书·经籍志》"《黄帝针经》九卷"条下注云："徐悦、龙衔素《针经并孔穴虾蟆图》三卷。亡。"然《旧唐书·经籍志》著录之，是此书其时未亡也。）

（6）《黄帝内经明堂》十三卷。

（7）《黄帝十二经脉明堂五脏图》一卷。

（8）《黄帝十二经明堂偃侧图》十二卷。

（9）《黄帝明堂》三卷。

（10）《黄帝内经明堂类成》十三卷。注：杨上善撰。

（11）《黄帝明堂经》三卷。注：杨玄孙撰注。

按，据《旧唐书·经籍志序》云："近书采长安之上，神龙以来未录。""长安"是武则天年号，"神龙"是中宗李显年号。《旧唐书·经籍志》收录之"近书"——唐人著作，只收录长安末年（704）以前的，对705年及其后著作未加著录。神龙元年（705）以后出现之唐人著作，著录于《新唐书·艺文志》中。以下是《新唐书·艺文志》著录的"明堂"类著作。

（1）张子存《赤乌神针经》一卷。

（2）龙衔素《针经并孔穴虾蟆图》三卷。

（3）《黄帝明堂经》三卷。

（4）《黄帝明堂》三卷。

（5）杨玄注《黄帝明堂经》三卷。

（6）《黄帝内经明堂》十三卷。

（7）《黄帝十二经脉明堂五脏图》一卷。

（8）《曹氏黄帝十二经明堂偃侧人图》十二卷。

（9）《秦承祖明堂图》三卷。

（10）《明堂孔穴》五卷。

（11）杨上善注《黄帝内经明堂类成》十三卷。

（12）《明堂人形图》一卷。

（13）米遂《明堂论》一卷。

（14）皇甫谧《黄帝三部针经》十二卷。

（15）《黄帝杂注针经》一卷。（按，《隋书·经籍志》在"黄帝针经九卷"下注云："《杂针经》四卷。亡。"然《新唐书·艺文志》著录《黄帝杂注针经》一卷，疑其即《隋书·经籍志》"杂针经"之残卷。）

《新唐书·艺文志》亦为"通志"，即通记古今图书目录及其著者的书，与《旧唐书·经籍志》所不同者，《新唐书·艺文志》增加了唐中宗李显以后的唐人著作，亦补录了漏录的武则天长安年间以前的唐人著作及古人著作。《新唐书·艺文志》著录的"明堂"类著作不仅比《隋书·经籍志》著录的"明堂"类著作丰富许多，而且也比《旧唐书·经籍志》著录的"明堂"著作多许多部。尤应注意者，此时出现了一部综论"明堂"的理论性著作——米遂《明堂论》。此书在北宋时期《崇文总目》（今有辑佚本）中已无，则《明堂论》当散失于唐末五代时期。今虽不可知其详细内容，但从书名尚可推知其是一部关于"明堂"的理论著作，它的出现，标志着"明堂"在唐代已经发展成一个独立的学术体系——明堂学。

唐代朝廷对明堂学非常重视，把明堂学与本草学、脉学、《内经》学并列为四大医学理论体系，详见《大唐六典》卷十四，该书云：

> 太医令掌诸医疗之法，丞为之二。其属有四，曰医师、针师、按摩师、咒禁师，皆有博士以教之。其考试登用，如国子监之法。诸医针生读《本草》者，即令识药形而知药性；读《明堂》者，即令验图，识其孔穴；读《脉诀》者，即令递相诊候，使知四时浮沉、涩滑之状；读《素问》《黄帝针经》《甲乙》《脉经》，皆使精熟。

又云：

> 医博士掌以医术，教授诸生习《本草》《甲乙》《脉经》，分而为业。一曰体疗，二曰疮肿，三曰少小，四曰耳目口齿，五曰角法。

又云：

针博士掌教针生以经脉、孔穴，使识浮沉、涩滑之候，又以九
针为补写之法。

又云：

凡针生习业者，教之如医生之法。针生习《素问》《黄帝针经》《明
堂》《脉诀》，兼习《流注》《偃侧》等图，《赤乌》《神针》等经。业成者，试
《素问》四条，《黄帝针经》《明堂》《脉诀》各二条。

按，《大唐六典》成书于开元二十六年（738），题唐玄宗御撰，实为毌
煚、余钦、韦述等人执笔。宋代陈振孙《直斋书录解题》引韦述所撰《集贤
记注》云，《大唐六典》"以令式入六司，象《周礼》六官之制，其沿革并入
注"。是注文与正文同时撰成，正文为开元以前之令式，注文详其沿革变迁，
故正文与注文同等重要。陈寅恪《隋唐制度渊源略论稿》云，《唐六典》"在
唐代行政上遂成为一种便于征引之类书"。观上引之《大唐六典》正文与注
文，《明堂》与《本草》《脉经》《黄帝内经》同时并举，等量齐观，不分轩
轾，地位相同。

《大唐六典》所举之《明堂》，既指唐代盛行之"明堂"系列著作，又确
指《旧唐书·经籍志》《新唐书·艺文志》著录之《黄帝明堂经》三卷，因
为《黄帝明堂经》三卷成书于汉代，继载于《针灸甲乙经》，梁代阮孝绪
《七录》和《隋书·经籍志》谓之为《明堂孔穴图》三卷，此后的一切"明
堂"著作皆从此演化而出。杨上善《黄帝内经明堂类成》十三卷亦是在《黄
帝明堂经》三卷基础上再加分卷、类编、注释而成的。《黄帝内经明堂类成
序》云：

旧制此经，分为三卷。诊候交杂，窥察难明；支体奇经，复兴
八脉。亦如沮漳沅澧，沴波于江汉；豊滈涝滴，分态于河宗。是以
十二经脉，各为一卷，奇经八脉，复为一卷，合为十三卷焉。

杨上善在唐高宗时期，于注释《黄帝内经太素》的前后，又类编、注释
《黄帝内经明堂类成》十三卷，为中国医学发展做出巨大贡献。要而言之，
《黄帝内经明堂类成》十三卷的贡献，在以下四个方面最为突出。

第一，它继承、保存了《黄帝明堂经》三卷本的宝贵资料，并发展了
《黄帝明堂经》三卷的针灸理论。

第二，它开创了循经取穴的针灸理论和刺灸方法。

第三，它第一次全面注释了《黄帝明堂经》三卷，并紧密结合《黄帝内经太素》，把明堂学推进到一个新的阶段。

第四，书中关于穴位名称的释义训诂，代表了我国古代穴名训诂的最高学术水平，至今尚无出其右者。

《黄帝明堂经》三卷，大约成于刘向、刘歆生活时代之后，虽然它的个别篇目有来自西汉时期者，它的基础理论、经脉理论取自《九卷》《素问》，但把这些理论加以贯穿，把分散篇目加以汇集，当是《汉书·艺文志》以后的事，故《黄帝明堂经》三卷不著录于《汉书·艺文志》。《黄帝明堂经》三卷成书后，先被皇甫谧加以改编，收录于《针灸甲乙经》，后又著录于《隋书·经籍志》及《旧唐书·经籍志》《新唐书·艺文志》，至杨上善生活时代，尚存于世。

自汉代至唐初期，我国文籍历尽磨难。水火兵燹，频繁更作，古书泯灭殆尽。《黄帝明堂经》三卷至唐代巍然尚存，亦不幸中之大幸。《大唐六典》卷九"知书官八人"条简述自汉代至唐玄宗开元年间前古书之劫难云：

> 汉刘歆总群书而为《七略》，凡三万三千九十卷。遭王莽、董卓之乱，扫地皆尽。魏氏采摭遗亡，至晋总括群书，凡二万九千九百四十五卷。惠、怀之后，靡有孑遗。东晋所存，三千一十四卷。至宋谢灵运造《四部目录》，凡四千五百八十二卷。其后王俭复造目录，凡万五千七十四卷。齐王亮、谢朏《四部书目》，凡万八千一十卷。齐末兵火，延烧秘阁，经籍煨尽。梁帝克平侯景，收公私经籍，归于江陵，凡七万馀卷。周师入郢，咸自焚之。周武保定中，书盈万卷。平齐所得，才至五千。隋秘书监牛弘，请分遣使者，搜访异书。平陈之后，经籍渐备，凡三万馀卷。炀帝写五十副本，分为三品。大唐平王世充，收其图书，溯河西上，多有漂没，存者犹八万馀卷。自是图籍在秘书，今秘书、弘文、史馆、司经、崇文皆有之。集贤所写，皆御本也。书有四部：一曰甲，为经；二曰乙，为史；三曰景，为子；四曰丁，为集。故分为四库，每库二人，知写书、出纳、名目次序，以备检讨焉。四库之书，两京各二本，共二万五千九百六十一卷，皆以益州麻纸写。

总之，从刘歆撰《七略》至唐初平王世充之叛，书籍经兵火水盗，屡经丧亡，端赖历代朝廷及文人搜访遗佚，及历代学者笔耕不辍，渐次充盈，至唐初尚有书籍八万余卷，《黄帝明堂经》三卷在焉。其时"图籍在秘书"，杨上善以"太子文学"职务之便，得而览读、类编、注释之，不但保存了《黄帝明堂经》三卷的完整数据，而且增加了注释，使之便于研习，且始创"循经取穴"著述体例，从而把明堂学的发展推向一个新的阶段。

所谓"循经取穴"是指按经脉循行路线记述每条经脉之穴位及其主治、禁忌。在杨上善《黄帝内经明堂类成》十三卷以前，"明堂"类书籍皆按身体部位记述穴位及其主治、禁忌，《针灸甲乙经》即如此；《针灸甲乙经》收录之《明堂孔穴针灸治要》即《黄帝明堂经》三卷，因此，《黄帝明堂经》三卷亦按人体部位记载穴位及其主治。杨上善深感依体位记述穴位及说明其主治的弊端在"诊候交杂，窥察难明"，这样既不便于研读，亦不便于应用，于是按经脉分卷，重新分类，"是以十二经脉各为一卷，奇经八脉复为一卷"，全书由三卷分为十三卷，而成《黄帝内经明堂类成》。按经脉分卷，若网在纲，如裘振领，极便于理解与掌握，手三阴、手三阳、足三阴、足三阳，各为一卷，奇经八脉为一卷，合为十三卷。《黄帝内经太素》卷十一《本输》杨上善注：

> 手之三阴，始之于胸，终于手指；手之三阳，始于手指，终之于头。足之三阳，始起于头，终之于足；足之三阴，始起于足，终之于腹。

按经脉分卷，恰可讨源纳流，执要说详，若网在纲，有条不紊。清末黄以周对杨上善《黄帝内经明堂类成》之编纂体例倍加推崇，云：

> 《内经·素问》及《九卷》为周季医士所集，名曰黄帝，神其术也。《明堂》亦称黄帝授，皇甫谧作《甲乙经》谓之"黄帝三部"。王冰注《素问》，不注《九卷》，信《中诰孔穴图经》，不信《明堂》，其识实出士安之下。隋杨上善有《黄帝内经明堂注》，其书与《太素》并行。《太素》合《素问》及《九卷》为之，盛行于宋。林亿有校本《明堂注》，先《太素》而亡。余购《太素》于日本，书贾以所售本非足卷，乃以杨注《明堂》一卷混厕其中，余得之喜甚。观其自序云："以十二经脉各为一卷，奇经八脉复为一卷，合为十三卷焉。"今兹所得者，手太阴一经，乃其十三分之一耳，又何喜乎？顾《黄帝明堂》之文，多经后人窜改，而不见其旧。自皇甫谧刺取《甲乙》而后，秦承祖增其穴（杨注引其说，《千金方》

亦引之）甄权修其图，孙思邈之《千金》，王焘之《秘要》，又各据后代之言，损益其间，今之所行《铜人经》，非王惟德所著三卷之文。今之所传《黄帝明堂灸经》，尤非杨上善所见三卷之旧。古之《明堂》三卷，其文具存于《甲乙》，惜《甲乙》删其文之重见《素问》及《九卷》，而其馀以类分编，不仍元文之次。

杨注《明堂》十三卷，《旧唐书》已著录，曰《明堂类成》，盖亦如《太素》之编《内经》，以其散文附入本章云尔。其书以十二经脉为纲领，各经孔穴，隶于其下，与《甲乙》三卷所次，体例不同。其记穴之先后，从藏逆推脉之所出，与《甲乙》亦异。其记穴之主病，不见《甲乙》。而《甲乙》自七卷至末，详叙发病之源，而曰某穴主之者，其文悉与杨注《明堂》合。盖皇甫、杨氏皆直取《明堂》元文，无所增益其间也。今依杨氏所编手太阴之例，而以《甲乙》之文补辑其阙，仍分为十三卷。《经》曰：手之三阴，从藏走手；手之三阳，从手至头；足之三阳，从头走足；足之三阴，从足走腹。夫人头背胸腹之孔穴，无非十二经脉所贯注，以十二经脉总领孔穴，若网在纲，有条不紊，较诸皇甫氏之《甲乙》，本末原委，更为明悉矣。近之作针灸书者，苦斯人经络之难寻，孔穴之难检，而以头面肩背、胸腹手足为目，并去其某经所发、某经所会之文。如其法以治病，病即已，终不知病原所在，而况天下有此无本之治法乎？《孟子》言：兴庶民，拒邪慝，道在正经。余谓医家言之庞杂，其法或验或不验，亦必先正其经，而后人之是非乃定。经外之言，未必无其验者，然不验者居多也。以其不验之言汩乱圣经，法愈多，治病愈失，杀人亦愈烈。曷若信而好古之为得哉？！（《黄帝内经明堂叙》）

自杨上善创始"循经取穴"编纂体例和针刺原则以后，后世医家多沿其例，至今此法仍为医家采用。《黄帝内经明堂类成》之出现，推动了明堂学的发展。

天宝十二年（753），王焘（约670—755）《外台秘要》成，该书卷三十九据《针灸甲乙经》大量引用《黄帝明堂经》原文，并称此经为明堂学之正经。在王焘前，甄权（约540—643）曾修《明堂图》，孙思邈（581—682）《千金要方》《千金翼方》屡引"明堂"之说，可见明堂学在唐初的发展盛况。至王焘又将"明堂"列为专卷详加论述，尤可见明堂学影响之巨大。

唐代"明堂"类著作，不限于《旧唐书·经籍志》《新唐书·艺文志》所载者，王冰于《素问》注中引用之《中诰孔穴图经》（又简称《中诰图经》《中诰》）及《内经明堂》等，对于考察明堂学之发展，辑佚"明堂"之数据，颇有价值。在唐代，学者以《黄帝明堂经》（即《内经明堂》）为正经，与此相异者如《中诰图经》《经脉流注孔穴图经》（又称《流注图经》）等，虽亦为"明堂"类著作，似流行不广，故《旧唐书·经籍志》《新唐书·艺文志》无载。今将王冰《素问》注中涉及《内经明堂》《明堂经》《中诰孔穴图经》《经脉流注孔穴图经》之文字汇列于下，注其页数（1963 年人民卫生出版社《黄帝内经素问》的页码），以资与《黄帝内经太素》注中之《明堂》、《黄帝明堂经》残卷、《针灸甲乙经》、《外台秘要》卷三十九等比较研究，从中考察明堂学在唐代发展概况。

（1）"复下一度，肾之俞也。是谓五藏之俞，灸刺之度也。"

注："《灵枢经》及《中诰》咸云，肺俞在三椎之傍，心俞在五椎之傍，肝俞在九椎之傍，脾俞在十一椎之傍，肾俞在十四椎之傍。寻此经草量之法……殊与《中诰》等经不同。"（《素问·血气形志》，第 155 页）

（2）"腹暴满，按之不下，取手太阳经络者，胃之募也。"

注："太阳，为手太阳也。手太阳少阳经络之所生，故取中脘穴，即胃之募也。《中诰》曰：'中脘，胃募也，居蔽骨与齐中，手太阳、少阳、足阳明脉所生。'故云经络者，胃募也。"（《素问·通评虚实论》，第 177、178 页）

（3）"上踝五寸刺三针。"

注："按《内经明堂》《中诰图经》悉主霍乱，各具明文。"（《素问·通评虚实论》，第 178 页）

（4）"病甚者为五十九刺。"

注："背俞当是风门热府，在第二椎下两傍，各同身寸之一寸半，督脉足太阳之会，刺可入同身寸之五分，留七呼，若灸者可灸五壮。验今《明堂》《中诰图经》不言背俞，未详果何处也……云门，手太阴脉气所发，举臂取之，刺可入同身寸之七分，若灸者可灸五壮。验今《明堂》《中诰图经》不载髃骨穴。寻其穴以写四支之热，恐是肩髃穴，穴在肩端两骨间，手阳明蹻脉之会。"（《素问·刺热》，第 190、191 页）

（5）"温疟汗不出，为五十九刺。"

注："自胃疟下至此，寻《黄帝中诰图经》所主，或有不与此文同，应古

之别法也。"（《素问·刺疟》，第 212 页）

（6）"刺阳明于䯒前三痏，上下和之出血，秋无见血。"

注："按《内经中诰流注图经》阳明脉穴俞之所主，此腰痛者，悉刺䯒前三痏，则正三里穴也。"（《素问·刺腰痛》，第 228 页）

（7）"刺少阴于内踝上二痏，春无见血，出血太多，不可复也。"

注："按《内经中诰流注图经》少阴脉穴俞所主，此腰痛者当刺内踝上，则正复溜穴也。"（《素问·刺腰痛》，第 228 页）

（8）"刺解脉，在膝筋肉分间郄外廉之横脉出血，血变而止。"

注："膝后两傍，大筋双上，股之后，两筋之间，横文之处，努肉高起，则郄中之分也。古《中诰》以腘中为太阳之郄。"（《素问·刺腰痛》，第 229 页）

（9）"少阴之前，与阴维之会。"

注："少阴之前，阴维之会，以三脉会在此穴位分也，刺可入同身寸之三分。若灸者可灸五壮。今《中诰》经文，正同此法。"（《素问·刺腰痛》，第 231 页）

（10）"中热而喘，刺足少阴，刺郄中出血。"

注："此法玄妙，《中诰》不同，莫可窥测，当用知其应。"（《素问·刺腰痛》，第 233 页）

（11）"刺郄中大脉，令人仆脱色。"

注："寻此经郄中主治，与《中诰流注经》委中穴正同。应郄中者，以经穴为名，委中，处所为名，亦犹寸口、脉口、气口，皆同一处尔。然郄中大脉者，足太阳经脉也。"（《素问·刺禁论》，第 277 页）

（12）"背与心相控而痛，所治天突与十椎及上纪、下纪。"

注："按今《甲乙经》《经脉流注孔穴图经》当脊十椎下并无穴目，恐是七椎也。"（《素问·气穴论》，第 292 页）

（13）"大椎上两傍各一，凡二穴。"

注："今《甲乙经》、《经脉流注孔穴图经》并不载，未详何俞也。"（《素问·气穴论》，第 297 页）

（14）"侠脊以下至尻尾二十一节十五间各一。"

注："十五间各一者，今《中诰孔穴图经》所存者十三穴，左右共二十六。"（《素问·气府论》，第 304 页）

（15）"督脉为病，脊强反折。"

注："督脉，亦奇经也。然任脉、冲脉、督脉者，一源而三歧也，故经或

谓冲脉为督脉也。何以明之？今《甲乙》及古《经脉流注图经》以任脉循背者谓之督脉，自少腹直上者谓之任脉，亦谓之督脉，是则以背腹阴阳别为名目尔。"（《素问·骨空论》，第320页）

任脉、冲脉、督脉乃异名同体者。故王冰于《素问·骨空论》注中反复言之："自其少腹直上，至两目之下中央，并任脉之行，而云是督脉所系，由此言之，则任脉、冲脉、督脉，名异而同体也。"又云："以冲脉、任脉并自少腹上至于咽喉，又以督脉循阴器合篡间绕篡后别绕臀，故不孕、癃痔、遗溺、嗌干也。所以谓之任脉者，女子得之以任养也，故经云此病其女子不孕也。所以谓之冲脉者，以其气上冲也，故经云此生病从少腹上冲心而痛也。所以谓之督脉者，以其督领经脉之海也。由此三用，故一源三歧，经或通呼。"又云："冲、任、督三脉，异名同体亦明矣。"

（16）"淫泺胫酸，不能久立，治少阳之维，在外上五寸。"

注："《中诰图经》外踝上四寸无穴，五寸是光明穴也。"（《素问·骨空论》，第322、323页）

（17）"此八者，以写胸中之热也。"

注："今《中诰孔穴图经》虽不名之，既曰风门热府，即治热之背俞也。"（《素问·水热穴论》，第331页）

（18）"云门、髃骨、委中、髓空，此八者，以写四支之热也。"

注："云门在巨骨下，胸中行两傍，相去同身寸之六寸，动脉应手，足太阴脉气所发，举臂取之，刺可入同身寸之七分，若灸者可灸五壮。验今《中诰孔穴图经》无髃骨穴，有肩髃穴，穴在肩端两骨间。"（《素问·水热穴论》，第332页）

（19）"刺足中指次指爪甲上。"

注："中当为大，亦传写中，大之误也。据《灵枢经》《孔穴图经》中指次指爪甲上无穴，当言刺大指次指爪甲上。"（《素问·缪刺论》，第348页）

（20）"左刺右，右刺左。"

注："《中诰孔穴图经》云：'左取右，右取左。'"（《素问·缪刺论》，第349、350页）

（21）"耳聋，刺手阳明，不已，刺其通脉出耳前者。"

注："手阳明，谓前手大指、次指去端如韭叶者也，是谓商阳。据《中诰孔穴图经》，手阳明脉中商阳、合谷、阳溪、遍历四穴，并主耳聋。"（《素问·缪刺论》，第350页）

（22）"齿龋，刺手阳明，不已，刺其脉入齿中，立已。"

注："据《甲乙》《流注图经》手阳明脉中商阳、二间、三间、合谷、阳溪、遍历、温留七穴，并主齿痛。"（《素问·缪刺论》，第350、351页）

粗计王冰所引"明堂"类著作有三类十一种。

第一类："中诰"类。《黄帝中诰图经》（一见）、《内经中诰流注图经》（两见）、《中诰孔穴图经》（五见）、《中诰图经》（三见）、《中诰流注图经》（一见）、《中诰》（五见）。观上例有"中诰"二字，疑"中诰"之名为上述书名之简称。简言之，其书原名《黄帝内经中诰流注图经》，为书写简便，或举全称，或举简称，惜其书早佚，莫知其详。

第二类："明堂"类。《内经明堂》（一见）、《明堂》（一见）。按，此即《黄帝明堂经》三卷本。黄以周《黄帝内经明堂叙》称："王冰注《素问》，不注《九卷》，信《中诰孔穴图经》，不信《明堂》，其识实出士安之下。"按，王冰非不信《明堂》，注中两见引用是其证。

第三类："流注"类。《经脉流注孔穴图经》（两见）、《经脉流注图经》（一见）、《流注图经》（一见）、《孔穴图经》（一见）。

从王冰注观之，"中诰"类、"流注"类之内容与《黄帝明堂经》三卷本内容基本一致，"中诰"类与"流注"类古书亦为"明堂"类著作。《隋书·经籍志》云："梁有《明堂流注》六卷。亡。"王冰于《骨空论》注称"古《经脉流注图经》"［见上第（16）条］，冠以"古"字，则"流注"类著作亦为先古所传之书。今所传子午流注针灸法，乃古昔相传明堂遗法之仅存者。

"明堂"类著作于唐末五代时期丧失殆尽。虽然前人云林亿曾校《黄帝明堂经》三卷本，但此书后世无传，亦未见后世征引其文。

《黄帝明堂经》三卷本东传日本时间，早于杨上善《黄帝内经明堂类成》十三卷传日时间。日本大宝元年（701）实施《大宝律令》，其中《医疾令》规定，《素问》《针经》《明堂》为针灸医生必读教科书。虽然杨上善之《黄帝内经明堂类成》早已成书［此书当亦撰成于唐高宗乾封元年（666）至弘道元年（683）之间，与《太素》撰成时间相同］，但此时鉴真和尚尚未东渡，亦未闻日本遣唐使及学问僧有携归《黄帝内经明堂类成》者，故《大宝律令》规定的日本针灸医生学习之《明堂》，当为《黄帝明堂经》三卷本。

753年，鉴真和尚（688—763）抵日，带去杨上善《黄帝内经太素》三十卷、《黄帝内经明堂类成》十三卷，此十三卷本《黄帝内经明堂类成》逐渐取代《黄帝明堂经》三卷本。

日本天平宝字元年（757）十一月九日癸未，孝谦天皇发布敕令，规定"医生须讲《太素》《甲乙》《脉经》《本草》；针生则为《素问》《针经》《明堂》《脉诀》。"杨上善《太素》既被指定为必读之书，其《黄帝内经明堂类成》亦极可能被指定为必读之作。

893 年，日本秘阁冷然院遭火灾，藏书焚毁甚多，日本天皇敕命藤原佐世修撰书目，《日本国见在书目录》约于 893 年撰成。该书至今犹存，著录当时日本皇家及中央公务机关所藏中国书籍一千七百二十九卷，这些书籍为隋唐时期书籍总数的二分之一。《日本国见在书目录·医家类》著录："《黄帝内经明堂》一卷，杨上善撰。" 893 年前杨上善《黄帝内经明堂类成》已佚十二卷，残存一卷，为冷然院失火所致。

日本延长五年（927），《延喜式》撰成。该书卷三十七《典药寮》规定了必读医书所需时间，规定"《明堂》二百日"，"《小品》《明堂》《八十一难经》皆按小经标准"。此"《明堂》"为杨上善《黄帝内经明堂类成》的简称。

日本永观二年（984），丹波康赖撰成《医心方》三十卷，其卷二为"明堂"卷，此卷为杨上善《黄帝内经明堂类成》之尚存者。

日本仁平元年至保元三年（1151—1158），丹波宪基据家传本《黄帝内经太素》再行抄写，其中杨上善注引《黄帝内经明堂类成》数十条。

1166—1168 年，丹波赖基以丹波宪基本为底本重抄《黄帝内经太素》，杨上善注中的《黄帝内经明堂类成》材料乃流传至今。按，《黄帝内经太素》注中《黄帝内经明堂类成》材料虽为零珪断璧，但因《黄帝内经明堂类成》仅存十三分之一，《黄帝内经太素》注中之《黄帝内经明堂类成》资料更加珍贵。

今传之《黄帝内经明堂类成》残卷仅存《黄帝内经明堂序》及卷一《手太阴》全卷。此残本有永仁（1293—1299）钞本、永德（1381—1384）钞本及前田育德会尊经阁文库珍藏钞本。永仁本《黄帝内经明堂序》残缺严重，缺字、蚀字甚多，日本冈西为人《宋以前医籍考》收录之《黄帝内经明堂序》即出于永仁本。永德本《黄帝内经明堂序》缺字较少。尊经阁文库本《黄帝内经明堂序》最为完整，且有抄者自加之注。三本卷一皆全。

19 世纪末，永仁本《黄帝内经明堂类成》残卷传回中国。观黄以周《黄帝内经明堂叙》，可知黄以周曾从日本侥幸购归永仁本《黄帝内经明堂类成》残卷钞本，1897 年，袁昶刻《黄帝内经太素》将之附于卷三十之后。1935

年，汉口余生印刷社铅字排印本《黄帝内经太素补注》，刘震鋆《杨注太素汇考》云："柯息园师原钞本另有《诊脉手掌图》，附三十卷后。"柯息园钞本今不得见，疑《诊脉手掌图》或为《黄帝内经明堂类成》残卷。

1935 年，商务印书馆《丛书集成初编》收录袁昶《黄帝内经太素》，《黄帝内经明堂类成》残卷附于卷末，一仍袁昶本之旧。残卷后附黄以周《旧钞太素经校本叙》《黄帝内经明堂叙》《黄帝内经九卷集注叙》《黄帝内经素问重校正叙》四文。

杨上善《黄帝内经明堂类成》残卷从 1897 年在中国刻版面世以来，迄今已百余年，研究者寥若晨星。中国中医科学院中国医史文献研究所马继兴教授《中医文献学》对《黄帝明堂经》及《黄帝内经明堂类成》有考证。笔者于 1979 年撰《杨上善〈明堂〉初探》《〈太素〉〈明堂〉释音的研究与校勘》，这两篇文章收于《内经研究论丛》（1980 年，湖北人民出版社）。1987 年，中国中医科学院针灸研究所黄龙祥先生撰《黄帝明堂经辑校》，努力恢复《黄帝明堂经》三卷本的大体面貌。

近几十年来，日本学者也对《黄帝明堂经》进行了研究。石原明《明堂经研究》、小曾户丈夫《黄帝内经明堂仁和寺本复原试案例》、筱原孝市《黄帝内经明堂总说》等都是资料丰富、考证深入的好论文。

中日学者虽然对《黄帝明堂经》《黄帝内经明堂类成》进行研究，但研究的广度、深度都不够，还有许多研究课题有待开展。

（三）《黄帝内经太素》注中的《黄帝内经明堂类成》资料

《黄帝内经太素》与《黄帝内经明堂类成》的关系，确如《黄帝内经明堂序》所云，"犹天一地二"，明于此而互求，则可"渐通其妙物焉"。

《黄帝内经太素》今存二十五卷，佚五卷。今从尚存的二十五卷中，将《黄帝内经太素》注中多处列举的《黄帝内经明堂类成》条文或线索抄录于下，既便于研究《黄帝内经太素》，亦便于研究《黄帝内经明堂类成》。为便于读者查阅和复核所抄录的数据，于每条引文之后，皆注明页数。页数见1965 年人民卫生出版社《黄帝内经太素》标点本。

（1）"胃足阳明之脉，起于鼻，交颏中……下鬲属胃络脾。"

杨上善注："十二经脉行处及穴名，备在《明堂经》具释之也。"（卷八《经脉之一》，第 99 页）

（2）"心手少阴之脉，起于心中，出属心系，下鬲络小肠。"

杨上善注："此经起自心中，还属心系，由是心神最为长也。问曰：'《九卷》心有二经，谓手少阴、心主。手少阴经不得有输。手少阴外经受病，亦有疗处。其内心藏不得受邪，受邪即死。又《九卷·本输》之中，手少阴经及输并皆不言。今此《十二经脉》及《明堂流注》，少阴经脉及输皆有，若为通精？'答曰：'经言"心者，五藏六府之大主，精神之舍，其藏坚固，邪不能客。客之则心伤，心伤则神去，神去即死。故诸邪之在于心者，皆在心之包络，包络心主脉也"，故有脉不得有输也。手少阴外经有病者，可疗之于手掌兑骨之端。又恐经脉受邪伤藏，故《本输》之中，输并手少阴经亦复去之。今此《十二经脉》手少阴经是动所生皆有诸病，俱言盛衰，并行补写，及《明堂流注》具有五输者，以其心藏不得多受外邪，其于饮食汤药，内资心藏，有损有益，不可无也。故好食好药资心，心即调适；若恶食恶药资心，心即为病。是以心不受邪者，不可多受邪也。言手少阴是动所生致病及《明堂》有五输疗者，据受内资、受外邪也。'"（卷八《经脉之一》，第 103 页。按，"不可多受邪也"，原文无"多"字，据 1965 年人民卫生出版社《黄帝内经太素》标点本第 127 页"故知不受邪者，不得多受外邪"之句补"多"字。）

（3）"黄帝曰：手少阴之脉独无输，何也？"

杨上善注："其藏坚固者，如五藏中心有坚脆。心脆者则善病消瘅，以不坚故善病消瘅，即是受邪。故知不受邪者，不得多受外邪，至于饮食资心以致病者，不得无邪，所以少阴心之主所生病皆有疗也。又《明堂》手少阴亦有五输主病，不得无输，即其信也。"（卷九《脉行同异》，第 127 页）

（4）"故阴阳上下，其动也若一。"

杨上善注："阴谓寸口，手太阴也；阳谓人迎，足阳明也。上谓人迎，下谓寸口，有其二义：人迎是阳，所以居上也；寸口是阴，所以居下也。又人迎在颈，所以为上；寸口在手，所以为下。人迎寸口之动，上下相应俱来，譬之引绳，故若一也。所论人迎、寸口，唯出黄帝正经，计此之外，不可更有异端。近相传者，直以两手左右为人迎、寸口，是则两手相望以为上下，竟无正经可凭，恐误物深也。"（卷九《脉行同异》，第 130 页。按，"黄帝正经"既指《黄帝内经》，亦指《黄帝明堂》。）

（5）"实则心痛，虚则为烦，取之两筋间。"

杨上善注："检《明堂经》'两筋间'下，有'别走少阳'之言，此经无者，当是脱也。"（卷九《十五络脉》，第 135 页）

（6）"岐伯曰：任脉、冲脉，皆起于胞中，上循脊里，为经络海。"

杨上善注："又《明堂》言目下巨窌、承泣左右四穴，有阳乔脉、任脉之会，则知任脉亦有分歧上行者也。又任、冲二脉上行虽别，行处终始其经是同也。旧来为图，任脉唯为一道，冲脉分脉两箱，此亦不可依也。"（卷十《任脉》，第148、149页）

（7）"足太阳根于至阴，流于京骨，注于昆仑，入于天柱、飞扬也。"

杨上善注："输穴之中，言六阳之脉，流井、荥、输、原、经、合五行次第至身为极。今此手足六阳，从根至入，流注上行，与《本输》及《明堂流注》有所不同。……《流注》以所出为井，此为根者，井为出水之处，故根即井也。"（卷十《经脉根结》，第163页）

（8）"尺泽者，肘中之动脉也，为合，手太阴经也。"

杨上善注："如水出井，以至海为合，脉出指井，至此合于本藏之气，故名为合。解馀十输，皆放于此。诸输穴名义，已《明堂》具释也。"（卷十一《本输》，第166页）

（9）"注于大陵。大陵者，掌后两骨之间方下者也，为输。……三寸之中也，有过则至，无过则止，为经。"

杨上善注："方下，陷中也。三寸之中者，三寸之际也。有虚实之过，则气使至此；无过不至，故止也。《明堂》此手心主经下，有手少阴五输，此经所说心不受邪，故手少阴无输也。"（卷十一《本输》，第166、167页）

（10）"行于中封。中封者，在内踝前一寸半陷者中也。"

杨上善注："《明堂》内踝前一寸，仰足而取之，陷者中。伸足乃得之也。"（卷十一《本输》，第167页）

（11）"入于曲泉，曲泉者，辅骨之下，大筋之上也。"

杨上善注："《明堂》在膝内辅骨下，大筋上，小筋下，陷中也。"（卷十一《本输》，第167页）

（12）"肾出涌泉。涌泉者，足心也，为井。"

杨上善注："《明堂》一名地冲也。"（卷十一《本输》，第168页）

（13）"溜于然谷。然谷者，然骨之下也，为荥。"

杨上善注："《明堂》一名龙泉，在足内踝前起大骨下陷中，即此大骨为然骨。"（卷十一《本输》，第168页）

（14）"行于复留。复留者，上踝二寸，动而不休也，为经。"

杨上善注："《明堂》一名昌阳，一名伏白，足少阴脉，动不休也。"（卷

十一《本输》，第 168 页)

（15）"入于阴谷。阴谷者，辅骨之后，大筋之下，小筋之上也。"

杨上善注："《明堂》在膝内辅骨之后。按应手，谓按之手下觉异也。"（卷十一《本输》，第 168 页)

（16）"膀胱出于至阴，至阴者，足小指之端也，为井。"

杨上善注："《明堂》在足小指外侧，去爪甲角如韭叶也。"（卷十一《本输》，第 168 页)

（17）"溜于通谷，通谷者，本节之前，为荥。"

杨上善注："《明堂》通谷者，小指外侧，本节前陷中也。"（卷十一《本输》，第 168 页)

（18）"注于束骨，束骨者，本节之后也，为输。"

杨上善注："《明堂》在足小指外侧，本节后陷中也。"（卷十一《本输》，第 168 页)

（19）"入于委中，委中者，腘中也，为合，委而取之，足太阳经也。"

杨上善注："《明堂》在腘中央约文中动脉也。"（卷十一《本输》，第 169 页)

（20）"胆出于窍阴，窍阴者，足小指次指之端也，为井。"

杨上善注："《明堂》足小指次指端去爪甲角如韭叶。"（卷十一《本输》，第 169 页)

（21）"溜于侠溪。侠溪者，小指次指之间也，为荥。"

杨上善注："《明堂》小指次指歧骨间本节前陷中。"（卷十一《本输》，第 169 页)

（22）"注于临泣，临泣者，上行一寸半陷者中也，为输。"

杨上善注："《明堂》在足小指次指本节皮间陷者中，去侠溪一寸半也。"（卷十一《本输》，第 169 页)

（23）"过于邱虚，邱虚者，外踝之下陷者之中也，为原。"

杨上善注："《明堂》外踝下如前陷者中，去临泣三寸也。"（卷十一《本输》，第 169 页)

（24）"行于阳辅，阳辅者，外踝之上，辅骨之前，及绝骨之端也，为经。"

杨上善注："《明堂》无'及'，'及'即两处也。"（卷十一《本输》，第 169 页)

（25）"入于阳之陵泉，阳之陵泉者，在膝外陷者中也，为合，伸足而得之，足少阳经也。"

杨上善注："《明堂》在膝下外廉也。"（卷十一《本输》，第169页）

（26）"胃出于厉兑，厉兑者，足大指之内，次指之端也，为井。"

杨上善注："《明堂》去爪甲角如韭叶也。"（卷十一《本输》，第169、170页）

（27）"溜于内庭，内庭者，次指外间陷者中也，为荥。"

杨上善注："《明堂》足大指次指外间也。"（卷十一《本输》，第170页）

（28）"注于陷谷，陷谷者，中指内间上行二寸陷者之中也，为输。"

杨上善注："《明堂》足大指次指外间本节皮陷者中，去内庭二寸也。"（卷十一《本输》，第170页）

（29）"过于冲阳，冲阳者，足跗上五寸陷者中也，为原，摇足而得之。"

杨上善注："《明堂》一名会原，足跗上五寸骨间动脉上，去陷骨三寸也。"（卷十一《本输》，第170页）

（30）"行于解溪，解溪者，上冲阳一寸半陷者中也，为经。"

杨上善注："《明堂》冲阳后一寸半腕上也。"（卷十一《本输》第170页）

（31）"过于阳池，阳池者，在腕上陷者之中也，为原。"

杨上善注："阳池，《明堂》一名别阳，在手表腕上陷中也。"（卷十一《本输》第170页）

（32）"入于天井，天井者，在肘外大骨之上陷者中也，为合，屈肘而得之。"

杨上善注："《明堂》在肘外大骨之后，肘后一寸两筋间陷中也。"（卷十一《本输》，第170、171页）

（33）"出于少泽，少泽者，小指之端也，为井。"

杨上善注："《明堂》一名少吉，去爪甲下一分陷中。"（卷十一《本输》，第171页）

（34）"溜于前谷，前谷者，手小指本节之前陷者中也，为荥。"

杨上善注："《明堂》在手小指外侧中也。"（卷十一《本输》，第171页）

（35）"后溪者，本节之后也，为输。"

杨上善注："《明堂》在手小指外侧本节后陷中也。"（卷十一《本输》，第171页）

（36）"完骨者，在手外侧腕骨之前也，为原。"

杨上善注："《明堂》在手外侧腕前起骨下陷中。即此起骨为腕骨，此经

名完骨。"（卷十一《本输》，第 171 页）

（37）"阳谷者，在兑骨之下陷者中也，为经。"

杨上善注："《明堂》在手外侧腕中兑骨下也。"（卷十一《本输》，第 172 页）

（38）"小海者，在肘内大骨之外，去肘端半寸陷者之中也，伸臂而得之，为合，手太阳经也。"

杨上善注："《明堂》屈肘乃得之。"（卷十一《本输》，第 172 页）

（39）"商阳者，大指次指之端也，为井。"

杨上善注："《明堂》一名而明，一名绝阳，大指次指内侧，去爪甲角如韭叶也。"（卷十一《本输》，第 172 页）

（40）"溜于二间，二间在本节之前，为荥。"

杨上善注："《明堂》二间在手大指次指本节前内侧陷中也。"（卷十一《本输》，第 172 页）

（41）"注于三间，三间在本节之后，为输。"

杨上善注："《明堂》一名少谷，在手大指次指本节后内侧陷中也。"（卷十一《本输》，第 172 页）

（42）"过于合谷，合谷者，在大指之间也，为原。"

杨上善注："《明堂》一名虎口，在大指歧骨间也。"（卷十一《本输》，第 172 页）

（43）"阳溪者，在两筋之间陷者中，为经。"

杨上善注："《明堂》一名中槐，在腕中上侧两筋间也。"（卷十一《本输》，第 172 页）

（44）"是谓五藏六府之输，五五二十五输，六六三十六输。"

杨上善注："心不受邪，手少阴无输，故五藏各五输，有二十五输。依《明堂》手少阴有五输，总有三十输。六府有原输，故有三十六输。皆是藏府之气，送致聚于此穴，故名为输也。"（卷十一《本输》，第 172 页）

（45）"刺犊鼻者，屈不能伸。"

杨上善注："犊鼻在膝膑下骭上侠解大筋中，刺之伤筋，筋病屈不能伸也。《明堂》无禁也。"（卷十一《本输》，第 173 页）

（46）"刺内关者，伸不能屈。"

杨上善注："内关在掌后去腕二寸，别走手少阳，手心主络。《明堂》无禁。"（卷十一《本输》，第 173 页）

（47）"阴尺动脉在五里，五输之禁。"

杨上善注："阳为寸，故阴为尺。阴尺之中，五藏动脉在肘上五里五输大脉之上。《明堂》云：'五里在肘上三寸，手阳明脉气所发，行向里大脉中央，禁不可刺，灸十壮，左取右，右取左。'"（卷十一《本输》，第 174 页）

（48）"肺输在三椎之间，心输在五椎之间……皆侠脊相去三寸所。"

杨上善注："此五藏输侠脊即椎间相去远近，皆与《明堂》同法也。"（卷十一《气穴》，第 187 页）

（49）"傍五相去二寸，其浮气在皮中者凡五行。"

杨上善注："《明堂》傍相去一寸半，有此不同也。"（卷十一《气府》，第 191 页）

（50）"面鼽骨空各一。"

杨上善注："《明堂》虽不言气发之，阳明正别上頞系目系，故至颧窌也。"（卷十一《气府》，第 193 页）

（51）"大椎以下至尻二十节间各一。"

杨上善注："大椎至骶二十一节，有二十间，间有一穴，则二十六穴也。《明堂》从兑端上项，下至瘖门，有十三穴，大椎以下，至骶骨长强，二十一节，有十一穴，凡二十四穴，督脉气所发。与此不同，未详也。"（卷十一《气府》，第 195 页）

（52）"鸠尾下三寸，胃脘五寸，胃脘以下下至横骨八寸一一，腹脉法。"

杨上善注："《明堂》中央任脉气所发穴合有二十六，此经从旋机以下至庭中□穴，合□六，此经从旋机以下至横骨虽发□，下分寸复与《明堂》不同，亦未详也。"（卷十一《气府》，第 195、196 页）

（53）"凡三百六十五穴。"

杨上善注："此言三百六十五穴者，举大数为言，过与不及，不为非也。三百八十四穴，乃是诸脉发穴之义，若准《明堂》，取穴不尽，仍有重取，以此。"（卷十一《气府》，第 196 页）

（54）"以痛为输。"

杨上善注："《明堂》依穴疗筋病者，此乃依脉引筋气也。"（卷十三《经筋》，第 220 页）

（55）"人迎主外。"

杨上善注："结喉两箱，足阳明脉迎受五藏六府之气以养于人，故曰人迎。《下经》曰：'人迎，胃脉也。'又云：'任脉之侧动脉，足阳明，名曰人迎。'《明堂经》曰：'颈之大动脉，动应于手，侠结喉，以候五藏之气。人迎胃脉，六府之长，动在于外，候之知内，故曰主外。寸口居下，在于两手，以为阴也；人迎在上，居喉两傍，以为阳也。'"（卷十四《人迎脉口诊》，第260页）

（56）"取天容者，无过一里而止。"

杨上善注："一里，一寸也。故《明堂》刺天容入一寸也。"（卷二十二《五节刺》，第362页）

（57）"灸寒热之法，先取项大椎，以年为壮数。"

杨上善注："大椎穴，三阳督脉之会，故灸寒热气取。《明堂》大椎有疗伤寒病，不疗寒热。"（卷二十六《灸寒热法》，第493页）

（58）"天以候头角之气，地以候口齿之气，人以候耳目之气。"

杨上善注："《明堂经》虽不言脉动额角，唯有此二脉也。此经两额动脉以候头角之气，即知此二脉动也。"（卷十四《诊候之一》卷首，仁和寺影印本）

（59）"足太阳深五分，留七呼。"

杨上善注："问曰：'此手足阴阳所刺分数，与《明堂》分数大有不同。若为取定？'答曰：'此及《明堂》所刺分数各举一例。若随人随病，其例甚多，不可一概也。'"（卷五《十二水》，第67、68页）

今存《黄帝内经太素》二十五卷，其引《黄帝内经明堂类成》文凡五十九条。

《黄帝内经明堂类成·手太阴》引《黄帝内经太素》文计两条，列举如下。

（1）"中府者……主肺系急咳。"

杨上善注："五藏六府之咳，皆以肺为其本。五藏六府咳状，如《太素》说之。"

（2）"列缺……两乳下三寸坚，胁下满季。"

杨上善注："伤寒热病，具以论者，如《太素经》。"

由《黄帝内经明堂类成》注、《黄帝内经太素》注互引与互相提示观之，《黄帝内经太素》《黄帝内经明堂类成》二书诚如杨上善所云，是"犹天一地二"的姊妹篇。《黄帝内经太素》注引《黄帝内经明堂类成》近六十次，不仅可体现二书关系之密切，而且对于今后《黄帝内经明堂类成》之辑佚与研究具有重要启发。

《黄帝内经明堂类成》是关于经脉、针刺与穴位的古代医学经典著作，与

《黄帝内经》中论述经脉的篇章关系甚密，故《黄帝内经太素·本输》大量引用《黄帝内经明堂类成》理论与成说。综观以上所引诸条，《黄帝内经明堂类成》与《黄帝内经太素》互补处，见于以下几点。

第一，《黄帝内经明堂类成》增加穴位异名，举例如下。

（1）涌泉，《黄帝内经太素》注云："《明堂》一名地冲也。"（第168页）

（2）然谷，《黄帝内经太素》注云："《明堂》一名龙泉。"（第168页）

（3）复溜，《黄帝内经太素》注云："《明堂》一名昌阳，一名伏白。"（第168页）

（4）冲阳，《黄帝内经太素》注云："《明堂》一名会原。"（第170页）

（5）阳池，《黄帝内经太素》注云："《明堂》一名别阳。"（第170页）

（6）少泽，《黄帝内经太素》注云："《明堂》一名少吉。"（第171页）

（7）商阳，《黄帝内经太素》注云："《明堂》一名而明，一名绝阳。"（第172页）

（8）合谷，《黄帝内经太素》注云："《明堂》一名虎口。"（第172页）

第二，关于穴位的具体位置及穴位数，《黄帝内经明堂类成》与《黄帝内经太素》略异，举例如下。

（1）"足太阳脉气所发者七十三穴……傍五相去二寸。"（第191页）

杨上善注云："《明堂》傍相去一寸半，有此不同也。"又考《素问·气府论》作"傍五，相去三寸"，林亿谓作"三寸"不确。萧延平则谓"本书杨注为得，《素问》王注为失"。

（2）《太素》卷十一《气府》从大椎至骶有二十六穴，而《明堂》为二十四穴。二者穴数不同。

第三，治则有异。

《黄帝内经太素》卷十三《经筋》言足太阳之筋诸病"以痛为输"，而《黄帝内经明堂类成》言治足太阳之筋诸疾，采用循经取穴之法。《黄帝内经太素》杨上善注云："言筋但以筋之所痛之处，即为孔穴，不必要须依诸输也。以筋为阴阳气之所资，中无有空，不得通于阴阳之气上下往来，然邪入膝袭筋为病，不能移输，遂以病居痛庭为输，故曰筋者无阴无阳、无左无右以候痛也。《明堂》依穴疗筋病者，此乃依脉引筋气也。"（第220页）

杨上善《黄帝内经明堂类成》目前仅存十三分之一。《黄帝明堂经》三卷已佚，虽赖《针灸甲乙经》收录，但因其割裂太甚，复旧实难；《外台秘要》卷三十九虽引有《黄帝明堂经》，但所依据者为《针灸甲乙经》。因此，明堂学在我国几成绝学，亟须有志者沉潜其中加以研究。

　　林亿《针灸甲乙经序》云："或曰：'《素问》《针经》《明堂》三部之书，非黄帝书，似出于战国。'曰：'人生天地之间，八尺之躯，藏之坚脆、府之大小、谷之多少、脉之长短、血之清浊、十二经之血气大数，皮肤包络其外，可剖而视之乎？非上圣大智，孰能知之？战国之人何与焉！大哉，《黄帝内经》十八卷，《明堂》三卷（笔者按，"明堂"二字原讹作"针经"，准上句及皇甫谧《针灸甲乙经》自序改），最出远古，皇甫士安能撰而集之。'"林亿谓"《明堂》"乃黄帝时撰，此说不可从。《黄帝明堂经》三卷乃汉代之作，附说于此。

第四节　王冰《素问》注考证

一、王冰名字考

王冰是唐中期著名医家，《旧唐书》《新唐书》无传，生平里贯无考。《四部备要·书目提要·子部》"《素问》王冰注"条下附"著者小传"云："王冰，唐人，自号启玄子，宝应中为太仆令，笃好医方，得玄珠所藏《太素》及全元起书，加以编次，注《素问问答》八十一篇。又有《玄和纪用经》《玄珠密语》《昭明隐旨》《玄秘》等书。"按，自"自号启玄子"句以下，多悬揣意必之文，不足据也。据《唐人物志》，王冰确为太仆令，但不确知王冰官于宝应年间也。"玄珠"者，黑色之珠，《庄子》以喻道真，非人名也。有谓"玄珠"为王冰师者，亦无据。亦未闻有名玄珠者藏有《黄帝内经太素》及全元起书，《素问》亦非名《素问问答》。清代程永培《六醴斋医书》收有《玄和纪用经》，谓王冰撰；清末耿文光《万卷精华楼藏书记》有题记，其亦称王冰撰。二者皆失考之过也。

王冰《素问序》："辞理秘密，难粗论述者，别撰《玄珠》，以陈其道。"此"《玄珠》"北宋时期以前亡，与今传之《玄珠密语》为两书。林亿云："详王氏《玄珠》，世无传者，今有《玄珠》十卷，《昭明隐旨》三卷，盖后人附托之文也。"

《新唐书·宰相表》有王冰名，称其为京兆府参军。诗人杜甫有《赠重表侄王砅》诗。王冰与杜甫同时，乃有人疑注《素问》者或为杜甫之表侄王砅（lì），以"冰"与"砅"形近也。《说文解字》："砅，履石渡水也，从水从石……力制切。"宋晁公武《郡斋读书志》又称注《素问》者为王砯（pīng）。则《素问》之注者乃有王冰、王砅、王砯三名，是不得不辨。《四库全书总目提要》卷一百零三《医家类》云："冰名见《新唐书·宰相世系表》，称为京兆府参军。林亿等人引《人物志》谓冰为太仆令，未知孰是。然医家称王太仆，习读亿书也。其名晁公武《读书志》作'王砅'，杜甫集有《赠重表侄王砅》诗，亦复相合。然唐、宋志皆作'冰'，而世传宋椠本亦作'冰'

字，或公武因杜诗而误欤?"考作"王砅"者，除《郡斋读书志》外，尚有沈作哲《寓简》及戴侗《六书故》。日本江户时期著名医学文献学家丹波元简在《医賸·王冰》中对《素问》为王冰注还是王砅注或是王砯注，作疑信参半语："砅、砯字递别。作次注者疑非杜之表侄砅。然宝应之时杜仍在，与王冰同时，况砅、砯一点之差，亦不可知也。"

最当辨者有二。

（1）注释《素问》者是否为王冰。北宋时期林亿在《素问》"新校正"王冰序中指出："按唐《人物志》，冰仕唐为太仆令，年八十馀，以寿终。"《新唐书·艺文志》卷五十九《名家类》著录："杜周士《广人物志》三卷。"考陈振孙《直斋书录解题》卷十《名家类》有《广人物志》一书："唐乡贡进士京兆杜周士撰，叙武德（618—626）至贞元（785—805）选举荐进人物事实，凡五十五科。"魏代散骑常侍邯郸刘劭撰《人物志》上、中、下三卷，唐代杜周士继述而广之，故名《广人物志》。此与元代马端临《文献通考》卷二百一十二《名家类》所引陈振孙之语相同。杜周士为唐人，其书名《广人物志》，所述皆唐代选举荐进之事，而王冰在唐肃宗宝应元年（762）撰讫《素问》注，则林亿所称"《唐人物志》"必为杜周士《广人物志》，以此书皆叙唐之人物，故又称"《唐人物志》"，则注释《素问》者必为王冰（官太仆令），而非杜甫之表侄王砅。宋代晁公武《郡斋读书志》卷十五《医书类》"《素问》"条云："《素问》者，以素书黄帝之问，犹言素书也。唐王砅注。砅谓：《汉书·艺文志》有《黄帝内经》十八卷，《素问》即其经之九卷，乃其数焉。先是，第七亡逸，砅时始获，乃诠次注释，凡八十一篇，分二十四卷。今又亡《刺法》《本病论》二篇。砅自号启玄子。"《郡斋读书志》"王砅"之"砅"乃傅会杜甫诗之"砅"而误书为"砅"。

（2）王冰是否为京兆府参军。余嘉锡《四库提要辨证》考之甚确，云：

案，为京兆府参军之王冰，见于《世系表》者，乃王播之子。播为唐文宗相。《文苑英华》卷八百八十八、《唐文粹》卷五十六均有《故丞相尚书左仆射赠太尉王公神道碑》，乃李宗闵太和五年（831）所作，碑云："上即位五年正月，丞相、左仆射、太原王公薨于位。"末云："嗣子镇《文粹》作'式'，前秘书丞；次曰冰，始参《文粹》作'授'京兆府参军事。"与《表》正合。此书冰自序，末题宝应元年，

由太和五年上溯宝应元年，已六十九年，必非一人，盖偶同姓名者
耳，《提要》混而一之，非也。《金石录目》卷六有《太原尹王冰墓
志》，注云"开元二十七年十月"，则开元之末，其人已卒，亦非撰
此书者。

综上所考，注《素问》者，当如林亿所引《唐人物志》所云，为王冰，
其名作"冰"，而不作"砅""砯"。注《素问》之王冰官太仆令，与官京兆
府参军之王冰仅为同姓名者，而非一人。继考《旧唐书·韦抗传》云："抗为
京畿按察使时，举奉天尉梁升乡、新丰尉王垂、金城尉王冰、华原尉王焘为
判官及支度使，其后升乡等皆名位通显，时人以抗有知人之鉴。"《唐会要》
卷七十五云："景云二年（711）御使中丞韦抗加京畿按察使，举奏金城县尉
王冰，后著名位。"考景云二年下距王冰注毕《素问》之宝应元年已有五十一
年，则注《素问》者非金城县尉王冰。

《新唐书·列女传》云："王琳妻韦，训子坚、冰有法，后皆闻名。"劳
格《唐郎官石柱题名考》卷十六云："金部元外郎王冰。"二书皆不著王琳及
其妻之时代，则所举之王冰名不可考也。

二、王冰对"安史之乱"原因的分析

王冰对"安史之乱"进行批判，反映了他的政治态度。王冰《素问序》
云："且将升岱岳，非径奚为，欲诣扶桑，非舟莫适。乃精勤博访，而并有其
人。历十二年，方臻理要，询谋得失，深遂夙心。……兼旧藏之卷，合八十
一篇二十四卷，勒成一部。"此序写作时间为"大唐宝应元年岁次壬寅"，即
762年。序云撰此书"历十二年"，由762年上溯十二年为750年（唐玄宗天
宝九年），则王冰天宝九年（750）始事注释，至宝应元年乃竣其事，中经
"安史之乱"，亦未辍此业。

但王冰在注中，对"安史之乱"动因与祸害，有曲折隐约之批判。《素
问》卷三《灵兰秘典论》云："主不明则十二官危，使道闭塞而不通，形乃
大伤，以此养生则殃，以为天下者，其宗大危。戒之戒之！"对于这段文字，
王冰除了解释其医理外，还着重曲折委婉地透露了他对当时政局及"安史之
乱"原因的看法：

> 使道，谓神气行使之道也。夫心不明则邪正一，邪正一则损益
> 不分，损益不分则动之凶咎，陷身于羸瘠矣，故形乃大伤，以此养

生则殃也。夫主不明则委于左右，委于左右则权势妄行，权势妄行
则吏不得奉法，吏不得奉法则人民失所而皆受枉曲矣。且人惟邦本，
本固邦宁，本不获安，国将何有？宗庙之立，安可不至于倾危乎？
故曰戒之戒之者，言深慎也。

此段注文可分为两部分，上半部分释养生理论，下半部分发挥政治见解。
安禄山于天宝十四年（755）十一月在范阳起兵造反。臣属屡奏安禄山必将为
逆，唐玄宗年老昏愦，溺宠艳妻，将权势委于左右，尤其是委于安禄山，致
使其肆行无阻。天宝六年（747）唐玄宗擢安禄山为平卢节度使，越二年，又
升其为范阳节度使。安禄山交结内宠，请为杨贵妃养儿。天宝七年（748）唐
玄宗赐以铁券，封其为东平郡王。天宝九年（750）诏准其兼河北采访使，准
其于上谷铸钱五垆，以供支用。天宝十年（751）安禄山入朝，请求为河东节
度使，唐玄宗又准之。至是，安禄山一身，权兼平卢、范阳、河东三道节度，
羽翼丰足，凭权势妄行不法，乃于天宝十四年十一月举兵造反，于十二月攻
入东京。天宝十五年（756）正月安禄山建国，定国号为燕，改元圣武。是年
大唐改年号为至德，唐肃宗李亨即位。至德二年（757）正月安禄山被其宠人
杀于东京，其子安庆绪即位。乾元二年（759）三月，史思明杀安庆绪，安氏
父子谋反未足四年而被灭，史思明继之。史思明亦突厥混血胡人，乾元二年
四月，自称大燕皇帝，改元顺天，上元二年（761）正月又改元应天。同年
（761）三月，史思明为其子史朝义所弑。宝应二年（763）正月，史朝义为
其部将李怀仙擒于莫州，枭首送阙下。自安禄山于天宝十四年十一月谋反，
至宝应二年正月史朝义被枭首，"安史之乱"历七年余，生民涂炭，正如王冰
注所说，"人民失所而皆受枉曲"，"宗庙之立，至于倾危"。"安史之乱"期
间，正是王冰编次注释《素问》之时，王冰从安史之乱这一严重事件中看出，
国家安危与否与君主能否明辨忠奸、选贤斥佞密切相关，与君主能否分权得
当、权不旁落密切相关，与君主能否遵循古训"民为邦本，本固邦宁"密切
相关。"安史之乱"之形成，恰恰与唐玄宗背弃上述原则有直接关系。王冰是
一位医学家，不是政治家和历史学家，对"安史之乱"成因总结得当然不够
全面，且限于注释体例，不能畅所欲言，又限于当时的政治形势，不可能直
接地面对"安史之乱"从皇帝至大臣，从朝廷到地方进行无所顾忌的评述。
他能够在注释中曲折委婉地评论到这种程度，总结"安史之乱"的历史教训，
已经十分难得了。细览《素问》全书王冰注释，发现唯此一处反映了他的政

治态度，尤感可贵。王冰改"民为邦本"之"民"为"人"，避唐玄宗李世民之名讳也。

三、王冰改编《素问》的五大原则

王冰对全元起《素问训解》很不满意，他在《素问序》中对此书提出一系列批评："世本纰缪，篇目重叠，前后不伦，文义悬隔，施行不易，披会亦难。岁月既淹，袭以成弊。或一篇重出，而别立二名……或简脱不书，而云世阙；重《经合》而冠《针服》，并《方宜》而为《咳篇》，隔《虚实》而为《逆从》，合《经络》而为《论要》，节《皮部》为《经络》，退《至教》以先针。诸如此流，不可胜数。"他一连气指出"世本"（即全元起《素问训解》）多项具体错误。面对这个"篇目重叠，前后不伦，文义悬隔，施行不易"的传世之本该怎么办呢？他经过慎重的考虑，最后下了决心重新加以编次和注释（就是通常说的"次注"）。他在序中写道："且将升岱岳，非径奚为，欲诣扶桑，无舟莫适。"他认为要想成为"命世奇杰"和旷代大医，如同"周有秦公，汉有淳于公，魏有张公华公"那样，非有一个好的《素问》传本不可。决心既下，于是他"精勤博访，而并有其人，历十二年，方臻理要"。他用了十二年时间，才完成了次注的工作。这十二年，他真是食于斯，寝于斯，投入了全部心血，从"精勤博访"四字，就可以体会到他的精诚与苦心。

重新编次《素问》，谈何容易！非全书在胸、融会贯通做不到这一点。于是，他在贯通全书的基础上，为次注《素问》订下五大原则，下面分别说明。

第一，"其中简脱文断，义不相接者，搜求经论所有，迁移以补其处"。这段话可概括为"迁移补阙"。对于因脱简而使文义不相连贯的句段，王冰从全书之中搜集有关文句，把它迁移过来，以补脱漏。"简脱"之例如《五运行大论》载"其德为寒，其用为□""其政为静，其令□□"，王冰均注云"本阙"，谓所据之本此三字脱落。"文断"之例如《评热病论》载"岐伯曰：虚不当刺，不当刺而刺，后五日其气必至。帝曰：其至何如？岐伯曰：至必少气时热，时热从胸背上至头，汗出手热，口干苦渴，小便黄，目下肿……论在《刺法》中。帝曰：愿闻其说。岐伯曰：邪之所凑，其气必虚。……小便黄者，少腹中有热也。不能正偃者，胃中不和也。正偃则咳甚，上迫肺也。诸有水气者，微肿先见于目下也。"在答语中，岐伯解释了"小便黄"和"目下肿"的原因。按《素问》的问答体例，岐伯的答语应该对"热从胸背上至头，汗出手热，口干苦渴"加以解释，而其答语却没有对此进行解释，于是王冰对这种现象做了判断："考上文所释之义，未解热从胸背上至头，汗出手热，口干苦渴之义，应古文简脱，而此差缪之尔。"根据《素问》"简脱文断"的现象，王冰对一些句子、段落做了迁移。林亿将其与全元起《素问训解》加以对比，在"新校正"中做了说明。例如《玉机真脏论》从开头第一句"黄帝问曰：春脉如弦，何如而弦"至"诸真藏脉见者，皆死不治也"，这长长的几大段，都是王冰从其他篇迁移过来的。经过我们仔细分析，王冰把这段文字迁移到这里，确实恰到好处。上句问"诸真藏脉见者，皆死不治"，下句紧接着是"黄帝曰：见真藏脉曰死，何也"。文气一贯而下，可见王冰迁移得体。因此，林亿指出："详自'黄帝问'至此一段，全元起本在第四卷《太阴阳明表里篇》中，王冰移于此处。必言此者，欲明王氏之功于《素问》多矣！"又比如《刺疟》"过之则失时也"句下林亿注："详从前'疟脉满大'至此，全元起本在第四卷中，王氏移续于此也。"《大奇论》"肾肝并沉为石水，并浮为风水，并虚为死，并小弦欲惊"二十一字，是王冰从《厥论》中移过来，放在论述肾脉的证治当中的。林亿指出："详'肾肝并沉'至下'并小弦欲惊'，全元起本在《厥论》中，王氏移于此。"有时王冰自己在注中也会指出迁移的情况，以引起读者的注意。如《缪刺论》"嗌中肿，不能内唾时不能出唾者，缪刺然骨之前，出血立已，左刺右，右刺左"下，王冰注："此二十九字，本错简在邪客手足少阴太阴、足阳明之络前，今迁于此。"《阴阳应象大论》云："帝曰：余闻上古圣人，论理人形，列别藏府，端络经脉，会通六合，各从其经，气穴所发，各有处名，溪谷属骨，皆有所起，分部逆从，各有条理，四时阴阳，尽有经纪，外内之应，皆有表里，其信然乎？"林亿在这段文字之末注："详'帝曰'至'其信然乎'，全元起本及《太素》在'上古圣人之教也'上。"按，"上古圣人之教也"系《上古天真论》中的一句，这段文字在全元起《素问训解》及《黄帝内经太素》中，都在"上古圣人之教也"之上。

从以上所举的几个例子中我们看到，王冰对全元起《素问训解》的变动，不仅仅是改变卷数、篇次，对内容也进行了相当大的改动。有的改动是好的，有的改动不一定合理。如王冰把《厥论》中的一段迁到《大奇论》中，插在"肾脉小急，肝脉小急"与"肾脉大急沉，肝脉大急沉"之间，就显得很勉强。对于迁移的段落、句子，王冰有的注明了，有的没有注明，加注说明的占少数，林亿虽对照全元起《素问训解》及《黄帝内经太素》做了一些校注说明，指出王冰移迁的情形，但也只举了几个主要的，至于只迁移几句几字的地方，几乎不胜其注。我们研究《素问》的时候，一定要注意这个情况。

第二，"篇目坠缺，指事不明者，量其意趣，加字以昭其义"。这段话可以概括为"加字昭义"。全元起《素问训解》计六十九篇，王冰从中分出四篇：从《宣明五气》中分出一大段，取名为《血气形志》，林亿指出"按，全元起本此篇并在前篇，王氏分出为别篇"；从《刺齐论》中分出一段，取名为《刺要论》，林亿指出"按，全元起本在第六卷《刺齐》篇中"；从《皮部论》中分出一百四十四个字，取名为《经络论》，林亿指出"按，全元起本在《皮部论》末，王氏分"；从《四时病类论》中分出一大段，取名为《著至教论》，林亿指出"按，全元起本在《四时病类论》篇末"。其中《四时病类论》已经完全被王冰分割成两部分：一部分是现在的《著至教论》，林亿已经考出；另一部分是现在的《阴阳类论》的后一段，即自"雷公复问。黄帝曰：'在经论中'"至篇末"二阴独至，期在盛水"。我们之所以知道《四时病类论》是由两部分构成的，是因为林亿在《阴阳类论》中指出："按全元起本，自'雷公'以下，别为一篇，名《四时病类》。"王冰认为，新分出来的四篇原来都是独立成篇的，由于后来"篇目坠缺"而被合并到别的篇中，所以又把它们恢复为独立之篇。其实，王冰这个说法是不可靠的。另外，王冰还对全元起《素问训解》的篇名做了些改动，如改《决死生》为《三部九候论》、改《脉要》为《脉要精微论》、改《刺禁论》的部分为《宝命全形论》（按，很有意思的是，王冰在《阴阳类论》注中仍称其旧名《刺禁论》）、改《经合》为《离合真邪论》、改《五脏举痛论》为《举痛论》、改《从容别黑白》为《示从容论》、改《方论得失明著》为《征四失论》、改《方解论》为《解精微论》。改名的原因，据王冰说是原来的篇名"指事不明"。在王冰注中，我们还可以看到他根据文意在原文中加字的情形。如《阴阳应象大论》云："阳之汗，以天地之雨名之；阳之气，以天地之疾风名之。"在"疾风名之"下王冰注："旧经无'名之'二字，寻前类例，故加之。"《刺热》云："脾热病者，先头重颊痛，烦心颜青，欲呕身热。"林亿注："按《甲乙经》《太素》云：'脾热病者，先头重颜痛。'无'颜青'二字也。"《刺热》云："与厥阴脉争见者，死期不过三日，其热病内连肾，少阳之脉色也。"林亿注："旧本无'少阳之脉色也'六字，乃王氏所添，王注非，当从上善之义。"《刺热》又云："少阳之脉，色荣颊前，热病也。荣未夭，曰今且得汗，待时而已，与少阴脉争见者，死期不过三日。"林亿注："旧本及

《甲乙经》《太素》并无'期不过三日'五字，此是王氏足成此文也。"按，林亿所谓"旧本"系指全元起《素问训解》。《疟论》自"此邪气客于头项，循膂而下者也"至"与邪气相合，则病作，故"凡八十八字，亦为王冰所加。林亿注："按，全元起本及《甲乙经》《太素》，自'此邪气客于头项'至下'则病作，故'八十八字并无。"《咳论》云："乘秋则肺先受邪，乘春则肝先受之，乘夏则心先受之，乘至阴则脾先受之，乘冬则肾先受之。"林亿注："按，全元起本及《太素》无'乘秋则'三字，疑此文误多也。"按，根据这几个排比句式，有"乘秋则"于文理、医理皆通，此为王冰"量其意趣"所加。《刺腰痛》从"腰痛上寒，刺足太阳阳明"至"引脊内廉，刺足少阴"凡九十九字，亦为王冰所增。林亿注："按，全元起本及《甲乙经》并《太素》，自'腰痛上寒'至此并无，乃王氏所添也。"从以上所举诸例中可以发现，王冰添加的文字十分可观。他在添加这些字的时候，决无意窜改经文，以伪乱真。王冰的治学态度是严谨的。他在序中说："凡所加字，皆朱书其文，使今古必分，字不杂糅。"也就是说，他当时增加的字是用朱笔写的，原文是墨笔写的，可以想见，当时他撰注的《素问》，朱墨斑斓，灿然可观。可惜后人抄写时朱墨不分，竟然不能完全分辨王冰到底增加了多少文字。幸赖林亿注，尚可考见王冰添加文字的一鳞半爪。

第三，"篇论吞并，义不相涉，阙漏名目者，区分事类，别目以冠篇首"。这段话可概括为"分篇冠目"。这一段话与上一段联系密切，上一段重点在谈"加字昭义"，这一段重点在讲"分篇冠目"。关于分篇的情形和王冰新立的篇名，见上段诸例。

第四，"君臣请问，礼仪乖失者，考校尊卑，增益以光其意"。这段话可概括为"尊卑有序"。如《阴阳别论》云："黄帝问曰：人有四经十二从，何谓？岐伯对曰：四经应四时，十二从应十二月，十二月应十二脉。"今考《黄帝内经太素》卷三《阴阳杂说》却说："黄帝问于岐伯曰：人有四经十二顺，四经应四时，十二顺应十二月，十二月应十二脉。"在《黄帝内经太素》中，有黄帝问而无岐伯答。王冰根据这段话的意思，增"何谓？岐伯对曰"六字，既使尊卑有序，又使原文的意思更加豁然明白。在《素问》里，有一些段落，答非所问，这也是错简造成的。对于这类"问"与"答"不相对应的段落，王冰既未改正，也未在注中指出。《脉要精微论》云："帝曰：脉其四时动奈何？知病之所在奈何？知病之所变奈何？知病乍在内奈何？知病乍在外奈何？请问此五者，可得闻乎？岐伯曰：请言其与天运转大也。"很明显，"问"与

"答"全不相应。按照王冰所订"考校尊卑"的原则，应该从书中找出与黄帝问相对应的岐伯的回答来，这样既可订正错简，又可使"君臣请问"真正答问相应。在这一段里，王冰没有做到这一点。对此林亿却指出来了："详此对与问不甚相应。脉四时动，病之所在，病之所变，按文颇对。病在内在外之说，后文殊不相当。"

第五，"错简碎文，前后重迭者，详其指趣，削去繁杂，以存其要"。这段话可概括为"削繁存要"。无疑，王冰所根据的全元起《素问训解》有重复的篇段，比如《脏气法时论》这一篇文章，在全元起《素问训解》卷一和卷六两次出现；《离合真邪论》在卷一和卷二重复出现。对这些重复的文字，王冰都加以删削。但是也有应该删去的重复之文而未予删削者。例如《玉机真脏论》"未有藏形，于春夏而脉沉涩"至"皆难治"五十三字，与《平人气象论》中的一段文字相重，而王冰两存之，且注释也不一样。按照既定的条例，应该把这五十三字从一篇中删去。林亿指出："自'未有藏形春夏'至此，与《平人气象论》相重。"《刺热》"诸当汗者，至其所胜日，汗大出也"下，王冰注："王则胜邪，故各当其王日汗。"奇怪的是，就在这几句话的上面几行也出现了"诸汗者，至其所胜日汗出也"句，王冰对它的注释与此句相同。这样做真有点顺文敷衍了。所以林亿指出："按，此条文、注二十四字，与前文重复，当从删去，《甲乙经》《太素》亦不重出。"《刺疟》中也有这类情形。"疟脉满大，急刺背俞，用中针傍伍胠俞各一，适肥瘦出其血也"，也是一段重复文字。林亿指出："详此条从'疟脉满大'至此注终，文、注共五十五字，当从删削，经文与次前经文重复，王氏随而注之，别无义例，不若士安之精审不复出也。"

以上五条是王冰重新编次《素问》的五大原则，他在重新编排卷篇次序的过程中，无疑是遵守这五条原则的。由于他所依据的全元起《素问训解》存在的问题很多，在编次工作中尽管有五大义例作指导，也很难做到一点破例的地方也没有。

经过王冰改编，并增补已经遗失的第七卷的文章，形成一个二十四卷八十一篇的《素问》本子，此本一直流传到今天，成为《素问》的典范之本。所以他在序中很自信地说：

> 历十二年，方臻理要，询谋得失，深遂夙心。时于先生郭子斋堂，受得先师张公秘本，文字昭晰，义理环周，一以参详，群疑冰

释。恐散于末学，绝彼师资，因而撰注，用传不朽，兼旧藏之卷，合八十一篇二十四卷，勒成一部。冀乎究尾明首，寻注会经，开发童蒙，宣扬至理而已。

对于这段序文，有以下几点应该加以考察。

首先，应该如何看待王冰补进来的第七卷。对此七篇，林亿等在校勘《素问》时已加以考证和评断，认为无论是从《素问》的流传史上观察，还是从文字风格及思想内容上观察，这第七卷中的"七篇大论"，都与其余诸篇迥异，可以肯定其不是《素问》原书所有。尽管如此，却不应因此而轻视它，因为它毕竟是从汉代流传下来的古代医经，很可能就是《伤寒论序》提到的《阴阳大论》。林亿的考证文字见王冰《素问序》的注文，文字过长，此处不引。

其次，为什么分为八十一篇，当时的《素问》是否分为八十一篇？王冰之所以把《素问》分为八十一篇，是受了老子《道德经》和《难经》的影响。古人把"九"作为数之极和道之极，九九八十一又被视为道的最高境界，所以老子《道德经》分为八十一章，《难经》亦分为八十一篇。丹波元简《素问识》说得很有道理："改易篇目叙次，共二十四卷，以为八十一篇，盖仿《道德经》《难经》也。"（《素问识·素问解题》）当时所传《素问》虽有八十一篇的序号和目录，却只有七十九篇文章，缺第七十二和第七十三两篇。在《病能论》注释中，王冰说："寻前后经文，悉不与此篇义相接。似今数句少成文义者，终是别释经文。世本既阙第七二篇，应彼阙经错简文也。古文断裂，缪续于此。"根据王冰《素问序》知"世本"指全元起《素问训解》，所谓"世本既阙第七二篇"，就是说全元起《素问训解》已经缺少两篇文章。这两篇文章在全元起时只存目录（即《刺法论》和《本病论》）。林亿在《六元正纪大论》的标题下指出：

> 详此二篇（指《刺法论》《本病论》），亡在王注之前。按，《病能论》篇末王冰注云"世本既阙第七二篇"，谓此二篇也。而今世有《素问亡篇》及《昭明隐旨论》，以谓此三篇，仍托名王冰为注，辞理鄙陋，无足取者。旧本此篇名在《六元正纪》篇后列之，为后人移于此。若以《尚书》亡篇之名皆在前篇之末，则旧本为得。

观林亿注，可知当时所存《素问》王冰注本实有七十九篇文章，另有有目无文者二。通称《素问》八十一篇，是把亡篇计算在内而说的。

四、王冰哲学思想研究

王冰的朴素唯物论与朴素辩证法思想，主要反映在《素问》"七篇大论"注释中。

（一）王冰的朴素唯物论思想

（1）王冰认为，物质之"气"是万物存在的基础。《素问·五运行大论》云：

> 夫变化之用，天垂象，地成形，七曜纬虚，五行丽地。地者，所以载生成之形类也；虚者，所以列应天之精气也。形精之动，犹根本之与枝叶也。仰观其象，虽远可知也。帝曰：地之为下否乎？岐伯曰：地为人之下，太虚之中者也。帝曰：冯乎？岐伯曰：大气举之也。

"地为人之下，大虚之中者也"下，王冰注：

> 言人之所居，可谓下矣，征其至理，则是太虚之中一物尔。《易》曰："坤厚载物，德合无疆。"此之谓也。

"冯乎"下，王冰注：

> 言太虚无碍，地体何冯而止住？

"大气举之也"下，王冰注：

> 大气，谓造化之气，任持太虚者也。所以太虚不屈、地久天长者，盖由造化之气任持之也。气化而变，不任持之，则太虚之器亦败坏矣。夫落叶飞空，不疾而下，为其乘气，故势不得速焉。凡之有形，处地之上者，皆有生化之气任持之也。然器有大小不同，坏有迟速之异，及至气不任持，则大小之坏一也。

王冰阐释，太虚辽阔，了无涯际，万物所以各位其址，总由大气任之、持之。"气"虽不可目见，却可意会而知。如落叶飞空，飘飘摇摇，上下起伏，不疾而下，是由大气托载之故。由小喻大，地上一切有形之物，无不由大气摄持而安稳之。若气不任持，则万物无不败坏。王冰以生动形象的例证阐释了物质之气是万事万物存在的基础的道理。《素问》提出地球为"大气举之"这样一个正确命题，从而摒弃了上帝创造地球、创造人类的误说。王冰在注释中，对"地为人之下"，"大气举之也"的命题，不仅做了正确的解释，而且做了发挥，展现了他的朴素辩证法思想及朴素唯物论思想。

王冰以明确简洁的语言指出，地球"是太虚之中一物"，它的周围是浩渺无垠的太空。地球在太空中运转而不坠落，其根本原因是"由造化之气任持之也"。（《说文解字》："任，保也。""持，握也。"）读此段注文尤当注意，原文之"大气"，王冰称之为"造化之气"，其意谓此"气"是创造一切、任持一切、产生一切、变化一切的最为本质之物质。"坤厚载物，德合无疆"的庞大地球之所以能够在太虚中永恒不息地运转，就是由于有大气的任持与举托。大气不但有任持之力，而且有"生化"之能。故王冰进一步阐发道"凡之有形，处地之上者，皆有生化之气任持之也"，生化之气使地球上的一切事物皆保持相对稳定的状态。这就是说，宇宙间的运动状态和静止状态，都是"气"的任持作用的结果。如果"气"对物不能发挥任持的作用，那么一切有形之物就要毁坏。他说："气化而变，不任持之，则太虚之器亦败坏矣。夫落叶飞空，不疾而下，为其乘气，故势不得速焉……然器有大小不同，坏有迟速之异，及至气不任持，则大小之坏一也。"这段注释透露出，"器"的产生与毁坏，也与"气"有着密不可分的关系，所以王冰称此"大气"为"生化之气"。王冰在《素问》注中阐发的朴素唯物论思想，是研究中国古代哲学史应该关注的内容。

（2）王冰认为禀气含灵之人，也是"气"的产物。《素问·天元纪大论》云：

> 鬼臾区曰："臣积考《太始天元册》文曰：'太虚寥廓，肇基化元，万物资始，五运终天，布气真灵，总统坤元，九星悬朗，七曜周旋。'"

"五运终天"下，王冰注：

> 五运，谓木、火、土、金、水运也。终天，谓一岁三百六十五日四分度之一也，终始更代，周而复始也。言五运更统于太虚，四时随部而迁复，六气分居而异主，万物因之以化生，非曰自然，其谁能始？故曰万物资始。《易》曰："大哉乾元，万物资始，乃统天，云行雨施，品物流行。"孔子曰："天何言哉？四时行焉，百物生焉。此其义也。"

"布气真灵，总统坤元"下，王冰注：

> 太虚真气，无所不至也，气齐生有，故禀气含灵者，抱真气以生焉。总统坤元，言天元气常司地气，生化之道也。《易》曰："至哉坤元，万物资生，乃顺承天也。"

上引之原文，乃《素问》引自《太始天元册》者。王冰注云："《天元册》，所以记天真元气运行之纪也。自神农之世，鬼臾区十世祖始诵而行之。此太古占候灵文。洎乎伏羲之时，已镌诸玉版，命曰《册》文。古太灵文，故曰《太始天元册》也。"《太始天元册》久佚，王冰称之为"太古占候灵文"，伏羲时代其已镌于玉版。观《素问》所引，其下尚有"生生化化，品物咸章"之语，则此《太始天元册》文在《周易》后无疑。

宋代有伪托此书者名为《天元玉册》，林亿已斥其非："详今世有《天元玉册》，或者以为即此《太始天元册》文，非是。"

王冰认为，太虚充满大气，大气分为阴阳，大气之精华称为"真气"，真气"无处不在"，是万物"生化之本始"。"生化"是什么意思呢？《素问·五常政大论》云：

> 气始而生化，气散而有形，气布而蕃育，气终而象变，其致一也。

王冰注：

> 始谓始发动，散谓流散于物中，布谓布化于结成之形，终谓终极于收藏之用也。故始动而生化，流散而有形，布化而成结，终极而万象皆变也。即事验之，天地之间，有形之类，其生也柔弱，其死也坚强。凡如此类，皆谓变易生死之时形质，是谓气之终极。

所谓"真气"，推其原始，就是人之生、长、壮、老、已的根据。"真气"聚集到一定的程度，阴阳二气不失其平衡，才能产生禀气含灵之属，王冰将其总结为一句话——"气齐生有，故禀气含灵者，抱真气以生焉"。这种摒弃上帝，摒弃造物主的思想，在中国古代哲学思想史上，确实闪烁着异彩。

（3）充斥宇宙之大气，又分为阴气和阳气，轻清者为阳气，重浊者为阴气。作为构成万物的阴阳二气，互根互生，相辅相成，若缺其一，则万物必失。王冰在《素问·四气调神大论》注中阐发了阴阳互根的思想。《素问·四气调神大论》云：

夫四时阴阳者，万物之根本也，所以圣人春夏养阳，秋冬养阴，以从其根。

"夫四时阴阳者，万物之根本也"下，王冰注：

时序运行，阴阳变化，天地合气，生育万物，故万物之根，悉归于此。

"所以圣人春夏养阳，秋冬养阴，以从其根"下，王冰注：

阳气根于阴，阴气根于阳，无阴则阳无以生，无阳则阴无以化，全阴则阳气不极，全阳则阴气不穷。

在这里，王冰注的重点不是讲人体的阴气和阳气，而是从哲学角度阐发"天地合气，生育万物"的观点，进而指出阴阳互根互补，孤阴孤阳则物不立的观点。这一观点贯穿王冰注的始终。如《素问·至真要大论》：

本乎天者，天之气也；本乎地者，地之气也。天地合气，六节分而万物生化矣。

"本乎地者，地之气也"下，王冰注：

化于天者为天气，化于地者为地气。

"天地合气，六节分而万物生化矣"下，王冰注：

万物居天地之间，悉为六气所化生。阴阳之用，未尝有逃生化，出阴阳也。

这里所说的"六气"指风、寒、暑、湿、燥、火，是大气的再分类。天地之间的万事万物，皆为六气所化生。

（二）王冰的朴素辩证法思想

大气充盈于宇宙，分为阴阳二气，又细分为风、寒、暑、湿、燥、火六气，从而构成了宇宙间的纷繁万物。"气"处于不停的运动变化之中，《素问》与王冰注将这种运动变化的形式称为"生化"。由于气的运动，才有万物的存在，一旦气的运动停止，生命也就结束了，器物也就毁坏了。

《素问》用"动""静""变""化""出""入""升""降"八个词表示运动的概念。渐变谓之化，质变谓之变。《素问·天元纪大论》云："物生谓之化，物极谓之变。"王冰云："化，施化也。变，散易也。气之施化故曰生，气之散易故曰极。由化与变，故万物无能逃五运阴阳。"因此，王冰在借助《素问》阐发他的哲学观点和说明诊断治疗法则的时候，特别注意阴阳二气之运动变化对自然界和人体产生的种种影响。气虽不可目见，但是气的运动变化可以通过物象变化而体察。

（1）物象变化反映大气的运动变化。《素问·六微旨大论》曰：

> 岐伯曰：气有胜复，胜复之作，有德有化，有用有变，变则邪气居之。

王冰指出：

> 夫抚掌成声，沃火成沸，物之交合，象出其间，万类交合，亦由是矣。天地交合，则八风鼓折，六气交驰于其间。故气不能正者，反成邪气。

（2）事物的生死成改，由于气的变化不息。《素问·六微旨大论》曰：

> 夫物之生从于化，物之极由乎变，变化之相薄，成败之所由也。

王冰指出：

> 夫气之有生化也，不见其形，不知其情，莫测其所起，莫究其所止，而万物自生自化，近成无极，是谓天和。见其象，彰其动，震烈刚暴，飘泊骤卒，拉坚摧残，折析鼓栗，是谓邪气。故物之生也，静而化成；其毁也，躁而变革。是以生从于化，极由乎变，变化不息，则成败之由常存，生有涯分者，言有终始尔。

在这段注释里，王冰强调了以下几点。

1）一切事物的生长，都是由于气的运动。促使事物正常发育之气的运动变化形式，为"不见其形，不知其情，莫测其所起，莫究其所止"，这种运动变化形式即"天和"，也就是说，人体的健康状态是在气的正常运动中形成的。

2）若运动形式超越事物生长的需要，则"气"是灾害之气。从"气"对自然界和万物产生的后果观察，王冰将"气"分为"和气"和"邪气"两种。这就是注中所说的"是以生从于化，极由乎变，变化不息，则成败之由常在"的意思。

3）事物的形成，不仅需要"动"，也需要相对的"静"，"静"可以使事物在相对稳定的状态下成长，所谓"静而成化"。事物的发展需要"动"，而"动"超过一定的限度，变为刚燥性质的"动"，就要使事物"毁而变革"。王冰通过对"动""静"的观察、分析，要求人们在处理各种矛盾之时，掌握好"动""静"的度。

4）事物的变化达到"极"的程度，就一定要产生变化，变化的结果不外"成""败"二端，"生""死"两界，即王冰所谓的"极由乎变，变化不息，则成败之由常在"。王冰的这些观点，不仅是朴素辩证法思想的表达，而且对诊断疾病、施药疗疾也具有十分重要的意义。

（3）王冰认为"气"产生了生命与事物，气的运动变化决定了生命、事物的生死与成败。《素问·六微旨大论》云：

> 成败倚伏生乎动，动而不已，则变作矣。

王冰解释这段的意思说：

> 动静之理，气有常运，其微也为物之化，其甚也为物之变。化流于物，故物得之以生；变行于物，故物得之以死。由是成败倚伏，生于动之微甚迟速尔。岂惟气独有是哉？人在气中，养生之道，进退之用，当皆然也。

"出""入""升""降"是生命和世间万物普遍的运动形式。

《素问·六微旨大论》文末一段，对生命的出、入、升、降之运动形式做了透辟的分析，人的生、长、壮、老、已，万物的生、长、化、收、藏，都是出、入、升、降运动形式的体现。《素问·六微旨大论》云：

> 出入废则神机化灭，升降息则气立孤危。故非出入，则无以生长壮老已；非升降，则无以生长化收藏。是以升降出入，无器不有。故器者生化之宇，器散则分之，生化息矣。故无不出入，无不升降。化有小大，期有近远，四者之有，而贵常守，反常则灾害至矣。

"故非出入，则无以生长壮老已；非升降，则无以生长化收藏"下，王冰注云：

> 夫自东自西，自南自北者，假出入息以为化主，因物以全质者，承阴阳升降之气以作生源。

这是说，上下、东西、南北、宇宙之间，无物不是借助于出、入、升、降之运动而存在的。就禀气含灵之人而言，他们之所以具有生命之躯体与思维之智慧，无不"承阴阳升降之气以作生源"。这里彻底地抛弃了造物主的存在，而把阴阳二气及其出、入、升、降的运动形式看作生命之源。

（4）就出、入、升、降运动形式之关系而言，它们不能孤立地存在，出的同时就有入的存在，升的同时就有降的存在，它们相辅相成、互相倚伏，世界上根本不存在只入不出，只升不降的运动形式。王冰在下面一段注释中，非常形象、具体地说明了气之运动形式的辩证关系。

> 包藏生气者，皆谓生化之器，触物然矣。夫窍横者，皆有出入去来之气；窍坚者，皆有阴阳升降之气往复于中。何以明之？则壁窗户牖两面伺之，皆承来气冲击于人，是则出入气也。夫阳升则井寒，阴升则水暖，以物投井，及叶坠空中，翩翩不疾，皆升气所碍也。虚管溉满，捻上悬之，水固不泄，为无升气而不能降也。空瓶小口，顿溉不入，为气不出而不能入也。由是观之，升无所不降，降无所不升，无出则不入，无入则不出。夫群品之中，皆出入升降不失常守，而云非化者，未之有也。有识无识，有情无情，去出入，已升降，而云存者，未之有也。故曰升降出入，无器不有。

又云：

> 出入升降，生化之元主，故不可无之。反常之道，则神去其室，生化微绝，非灾害而何哉？

（5）王冰认为，事物的成败、祸福、盛衰、哀乐、吉凶、否泰等都是以一对互相矛盾着的形态存在的，且在一定的条件下，矛盾的双方可以向对方转化。《素问·六微旨大论》云：

> 成败倚伏生乎动，动而不已，则变作矣。

王冰注云：

> 夫倚伏者，祸福之萌也。有祸者，福之所倚也；有福者，祸所伏也。由是故祸福互为倚伏。物盛则衰，乐极则哀，是福之极，故为祸所倚。否极之泰，未济之济，是祸之极，故为福所伏。然吉凶成败，目击道存，不可以终，自然之理，故无尤也。

我们对比原文与注释，可以清楚地看到，王冰以原文为依托，阐发自己朴素的辩证法思想。这种思想对养生保健、防病治病具有十分重要的意义。

王冰指出：

> 夫喜于遂，悦于色，畏于难，惧于祸，外恶风寒暑湿，内繁饥饱爱欲，皆以形无所隐，故常婴患累于人间也。若便想慕滋蔓，嗜欲无厌，外附权门，内丰情伪，则动以牢网，坐招燔炳，欲思释缚，其可得乎？是以身为患阶尔。《老子》曰："吾所以有大患者，为吾有身，及吾无身，吾有何患？此之谓也。"夫身形与太虚释然消散，复未知生化之气，为有而聚耶？为无而灭乎？

此注大意是说，乐与哀、福与祸、健康与疾病、平安与牢网等，相辅相成。在这些对立的矛盾中，一方超过一定的度，就要向其相反方面转化，如饥饱爱欲，用之无度，则必婴疾患；攀附权门，横行不法，则牢网以待等。

人们应该以什么样的态度和方法对待这些纷繁错杂的种种矛盾（包括健康与疾病这对矛盾）呢？王冰认为，"客主须安"，应该对矛盾的双方进行调节，使矛盾的双方达到暂时的平衡，不使矛盾的一方过亢或过卑。他说：

> 高者抑之，制其胜也；下者举之，济其弱也；有余折之，屈其锐也；不足补之，全其气也。虽制胜扶弱，而客主须安。一气失所，则矛盾更作，榛棘互兴，各伺其便，不相得志，内淫外并，而危败之由作矣。

总之，《素问》王冰注的朴素唯物论和朴素辩证法思想十分丰富。从上面两部分的简单举证分析，已可看出他的哲学思想是何等丰富多彩。这些宝贵的哲学思想，不仅为中医的诊断治疗奠定了思想基础，给之后的医学家的辨证论治以锐利的思想武器，而且也是中国哲学史上十分宝贵的精神财富。

在中国古代医学家里，最富哲学观念者有三人：一是唐初的杨上善，他的哲学思想反映在《黄帝内经太素》三十卷注释（今存二十五卷）及《黄帝内经明堂类成》十三卷注释中（今存一卷）；二是唐中期的王冰；三是明末的张介宾，他的哲学思想集中地反映在《类经》注中。时至今日，无论是中医界还是哲学界，对此三人的哲学思想的研究，虽已有一些，但还不够，这正是我们今后应该努力开掘的一个宝库。

五、王冰《素问》注引《周易》辑览

《汉书·艺文志》："《黄帝内经》十八卷。"其中《素问》九卷，《灵枢》

九卷。始注《素问》者，为齐梁时期全元起，其书名《素问训解》，亡佚于两宋之际。唐初杨上善类编详注《素问》《灵枢》，其书名《黄帝内经太素》，亡于两宋之际。《黄帝内经太素》唐中期东传日本，14 世纪末亦"亡"。1823年日本学者于御宫仁和寺发现《黄帝内经太素》古钞本二十三卷，1918 年及1936 年又相继发现古钞本各一卷，先后共发现《黄帝内经太素》古钞本二十五卷，佚五卷。以《黄帝内经太素》非全帙，则今存最完整、最全面、最系统的《素问》注本为唐中期《素问》王冰注本。

王冰注《素问》始于 751 年（天宝十年），讫于 762 年（宝应元年），引医书及经传子史甚多，其中引用《周易》（以下简称"《易》"）以解生理病理、天人之际者尤为多见，从中可觇《易》对《黄帝内经》理论之指导与影响，亦可考知"医易同源"非空泛之论也。今从王冰《素问》注中辑录所引《易》之文字如下，对于未举《易》之书名而引用其意者则不加辑录。

（一）《素问·上古天真论》

老阴之数极于十，少阴之数次于八，男子为少阴之气，故以少阴数合之。《易·系辞》曰："天九地十，则其数也。"

按，见"丈夫八岁，肾气实，发长齿更"注。引文见《易·系辞上》。

男女有阴阳之质不同，天癸则有精血之形异，阴静海满而去血，阳动应合而泄精，二者通和，故能有子。《易·系辞》曰："男女构精，万物化生。此之谓也。"

按，见"天癸至，精气溢写，阴阳和，故能有子"注。引文见《易·系辞下》。

（二）《素问·四气调神大论》

《易》曰："丧明于易。"

按，见"阳气者闭塞，地气者冒明"注。又按，《易》无"丧明于易"之句。清代钱熙祚《守山阁丛书》校注云："《易》无此文，岂误记'丧羊'为'丧明'耶？"

《易·系辞》曰："天气絪缊，万物化醇。"然不表交通，则为否也。《易》曰："天地不交，否。"

按，见"交通不表，万物命故不施，不施则名木多死"注。引文见《易·系辞》及《易·否》。

（三）《素问·金匮真言论》

以鸡为畜，取巽言之。《易》曰："巽为鸡。"

按，见"其类草木，其畜鸡"注。引文见《易·说卦》。

其畜马，取乾也。《易》曰："乾为马。"

按，见"其类金，其畜马"注。引文见《易·说卦》。

（四）《素问·阴阳应象大论》

《易·系辞》曰："一阴一阳之谓道。"此之谓也。

按，见"阴阳者，天地之道也"注。

故《易·系辞》曰："阴阳不测谓之神。"

按，见"神明之府也"注。

《易义》曰："阳上薄阴，阴能固之，然后蒸而为雨，明湿生于固阴之气也。"

按，见"中央生湿"注。又按，《易义》，《旧唐书·经籍志》不载，《新唐书·艺文志》载："卢行超《易义》五卷，大中六和丞。"考唐宣宗大中年间（847—859），上距王冰注讫《素问》八十余年，则卢行超之《易义》非王冰所引之《易义》。考《隋书·经籍志》有"《周易义》一卷，宋陈令范歆撰"。未知所引是此书否。考《旧唐书》及《新唐书》均不载范歆之《周易义》，则王冰所引之《易义》为何人何时所撰，存疑待考。

（五）《素问·阴阳离合论》

南方丙丁，火位主之，阳气盛明，故曰大明也。向明治物，故圣人南西而立。《易》曰："相见乎离。"盖谓此也。

按，见"前曰广明，后曰太冲"注。引文见《易·说卦》。

（六）《素问·六节藏象论》

十者，天地之至数也。《易·系辞》曰："天九地十。"则其义也。

按，见"甲六复而终岁，三百六十日法也"注。引文见《易·系辞上》。

（七）《素问·三部九候论》

> 位无常居，物极则反也。乾坤之义，阴极则龙战于野，阳极则
> 亢龙有悔。是以阴阳极脉，死于夜半日中也。

按，见"沉细悬绝者为阴，主冬，故以夜半死。盛躁喘数者为阳，主夏，故以日中死"注。又按，"亢龙有悔"见《易·乾》，"龙战于野"见《易·坤》。王冰引乾、坤二卦，说明物极则反、物无常居之理。盛躁急数之脉，乃阳极之脉，不可久居，不得其治，乃死于盛夏之日中，此谓"亢龙有悔"。沉细悬绝之脉，乃阴极之脉，不可久居，不得其治，乃死于冬之夜半，此谓"龙战于野"。王冰引乾、坤二卦，不仅从哲理上说明物极必反之理，而且解释了何以盛躁喘数之脉必死于日中、沉细悬绝之脉必死于夜半。此条注释，将《易》理与医理结合得甚为紧密。

（八）《素问·天元纪大论》

> 《易》曰："大哉乾元，万物资始，乃统天。云行雨施，品物
> 流形。"

按，见"万物资始，五运终天"注。引文见《易·乾》。

> 总统坤元，言天元气常司地气，生死之道也。《易》曰："至哉
> 坤元，万物资生，乃顺承天也。"

按，见"布气真灵，总统坤元"注。引文见《易·坤》。

> 阴阳，天道也；柔刚，地道也。天以阳生阴长，地以柔化刚成
> 也。《易》曰："立天之道，曰阴与阳；立地之道，曰柔与刚。"此
> 之谓也。

按，见"曰阴曰阳，曰柔曰刚"注。引文见《易·说卦》。

> 有情有识，彰显形容，天气主之；无情无识，蔽匿形质，地气
> 主之。禀元灵气之所化育尔。《易》曰："天气缊缊，万物化醇。"
> 斯之谓欤。

按，见"生生化化，品物咸章"注。引文见《易·系辞下》。引此文以证《素问》所论"幽显既位，寒暑弛张，生生化化，品物咸章"与《易》理

完全吻合，故知医、《易》互相印证，相得益彰。

> 阴阳之气，极则过亢，故各兼之。《阴阳应象大论》曰："寒极生热，热极生寒。"又曰："重阴必阳，重阳必阴。"言气极则变也。故阳中兼阴，阴中兼阳。《易》之卦，离中虚，坎中实，此其义象也。

按，见"故阳中有阴，阴中有阳"注。又按，《素问》之"阳中有阴，阴中有阳"之论，说明阴阳互根之义与《易》之离、坎卦义通。离本为吉卦："离，利贞，亨。"若不敬慎其事，则吉而之凶，故《易·离·九三》云："日昃之离，不鼓缶而歌，则大耋之嗟，凶。"《易》之坎本为凶卦。《易·坎》云："习坎，重险也。"三国时期王弼注："坎，险陷之名。习，谓便习也。"孔颖达疏："坎是险陷之名。习者，便习之义。险难之事，非经便习，不可以行。故须便习于坎事乃得用，故云习坎也。"离、坎二卦皆吉凶互含，与阴阳互含之义相通，故王冰引《易》以证明之。

（九）《素问·五运行大论》

> 言人之所居，可谓下矣，征其至理，则是太虚之中一物尔。《易》曰："坤厚载物，德合无疆。"此之谓也。

按，见"地为人之下，太虚之中者也"注。引文见《易·坤》。孔颖达疏："坤厚载物，德合无疆者，以其广厚，故能载物。有此生长之德，合会无疆。"王冰引《易》之文，证明"地为人之下，太虚之中者也"的观点，与《易》说吻合。

（十）《素问·六微旨大论》

> 气之初，地气升；气之中，天气降。升已而降以下，彰天气之下流；降已而升以上，表地气之上应。天气下降，地气上腾，天地交合，泰之象也。《易》曰："天地交泰。"是以天地之气升降，常以三十日半上下，上下不已，故万物生化，无有休息，而各得其所也。

按，见"升已而降，降者谓天；降已而升，升者谓地"注。引文见《易·泰》。《素问》论天地之气升降不已而万物生化。天气下降，地气上腾，天地交合，中无否塞，正是《易》之交泰之象。王冰引《易》以说明天地之气升降不已，而万物生化之精神符合《易·泰》之旨。《易·泰》云："天地交，而万物通也。"又云："天气交泰，后以财（裁）成天地之道，辅相天地之宜。"从《易·泰》引文中，亦可观察到《易》道广大，可以弥纶万物而不遗。

（十一）《素问·五常政大论》

面巽言也。

按，见"天不足西北，左寒而右凉；地不满东南，右热而左温。其故何也"注。又按，《易》以巽表东南方位。

高处峻处，冬气常在；平处下处，夏气常在。观其雪零草茂，则可知已。然地土固有弓形川、蛇形川、月形川，地势不同，生杀荣枯，地同而天异。凡此之类，有离向丙向、巽向乙向、震向艮向处。

按，见"故适寒凉者胀，之温热者疮，下之则胀已，汗之则疮已，此腠理开闭之常，太少之异耳"注。又按，王冰注甚长，文繁不具引。注之"离向丙向"疑谓《易》之离卦表示丙丁火南方之方向，"巽向乙向"谓《易》之巽卦表示甲乙木东方及东南方之方向，"震向艮向"谓《易》之震卦表示东方、艮卦表示东北之方向。不知此解确然否。但不管如何，王冰在解释《素问》所论自然、气象、天地、阴阳诸大端时，必时时征引《易》以作证明，故谓医理符合《易》理也。这正是古典医家对待医、《易》关系的根本态度。

综上所述，《素问》王冰注共引《易》二十四处，分见《系辞》《乾》《坤》《离》《坎》《泰》《巽》《震》《艮》《说卦》。另一处引"丧明于易"属误引，不计入引文数；引《易义》，不明其作者，亦不计入引文数。《素问》王冰注引《易》之篇与《易》之对照如表2所示。

表2　《素问》王冰注引《易》之篇与《易》之对照

引用《易》篇名	《素问》篇名	篇内序号	误引	存疑
《系辞》	《上古天真论》	1		
《系辞》	《上古天真论》	2		
	《四气调神大论》	1	见 P130 说明	
《系辞》	《四气调神大论》	2		
《否》	《四气调神大论》	2		
《说卦》	《金匮真言论》	1		

引用《易》篇名	《素问》篇名	篇内序号	误引	存疑
《说卦》	《金匮真言论》	2		
《系辞》	《阴阳应象大论》	1		
《系辞》	《阴阳应象大论》	2		
《易义》	《阴阳应象大论》	3		《易义》作者存疑
《说卦》	《阴阳离合论》	1		
《系辞》	《六节藏象论》	1		
《乾》	《三部九候论》	1		
《坤》	《三部九候论》	1		
《乾》	《天元纪大论》	1		
《坤》	《天元纪大论》	2		
《说卦》	《天元纪大论》	3		
《系辞》	《天元纪大论》	4		
《坎》	《天元纪大论》	5		
《离》	《天元纪大论》	5		
《乾》	《五运行大论》	1		
《泰》	《六微旨大论》	1		
《巽》	《五常政大论》	1		
《离》	《五常政大论》	2		
《震》	《五常政大论》	2		
《艮》	《五常政大论》	2		

《易》道广大，与天地合其德，与日月合其明，与四时合其序，"《易》与天地准，故能弥纶天地之道"，故王冰时引《易》以证明《素问》符合《易》理、《易》理足以诠释医理，王冰将医、《易》相关的理论提升到一个新的高度，对宋明治《易》者、治医者均产生了深远影响。

第五节　天回镇汉墓医简可正
《黄帝内经》文字之失

　　本节所用引文资料为 2018 年 7 月中旬专家审定稿《成都天回汉墓竹简》释文。成都老关山天回镇汉墓出土的竹简，可正《黄帝内经》文字之讹。举例如下。

　　（1）天回竹简以"槫"（tuán）代"搏"（挬），《针灸甲乙经》以"揣"（tuán）代"搏"（挬），证明《黄帝内经》"搏"当作"搏"（挬）。

　　"椯"（duǒ，又音 tuán）与"搏"（挬）古音皆端纽元韵，"椯"古音tuán。天回镇汉墓竹简《治六十病和齐汤法》第 183 条："治心腹为病也，如大伏蛟蛕，如蚘蛴蝎者，此皆在肠中……槫（tuán）动勤，能息，按之避手。"释文释"槫"为"搏"（挬），甚是。"槫"指许多蛔虫在肠中挬聚活动，偶尔暂息，拒手按压。"槫（tuán）动"即"搏（挬）动"。"槫"是"搏"（挬）的通假字。

　　"搏"（挬）作"槫"，可正《素问·脉要精微论》许多"搏"之讹。《素问·脉要精微论》有关"搏"字的语句有"心脉搏坚而长""肺脉搏坚而长""肝脉搏坚而长""胃脉搏坚而长""脾脉搏坚而长""肾脉搏坚而长"，王冰注："搏谓搏击于手。"六个"搏"字皆为形近而误之字，当作"搏"（挬）。古书"搏"、"搏"（挬）经常互讹，唐代颜元孙《干禄字书》、张参《五经文字》已辨正之。《针灸甲乙经》为避免"搏"（挬）、"搏"互讹，将"搏"（挬）写为"揣"（tuán）字。"揣"与"槫"是通假字。《说文解字》云："揣，量也。从手耑声。""槫，箠也。从木耑声。"段玉裁《说文解字注·手部》"揣"字下注声义："按，方言常绢反，是此字古音也。木部有槫字，箠也。一曰度也，一曰剟也。声义皆与此篆同。"朱骏声《说文通训定声·木部》"槫"字下注云："揣，假借为槫。"清代王筠《说文句读》云："揣、槫一字。"《集韵》云："揣，徒官反。音搏。"《文选》记载马融《长笛赋》云："秋潦漱其下趾兮，冬雪揣（tuán）封乎其枝。"李善注："揣与搏古字通。"《汉语大字典》记载："通团，聚貌。"《针灸甲乙经》卷四《经脉第一·中》凡"搏"(抟)字皆作"揣"(tuán),如"心脉揣(tuán)坚而长""肺脉揣(tuán)坚而长""肝脉揣(tuán)坚而长""胃脉揣(tuán)坚而长""脾脉揣(tuán)坚而长""肾脉揣(tuán)坚而长"。总之,《针灸甲乙经》的"揣(tuán)坚"即"搏(抟)坚",其用"揣"字代替"搏"(抟)字。由此可知《素问·脉要精微论》中的"搏"字乃"搏"(抟)字之形讹。其讹在王冰前。当正。推而论之,《素问·阴阳别论》下之"搏"字亦为"搏"(抟)字之讹,举例如下。

"阴搏阳别谓之有子",王冰注:"搏谓搏触于手也。"按,"别"与"搏"是反义词,则"搏"为误字,当作"搏"(抟)。

"阴虚阳搏谓之崩",王冰注:"阴脉不足,阳脉盛搏,则内崩而血流下。"按,"虚"与"搏"是反义词,则"搏"为误字,当作"搏"(抟)。

《针灸甲乙经》毛晋钞本"心脉揣坚而长"等句书影如下:

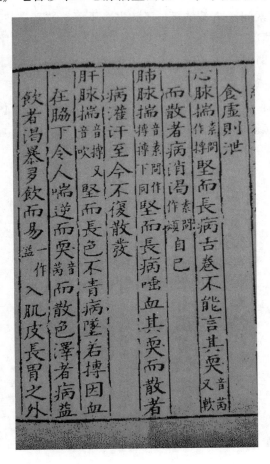

(2)“愓愓”当作“愓愓”。

天回镇竹简《脉书·上经》第037条云：“即入舍于脉，在脉之时，悗愓，善惊。”释文释为“悗愓”，甚是。此可正《灵枢·经脉》文字之讹。《灵枢·经脉》云：“气不足则善恐，心愓愓，如人将捕之。”按，“愓愓”误，当作“愓愓”。《说文解字》云：“愓，敬也。”“愓，放也。”“放”有摇动义。

《脉书·下经》第489条云：“凡寒气乍在乍亡者，风也。畜作有时者，疟也。梃解而不去身者，痹也。战战陵陵，若临深水，若践薄冰，怵怵愓愓，若堕若腾，酣酣况况，若寐若梦，是谓大风之徵。”其中“愓愓”为误释，当作“愓愓”。这是一段古韵相押的文字。《黄帝内经》是散文体押韵著作。明代冯舒《诗纪匡谬》云：“《素问》通篇有韵。”清初顾炎武《音学五书》将《灵枢》《素问》中大量押韵句段摘出，王念孙《〈新语〉〈素问〉〈易林〉合韵谱》排比了《素问》古韵韵部。《脉书·下经》“陵”“冰”“腾”“梦”“徵”属于古韵蒸部，“愓”“况”属于古韵阳部，此段文字为蒸阳合韵，因此，可以确定“剔剔”乃误释，当作“愓愓”。《清华大学藏战国竹简(陆)》收有《管仲》一篇，其中就有蒸阳合韵的例句，如“管仲答：贤质不枉【阳】，执节缘绳【蒸】，可设于承【蒸】；贤质以亢【阳】，吉凶阴阳【阳】”。这说明蒸阳合韵在战国晚期的文章中就已经存在了。

第三章 《黄帝内经》版本流传

第一节 《黄帝内经》版本流传概说

《素问》版本传承较为明晰，梁代全元起《素问训解》存亡继绝，承前启后。《素问训解》约亡于两宋之际。北宋校正医书局之前，《灵枢》传承史料有缺，仅能叙述《灵枢》传承轮廓。

《素问》某些篇段出于战国时期，有古文字可以证明。《素问·移精变气论》"内无眷慕之累，外无伸宦之形"，林亿"新校正"云："按，全元起本'伸'作'臾'"，林亿等不详"臾"字音义。"臾"字不读 yú，而读 guì，是"贵"字的古文形体。《说文解字》卷六《贝部》："賯，物不贱也。从贝臾声。臾，古文贵。居胃切。"《说文解字》卷一《艸部》："蕢，艸器也。从艸贵声。臾，古文蕢，象形。"《说文解字》的古文形体主要是战国时期六国文字。既然《素问·移精变气论》出现"贵"字的古文形体，那么这篇文章形成的初始时期应是战国时期，而不是使用秦隶的秦代，也不是使用汉隶的汉代。许慎《说文解字》把"贵"字的古文形体保存下来，在文献学上具有伟大意义。

明末清初傅山《〈内经〉批注》手稿今存于中国国家图书馆，朱墨斑斓，批阅《素问》《灵枢》全部篇章，无有缺漏。笔者与姜燕、赵怀舟合撰的《傅山手批〈内经〉启秘（待续）——批注时间和流传统绪》《傅山手批〈内经〉启秘（续 1）——总体形制和内容指要》《傅山手批〈内经〉启秘（续完）——训诂句读和医理评说》分别刊登于《山西中医》2012 年第 1、2、3 期，对傅山解说古文"贵"字有较详细考证。清末田晋蕃《内经素问校证》（手抄孤本）根据《说文解字》"贵"字的古文形体，也把"伸宦""伸"解释为古文"贵"字，其文如下。

> "新校正"云："按全元起本'伸'作'臾'。"张文虎《舒艺室随笔》曰："'伸宦'字不可解，或以为'仕宦'之讹。"林亿引全本"伸"作"臾"，疑"臾"乃"貴"之烂文。《释文·二十六》"俞儿"，《淮南子》一本作"申儿"。疑"申"当为"臾"（guì）。

晋蕃按，"史"，古文"贵"。《九经字样》云："'虫'（guì），古文'贵'。"全本作"史"（yú），与"虫"（guì）形近而讹耳。

南朝梁代全元起《素问训解》作"史（guì）宦"，为"新校正"引用，使后世借以考知《素问·移精变气论》的成文时间为先秦时期，所使用的考据手段是版本与文字。全元起《素问训解》曾被北宋校正医书局作为主校本校正《素问》王冰注本，亡于两宋之际。王冰不解"史（guì）宦"之义而未注。第一次提出"史"（guì）为古文"贵"字者为傅山，见其《〈内经〉批注》手稿，惜墨迹本流落民间，20世纪50年代末60年代初严重困难时期某藏书家将傅山批注手稿鬻予北京琉璃厂旧书店，此手稿后被中国国家图书馆购买，保藏至今，成为人间珍秘之物，世人难得一见。第二位解"史"（guì）为古文"贵"者为清代张文虎（1808—1885）。张文虎生于嘉庆年间卒于光绪年间，其时小学风气仍然浓郁。张文虎虽未见到傅山书，但凭借深厚的小学功力，据《说文解字》确解"史"（guì）为"贵"之古体。田晋蕃生卒时代不详，观《内经素问校证》引俞樾《茶香室经说》，而《茶香室经说》成于光绪十四年（1888）春，则知田晋蕃当卒于光绪十四年后。田晋蕃支持张文虎说，是解"史"（guì）为"贵"之古体的第三人。此三人皆有深厚的文字学功底——《说文解字》学之功底。我们应当从这件事情上得到启发：版本学、文字学、音韵学、训诂学是治文献学的至关重要的知识。

"史"为六国时期古文形体，非秦隶，更非汉隶，"申"为"史"（guì）之形讹，"伸"是"申"的后出字，"外无伸宦之形"之"伸官"当作"史（guì）宦"，据此可知此篇当成于战国时期而非成于秦代。

《素问·宝命全形论》云："故针有悬布天下者五，黔首共馀食，莫知之也。""新校正"云："按，全元起本'馀食'作'饱食'。"章太炎《论〈素问〉〈灵枢〉》云："《黄帝内经》之名，本出依托，宋人已知为七国时作。始皇更民名曰'黔首'，或有所承。要必晚周常语。《礼记·祭义》'明命鬼神，以为黔首'，则亦七国人书也。观'饱'之误为'馀'，则知本依古文作'餲'。故识者知为'饱'，不识者误为'馀'，是知《素问》作于周末，在始皇并天下之前矣。"王念孙《读书杂志》卷四提供"黔首"在秦代之前的文献资料，可参。文多不录。

《黄帝内经》的流传概况如下，其版本流传简表见书末附表。

（1）《黄帝内经》大部分篇段于西汉时期整理成文（见《汉书·艺文志》

"黄帝内经十八卷")。

（2）东汉末期张仲景引用《九卷》《素问》（见《伤寒论序》）。

（3）魏代太医令王叔和《脉经》引用《九卷》《素问》。

（4）西晋时期皇甫谧《针灸甲乙经》类编《九卷》《素问》。

（5）南朝梁代全元起作《素问训解》（见林亿《素问序》），此本缺一卷（缺卷七）。

（6）隋代巢元方《诸病源候论》引用《黄帝内经》。

（7）唐初期杨上善《黄帝内经太素》类编《九卷》《素问》（《素问》取自全元起《素问训解》）。

唐中期王焘《外台秘要》引用《黄帝内经》（王焘引用之《素问》出自全元起《素问训解》，引用之《九卷》当对照《针灸甲乙经》《黄帝内经太素》《灵枢》校读，寻求《灵枢》在唐代之前的流传轨迹）。

唐中期乾元三年（760）朝廷诏令《素问》作为中医考试教材。五代汉代至北宋初期王溥《唐会要》卷八十二《医术》："乾元元年（758）二月五日制：自今以后，有以医术入仕者，同明经例处分。至三年（760）正月十日，右金吾长史王淑奏：'医术请同明经法选人。'自今以后，各试医经方术策十道：《本草》二道、《脉经》二道、《素问》二道、张仲景《伤寒论》二道、诸杂经方义二道。通七以上留，以下放。"所用《素问》为全元起《素问训解》。观《唐会要·医术》只说考《素问》，不言考《灵枢》，则知《灵枢》于五代不见矣。唐中期王冰《素问·调经论》林亿"新校正"云："详此注（按，《调经论》'神有馀则写其小络之血，出血，勿之深斥，无中其大经，神气乃平'，王冰注'《针经》曰："经脉为里，支而横者为络，络之别者为孙络"'）引《针经》曰与《三部九候论》注两引之，在彼云《灵枢》，而此曰《针经》，则王氏之意，指《灵枢》为《针经》也。按今《素问》注中引《针经》者多《灵枢》之文。但以《灵枢》今不全，故未得尽知也。"以此观之，《九卷》自唐中期，即王冰注毕《素问》（762）及乾元三年（760）发布医官考试令之时，已经残缺，以致北宋校正医书局未予校定。章太炎《论〈素问〉〈灵枢〉》云："《灵枢》旧称《九卷》，亦曰《针经》，亦曰《九灵》。黄以周云：'《素问·针解篇》之所解，其文出于《九卷》，"新校正"已言之。又《方盛衰论》言："合五诊、调阴阳，已在《经脉》。"《经脉》即《九卷》之篇目。王注亦言之，则《素问》且有出于《九卷》之后者矣。'黄说甚确。由今按验，文义皆非淳古。《灵枢》前乎《素问》，亦不甚远。"章太炎又云："林亿校《素问》云：'《灵枢》今不全。'《宋史·哲宗纪》，元祐八年，诏颁高丽所献《黄帝针经》于天下，则是时始有全帙也。今本乃绍兴（1131—1162）中史崧所进，自言家藏旧本，盖即林亿所见残帙而以高丽所献补完尔。"南宋末期王应麟（1223—1296）《玉海》卷六十三载高丽献《针经》事："元祐八年，高丽所献书有《黄帝针经》，正月庚子，秘书监王钦臣请宣布，俾学者诵习。"南宋时期江少虞《宋朝事实类苑》卷三十一"藏书之府"条载此事最详："哲宗时，臣寮言：'窃见高丽献到书，内有《黄帝针经》九卷。据《素问序》称，《汉书·艺文志》"《黄帝内经》十八卷"，《素问》与此书各九卷，乃合本数。此书久经兵火，亡失几尽，偶存于东夷。今此来献，篇帙具存，不可不宣布海内，使学者诵习。伏望朝廷详酌，下尚书工部雕刻印版，送国子监，依例摹印施行。所贵济众之功，溥及天下。'有旨：'令秘书省选奏通晓医书官三两员校对，及令本省详定讫，依所申施行。'"高丽献《黄帝针经》，要求购换《资治通鉴》《册府元龟》。《宋史·哲宗纪》："礼部尚书苏轼言，高丽使乞买历代史及《册府元龟》等书，宜却其请，不许。省臣许之。轼又疏陈五害，极论其不可。有旨：'书籍曾经买者听。'"今行之《灵枢》，原名《针经》或《九灵》，其中一些篇为《素问》引用，早于《素问》；但也有一些篇段迟于《素问》。《灵枢》成于战国末西汉前期，今知唐中期已有许多残缺，北宋元祐年间高丽献全本，经三两员文医兼通之士奉命将此全本与残卷互校，并校释之，后南宋绍兴间史崧刊行之，此刊行本流传至今。

唐中期（762）王冰以全元起《素问训解》为底本，将全元起八卷本改编为二十四卷本八十一篇，将《九卷》改称《灵枢》，第一次收入流行于汉代的"七篇大论"。这为《素问》之流行奠定了坚实基础，后世流传之《素问》皆为王冰注本。

（8）北宋天圣五年（1027）以全元起《素问训解》为底本雕版刊行。（见《玉海》卷六十三。亡）

北宋景祐二年（1035）以全元起《素问训解》为底本刊行。（见《玉海》卷六十三。亡）

北宋嘉祐、治平年间校正医书局林亿、孙奇等以全元起《素问训解》为底本增校勘训诂释音，仍为二十四卷八十一篇，为《素问》的流行奠定了坚实基础。北宋刊本亡。

（9）南宋绍定年间（1228—1233）据北宋校正医书局本刊行。亡。

（10）金刻本以北宋校正医书局本为底本，原二十四卷，今存十二卷。卷末附《素问遗篇》，是知附遗篇者非始于元代古林书堂本，而首见于金刻本也。金刻本注释远较北宋校正医书局本详细、繁密。注释引王安石《字说》。《字说》于元祐年间（1086—1094）遭禁，绍圣年间（1094—1098）复起，作为考试教材，不久又被废。以此观之，金刻本或刊行于《字说》流行或废止后不久。金刻本对校勘北宋校正医书局本有重要价值。钱超尘、钱会南首次合撰的《金刻本〈黄帝内经素问〉校注考证》，于2017年由学苑出版社出版。

（11）元代胡氏古林书堂本《素问》刊成于1339年，以北宋校正医书局孙奇家藏善本为底本刊行，遗篇一卷。改二十四卷为十二卷。今藏于中国国家图书馆。已通过《联合国亚太记忆名录》。

元代读书堂本。无刊行年月。所据底本当为北宋校正医书局本。二十四卷。今存。

（12）明代刊本较多，列举如下。

1）嘉靖年间（1522—1566）顾从德以北宋校正医书局本为底本翻刻，二十四卷。逼真宋本。书口有刻工姓名。此版本是《素问》通行本之最佳本。

2）赵府居敬堂本。十二卷，遗篇一卷。以古林书堂本为底本。品相极佳。明清之际傅山据此本在书眉、书根、行间批注。之所以选赵府居敬堂本为批注底本，是因为赵府居敬堂本为明代之宗族主持刊刻的，寓有故国之思焉。今存于中国国家图书馆、北京大学图书馆。

3）熊宗立本以赵府居敬堂本为底本刊行。

4）吴悌本。白文本。今存。

5）潘之恒本。今存。

6）吴勉学本。今存。

7）万历十二年甲申（1584）周氏本刊行。据熊宗立本。日本鳌成公观《素问考》、丹波元简《素问识》以此本为底本。

明代医家除关注《素问》版本外，又进行注释，如马莳《黄帝内经素问注证发微》九卷、吴崐《黄帝内经素问吴注》二十四卷、张介宾《类经》四十二卷、李中梓《内经知要》两卷等，为清代《黄帝内经》学之发展奠定了良好基础。

（13）日本安政三年丙辰（1856）森立之本以涩江全善珍藏之顾从德本为底本，又以医庠所藏明初翻宋本为校本刊行，字体、行格、栏线刻工逼真北宋本，卷末有顾从德跋及顾定芳校勘记录，是现存仿顾从德本之最佳本。笔者已将此书影印，收入《〈黄帝内经〉版本通鉴》中。

（14）清代《黄帝内经》之学以注释与考据见长，影响至今。

1）注释举要。如汪昂《素问灵枢类纂约注》三卷、张志聪《黄帝内经素问集注》九卷、高世栻《黄帝内经素问直解》九卷等。

2）考据著作呈现长川奔涌态势。考据约分以下三类。①古音学考证。顾炎武《音学五书》逐篇考证《灵枢》《素问》古音，据韵判断篇章成文时间。朱骏声《说文通训定声》将《素问》古韵逐篇注出韵脚（只举韵脚，不列全句）。王念孙深入研究《素问》古韵特点，论证《素问》与《易林》《新语》成书于同一时代，即西汉时期。本书将王念孙《〈新语〉〈素问〉〈易林〉合韵谱》收录，以观乾嘉大师据古韵考证《黄帝内经》成书时代之方法。古音学今为绝学矣，存其亡而继其绝，不仅为《黄帝内经》研究之急需，亦为整理中医古籍所必备。江有诰《音学十书》对《素问》古音详加分析研究。②校勘训诂研究。如顾尚之《素问校勘记》及《灵枢校勘记》、胡澍《素问校义》、沈彤《释骨》、孙诒让《札迻》、俞樾《读书余录》、田晋蕃《内经素问校证》、于鬯《香草续校书》等。③薛福辰《素问难字字典》。

（15）新中国是《黄帝内经》研究成就最为辉煌的时代。20 世纪 50 年代，《灵枢》《素问》影印本出版，《黄帝内经》成为中等及高等中医药院校必修教材。20 世纪 80 年代卫生部聘请专家校注《素问》《灵枢》。就著作观之，特点如下。

1）《黄帝内经》校注层出叠见。沈祖绵的《素问臆断》《素问瓙语》值得重视。

2）《黄帝内经》音韵训诂研究著作不断呈现。刘衡如《灵枢经》（校勘本）以上古音韵学校勘近百讹字，此书 2013 年 6 月已由人民卫生出版社再版。天津中医药大学郭霭春教授主编的《黄帝内经素问校注语译》为近世校注《素问》翘楚之作。笔者的《内经语言研究》《中医古籍训诂研究》《黄帝内经太素研究》《清儒〈黄帝内经〉古韵研究简史》等都是研究《黄帝内经》文字音韵训诂的著作。

3）钱超尘、温长路合编的《黄帝内经研究集成》收集近百年《黄帝内经》研究论文，资料丰富。

4）《黄帝内经》版本受到学者重视。日本《黄帝内经版本丛刊》影印十余种重要版本，受到国人重视。

5）日本江户时期出现一批重要的《黄帝内经》文献学家，他们的著作已传到中国，且正在引起中国学者的广泛关注。

6）从临床角度研究《黄帝内经》的论文与专著取得了重要成绩。

7）20 世纪 50 年代人民卫生出版社出版的影印《黄帝内经素问》《灵枢经》及稍后出版的《黄帝内经素问》点校本（刘衡如整理）及刘衡如《灵枢经》（校勘本）在普及《黄帝内经》方面做出了重大贡献。

8）北京中医药大学王洪图教授主编的《黄帝内经研究大成》收集参编者之理论、文献、临床研究成果，展现当今研究《黄帝内经》之新进展。

9）钱超尘、钱会南合著《金刻本〈黄帝内经素问〉校注考证》为该本首次校注考证者。

影印《素问》和《灵枢》的好版本、培养研究《黄帝内经》的各类人才，为振兴中医之根本大计。

第二节　金刻本《素问》简考

今世所传《素问》除元代古林书堂本、读书堂本较早外，其余多为明代刻本。《中华再造善本丛书》影印读书堂本，云："据中国国家图书馆藏元读书堂刻本影印，原书板框高十六点四厘米，宽十一厘米。"马继兴《中医文献学》云："读书堂刊本，今北京图书馆藏一部，有'癸未岁'。按，元代有癸未岁二个，一为1283年，一为1343年，不知孰是。"笔者检遍全书，无"癸未岁"三字，在总目录后仅有"读书堂刊"四字。"癸未岁"三字当是图书鉴定者所书。读书堂本凡二十四卷，遗篇一卷，全称《新刊黄帝内经素问》，而古林书堂本作《新刊补注释文黄帝内经素问》，改二十四卷为十二卷，总目录下有"元本二十四卷今并为一十二卷刊行"。按，"元本"即"原本"。明代顾从德本《素问》又改称《重广补注黄帝内经素问》。读书堂本王冰《素问序》末仅有"将仕郎守殿中丞孙兆重改误"，古林书堂本同，明代顾从德本在其后增高保衡、孙奇、林亿三人官衔及名字。古林书堂本《素问·解精微论》末有一长方木印，内刻"至元己卯菖节古林书堂新刊"，由此可见，该本公元1339年刊行。就读书堂本书名简洁观之，该本刊行时间似为第一个癸未，略早于古林书堂本，当再考之。明代刊刻《素问》较多，如熊宗立本（1434）、田经本（1525）、赵府居敬堂本（1522—1566）、吴悌本（1522—1566）、《正统道藏》本（1436—1449）以及顾从德本（1550），其中以顾从德本流传较广。近年从中国国家图书馆发掘出金代（1115—1234）刊刻《黄帝内经素问》一部。原书二十四卷，亡篇一卷，今存卷三至卷五、卷十一至卷十八、卷二十、亡篇一卷，共十三卷。这对《素问》之研究具有重大意义。

此书卷三首页"黄帝内经素问卷三"标题下有"国立北平图书馆收藏"方型图章，则此书1949年前藏于国立北平图书馆（今称中国国家图书馆），藏书号为"01191/157"。图书馆于此书封面写有如下鉴定文字："《黄帝内经素问》二十四卷、亡篇一卷。存十三卷：三至五、十一至十八、二十、亡篇。唐王冰注。金刻本，五册。"此书何时以何种方式东渡东瀛，情况不详，待考。

王冰编次注释之《素问》（即王冰注本）为二十四卷，其时已亡卷七之《刺法论》《本病论》。今存之金刻本《素问》，虽仅及王冰注本二分之一，然其价值不可以卷数多寡观，其在《素问》版本学、校勘学及《素问》释音之研究上，真可谓价值连城也。

一、版本传承

现存最早之《素问》王冰注本刻本，首推金刻残存十三卷本。何以如此言之？

考南宋时期王应麟（1223—1296）《玉海》卷六十三云：

> 天圣四年（1026）十一月十二日乙酉，命集贤校理晁宗悫、王举正校定《黄帝内经素问》、《难经》、巢氏元方《病源候论》《唐志》五十卷。五年（1027）四月乙未，令国子监摹印颁行。诏学士宋缓撰《病源序》。
>
> 景祐二年（1035）七月庚子，命丁度等校正《素问》。
>
> 嘉祐二年（1057）八月辛酉，置校正医书局于编修院，命掌禹锡等五人，从韩琦之言也。琦言《灵枢》《太素》《甲乙经》《广济》《千金》《外台秘要方》之类多讹舛，《本草》编载尚有所亡。于是选官校正。
>
> 政和八年（1118）四月二十四日诏刊正《内经》。重和元年（1118）十一月十五日诏以《内经》考其常，以《天元玉册》极其变。

据《玉海》所载，1026—1118 年《素问》校定刊行凡四次：①天圣四年（1026）校正，天圣五年（1027）刊行；②景祐二年（1035）刊行；③嘉祐年间（1056—1063）校正刊行；④政和八年（1118）校正刊行。按，政和八年之下半年改为重和元年，故 1118 年有"政和"与"重和"两个年号。重和元年（1118）十一月十五日诏以《素问》与《天元玉册》对比考证疾病、天时之"常"与"变"，未重新校正刊行《素问》。以上刊行之《素问》版本，均已亡佚不传，至可惜也。

又据清代孙星衍（1753—1818）《平津馆鉴藏书籍记》云："《新刊补注释文黄帝内经》十二卷，题'启玄子次注，林亿、孙奇、高保衡等奉敕校正，孙兆重改误'。总目一卷后题云：'原本二十四卷，今并为一十二卷刊行。'总目前有'本堂今求到元丰孙校正家藏善本，重加订正，分为一十二卷'。"所云"元丰孙校正家藏善本"者，谓孙奇家藏之善本《素问》也。元丰年间（1078—1085）上距嘉祐年间（1056—1063）仅十五六年，其所藏者为嘉祐年间校正医书局所刊刻之《素问》也。此本即今尚存之古林书堂本，藏于中国国家图书馆。

据清代《天禄琳琅书目续编》载，南宋绍定年间（1228—1233）曾刊刻《素问》二十四卷："《重广补注黄帝内经素问》（一函十册）。每版心有'绍定（1228—1233）重刊'四字。林亿等于仁宗嘉祐中奉敕校正。据表云'伏念旬岁'，是神宗时方告成镂梓。此则南宋理宗时重雕，版式字数尺寸仍照原帙。"今亦失传。

总之，北宋、南宋时期刊行之《素问》，均已亡佚。

金刻本《素问》虽为残卷，却是现存最古老之本，它居于现存所有二十四卷本《素问》之首位，且从未再次刊刻。

金刻本《素问》缺序跋，不详其刊行年月。

金于北宋政和五年（1115）建国，至南宋端平元年（1234）国亡，凡一百二十年。金从北宋之末至南宋后期与宋对峙，两国战争连绵。《金史》无《艺文志》，难考金代艺文图籍。笔者详考《八史经籍志》《补辽金元艺文志》《补三史艺文志》，及冈西为人《宋以前医籍考》和《日本现存中国散逸古医籍》之第一、二、三集皆无著录。唯丁福保、周云青编纂之《四部总录医药编》于"《黄帝内经素问》二十四卷"下著录"金刊本，附亡篇一卷"（指现藏于中国国家图书馆之金刻本《素问》残卷及亡篇一卷而言），但无解题。《中国医籍通考》第一卷在"《黄帝内经素问》现有版本"条下有"金刻本"三字，亦无该书之介绍。《中国医籍通考》著录金刻本《素问》，但作者未睹该书，袭用《四部总录医药编》之成说。考丁福保、周云青编纂之《四部总录医药编》资料丰赡、信实有据。该书"编者的话"指出："《四部总录》是一部包括经、史、子、集四部专搜罗古代以至近代学者著作而以现今还有传本为限，并备载前人序跋解题的一种书目。"因《四部总录》篇卷极为浩大纷繁，丁福保、周云青于1958年将医家类著作先行提取，更名为《四部总录医药编》，该书收录原则之一为"确知有刊版或钞本，稿本存在"。1991年天津科学技术出版社出版的《黄帝内经词典·黄帝内经书目汇考》著录："金刻本（残存卷三至五、十一至十八、二十）。"

金刻本《素问》虽被中国医书目录加以著录，但从未刊行，研究医史文献者鲜知其书，故中华书局于 1980 年出版之《古籍目录》未著录金刻本《素问》。

金刻本《素问》现仍珍藏于中国国家图书馆，以其珍秘，故借阅不易；以其奇珍，故知见者鲜，更无论研读者矣。《中华再造善本丛书》影印之，日本オリュント出版社影印发行之，嘉惠医林、弘扬学术，功何其伟哉！

二、版本特点

金刻本《素问》原二十四卷，沿用北宋林亿、孙奇、高保衡等奉敕校正《素问》之卷数、卷次。所亡之卷何时亡佚不详，刻印书坊不详。

《素问》自元代后至元五年（1339）方由二十四卷改为十二卷。元代古林书堂《新刊补注释文黄帝内经素问·总目》标题后有一长方木印，内刻"是书乃医家至切至要之文，惜乎旧本讹舛漏落，有误学者。本堂今求到元丰孙校正家藏善本，重加订正，分为一十二卷，以便检阅。卫生君子，幸垂藻鉴"五十九字。该书第十二卷末亦有一长方木印，内刻"至元己卯菖节古林书堂新刊"十二字。通称此本为古林书堂本，这是将二十四卷本改为十二卷本之先例，后之十二卷本皆仿古林书堂本。

《素问》卷数之分合，几经演变。明代《正统道藏》本改为五十卷，明初又有改为九卷本者。欲考二十四卷本《素问》之原卷次的演变轨迹，金刻本《素问》当为首考之本。

细阅金刻本《素问》，发现其刊刻特点如下。

第一，书名为《黄帝内经素问》，无"新刊""新刊补注释文""重广补注"等字样。清代于敏中（康熙五十三年至乾隆四十四年，1714—1779）《天禄琳琅书目》有考：

> 《重广补注黄帝内经素问》，一函十册。二十四卷。唐王冰注，宋林亿、孙奇、高保衡校正，孙兆改误。前亿等进书序，次冰原序。按晁公武《读书志》、陈振孙《书录解题》俱称王冰自号启玄子。陈氏又称其为宝应中人，官太仆令……又按《宋史·艺文志》及晁、陈诸家著录，皆第称《黄帝内经素问》二十四卷，而无"重广补注"之名，则此本定为明人翻刻时所加名目。且《书录解题》但称林亿、高保衡承诏校定，并无孙奇之名，亦不言孙兆改误之事，今本增入孙奇、孙兆二人，则"重广补注"之名，当即为此二人所加矣。

　　《天禄琳琅书目》谓"重广补注"四字为明人翻刻宋版所加，又谓孙奇、孙兆二人之名为其自加，皆待考证。

　　第二，金刻本《素问》每有讹字，当与顾从德摹宋本校读，举例如下（表3）。

表3　金刻本《素问》讹字举例（以顾从德摹宋本对校）

篇名	金刻本《素问》	顾从德摹宋本
《灵兰秘典论》	（1）"肺为相傅之官。" （2）"谋虑出焉"，王冰注："劳而能断。" （3）"以此养生则寿，没世不殆。" （4）"非斋戒择吉日不敢受也"，王冰注："深敬故也。"	（1）"肺者相傅之官。"按，依上下句语例，当作"肺者"。 （2）王冰注"劳"作"勇"。 （3）"没"作"殁"。 （4）"敬"字缺末笔，保持北宋刊本旧观。金刻本《素问》不避
《六节藏象论》	（1）"天有十日，日六竟而周甲。" （2）"太过不及奈何岐伯曰在经有也"，林亿云："详王注言《玉机真藏论》已具，彼中篇言脉之太过。"	（1）"竟"字缺末笔。宋太祖赵匡胤之祖父名赵敬，故避其嫌名（同音字）。金刻本《素问》不避。 （2）林亿"详王注言《玉机真藏论》已具，按本篇言脉之太过。"按，金刻本《素问》脱"按"字。"彼中"二字作"本"字是
《移精变气论》	（1）"外无伸宦之形。" （2）"故可移精祝由而已"，王冰注："夕隐朝游禽兽之间。"	（1）"宦"误作"官"。"伸"是"申"的后出字。古文"申"与"贵"形近（见《说文解字·草部》"黄"），当作"外无贵宦之形"，与上句"内无眷慕之累"构成对偶句。作"伸官"大误。此句金刻本《素问》可贵。 （2）王冰注"间"作"门"。误，当作"间"
《汤液醪醴论》	（1）"帝曰何以然"，王冰注："言何以能完坚耶。" （2）"今之世不必已何也"，王冰注："言不必如中古之世用也。" （3）"针石道也"，王冰注："志意违背于师尔故也。" （4）"其有不从毫毛生而五藏阳以竭也。" （5）"其有不从毫毛生"，王冰注："阴气中盛，阳气竭绝。"	（1）王冰注"耶"作"邪"。 （2）王冰注"用"字作"何"。是。 （3）王冰注"尔"作"示"。是。 （4）王冰本"而"字在"生"字上。按，金刻本《素问》义长。 （5）王冰注"中盛"之"中"作"内"。作"内"义长

　　第三，金刻本《素问》行距、字距疏密适当，清爽便读，每页十三行，每行二十二字，注文皆为双行小字，每行三十字。顾从德摹宋本每页十行，每行二十字，双行小注，每行三十字。

　　第四，金刻本《素问》白口，双鱼尾，上面鱼尾号下刻有《素问》卷数。下面之双鱼尾号下刻有本卷之页数。书口此种刊刻方式与顾从德摹宋本大异。顾本亦为白口，书口仅一个双鱼尾号，下刻"内经"二字及卷数，其下为页数，再下为刻工姓名。金刻本《素问》无刻工姓名。

　　第五，金刻本《素问》凡注文重叠之第二字皆以"＝"表示，而顾从德摹宋本皆用原字重叠。如金刻本《素问·灵兰秘典论》"愿闻十二藏之相使"下，注："藏＝也。"顾从德摹宋本作"藏藏也"。又如金刻本《素问·灵兰秘典论》"恍惚之数生于毫厘"下，注："老子曰：'恍＝惚＝。'"顾从德摹宋本作"恍恍惚惚"。

　　第六，金刻本《素问》"敕"字上空一格，表示礼敬，其式如下："启玄子次注林亿孙奇高保衡奉　敕校正孙兆重改误。"元代读书堂本、古林书堂刊本，明代熊宗立刊本、顾从德摹宋本等"敕"字上均无空格。按旧式当有空格，以示对敕命之恭谨虔敬。考日本仁和寺藏《黄帝内经太素》抄写本，"敕"字上亦空一格，是其证也。"敕"上留一空格，当为金刻本《素问》之又一特征。

　　第七，金刻本《素问》不避宋帝名讳。《宋史》卷一百零八《礼志》云："绍熙元年（1190）四月，诏今后臣庶命名，并不许犯祧庙正讳。如名字现有犯者，并合改易。"《容斋三笔》卷十一云："本朝尚文之习大盛，故礼官讨论，每欲其多，庙讳遂有五十字者。举场试卷，小涉疑似，士人辄不敢用，一或犯之，往往暗行黜落，方州科举尤甚，此风殆不可革。"考顾从德摹宋本多讳字。森立之、涩江全善《经籍访古志》卷七"《重广补注黄帝内经素问》二十四卷明代摹刻宋本"条指出："右本与顾氏所刻同，此北宋板重雕者，若殷、匡、炅、恒、玄、征、镜字并缺笔，其楮墨镂摹，并臻精妙。"陈垣《史讳举例》卷八《宋讳例》详举北宋、南宋各朝皇帝名讳及避讳之法，如宋太宗赵炅初名匡，又名光义，于是改"义"为"毅"，改"炅"缺末笔。宋代《绍定礼部韵略》载《淳熙重修文书式》，列举十七个帝王之名避讳法，如"炅，古迥切"下云"炯、耿、扃、憬等十六字"因与"炅"同音皆需避之。金代受宋代影响，亦染避讳之习（见陈垣《史讳举例》卷八《辽金讳例》），但不似宋代之严格。故凡遇宋代之帝讳，于《素问》经文注释及《素问》音辨中概不避讳。"炅"字在金刻本《素问》残卷音辨中皆不缺笔。如金刻本《素问·举痛论》《素问·长刺节论》《素问·调经论》音辨中之"炅"字皆不缺笔,此尤可证此《素问》刻于金代而非刻于两宋时期也。

第八,金刻本《素问》篇名有的顶格,有的低四格;"新校正"文与王冰注文之间,有的空一格,有的用"○"号隔开,有的用阴阳圈隔开,版式不一。十五卷以前,凡篇名均低正文四字刻板,自十五卷《皮部论》开始,篇名皆顶格刻板。卷三《灵兰秘典论》《六节藏象论》王冰注文与"新校正"文之间皆空一格,以醒眉目。至卷三《五脏生成》及卷五诸篇王冰注文与"新校正"文之间,或用单圈,或用阴阳圈,或空一格,体例不一,体现了刻工的随意性和制定版式时的非周密性。

第九,金刻本《素问》全书由于受潮而纸质变霉变黑,字迹多有晦暗不清晰处。

三、释音绝异

金刻本《素问》与顾从德摹宋本最大不同处是释音。总的印象是:金刻本《素问》释音颇多,字下多附训诂;顾从德摹宋本释音甚少,字下几无训诂。这是一个非常值得注意的重大学术问题。

《新唐书·艺文志》卷五十九《明堂经脉类》云:"王冰注《黄帝素问》二十四卷,《释文》一卷。"是王冰曾撰《素问释文》一卷绝无疑义。《素问释文》与《素问》王冰注本分别刊行,未附于《素问》每卷之末。唐人为《素问》训释音义非自王冰始,杨玄操曾撰《素问释音》一卷,书今佚。为医书作音义,为唐代医家时尚。据丹波元简《医籍考》载,日本藤原佐世《日本国见在书目录》著录《素问音训并音义》五卷,《素问改错》二卷,二书并佚。丹波元简云:"右二书唐宋诸志并系失载,藤原佐世编《见在书目录》在宽平中,时当唐季,则是书殆出于隋唐间欤?"今存之《素问》音义唯见金刻本《素问》及顾从德摹宋本每卷末之释音。对比观之,不禁令人为之惊异不已。仅举其大异者言之。

(一)音义标题不同

金刻本《素问》卷三之末作"内经音辨"四字,下释卷三《灵兰秘典论》《六节藏象论》《五脏生成》《五脏别论》四篇难字读音与词义。顾从德摹宋本无"内经音辨"四字。金刻本《素问》卷四、卷五、卷十、卷十二、卷十三之末作"音辨"二字，无"内经"二字。卷十四之末径作释音而无标题。卷十五、卷十六、卷十七、卷十八之末作"音释"二字。则金刻本《素问》之释音标题有四种：一作"内经音辨"，一作"音辨"，一作"音释"，另一种无标题。顾从德摹宋本皆无标题。

（二）所释之字多寡不同

金刻本《素问》所释难字音义数量远远超过顾从德摹宋本。如金刻本《素问·五脏生成》训释音义凡二十二字，顾从德摹宋本训释十二字；金刻本《素问·气交变大论》《素问·五常政大论》两篇训释音义凡一百一十二字，顾从德摹宋本此两篇共训释十八字。金刻本《素问》释义对今人编"内经字典"与字书、辞书有参考价值。

（三）反切上下字有所不同

具体见表4。

表4　金刻本《素问》与顾从德摹宋本释音反切字对照

篇名	金刻本《素问》卷十二	顾从德摹宋本卷十二
《风论》	疠，音例。数，入声。洒，所卖切。 怢，他对、他没二切。肆也、忘也、忽也与愫愫也。 胝，在计切。俞、腧同音庶。 䐜，音嗔。 溃，胡对切。中，去声。脑，奴皓切。 飧，音孙。恶，去声。胼，普耕切，白也。 差，楚介切。诊，之忍切。吓，音赫。 嗌，于昔切，咽也。炲，音台，煤炲。 颈，音景	疠，音利。溃，胡对切。脑，妇皓切
《痹论》	痹，音闭。著，直略切。噫，乙介切。数，入声。 尻，去高切，脽也。咳，口亥切。飧，音孙。涩，所立切。易，音异。俞，音庶，腧同。 瘳，敕留切。洒，所卖、所绮二切。 悍，音捍。慓，音漂。肓，音荒。 濇，所力切，又涩同	肓，音荒（按，顾从德摹宋本"肓"字误，当作"肓"）

续表

篇名	金刻本《素问》卷十二	顾氏摹宋本卷十二
《痿论》	痿，于危切。薄，兵各切。著，直略切。 蹩，必亦切，跛也。胫，乎正切。 髋，音宽。膑，音牝。溲，所久切，小便也。渐，子廉切。别，兵节切。蠕，而兖切，或作蝡，动也。 渗，所禁切	蹩，必亦切。髋，音宽。尻，枯熬切。 揔，音总。膑，音牝
《厥论》	眴，音舜，"瞚""瞬"同。于交切。 仆，匹候切，又匐覆二音，倒也。 骺，户当切，胫也。 膜，音嗔。溲，所有、所求二切，小便也。 嗌，于昔切。毛，音毛。 痤，充至切	顄，于交切，凹也。 谔，音俨。 僵，居良切。仆，音仆。毛，音毛

通过比较可以清楚看到，金刻本《素问》所释之音义远较顾从德摹宋本为详。二者所释之字，《素问·风论》中相同者三字，金刻本《素问》增十六字；《素问·痹论》中相同者一字，金刻本《素问》增十五字；《素问·痿论》中相同者三字（蹩、髋、膑），金刻本《素问》无而顾从德摹宋本独有者二字（尻、揔），金刻本《素问》增七字；《素问·厥论》中相同者三字（顄、仆、毛），金刻本《素问》无而顾从德摹宋本独有者二字（谔、僵），金刻本《素问》增四字。

为什么出现这种现象？笔者认为，顾从德摹宋本之释音尚保存北宋校正医书局之释音原貌，而北宋校正医书局于每卷末所附之释音，当取自王冰《素问释文》。《素问释文》原单独成册，林亿等乃将之分附于各卷之末。金刻本《素问》之释音（又称"音辨"）当出自宋人、金人之手。知金刻本《素问》之释音出自宋人、金人之手者，笔者搜出一力证。金刻本《素问·骨空论》之释音云："髋，音宽，膑同。在髀上。《字说》谓污秽所隐处。"考《字说》乃王安石所撰。王安石（1021—1086），北宋人，与林亿、高保衡、孙奇、孙兆同时，熙宁（1068—1077）间作《字说》，元丰五年（1082）完成。

金刻本《素问》之释音引《字说》，则其释音当成于元丰五年（1082）之后也。此时即北宋嘉祐（1056—1063）、治平（1064—1067）、熙宁（1068—1077）及元丰（1078—1085）间，林亿等正全力以赴校正《素问》。林亿《素问序》云"顷在嘉祐中，仁宗念圣祖之遗事将坠于地，乃诏通知其学者俾之是正。臣等承乏典校，伏念旬岁"，仅校正其十分之三四，"馀不能具"，于是复"采汉唐书录古医经之存于世者，得数十家"。考北宋校正医书局成立于嘉祐二年（1057），若自此年校正《素问》，经"伏念旬岁"，即经过十余年，仅"十得其三四"，后又经若干岁月，方"正谬误者六千馀字，增注义者二千馀条"，乃成《素问》之校定本，其时已在元丰之年矣，故乃得引用《字说》于释音中。因此，笔者认为金刻本《素问》之释音出自宋人、金人手。

（四）讹字多寡不同

金刻本《素问》之释音讹字较少，顾从德摹宋本之释音讹字较多，下举例言之（表5）。

表5　金刻本《素问》与顾从德摹宋本释音对照

篇名	金刻本《素问》	顾从德摹宋本
《五脏生成》	颃，胡浪切	顽，胡浪切（当作"颃"）
《汤液醪醴论》	莝，音剉，斩草也	莝，音剉，斩也（按，脱"草"字）
《诊要经终论》	跗，方无切，足上也	跗，音闭（当音方无切）
《腹中论》	眳，乌朗切	眳，鸟朗切（当作"乌朗切"）
《痹论》	肓，音荒	盲，音荒（当作"肓"）

金刻本《素问》之释音亦偶有误字，当据顾从德摹宋本校之。如金刻本《素问·刺要论》"拆桑故切"，顾从德摹宋本作"泝，音速"。当作"泝"。总体来看，金刻本《素问》之释音讹字较顾从德摹宋本之释音为少。

四、《素问遗篇》

（一）《素问遗篇》亡于何时

《素问遗篇》指《刺法论》《本病论》二篇，亡于王冰前。《素问·本病论》："所谓揆者，方切求之也，言切求其脉理也。度者，得其病处，以四时度之也。"王冰注："凡言所谓者，皆释未了义。今此所谓，寻前后经文，悉不与此篇相接。似今数句稍成文义者，终是别释经文。世本既阙第七二篇，应彼阙经错简文也。"林亿于《素问·六元正纪大论》下附《刺法论》《本病论》篇名，云："详此二篇，亡在王注之前。按《病能论》篇末王冰注云'世本既阙第七二篇'，谓此二篇也，而今世有《素问亡篇》及《昭明隐旨论》，以谓此三篇，仍托名王冰为注。辞理鄙陋，无足取者。"林亿谓"亡在王冰前"，亡佚具体时间不明。《跻寿馆医籍备考》卷一云："盖《素问》，东汉以降，第七卷既亡失。《甲乙经·序》并《隋书·经籍志》载梁《七录》亦云只存八卷。"皇甫谧于魏甘露年间（256—260）撰《针灸甲乙经》称《素问》"亦有所亡失"，是《刺法论》《本病论》至迟于汉末魏初已亡佚矣。故全元起《素问训解》无此二篇，《黄帝内经太素》亦无征引。

（二）《素问遗篇》伪托于何时

林亿谓"今世有《素问亡篇》及《昭明隐旨论》"，则《素问遗篇》于北宋嘉祐前已流行。考王冰次注《素问》二十四卷之时，另撰《玄珠密语》，以彰《素问》之秘，约于王冰卒后《玄珠密语》即亡佚，故林亿谓"今有《玄珠》十卷，《昭明隐旨》三卷，盖后人附托之文也。"其伪托时间约在王冰次注《素问》之762年之后至北宋嘉祐年间这近三百年时间内，有词义可以考证焉。

《素问》全书无"脸"字，凡表脸意，皆称"两颧"，如《素问·三部九候论》"上部地，两颧之动脉"。《素问遗篇》却以"脸"字表示两颧。《本病论》："民病夭亡，脸肢府黄疸满闭。"此"脸"字指两颧。考"脸"字出现甚晚。《说文解字》无"脸"字。至六朝时期"脸"字乃出，义为肉羹。《龙龛手镜》："脸，七廉反，臁也。又力斩反，羹属也。""臁"字之义亦为肉羹。后"脸"字之义转指两颧。南朝时期梁简文帝（550—551在位）《妾薄命篇十韵》："玉貌歇红脸。"此后，唐末五代时期及宋代"脸"字皆指两颧。唐代杜牧（803—852）《冬至日寄小侄阿宜诗》："头圆筋骨紧，两脸明且光。"王昌龄（698—757）《采莲曲》："荷叶罗裙一色裁，芙蓉向脸两边开，乱入池中看不见，闻歌始觉有人来。"宋代"脸"字亦指两颧。晏殊（991—1055）词："芳莲九蕊开新艳，轻红淡白匀双脸。"其子晏几道（1030—1106）词："轻匀两脸花，淡扫双眉柳。""脸"皆指两颧。

尽管唐宋时期"脸"字皆指两颧，但《素问遗篇》出于五代时期或宋代初期的可能性更大。何以言之？考《宋史·艺文志》著录"王冰《素问玄珠密语》一卷"，此书不见于《新唐书·艺文志》。考《刺法论》之"资取之法令出《密语》"、《本病论》之"《玄珠密语》云'阳年三十六'"等，林亿已斥此书为后人伪托之作。此书既著录于《宋史·艺文志》，其"脸"字词义又明显带有宋代语言特点，则《素问遗篇》伪托之时间为唐末五代时期，至迟在宋代初期。

（三）《素问遗篇》始见何书

《素问遗篇》始见于北宋时期刘温舒《素问入式运气论奥》。《宋史·艺文志》："刘温舒《内经素问论奥》四卷。"《四库全书总目提要》："《素问入式运气论奥》三卷，附《黄帝内经素问遗篇》一卷。《刺法论》一卷，题曰'黄帝内经素问遗篇'。案，《刺法论》之亡在王冰作注之前，温舒生于北宋末，何从得此。其注亦不知出自何人，殆不免有所依托，未可尽信。"刘温舒事迹及《素问入式运气论奥·序》，见《宋史·方技传》。《宋史·方技传》云："又《刺法论》一篇，以补《素问》之亡，今并行于世云。"考刘温舒《素问入式运气论奥·序》写于北宋元符二年（1099），上距林亿校正《素问》之嘉祐年间四十余年。因此可推知，此两篇遗文，在北宋流行较广。

（四）《素问遗篇》何时附经

自刘温舒将《素问遗篇》收入其作，据今所见资料考证，将《素问遗篇》附于《素问》经文之后者，非元代古林书堂本，而是金刻本《素问》。金刻本《素问遗篇》原文每行二十字，注释为双行小字，每行三十字，经注分明，十分爽目。金刻本《素问》虽无具体刊刻年月，但早于古林书堂本则可知也。

清代目录学家皆云《素问遗篇》始著录于《素问》元刊本，冈西为人《宋以前医籍考》亦云："元古林书堂所刻《内经》，始附刊之，种德堂、赵王府并仿之，即知赵府补刊遗篇，惟袭刘温舒本者，非有别本也。"金刻本《素问》之刊行，可补目录之未备。

第三节 《灵枢》刊本简考

一、高丽国进献《灵枢》考

《灵枢》即《九卷》，皇甫谧又称之为《针经》，杨上善《黄帝内经太素》兼称《九卷》与《针经》。唐代王冰始称之为《灵枢》，故北宋时期席延赏说："《灵枢》之名与《九卷》《针经》相比，最为后出。"

后人通称《灵枢》文字俗浅，不如《素问》典雅，故疑《灵枢》晚于《素问》。《灵枢》与《素问》皆非成于一时一人，《灵枢》文字奥雅古远者，早于《素问》，《素问》引用《灵枢》之《经脉》，即明证。当然，《灵枢》之文亦有后人增补者。

《灵枢》之流传演变较《素问》略为复杂。这是因为以下几点。①在王冰将之命名为《灵枢》以前，它既称《九卷》，又称《针经》，容易令人不知所从。②《灵枢》在传抄过程中有些篇章陆续失传，故林亿在《素问·调经论》注中说："《灵枢》今不全。"失掉哪些篇，今无确考。③北宋校正医书局在校定医籍时，因《灵枢》不全而未校定之。高丽国闻知此事，特送来十卷本《灵枢》，欲交换宋朝古书，北宋时期对来自高丽国的《针经》十卷，未加详细校定，只委医官二三员简加校勘。④北宋时期靖康之难，徽、钦二宗被掳，图籍散亡殆尽，故至南宋初，《灵枢》极为罕见，史崧乃以家藏之本刊刻。所谓家藏之本非他，乃北宋时期二三医官仓促校勘雕印之本。史崧对家藏之本重加分卷，以与《素问》之卷数、篇数相配。王冰改编篇次，可赖"新校正"而考知，而史崧改编情况如何，由于无其他资料对比，已不可确考。⑤清代杭世骏在《道古堂集》中称《灵枢》为王冰伪托，其说影响较大。由于以上诸种因素，《灵枢》版本流传之考证尤为困难。

"灵枢"一名，首见于《素问》王冰注。《素问·三部九候论》："血病身有痛者治其经络。"王冰注："《灵枢经》曰：'经脉为里，支而横者为络，络之别者为孙络。'"《素问·调经论》"神有馀，则写其小络之血"注却云："《针经》曰：'经脉为里，支而横者为络，络之别者为孙络。'"同样一段引文，一称出自《灵枢》，一称出自《针经》，则《针经》即《灵枢》明矣。林亿指出："详此注引《针经》曰，与《三部九候论》注两引之，在彼云《灵枢》而此曰《针经》，则王氏之意，指《灵枢》为《针经》也。"

《灵枢》即《针经》，是毫无疑义的。《针经》之所以又称为《灵枢》（或称《九虚》《九灵》），与道家思想颇有关系。我国道家书籍，自东晋时期以来数量日增，《隋书·经籍志》载道家书三百七十七部，一千二百一十六卷，这类书籍，常将"灵""宝""枢""玄"等字冠于书首。如《隋书·经籍志·道家类》小序说："大业中，道士以术进者甚众，其所以讲经，由以《老子》为本，次讲《庄子》及《灵宝》《升玄》之属。"《旧唐书·经籍志》道家及医家类，有《玄书通义》《曜灵经》《灵宝登阁》《神枢灵辖》《黄帝九灵经》等。《针经》虽然是医学经典著作，与道家讲符录之书有根本区别，但在讲养生保健、治病疗疾方面却与之有相通之处，因此亦被道家者流王冰命以带有鲜明道家色彩的名称——《灵枢》。王冰："弱龄慕道，夙好养生。"（见王冰《素问序》）丹波元简说："《灵枢》之称，昉于唐中叶，王冰注《素问》，或曰《灵枢》，或曰《针经》，林亿因谓王冰名为《灵枢》，不可定。然今考《道藏》中，有《玉枢》《神枢》《灵轴》等之经，而又收入是经，则《灵枢》之称，意出于羽流者欤！"

自皇甫谧至北宋末，关于《针经》九卷、《素问》九卷合而构成《黄帝内经》十八卷，学者从无异词。至南宋时期晁公武《郡斋读书志》始提出疑义。该书卷二云："《灵枢经》九卷，王冰谓此书即《汉志》'《黄帝内经》十八卷'之九也。或谓好事者于皇甫谧所集《内经》《仓公传》中抄出之，名为古书也。未知孰是。"按，晁公武引"或谓"（即有的人说）之言，实不足深论。考皇甫谧所撰《针灸甲乙经》，乃集《素问》《针经》《明堂孔穴针灸治要》三书而成，非撮述《仓公传》敷衍成书，因此，晁公武引"或谓"之说，最为孟浪。但疑窦一开，继起而指责《灵枢》为伪托者，代有其人。元代吕复在《群经古方论》中说："《内经·灵枢》，汉、隋、唐《艺文志》皆不录，隋有《针经》九卷，唐有灵宝注《黄帝九灵经》十二卷而已。而或谓王冰以《九灵》更名为《灵枢》。又谓《九灵》尤详于针，故皇甫谧名之为《针经》，即《隋志》'《针经》九卷'。苟一书而二名，不应《唐志》别出《针经》十二卷也。"吕复的中心意思是，唐代灵宝注释的《黄帝九灵经》十二卷可能被王冰改名为《灵枢》，但这部《灵枢》与《隋书·经籍志》著录的《针经》不是同一部书；假使书的内容相同仅仅是名称不同，那么《旧唐书·经籍志》为什么同时著录《针经》和《黄帝九灵经》呢？吕复的话，无疑是针对《针灸甲乙经·序》而发的。对于吕复的议论，《四库提要辨证》卷十二已做了批评："考《唐志》虽有灵宝注《九灵经》十二卷，然只录注本而别无单行之。《九灵经》盖《九灵》，亦即《针经》，灵宝作注时，分其卷帙，因其书详言九针，因题之为《九灵》，《唐志》即因以著录，其别出之《黄帝针经》十卷，则本书也。林亿谓王冰以《九灵》为《灵枢》，则《灵枢》之名或为王冰所改。夫《灵枢》即《针经》，《中兴书目》具有明文，林亿亦无异说，乌得诋为伪撰乎？"《四库提要辨证》对吕复的批驳是中肯的。在吕复之后，认为《灵枢》出于后人伪托，影响最大的是清代学者杭世骏（1696—1773）。他在《道古堂诗文集》卷二十六中有如下一段文字：

> 《灵枢》之名，不知其何所本，即用之以法《素问》，余观其文义浅短，与《素问》岐伯之言不类，又似窃取《素问》之言而铺张之，其为王冰所伪托可知。自冰改《灵枢》后，后人莫有传其书者。唐宝应至宋绍兴，锦官史崧乃云家藏旧本《灵枢》九卷……是此书至宋中世而始出，未经高保衡、林亿等校定也，孰能辨其真伪哉？其中《十二经水》一篇，无论黄帝时无此名，而天下之水何止十二。只以十二经脉而以十二水配，任意错举，水之大小不详计也。尧时作《禹贡》，九州之水始有名，湖水不见于《禹贡》，唐时荆湘文物最盛，洞庭一湖，屡咏歌于诗篇，征引于杂说。冰特据身所见而妄臆度之耳，挂漏不待辨而自明矣！

杭世骏在清代考据学盛行之时，于乾隆元年（1736）举博学鸿词，授编修，官至御史。他曾核对武英殿十三经、二十四史，著有《石经考异》《史记考异》《汉书疏证》《三国志补注》《经史质疑》《续方言》《道古堂诗文集》等，在学术界影响颇大。因此，他的关于《灵枢》出于王冰伪托之说，曾被多种著作当作正确结论引用。如《四库全书总目提要》云："近时杭世骏《道古堂集》亦有《灵枢经跋》……其考证尤为明晰。"黄云眉《古今伪书考补证》云："《灵枢》乃唐人王冰所造，杭世骏已辨之甚析。"杭世骏之说，似成定论。其实，杭世骏之论，于《灵枢》之诬，亦已厚矣，所有考证，均为谬妄。下举几事以驳正之。

（1）所谓"文义浅短"。此说不始于杭世骏，而首倡于朱熹。朱熹云："《素问》语言深，《灵枢》浅，较易。"《灵枢》不成于一时一人，语言风格全书迥异。其艰深者，虽《素问》不能过，如《素问·小针解》以解《灵枢·九针十二原》，风格颇类《韩非子》的《解老》《喻老》。《灵枢·刺节真邪》云："凡刺小邪日以大（太），补其不足乃无害，视其所在迎之界，远近尽至不得外，侵而行之乃自费。"顾炎武称其始开七言诗之体式。段玉裁云："汉人通借繁多，不可究诘。"（《说文解字·序》注）今考《灵枢》之通假字，几乎超过《素问》。如《灵枢·本输》云："委中，腘中央，为合，委而取之。""委而取之"者，屈曲而刺之。"委"为通假字，本字作"骪"。《前汉书·淮南王传》"骪天下之正法"，颜师古注："骪，古委字，曲也。"又如《灵枢·周痹》云："九者，经巽之理。"意思是，关于九针，在《针经》中具论其理。"巽"训"具"，见《说文解字》卷五上丌（jī）部。段玉裁注："巽，具也者，巽之本义也。"由于《灵枢》也像《素问》一样，成书时间跨度很大，又非成于一人之手，其中确有不少后世出现的字词或语法。比如《灵枢·四时气》云："风痎腹胀。""痎尽乃止。""痎"是"水"的后出字，由于患水病，故写作"痎"。又如《灵枢·寿夭刚柔》："寒复灸巾以熨之，三十遍而止，汗出以巾拭身，亦三十遍而止。""遍"字作为动量词，在汉代尚未出现。因此，对于《灵枢》的词义、语法、用韵等语言问题，应该通过仔细地研究，判明其时代特征，不能仅凭个别篇段而判定其语言深浅雅俗，从而评定该书的真伪。

（2）所谓"为王冰所伪托"。此说最为穿凿，鲁莽灭裂。皇甫谧取《素问》《针经》《明堂孔穴针灸治要》三书类编而为《针灸甲乙经》，今之《灵枢》内容，皆具于《针灸甲乙经》中，难道《针灸甲乙经》亦为王冰所伪托？唐初杨上善取《素问》《灵枢》内容而类编为《黄帝内经太素》三十卷，其中有关《灵枢》内容与今之《灵枢》同，难道《黄帝内经太素》亦为唐代中期王冰所伪托？

（3）所谓"是书至宋中世而出，不能定其真伪"。此说最易蛊惑人心。据南宋绍兴二十五年乙亥仲夏史崧《灵枢·叙》说："但恨《灵枢》不传久矣，世莫能究。……仆本庸昧，自髫迄壮，潜心斯道，颇涉其理，辄不自揣，参对诸书，再行校正。家藏旧本《灵枢》九卷共八十一篇，增修音释，附于卷末，勒为二十四卷。庶使好生之人，开卷易明，了无差别。除已具状经所属申明外，准使府指挥依条申转运司选官详定，具书送秘书省国子监。"今天通行之《灵枢》八十一篇，即史崧所献本。因此，考证史崧"家藏旧本《灵枢》九卷共八十一篇"的来历，是颇为重要的课题。《章太炎全集·论〈素问〉〈灵枢〉》云：

> 《灵枢》旧称《九卷》，亦曰《针经》，亦曰《九灵》。黄以周
> 云："《素问·针解篇》之所解，其文出于《九卷》，'新校正'已言
> 之。又《方盛衰论》言：'合五诊，调阴阳，已在《经脉》。'《经
> 脉》即《九卷》之篇目，王注亦言之，（笔者按，王冰注云：'《灵
> 枢经》备有调阴阳、合五诊，故引之。曰"以在经脉也"，《经脉》
> 则《灵枢》之篇目也。'）则《素问》且有出于《九卷》之后者
> 矣。"黄说甚墙！由今按验，文义皆非淳古。《灵枢》前乎《素问》，
> 亦不远也。林亿校《素问》云："《灵枢》今不全。"《宋史·哲宗纪》："元祐
> 八年，诏颁高丽所献《黄帝针经》于天下。"则是时始有全帙也。今本乃绍兴
> 中史崧所进，自言家藏旧本，盖即林亿所见残帙而以高丽所献补完尔。

北宋哲宗、英宗两朝，在整理校勘医书上做出很大贡献。仁宗朝鉴于
《灵枢》等不少医书错讹残缺，曾诏令儒臣校定之。《玉海》卷六十三云：
"嘉祐二年八月辛酉，置校正医书局于编修院，命掌禹锡等五人，从韩琦之言
也。琦言《灵枢》《太素》《甲乙经》《广济》《千金》《外台秘要方》之类多
讹舛，本草编载，尚有所亡，于是选官校正。"南宋时期陈振孙《直斋书录解
题》卷十三引《会要》云："嘉祐二年，置校正医书局于编修院，以直集贤
院掌禹锡、林亿校理，张洞校勘，苏颂等并为校正。后又命孙奇、高保衡、
孙兆同校正。每一书毕，即奏上，亿等皆为之序，下国子监板行。"《苏魏公
集·本草后序》亦记载，嘉祐年间，差掌禹锡、林亿、苏颂共同校正《神农
本草经》《灵枢》《黄帝内经太素》《针灸甲乙经》《素问》及《广济方》《千
金要方》《外台秘要》等。《灵枢》是仁宗朝确定的八种要校正的医书之一，
终因残缺而未校。也许是天不丧斯文吧，过了三十多年，完好无缺的《灵枢》
由高丽国进献而来。这一点，可以称得上是医学史上的一则佳话。

《宋史·高丽传》记载："七年，遣黄宗悫来献《黄帝针经》，请市书甚
众。礼部尚书苏轼言：'高丽入贡，无丝发利而有五害，今请诸书与收买金
箔，皆宜勿许。'诏许买金箔，然卒市《册府元龟》以归。"高丽国进献《黄
帝针经》，事在哲宗元祐七年（1092），高丽国已探知我国无完整《黄帝针
经》，故献此书以换取其他所需书籍。又《宋史·哲宗纪》云："（元祐八年
春正月）庚子，诏颁高丽所献《黄帝针经》于天下。二月己酉，诏西南蕃龙
氏迁秩补官。辛亥，礼部尚书苏轼言，高丽使乞买历代史及《册府元龟》等

书，宜却其请，不许。省臣许之。轼又疏陈五害，极论其不可。"又考江少虞
《宋朝事实类苑》云：

> 哲宗时，臣察言："窃见高丽献到书内，有《黄帝针经》九卷。
> 据《素问序》称，《汉书·艺文志》：'《黄帝内经》十八卷。'《素
> 问》与此书各九卷，乃合本数。此书久经兵火，亡失几尽，偶存于
> 东夷。今此来献，篇帙具存，不可不宣布海内，使学者诵习，伏望
> 朝廷详酌，下尚书工部雕刻印板，送国子监依例摹印施行。所贵济
> 众之功，溥济天下。"有旨："令秘书省选奏通晓医书官三两员校对，
> 及令本省详定讫，依所申施行。"

高丽国进献之《黄帝针经》九卷，于哲宗元祐八年（1093）雕版颁行。
从此，一部完整的《灵枢》又出现。

从北宋哲宗元祐八年（1093）至南宋高宗绍兴二十五年（1155），中间相
隔六十多年。北宋之末南宋之初，是历史大动荡、兵火遍地、生民涂炭的灾
难时期，许多书籍毁于此时。元祐八年（1093）颁行的《灵枢》九卷，经过
六十多年的风雨播迁，又濒于一线垂绝的危险境地。幸有史崧"自髫迄壮，
潜心斯道"，保藏着元祐刊本。

史崧进呈此书时，曾"再行校正"。所谓"再行校正"，当是就元祐八年
（1093）曾派"通晓医书官三两员校对"一事而言。因前已校对一遍，今再
校勘，故云"再行校正"。

史崧进呈并校正之《灵枢》，渊源有自，章太炎所考简明有据，杭世骏不
细读《灵枢》，乃说不能定其真伪，大学者也有失察之时。

（4）所谓古无十二水之称。按，《针灸甲乙经》亦有十二经配十二水之
文，若据杭世骏此说，《针灸甲乙经》亦为王冰所伪托乎。

总而言之，《针经》即《灵枢》，无可怀疑，它与《素问》一起构成《黄
帝内经》全书的整体。前人对它的种种怀疑，尤其是杭世骏的所谓考据，皆
不足信。

二、《灵枢》版本简史

(一)《灵枢》版本述要

今存《灵枢》最早版本为元代古林书堂本，它是明代《灵枢》十二卷本
所有版本的母本。明代《灵枢》二十四卷本最古者为无名氏刊本。明代《灵

枢》版本是清代《灵枢》再刻本之底本。考证《灵枢》版本当从元明时期《灵枢》版本说起。

北宋校正医书局将《灵枢》列入校定计划，未果。《素问·调经论》云："无中其大经，神气乃平。""新校正"云："《灵枢》今不全。"以不全，故未校定之。

寻找全帙《灵枢》，朝廷一直关注。《高丽史》卷十记载，高丽使臣李资义出使北宋，宋仁宗向高丽使臣求书。此文写于高丽国宣宗大安七年（1091）六月十八日：

> 丙午，李资义等还自宋。奏云："帝闻我国书籍多好本，命馆伴书所求书目录授之。"乃曰："虽有卷第不足者，亦需传写附来。"

高丽国进呈书目中有《古今录验》五十卷、《张仲景方》十五卷、《黄帝针经》九卷、《九墟经》九卷、《小品方》十二卷、《陶隐居效验方》六卷。

其中《黄帝针经》九卷及《九墟经》九卷之目、卷数相同。《九墟经》与《灵枢》是同一部书的两个不同名称。《灵枢·经别》"或以诸阴之别皆为正也"十字，《针灸甲乙经》卷二林亿等校注云："《九墟》云：'或以诸阴之别皆为正也。'"此是其证。《黄帝针经》九卷与《九墟经》九卷，一书二名，同时存在，流传高丽国。

高丽国宣宗大安八年（1092）十一月高丽使臣出使中国，进献《黄帝针经》及其他书籍，高丽国要求换取中国书籍。下面引证史料说明之。

材料一

《宋史》卷十七《哲宗纪》：

> （元祐八年春正月）庚子（1093 年 1 月 23 日），诏颁高丽所献《黄帝针经》于天下。……（二月）辛亥，礼部尚书苏轼言，高丽使乞买历代史及《册府元龟》等书，宜却其请，不许。省臣许之。轼又疏陈五害，极论其不可。有旨："书籍曾经买者听。"

苏轼不同意高丽国用《黄帝针经》等书换取《册府元龟》及"历代史"（《资治通鉴》）。为此苏轼写有《论高丽买书利害札子三首》，见《苏东坡全集·奏议集》。苏轼说："除可令（高丽国）收买名件外，其《册府元龟》、历代史本部未敢便令收买，伏乞朝廷详酌指挥。"又云："今来高丽人使所欲买历代史、《册府元龟》及敕式，乞并不许收买。"哲宗批示："看详都省本为《册府元龟》及《北史》……一概令买。"

材料二

江少虞，字虞仲，政和间（1111—1118）进士。其所著《宋朝事实类苑》卷三十一"藏书之府"条说：

> 哲宗时（1086—1100），臣僚言："窃见高丽献到书，内有《黄帝针经》九卷。据《素问序》称，《汉书·艺文志》：'《黄帝内经》十八卷。'《素问》与此书各九卷，乃合本数。此书久经兵火，亡失几尽，偶存于东夷。今此来献，篇帙具存，不可不宣布海内，使学者诵习，伏望朝廷详酌，下尚书工部雕刻印板，送国子监依例摹印施行。所贵济众之功，溥济天下。"有旨："令秘书省选奏通晓医书官三两员校对，及令本省详定讫，依所申施行。"

材料三

南宋时期王应麟（1223—1296）《玉海》卷六十三记载：

> 元祐八年，高丽所献书有《黄帝针经》。正月庚子，秘书监王钦臣请宣布，俾学者诵习。

材料四

《续资治通鉴》卷四百八十记载：

> 元祐八年正月，工部侍郎兼权秘书监王钦臣言："高丽献到书内有《黄帝针经》，篇帙俱存，不可不宣布海内，使学者诵习，乞依例摹印。"诏令校对讫，依所请。

材料五

《续资治通鉴》卷八十二记载：

> （元祐八年正月）庚子，诏颁高丽所献《黄帝针经》于天下。……二月辛亥，高丽遣使买历代史及《册府元龟》等书。礼部尚书苏轼言宜却其请。省臣许之。轼又疏陈五害，极论其不可，且曰："汉东平王请诸子及《太史公书》，犹不肯与；今高丽所请，有甚于此，其可与乎？"诏："书籍曾经买者听。"

北宋元祐八年正月宋哲宗诏令选择两三名文医兼通之士校勘《黄帝针经》，不久，此书刊行。此次校勘比较简略，不像嘉祐年间校正医书局校勘

《素问》那样详尽仔细。现在流行的《灵枢》就是在高丽进献本基础上简加校勘、音释后刊行者。

（二）史崧本《灵枢》翻刻与演变

史崧，南宋初人，他在《灵枢·叙》中说："恨《灵枢》不传久矣……参对诸书，再行校正。家藏旧本《灵枢》九卷共八十一篇，增修音释，附于卷末，勒为二十四卷。"此本史称"史崧本"。此序写于南宋绍兴乙亥（1155），则《灵枢》史崧本于 1155 年刊行。

史崧本为《灵枢》之流传奠定了基础。此书原刻久已不存，元代、明代据史崧本翻刻者主要有二十四卷本、十二卷本两种。另有《道藏》一卷本、二十三卷本，京本（二卷本），《道藏》本与京本流行较少，影响不大。

1. 二十四卷本系统

（1）明代无名氏本。全称《新刊黄帝内经灵枢》，二十四卷，八十一篇，无刊行年月。森立之《经籍访古志补遗》云："《新刊黄帝内经灵枢》二十四卷（明代无名氏仿宋本，存诚药室藏），每卷末附释音，不记刊行年月。每半版高六寸九分，幅五寸强，十行，行二十字。按，此原与《素问》合刊。检其版式，亦覆刻宋本者。然讳字无缺笔，殆南渡以后物乎？今行《灵枢》，唯此为最善。"日本内阁文库藏有无名氏本，日本宽文三年（1663）重刻之。日本经络学会于 1992 年将其与《素问》顾从德本合订影印发行。中国中医科学院图书馆、北京中医药大学图书馆各藏有一部原刻本。钱超尘主编的《〈黄帝内经〉版本通鉴》在中国首次将明代无名氏本影印。

（2）明代周曰校（按，人名）本。明万历十二年（1584）绣古书林周曰校重刊，二十四卷，八十一篇。此本据无名氏本重刊。森立之云："周曰校本卷数亦与此同（谓与无名氏本同）……皇国重刊本文字多讹，亦非周氏之旧。"

2. 十二卷本系统

（1）元代古林书堂《灵枢》《素问》合刻本。所刻《素问》全称《新刊补注释文黄帝内经素问》，十二卷，八十一篇。《素问》总目有一枚长方黑边木印，内刻"是书乃医家至切至要之文，惜乎旧本讹舛漏落，有误学者，本堂今求到元丰孙校正家藏善本，重加订正，分为一十二卷，以便检阅。卫生君子，幸垂藻鉴"。总目末刻有一行文字："元本二十四卷，今并为十二卷刊行。""元本"即"原本"。书末附《素问遗篇》一卷。古林书堂所刻《灵枢》全称《新刊黄帝内经灵枢》，总目刻有"元作二十四卷，今并为十二卷，计八十一篇"，总目之尾有黑地白文长条木印，内刻"至元己卯古林胡氏新刊"。"至元己卯"当1339年。古林书堂本卷一末有长方木印，内刻"至元庚辰菖节古林书堂印行"。"至元庚辰"为后至元六年，当1340年。是古林书堂本始刻于1339年，刻竣于1340年。考察古林书堂本当注意此书总目标题与分标签题稍异。总目标题为"黄帝素问灵枢集注目录"，卷一正文标题为"新刊黄帝内经灵枢"，卷二至卷十二每卷正文标题为"黄帝素问灵枢集注"，反映了刻工非一人，故有此小疵。古林书堂本无注，"集注"二字刊于书中尤为不当。古林书堂本今藏于中国国家图书馆，日本宫内厅书陵部亦藏一部。

（2）明成化八年（1472）熊宗立本。十二卷，八十一篇。森立之《经籍访古志补遗》云："此依元椠重雕。末记'成化甲午年熊氏种德堂'。"按，《中国中医古籍总目·医经》云："明成化八年壬辰（1472）鳌峰熊宗立种德堂仿元本重刻本。"熊宗立本据元代古林书堂本翻刻，始刻于成化八年（1472），刻竣于成化十年（1474）。

（3）明嘉靖四年（1525）田经本。十二卷，八十一篇。全称《新刊黄帝内经灵枢集注》。此本目录刻有"历城县儒学教谕田经校正"，通称"田经本"。朝鲜以田经本为底本以木活字刊行之，书名同。日本オリエント出版社1993年1月影印的《黄帝内经版本丛刊》收录朝鲜刊活字本，名为"朝鲜刊活字本《新刊黄帝内经灵枢集注》"。"朝鲜刊活字本"即田经本。

（4）明嘉靖年间（1522—1566）赵府居敬堂本。十二卷，八十一篇。森立之《经籍访古志补遗》云："不记刊行年月，纸板极精，似嘉靖间物。考《明史》赵简王高燧，永乐二年封，子孙承袭至万历中。"《中国中医古籍总目·医经》云："明嘉靖赵康王朱厚煜居敬堂刻本。"通称主持刊刻者为赵康王朱厚煜。此本品相极佳。当今古籍收藏大家周叔弢论版本之善否有五条标准，曰："一板刻好。不能是邋遢本，这好比先天体格强健。二纸张好，印刷好，这好比后天营养好。三题跋好，这好比此人富有才华，有学问。四收藏印章好，这好比美人淡妆。五装潢好，这好比衣冠整齐。"在明代所有刻本中，赵府居敬堂本品相最好，然其讹字亦最多。傅山、萧延平校勘《灵枢》所用底本即赵府居敬堂本。萧延平校出赵府居敬堂本许多讹字。

（5）明嘉靖年间（1522—1566）吴悌本。十二卷，八十一篇。无刊行年月。森立之《经籍访古志补遗》云："系白文，盖嘉靖间本。"《中国中医古籍总目·医经》云："明嘉靖金溪吴悌校刻本。"

（6）明万历二十九年（1601）《医统正脉》吴勉学本。十二卷，八十一篇。《中国中医古籍总目·医经》云："明万历二十九年辛丑（1601）新安吴勉学校刻《古今医统正脉全书》本。"

《灵枢》二十四卷本、十二卷本是《灵枢》基本版式，其中又以赵府居敬堂本流行最广。1956 年人民卫生出版社影印赵府居敬堂本，此后皆以人民卫生出版社影印本为底本翻刻录排。1964 年人民卫生出版社出版的刘衡如《灵枢经》（校勘本），亦以赵府居敬堂本为底本，则赵府居敬堂本几乎一统天下矣。使用赵府居敬堂本务须参阅收藏于中国国家图书馆的萧延平勘误本《灵枢》与人民卫生出版社本卷末附的《灵枢经勘误表》。

研究《灵枢》版本史，应注意明代《道藏》本（一为二十三卷本，一为一卷本）及京本（二卷本）。

3. 《道藏》本系统

（1）《灵枢》二十三卷本。此本被收入明代《道藏》，全称《黄帝素问灵枢集注》。白文，无注。马继兴《中医文献学》第二章云："这是在二十四卷本基础上调整卷数而内容未变的白文本，于明代编入《道藏》。书名虽改为《黄帝素问灵枢集注》，实则并无《素问》及集注。现存涵芬楼影印《道藏》中。"森立之称"道藏本盖亦祖胡氏者"，谓以古林书堂本《灵枢》为底本也。今细核之，此二十三卷本系在二十四卷本基础上合并一些篇目而成。如第二十四卷只有《大惑论》《痈疽》两篇，道藏本将此两篇合并到第二十三卷，此二十三卷包括三篇文章，即《岁露论》加上第八十、第八十一。其他篇目亦有小的调整，而内容未改。

（2）《灵枢》一卷本。一卷本全称《黄帝内经灵枢略》一卷。《经籍访古志补遗》云："抄出于《道藏·太玄部》业字号。小岛学古曰：'郑氏《通志·艺文略》"《灵枢略》一卷"殆是书也。'"马继兴云："系节录自《灵枢》的早期传本，对于校勘《灵枢》有一定参考意义。"考《黄帝内经灵枢略》包括如下文章：《六气论篇》《迷惑论篇》《无音论篇》，及一篇无题文章。此一卷总计两千六百余字。在研究《灵枢》文献史时具有较高参考价值。

（3）京本《灵枢经》二卷本。台湾图书馆收藏明代福建书林詹林所进贤堂《京本校正注释音文黄帝内经素问灵枢》十五卷本，其中第一卷至第十三卷为《素问》，第十四、十五两卷为《灵枢》。日本《黄帝内经版本丛刊》第九册收录此二卷本。此二卷本总标题为"京本黄帝内经灵枢"，其中第十四卷包括《九针十二原》至《阴阳清浊》四十篇，第十五卷包括《病传》至《痈疽》四十一篇。此本每半页十二行，行二十五字，品相不如赵府居敬堂本清爽。

日本オリエント出版社将上述《灵枢》元、明诸本全部影印收入《黄帝内经版本丛刊》中。《黄帝内经版本丛刊》收录了元代古林书堂本及明代熊宗立本、詹林所本、吴悌本、周曰校本、吴勉学本、《道藏》本、田经本（日本オリエント出版社称之为"朝鲜刊活字本"）。

日本《黄帝内经版本丛刊》将《素问》《灵枢》重要版本影印收录，对研究《黄帝内经》颇具参考价值。

三、人民卫生出版社《灵枢经勘误表》

1956 年人民卫生出版社以赵府居敬堂本为底本影印发行《灵枢经》，首次印刷 4000 册，此后不断再版印刷，中医界皆以此本为研究《灵枢》标准本，书末附《灵枢经勘误表》。本文对《灵枢经勘误表》逐条核实研究，所用校本为古林书堂本、熊宗立本、詹林所本、朝鲜刊活字本（朝鲜以明历城县儒学教谕田经本为底本活字排印，日本オリュソト出版社 1993 年将朝鲜刊活字本影印刊行）、吴悌本、吴勉学本、周曰校本、《道藏》本、无名氏本（见 1992 年日本经络学会创会 20 周年影印内部刊行。日本森立之《经籍访古志补遗》称无名氏本"检其板式，亦覆宋本者，然讳字无阙笔，殆南渡以后物乎？今行《灵枢》，唯此为最善"）、《针灸甲乙经》、《黄帝内经太素》、刘衡如《灵枢经》（校勘本），凡十二种。《灵枢》少佳本，不像《素问》以顾从德本为首选。今以《灵枢》上述版本品相观之，赵府居敬堂本为优，然讹字亦多，20 世纪 20 年代萧延平校出讹字三十七个，20 世纪 50 年代人民卫生出版社校出二十六个讹字，其中二者皆校出者八个，去掉重校字，总计校出讹字五十五个。改正这些讹字，对获取少讹或无讹之《灵枢》赵府居敬堂本原文非常重要。

（1）赵府居敬堂本《九针十二原》第 7 页右数第十三行："五藏有疾也，应出十二原，二原各有所出，明知其原，睹其应，而知五藏之害矣。"《灵枢经勘误表》"二原"改作"十二原"，然未出所据。考古林书堂本、熊宗立本、詹林所本、朝鲜刊活字本、吴悌本、吴勉学本、《道藏》本、无名氏本"二"上均无"十"字，即皆作"二原"，唯周曰校本作"十二原"。其版式形制作"应出十二原，十二原各有所出"，其中"十二"两字横排占一格位置（按，原书竖排，"十二"两字字形缩小，两字横排占一格位置）。明代除周曰校本外，所有《灵枢》版本皆作"二原"。周曰校本凭上下文义增"十"字。继考日本杏雨书屋藏《黄帝内经太素》卷二十一《诸原所生》"二"作"而"："五藏有疾也，应出于十二原，而原各有所出。"杨上善注："原之脉气皆出第三输。"据杨上善注及上下文分析，"二"字当作"而"字，表示转折。古音"而""二"纽同韵异，借"二"为"而"，属双声假借。作"而"句意乃可解。《灵枢经勘误表》改"二原"作"十二原"误。

（2）赵府居敬堂本《小针解》第11页第十六行："扣之不发言者，不知补写之意也。"按，"言"字应放在下句之首。古林书堂本、熊宗立本、詹林所本、朝鲜刊活字本、吴悌本、吴勉学本、周曰校本、《道藏》本均作"扣之不发者，言不知补写之意也"。《灵枢经勘误表》将"言者"二字乙转，是。

（3）赵府居敬堂本《邪气脏腑病形》第17页第五行"冬曰重感于寒"之"曰"，《灵枢经勘误表》改为"日"。古书刻板"曰""日"常混淆，当作"日"。

（4）赵府居敬堂本《根结》第20页第三行"子之死期"，《灵枢经勘误表》改作"予之死期"。古林书堂本、熊宗立本、詹林所本、吴悌本、吴勉学本、周曰校本、《道藏》本皆作"子"字，朝鲜刊活字本作"予"。何字为是？校勘不能以数量定取舍、是非。《针灸甲乙经》卷五第六、《黄帝内经太素》卷二十二《刺法》作"予"。"予"即"预"字，作"予"是。"予"近"子"，故讹为"子"。

（5）赵府居敬堂本《寿夭刚柔》第20页下栏第五行："病在阴者命曰痹，病阴阳俱病命曰风痹。"按，第二句"病阴阳俱病命曰风痹"句首之"病"字衍，《灵枢经勘误表》删之。萧延平校曰："吴本'阴阳'上无'病'字。"所校均是。考古林书堂本下句作"病阳俱病命曰风痹"，脱"阴"字，衍"病"字。熊宗立本以古林书堂本为底本，亦作"病阳俱病命曰风痹"，朝鲜活字刊本仿熊宗立本作"病阳俱病命曰风痹"，吴悌本此句与熊宗立本同。吴勉学本此句亦作"病阳俱病命曰风痹"，与古林书堂本、熊宗立本、朝鲜刊活字本、吴悌本同。而萧延平所见吴勉学本作"阴阳俱病命曰风痹"，句首无"病"字，"阳"上有"阴"字，其句与詹林所本同。吴勉学本有明代映旭斋藏版步月楼梓行本，收于《古今医统正脉全书》，为通行本，萧延平所据之吴勉学本与《古今医统正脉全书》所收之吴勉学本异，当考之。詹林所本作"阴阳俱病命曰风痹"，"阴阳"二字上无"病"字。周曰校本此句与詹林所本同，《道藏》本此句与詹林所本、周曰校本同。古林书堂本对明代刊本影响巨大，研究《黄帝内经》版本当参阅古林书堂本，但古林书堂本讹字不少，不能认为古林书堂本的字都是正确的。

（6）赵府居敬堂本《终始》第 26 页下栏第五行："日一取之，必切而验之，疏而取。"《灵枢经勘误表》"取"下补"之"字，极是。古林书堂本作"疏而取"无"之"字，熊宗立本、詹林所本、吴勉学本、周曰校本、《道藏》本与古林书堂本同；朝鲜刊活字本、周曰校本均作"疏取之"，"取"下有"之"字，"取"上脱"而"字。诸本无一作"疏而取之"者。考《针灸甲乙经》卷五《针道终始》作"疏取之"，《黄帝内经太素》卷十四《人迎脉口诊》作"躁取之"，萧延平校曰"'躁'，《灵枢》《甲乙》作'疏'"，谓"躁"字讹，当作"疏"也。按，此句正确句式当作"疏而取之"，"取"字下需有"之"字以与上句"日一取之，必切而验之"的"之"字押韵（之部韵）。又此句下有"日二取之，必切而验之，疏而取之"相参，尤知当作"疏而取之"也。1956 年《灵枢经》卷末之《灵枢经勘误表》无勘误者，笔者以为其作者或为刘衡如先生。2012 年 6 月 15 日笔者打电话给刘衡如先生之子刘山永先生，他回答说，其父 1959 年初来北京从事内典整理工作，无暇医典，1959 年始为人民卫生出版社点校医书，《灵枢经勘误表》非成于其父，并说"可能成于人民卫生出版社严灵舟先生"。《灵枢经勘误表》文字虽简，而品质较高，故简考作者如此。

（7）赵府居敬堂本《终始》第 27 页下栏第十行："邪气来也紧而疾，邪气来也徐而和。"《灵枢经勘误表》改下句之"邪"为"谷"。考古林书堂本、熊宗立本、朝鲜刊活字本、吴悌本、吴勉学本、周曰校本下句"邪"字均作"谷"。所有《灵枢》版本唯赵府居敬堂本作"邪气来也徐而和"，"邪"字大误，当作"谷"。詹林所本作"邪气来也紧而洪，正气来也徐而和"。按，脉之"疾"与"洪"有别，"正气"虽即"谷气"，然所改无版本之据，詹林所本属于妄改。《黄帝内经太素》卷二十三《三刺》作"邪气来也坚而疾，谷气来也徐而和"。作"谷"字是也。

（8）赵府居敬堂本《经脉》第 32 页第五行："寸口反小于人迎。"《灵枢经勘误表》"迎"下补"也"字。考古林书堂本、熊宗立本、詹林所本、朝鲜刊活字本、吴悌本、吴勉学本、周曰校本、《道藏》本均有"也"字。《经脉》十二经脉同样句式均有"也"字，独赵府居敬堂本"寸口反小于人迎"无"也"字，脱落无疑。《针灸甲乙经》卷二《十二经脉络脉支别》亦有"也"字。

（9）赵府居敬堂本《经脉》第32页下栏第十二行："其支者，从巅至耳上循，其直者，从巅入络脑。"《灵枢经勘误表》改"循"作"角"，是。考古林书堂本、熊宗立本、詹林所本、朝鲜刊活字本、《道藏》本"循"均作"角"。赵府居敬堂本作"循"，误。萧延平校注云："'耳上循'，吴本《灵枢》作'耳上角'，《甲乙》《太素》均作'角'，'循'字必误。"考《针灸甲乙经》卷二《十二经脉络脉支别》、《脉经》卷六第十、《黄帝内经太素》卷八《经脉之一》（1965年人民卫生出版社精装本第105页）均作"角"。《素问·脉解》"所谓耳鸣者，阳气万物盛上而跃，故耳鸣也"，王冰注："以其脉支别者，从巅至耳上角故尔。"作"角"字是也。

（10）赵府居敬堂本《经水》第39页下栏第一行："大小深浅广狭远近各不固。"《灵枢经勘误表》改"固"为"同"。萧延平校注云："'各不固'，吴本'固'作'同'。"古林书堂本、熊宗立本、朝鲜刊活字本、吴悌本、吴勉学本、周曰校本、《道藏》本均作"同"。《黄帝内经太素》卷五《十二水》亦作"同"。詹林所本讹为"固"。

（11）赵府居敬堂本《经筋》第42页上栏第十三行："名曰仲春痹。"《灵枢经勘误表》"痹"下补"也"字。考古林书堂本、熊宗立本、詹林所本、朝鲜刊活字本、吴悌本、《道藏》本"痹"下均无"也"字。吴勉学本、周曰校本"痹"下有"也"字。考《经筋》句式如"命曰孟春痹也""命曰季春痹也""命曰孟秋痹也""名曰仲秋痹也""命曰季秋痹也"等，"名曰仲春痹"句末有"也"字乃符合行文风格。

（12）赵府居敬堂本《四时气》第50页下栏第三行："取之合，冬取并荥。"《灵枢经勘误表》改"并"为"井"，是。考古林书堂本、朝鲜刊活字本、周曰校本、《道藏》本皆作"井"。熊宗立本、詹林所本、吴悌本、吴勉学本皆讹作"并"。《针灸甲乙经》卷五《针灸禁忌》、《黄帝内经太素》卷二十三《杂刺》亦作"井"。

（13）赵府居敬堂本《师传》第64页下栏第二行："胃欲寒饥，肠欲热饮。"《灵枢经勘误表》改"饥"作"饮"。萧延平校注云："'饥'字疑讹。"考古林书堂本作"饮"，与下句"肠欲热饮"押韵。熊宗立本作"胃欲寒饥"。詹林所本、朝鲜刊活字本、吴悌本、吴勉学本、周曰校本、《道藏》本均讹作"饥"。熊宗立本首讹为"饥"，明代其他刻本皆相沿而误。"饥"为"饮"之形讹。《灵枢》《素问》均为散文体押韵之作，《灵枢》押韵较《素问》犹多。"胃欲寒饮，肠欲热饮"，二句相押，作"饥"则失韵。

（14）赵府居敬堂本《逆顺肥瘦》第72页下栏第四行："婴儿者，其肉脆，血少气弱，刺此者，以豪刺，浅刺而疾发针。"《灵枢经勘误表》改"豪刺"之"刺"为"针"，与下句"发针"相押，作"豪刺"则失韵矣。萧延平校注："'豪刺'吴本作'豪针'。"考古林书堂本已讹作"豪刺"矣，熊宗立本、詹林所本、朝鲜刊活字本、周曰校本相沿讹作"刺"。吴悌本始作"刺此者以豪针，浅刺而疾发针"，改"豪刺"为"豪针"，吴勉学本、《道藏》本依而作"豪针"。

（15）赵府居敬堂本《卫气失常》第97页上栏第一行："黄帝问于岐伯曰。"《灵枢经勘误表》改"岐伯"为"伯高"，是。全篇皆黄帝问，伯高答。考古林书堂本、无名氏本、熊宗立本、詹林所本、朝鲜刊活字本、吴悌本、吴勉学本、周曰校本、《道藏》本均作"伯高"，无一作"岐伯"者。

（16）赵府居敬堂本《卫气失常》第97页上栏第五行："人有肥有膏有内。"《灵枢经勘误表》改"内"为"肉"，是。考古林书堂本、无名氏本、朝鲜刊活字本、《道藏》本均作"肉"。熊宗立本、詹林所本讹作"内"。

（17）赵府居敬堂本《阴阳二十五人》第103页上栏第十二行："大商之人。"《灵枢经勘误表》改"大"为"左"，是。按，金形之人包括钛商之人、右商之人、左商之人、少商之人，不包括大商之人。考古林书堂本、熊宗立本、詹林所本、朝鲜刊活字本、吴悌本、吴勉学本、《道藏》本皆将"左商之人"之"左"讹作"右"。只有无名氏本、周曰校本作"左商之人"。

（18）赵府居敬堂本《阴阳二十五人》第104页下栏第九行："血气盛则有多须。"《灵枢经勘误表》改"有"为"口"。考古林书堂本、无名氏本、熊宗立本、詹林所本、朝鲜刊活字本、吴悌本、吴勉学本、周曰校本、《道藏》本均作"血气盛则有多须"。明代所有翻刻本皆作"则有多须"。又考刘衡如1964年《灵枢经》（校勘本）校注："有：应据《甲乙》卷一第十六删。"考《针灸甲乙经》卷一《阴阳二十五人形性血气不同》作"血气盛则多髯"，"则"下无"口"字、"有"字。笔者按，"有"字衍，改"有"为"口"无据。

（19）赵府居敬堂本《邪客》第113页上栏第十三行："帝之所问针道乖矣。"《灵枢经勘误表》改"乖"为"毕"，是。萧延平校注："'乖'，吴本作'毕'。"古林书堂本作"乖"，影响后世刊刻本，熊宗立本、詹林所本、朝鲜刊活字本、吴悌本、吴勉学本、《道藏》本均讹作"乖"，唯无名氏本及周曰校本改为"毕"。"毕"与"乖"形近故讹为"乖"。

（20）赵府居敬堂本《官能》第117页下栏第一行："言阴与五，合于五行。"《灵枢经勘误表》改"言阴与五"之"五"为"阳"，是。考古林书堂本讹为"五"，熊宗立本、詹林所本、吴悌本、朝鲜刊活字本、吴勉学本、周曰校本、《道藏》本均沿误作"五"。被森立之称为《灵枢》所有版本中最佳者的无名氏本，此句亦误作"言阴与五"。考《黄帝内经太素·知官能》作"言阴与阳，合于五行"，杨上善注："知分阴阳之气。"则作"阳"是，作"五"乃蒙下句"合于五行"之"五"而误也。《灵枢经勘误表》虽无版本为据，采用韵校之法，却与《黄帝内经太素》暗合。《官能》相关文字作"言阴与阳，合于五行，五藏六府，亦有所藏，四时八风，尽有阴阳，各得其位，合于明堂"，句中"阳""行""藏""阳""堂"皆押古韵"阳"韵。因此可知，校勘《灵枢》《素问》，不仅需要依据所校文字数量之多寡（如"五"），尚需依据医理与古韵综合考察。

（21）赵府居敬堂本《论疾诊尺》第119页下栏第八行："按其阳之来有过者，独热在左，右热在右，右热在上，上热在下，下热诊血脉者多赤多热。"影印本句读大误，不知所云，正确句读为："按其阳之来，有过者独热，在左右热，在右右热，在上上热，在下下热。诊血脉者，多赤多热。"第三句"在左右热"之"右"当作"左"。《灵枢经勘误表》谓第四句"在右右热"当作"在左左热"，然误字不在第四句，而在第三句。考古林书堂本将第三句之"在左左热"讹为"在左右热"，熊宗立本、詹林所本、朝鲜刊活字本、吴悌本、吴勉学本、《道藏》本均沿其误作"在左右热"，唯周曰校本改诸本之误作"在左左热"。无名氏本又增讹误，其句为"按其阳之来，有过者独热，在左右热，在左右热，在上上热，在下下热。诊血脉者，多赤多热"。其第三、四句相同，当改为"在左左热，在右右热"。不详《灵枢勘误表》作者是否综览《灵枢》诸种版本，然能校出"左""右"之讹，与其读书得间、深味其义、贯通全文、深入思考密切相关。校书非常需要这种精神。

（22）赵府居敬堂本《刺节真邪论》第120页上栏第十三行："岐伯曰：'振埃者，刺外，经去阳病也。'"《灵枢经勘误表》删"经"字。考古林书堂本作"振埃者，刺外，去阳病也"，无"经"字。熊宗立本、詹林所本、朝鲜刊活字本、吴悌本、吴勉学本、周曰校本、《道藏》本均无"经"字。无名氏本亦无"经"字。赵府居敬堂本凭空衍"经"字。刘衡如《灵枢经》（校勘本）以赵府居敬堂本为底本保留衍文"经"字。

（23）赵府居敬堂本《卫气行》第125页上栏第四行："人气二十五周于

身有奇分与十分身之四。"《灵枢经勘误表》改"四"为"二"。考古林书堂本作"四"，熊宗立本、詹林所本、朝鲜刊活字本、吴悌本、吴勉学本、周曰校本、《道藏》本均作"四"。无名氏本亦作"四"。刘衡如《灵枢经》（校勘本）校注："'四'，应据《太素》卷十二《卫五十周》杨注改为'二'。"杨上善注："人气昼日行阳，二十五周于身有奇分十分之二，言四误也。"

（24）赵府居敬堂本《九针论》第129页下栏第八行："其日乙卯，左毛应立夏。"《灵枢经勘误表》改"毛"为"手"，是。下句有"右手应立秋"句，故知"毛"为"手"之形讹。考古林书堂本作"左毛应立夏"，其后翻刻本多作"毛"字。熊宗立本、詹林所本、吴悌本、周曰校本、《道藏》本、无名氏本均作"毛"。吴勉学本、朝鲜刊活字本改为"毛"字。刘衡如《灵枢经》（校勘本）以赵府居敬堂本为底本直作"手"字而未出校。

（25）赵府居敬堂本《痈疽》第135页下栏第七行："发于颈，名曰天疽。"《灵枢经勘误表》改"天"为"夭"。考古林书堂本、熊宗立本作"夭"。詹林所本、朝鲜刊活字本、吴悌本、吴勉学本、周曰校本、《道藏》本均作"天"。"天""夭"易混，孰是孰非，当辨之。《针灸甲乙经》卷十一《寒气客于经络之中发痈疽风成发厉浸淫》作"夭疽"，《黄帝内经太素》卷二十六《痈疽》作"夭疽"，与古林书堂本合。作"夭疽"是。

（26）赵府居敬堂本《九针十二原》第6页下栏第十二行："所溜为荥，所注为输，所行为经，所以为合。"《灵枢经勘误表》改"以"为"入"，是。考证情况见第六章第二节。

萧延平校出赵府居敬堂本讹字三十五个，人民卫生出版社《灵枢经勘误表》校出讹字二十六个，两家皆校出者八个，减去重复者，共校出五十三个讹字。赵府居敬堂本误字有失校者，如《五味》第94页上栏第八行"心色赤，宜食酸，大肉麻李韭皆酸"，"大"字形讹，当作"犬"，古林书堂本作"犬"；赵府居敬堂本"商"字时讹作"商"等。虽有当校而未校者，但赵府居敬堂本之讹字，绝大部分皆已校出。本文之所以以赵府居敬堂本为底本，是因为从清代以来，人们都以赵府居敬堂本为《灵枢》众多版本中最优秀的版本。清初傅山以赵府居敬堂本为底本批阅之，清初顾炎武撰《音学五书》、嘉庆同治时期顾尚之（1799—1862）撰《灵枢校勘记》使用的也是赵府居敬堂本，中华人民共和国成立前上海涵芬楼影印的《灵枢经》也是赵府居敬堂本，中华人民共和国成立后中医界校勘《灵枢》仍然是使用赵府居敬堂本。

从品相（即外观）上说，赵府居敬堂本比明代任何刻本都精美爽目，每半页八行，行十七字，每页四周双边，外粗内细，书口上端刻"赵府居敬堂"字样，书口中间刻《灵枢经》卷某，书口上下双鱼尾，书口下端有刻工简称。1956 年人民卫生出版社影印本裁掉书口，矮小局促，品相失真。

判断古籍是否善本，不仅要视其品相美恶，还需查其误字多少。在所有明代刻本中，赵府居敬堂本讹字最多，有些讹字不是来自所用底本而是来自刻工疏忽而疏于校雠。对照本文所引明代所有版本可以考察出何书讹字多，何书讹字少。据笔者考察，无名氏本及周曰校本是明代诸刻本中讹字较少之本。周曰校本成于明万历甲申（1584），每半页十一行，行二十三字，每卷第二行皆刻有"明绣谷书林周曰校重刊"，通观全书，该书校雠较细。就品相观之，其不若赵府居敬堂本行距宽裕、字距大，但文字正误之多寡，是文献学家首先关注的问题。

北宋时期未校《灵枢》，20 世纪 80 年代国家中医药管理局制定整理校勘十一部中医古籍的计划，其中就有《灵枢》，但未完成，留下历史遗憾。我相信，以国家名义校定《灵枢》必有启动之日。本文提供之文献资料，或有参考价值。

第四节 薛福辰本《素问》不是影宋本

2009 年学苑出版社影印出版《重广补注黄帝内经素问》，封面有烫金文字："清代御医薛福辰批阅句读""影宋本"。此书原藏于故宫，卷末薛福辰（1832—1898）朱笔批注："同治九年岁在庚午（1870）夏四月无锡薛福辰校阅点句于武昌节署。"1922 年恽铁樵（1878—1935）套印于上海，学苑出版社据以影印。目录、卷二、卷四、卷六、卷八、卷九、卷十一、卷十二、卷十五、卷十六、卷十九、卷二十、卷二十一、卷二十二、卷二十三皆有"天历之宝"大型方形朱章。原章玉质色白，通高 125 mm，有春山秋水文饰，底部 56 mm×56 mm。"天历"为元文宗纪年（1328—1330）。该章为元、明、清、民国文人所钟爱，多于前代画轴、字轴加盖之。唐初虞世南（558—638）善书，师沙门智永，妙得其体。虞世南勾摹的《兰亭序》为世所重，今存，上端被后人加盖"天历之宝"朱章，故后人称之为"兰亭天历本"或"兰亭虞摹本"。北宋时期苏轼被贬黄州，郁郁寡欢，作《寒食帖》，后人加盖"天历之宝"朱章。清末王瓘（1847—?）善画，所绘罗汉图精妙传神，后人加盖"天历之宝"朱章。《素问》套印本加盖"天历之宝"朱章凡十五处，系恽铁樵授意套印，非薛福辰所为。

恽铁樵套印加章润饰，初衷如何，今已难知。1922 年在套印《素问》的同时，他以日本安政三年（1856）堀川济翻刻《伤寒论》为底本影印发行《伤寒论》，抹掉底本所有反点符号，改称"赵开美原刻本"，每册售价银圆 6 元，行销全国。

本文指出"天历之宝"为套印增饰，与《重广补注黄帝内经素问》为重要版本无必然联系。校勘《素问》，当首选顾从德本，同时需校读金刻本《素问》及元代古林书堂本、无名氏本和薛福辰本。例如《素问·六节藏象论》"天有十日，日六竟而周甲"，台湾中国医药研究所 1960 年影印台湾图书馆珍藏明代嘉靖年间顾从德本及日本经络学会 1992 年据《四库全书》本影印《素问》顾从德本"竟"字皆缺末笔，避宋讳；薛福辰本"竟"字无缺笔，不避宋讳，非摹宋本也。薛福辰本亦有优于顾从德本之处，《素问·移精变气论》

曰："针石不能治其外，故可移精祝由而已。"台湾影印顾从德本王冰注："夕隐朝游禽兽之门。""门"字讹，薛福辰本作"间"，是。（1963 年人民卫生出版社《黄帝内经素问》理校改为"间"字。）学苑出版社影印本《前言》："可惜北宋原刻本早已不存，今日所见，均为南宋刻本之再传。"笔者详考 2009 年学苑出版社影印《素问》，发现其断非南宋刻本之再传本，亦非元代天历年间刻本。辨析版本是读书大事，简述于此。

第六节 日本森立之摹刻顾从德本《素问》

　　《素问》版本以明代顾从德翻宋本最佳。顾从德原刻本今已罕见。顾从德翻宋本《素问·跋》撰于"嘉靖庚戌（1550）秋八月既望"，则其书校毕于此时。顾从德父名定芳（1489—1554），明嘉靖年间御医，藏有北宋校正医书局原刻《素问》，嘱顾从德翻刻流传。《素问·跋》云："客岁（1549）以试事北上，问事之暇，遂以宋刻善本见授，曰：'广其传，非细事也，汝图之。'"顾从德遂以北宋本为底本翻刻之。顾从德本卷二十四《解精微论》末有如下十九字："明修职郎直圣济殿太医院御医上海顾定芳校。"《素问·跋》云："家大人仰副今上仁寿天下之意甚切，亟欲广其佳本，公暇校雠，至忘寝食。"顾从德翻宋本是父子两代精心校雠之作，通称"顾从德本"。书口有刻工姓名，讳字有缺笔，字体、行格、栏线保存宋版原式。

　　顾从德翻宋本跋文尾句略有不同。影印日本森立之本《素问·跋》尾句有上述十九字，与跋文"公暇校雠，至忘寝食"句合。美国哈佛大学汉和图书馆珍藏之顾从德翻宋本、日本经络学会 1992 年影印顾从德翻宋本均无此十九字，不详其故。1960 年台湾中国医药研究所据台湾图书馆珍藏之明代嘉靖年间顾从德翻宋本影印发行之本，卷尾虽有此十九字，但将顾从德跋移至卷首改为序，且重抄跋文，复将"上海顾定芳校"六字改为"上海顾从德定芳校"八字，抄写者误以为顾从德字定芳，不知他们是父子关系。其讹陋如此。

　　影印日本森立之本《素问》所据底本是森立之于日本安政三年丙辰（1856）翻刻顾从德本之光碟，字迹清晰，色泽鲜丽，版式爽朗，高度存真。书末有森立之手抄度会常珍所写的一段文字："《素问》次注，二十四卷。明代翻雕宋本存于世者不一。医庠藏有明初所锲者，文字端正可喜。涩江道纯所弄顾从德本全覆刻之，而吴勉学则从顾本重镌者也。余尝病坊间俗刻讹舛相仍，殆致不可读，因今倩道纯本更校以医庠本，纤毫无差，乃命工锓梓，以广其传，庶乎不失宋本之旧，而嘉祐之真厘然可以睹矣。而校雠之任，道纯及森立夫俱有力焉。道纯名全善，弘前医员；立夫名立之，福山医员，并为医庠讲授云。安政丙辰季春度会常珍志。"这段文字主要是说，涩江道纯藏有顾从德原刻本《素问》，森立之借为底本翻刻之，复以明初摹宋本《素问》为校本，涩江道纯、森立之精审校阅，聘请良工雕版，乃成此书。墨字为森立之手迹。涩江道纯和森立之都是日本江户时期医学考据学派大师，二人合著之《经籍访古志》及《经籍访古志补遗》是目录学巨著。《经籍访古志补遗》云："《素问》明代覆刻者，凡有三种。其一为嘉靖庚戌顾定芳所重雕，其行款体式一与此同（按，谓与明初翻宋本同）；其一为无名氏所刊，版式亦同，不记梓行岁月，文字或有讹，盖系坊间重雕；其一为吴勉学重雕顾氏本，收在《医统正脉》中。"是森立之以顾从德翻宋本《素问》为底本摹刻之，复以明初摹宋本为校本，其可贵处可以见矣。丹波元坚《经籍访古志补遗·跋》云："明初摹宋本与顾氏所刻同从北宋版重雕者，若殷、匡、炅、玄、征、镜字并阙末笔，其楮墨锓摹，并臻精妙。"

森立之（1807—1885），字立夫，号枳园，代表作有《素问考注》二十卷、《伤寒论考注》三十五卷。这两本书是考证《素问》《伤寒论》的集大成之作。

中医是超越时代、跨越国度、具有永恒魅力、富有当代价值、佑护身体健康的生命科学和民族文化瑰宝，将随中华民族而永生。中医犹如黄金宝鼎，由三足承托而起，其三足一为《黄帝内经》，一为《伤寒杂病论》，一为《神农本草经》。《黄帝内经》奠定了中医理论基础，具有指导作用，历久弥新，是研究中国传统文化和中医理论必读之书。读书贵得善本，《素问》首善之本为顾从德翻宋本，森立之批注本更增加了文献内容。章太炎先生针对中医读书不注重善本指出："近世治经籍者，皆以得真本为亟，独医家为艺事，学者往往不寻古始。""信乎，稽古之士，宜得善本而读之也。"

第四章　明末清初傅山、顾炎武
关于《黄帝内经》之研究

第一节　傅山儒、释、道、医、国学面面观

傅山，生于明万历三十五年（1607），卒于清康熙二十三年（1684），山西太原府阳曲县（今太原尖草坪区）人，历经明代万历及天启、清代顺治和康熙四朝。他生活的时期是一个惊心动魄的历史时期，这个时期民族矛盾和阶级矛盾交织在一起，民族矛盾上升为主要矛盾。这个特定历史环境和傅山的家庭背景造就了傅山的伟大人格和千古卓绝的人文成就。傅山是明末清初著名诗人、画家、书法家、思想家、医学家和伟大的爱国主义者。他也是历史上有名的道士和著名的僧人，又是有别于腐儒的儒学大师。近些年，学者大多致力于傅山的哲学思想（子学）、书法、绘画、篆刻、诗词、训诂、教育与中医学的研究，在医学研究中，把较多精力放在《傅青主女科》临床验证上。由于种种原因，现在研究傅山的道士事迹和佛学事迹的比较少。儒、释、道三种显学是那样紧密地集于傅山一身，傅山的爱国经历、艺术造诣、医术成就、坚贞不屈的万世师表式的人生，是在他的儒、释、道、医思想的影响和支撑下形成的具体反映。

傅青主与湖南的王夫之（1619—1692）、浙江的黄宗羲（1610—1695）及朱舜水（1600—1682）、江苏的顾炎武（1613—1682）、安徽的方以智（1611—1671）、广东的屈大均（1630—1696）都是具有民族气节的著名思想家和学者。

傅山家庭文化底蕴深厚，清代史学家全祖望说："先生之家学，大河以北，莫能窥其藩者。"傅山于经传子史、儒释道医、书法绘画、图章篆刻，臻俊抵极，时称学海，时无过其右者。其鸿篇巨制、短笺批注等，散逸多多，幸存世者，尚称宏富。

傅山是中国传统文化的一座高山，他的著作是中国传统文化的一座宝库，内容涉及多个学术领域，即使一个人以一生精力研究之，亦感到时间短促，难窥涯涘。

一、傅山的家世

现将傅山的家世简述如下。

六世祖：天赐。先世居大同，天赐始徙居忻州。天赐做过朱美榕临泉王府的教授。临泉王府在太原开府。

曾祖父：傅朝宣。为朱焕济宁化府仪宾、承务郎。明正德十五年（1520）从忻州徙居阳曲。《霜红龛集》卷四十末附《傅青主先生年谱》载，傅朝宣是被朱家抢婚而与朱家小姐成婚的。"先曾祖之结婚王府也，迫于势。即因骑过中尉之门，中尉数数见之，一旦拥而入，莽插戴之，不令出，遂闻之于府主，而请为仪宾矣。不得自由，甚恨之。复听婆妾，生先大夫霖、震、儒兄弟三人。"傅朝宣临终写下遗嘱曰："有子孙再敢与王府结亲者，以不孝论。族人鸣鼓攻之。"

祖父：霖，字应期。嘉靖壬戌（1562）进士，任职辽海兵备道，居官寿州。为官清正。好诵养生家言，年逾七十，容貌光泽，神明不衰。傅霖生傅之谟。

叔祖：震，嘉靖举人，耀州知州。

叔祖：儒，万历丁丑进士，官御史。

父：之谟，字檀孟。万历岁贡。博学能文，好善乐施。自号离垢居士。

母：陈氏。生子三：长子更，诸生；次子山；三子止，太学生。性旷达，有远见。

妻：张静君。傅山二十二岁时结婚。生子眉。傅山二十六岁时卒。

傅山于 1607 年（明万历三十五年丁未农历六月十九日）生于阳曲西村，初名鼎臣，后改名山，字青竹，后改字为青主。其别名甚多，达三十余。简举如下。

傅山字青竹，后改字为青主。1644 年清军进入北京，明亡。顾炎武在《日知录·正始》提出："保天下者，匹夫之贱，与有责焉。"傅山在《霜红龛集·外篇·道无常名章》提出："天下者，非一人之天下，天下人之天下也。"为表示"愿为青山作主人"理想，把"青竹"字改为"青主"，这反映了傅山具有强烈的民主思想。

傅山又字仁仲，又字公之它（又写作公它）。他的字号还有石道人、啬庐、随历、六持、丹崖翁、丹崖子、浊堂老人、青羊庵主、不夜庵老人、傅侨山、侨山、侨黄山、侨黄老人、侨黄之人、松侨、松侨老人、侨黄真山

（寄居为侨。明亡，寓无国、无家之意，故名曰侨。《傅青主先生年谱》云"顺治元年，大清破贼于山海关，五月入京师。傅山三十八岁。自是转徙无定"）、朱衣道人（全祖望《阳曲傅先生事略》云"甲申，乃衣朱衣，居土穴以养母"）、酒道人、酒肉道人、老蘖禅。他的许多字号皆寓有爱国、爱明的深刻含义。

1621 年傅山被山西提学文翔凤录为博士弟子员。此年他始读佛经。

1628 年傅山与忻州张静君结婚。张静君为其绣观音大士像，其虽流徙四方，珍惜保藏，为诗感之、诵之。

1636 年袁继咸任山西提学佥事，扩建三立书院，选拔山西优秀学子三百余人进入书院读书，录傅山为第一，聘为祭酒。8 月张孙振来山西任巡抚，诬告袁继咸贪污，将之下大狱。傅山随囚车进京为袁继咸申冤。稽曾筠《傅征君传》云："继咸为直指张孙振诬诋下狱。山徒步走千里外，伏阙讼冤。孙振怒，大索山，山蔽衣褴褛，转徙自匿，百折不回，次年四月继咸冤得白。当是时，山义声闻天下。"1636 年 12 月山西巡抚吴甡参张孙振贪污，事实俱在，张孙振被革职下狱。

1654 年南明桂王敕封的总兵宋谦被捕，供出傅山，傅山被捕下狱，遭酷刑，抗辞不屈，自忖无生理，绝粒九日。出狱后，他回忆当时情景，写《始衰示眉仁》云："始衰学自解，一切遗不拾。所苦此心在，置之虽复絷。甲午朱衣系，自分处士竨。死之有遗恨，不死亦羞涩。一旦溘焉逝，谆告恐不及。父亦多误子，虞汲之现集。"1655 年傅山出狱。出狱后，其灭清之志未衰。此时他更加贫困，以治病糊口，多验，患者满户庭。其学问日进无疆。

1678 年朝廷开博学鸿词科，傅山力辞，未允，"有司令役夫架其床以行"，他至京后拒不参试。傅山声望隆远，次年被授予中书舍人衔，不谢。

1684 年傅山卒，送葬者千人。

子：眉。

侄：仁。

孙：莲苏。

二、震古烁今的三件大事

（一）进京告御状

万历二十一年（1593）山西巡抚魏永贞在太原首建三立书院，崇祯七年

（1634）七月袁继咸任山西提学佥事，崇祯九年（1636）袁继咸得到巡抚吴甡批准，扩大三立书院，选拔全省近三百名优秀学生进入书院深造。袁继咸为山西人才的培养、教育水平的提高做出巨大贡献。

袁继咸，江西宜春人，仰慕文文山（文天祥），号袁山，明天启五年（1625）进士。他为人耿直，强烈反对宦官专权，谴责官员不理国政、误国害民。崇祯七年（1634）总理太监张彝宪奏准，各省巡抚、布政使、知府官员觐见皇帝，必须首先拜见宦官。袁继咸进行猛烈抨击，上书皇帝云：

> 诸臣未觐天子之光，先拜内臣之座，士大夫尚得有廉耻乎？逆党方张时，义子、干儿昏夜拜伏，自以为羞，今且白昼公庭，恬不知怪！国家自有觐典，二百馀年未闻有此，所为太息也！

袁继咸的斗争，引起阉党仇恨。

袁继咸为培养人才，"立法严而用意宽"，规定每月大会三次、小会六次，且学员住宿费由公家供给，深受学员敬重爱戴。

正在袁继咸积极办学之时，朝廷派张孙振为山西巡抚。张孙振是朝廷宰相温体仁死党，打算通过打击袁继咸达到打击山西巡抚吴甡目的。张孙振事先做好打击袁继咸的准备。张孙振在三立书院讲课后，一个绛州老生员孙有守举手要求讲课。孙有守讲完，张孙振大加赞扬，对袁继咸说，这么有水平的人才为什么不招进书院？袁继咸说，进入书院的人才都经过考试了，如果他考试合格就录取他。对于孙有守的考卷，袁继咸多处批以"不通"，并张榜公示，观者对袁继咸的批阅心悦诚服。

张孙振此计不成再设一计。他找到阳曲知县李云鸿，给袁继咸捏造十几条"罪状"，最厉害的一条是贪污公款，状子直送北京。吴甡奉命拘捕袁继咸，押解北京。此事发生在崇祯九年（1936）旧历十月二十日。傅山深知袁继咸清廉有节，绝无贪污之事，乃约集同学刘宗周伴随囚车进京，并告诉哥哥傅更留在太原继续联络山西学子参与援救袁继咸的斗争。这一年傅山三十岁。

傅山写了诉状——《辩诬书》，百余人联名上书，多次呈递通政司。张孙振告知通政司官员不可接受诉状。傅山等只好将诉状到处分发。崇祯派出的一些了解民情人员得到诉状，呈送皇帝。诉状有这样一段文字：

> 嗟乎！曾谓袁也而贪吏乎？诸细事可不言。即开书院作养一举，首以俸馀葺先贤三立祠，而进诸生于其内，朝夕劝课，疏食菜羹，

与诸生共之。不取给于官府，不扰及百姓，有贪吏如此者乎？敝乡
灾盗洊臻，诸生颠连实甚，赖袁先后赈恤，不遗馀力，学租常平而
外，皆举自本道，举寒生之涸辄待毙者，保全实多，良所谓师保而
父母者也。有贪吏作此者乎？甲戌（崇祯七年，1634）、乙亥（崇祯
八年，1635），再现边警，袁分守南城，罄捐俸入，修城浚濠，教造
火炮，公家府库，不动分毫，而折冲告备。有贪吏若此者乎？

崇祯九年（1636）年底，山西巡抚吴甡经过严密调查，发现张孙振贪赃
枉法，干没白银八万两，写奏折呈送皇帝。崇祯十年（1637）二月张孙振被
捉拿到京城，下刑部狱，谪戍远边。

刑部经两次审理，傅山出庭作证，确认袁继咸为官清廉。后袁继咸升任
湖北武昌道。

以傅山为首的请愿辩诬事件胜利结束，震动全国士林，详细斗争情节见
傅山于崇祯十年写的《因人私记》一文，此文收于《霜红龛集》。马世奇撰
《山右二义士记》，表彰傅山、刘宗周。

傅山对请愿解救袁继咸事毫不居功，更体现了他的高风亮节。

袁继咸几次请傅山到武昌，傅山谢绝。在当时社会环境下，傅山不结生
员网络，极为难得，极为可贵。顾炎武在《顾亭林诗文集》一书中有《生员
论》上、中、下三篇，痛斥当时生员关系之弊病。他指出："天下之患，莫大
乎聚五方不相识之人而教之使为朋党。生员之在天下，近或数百千里，远或
万里，语言不同，姓名不通，而一登科第，则有所谓主考官者，谓之座师；
有所谓同考官者，谓之房师；同榜之士，谓之同年；同年之子，谓之年侄；
座师、房师之子，谓之世兄；座师、房师之谓我，谓之门生；而门生之所取
中者，谓之门孙；门孙之谓其师之师，谓之太老师；朋比胶固，牢不可解。"
王世贞说："唐人五代，最重座主门生之礼，明代尤甚。万历中，门户既成，
一为师生，终生以之。"阎若璩《潜邱札记》说："明之士夫积习，师弟重于
父子，门户重于师弟。"傅山率领一百余人，到北京请愿，完全为了伸张正
义，铲除邪恶，毫无私结朋党之念。崇祯十年秋，山西提学使桂一章为傅山
插花戴红，欲聘其为优等生。傅山谢绝，说：

生员之于前道，非生员一人之私意，实通省人士公义，生从而
奔走之耳！幸天王圣明，前道事白，诸人士之气亦颇伸，山所谓因
人成事者也。

（二）反清复明坚持一生

顺治元年（1644）清军入主北京，激起各地人民坚决反抗。

明末尖锐的阶级矛盾发生变化，民族矛盾上升为主要矛盾。清初二十年间，抗清形势如下。

1. 李自成、张献忠及其部下的反清斗争

李自成部队在山西、陕西、湖北等地继续抗清。1645 年 8 月李自成在九宫山殉难，李自成的侄儿李锦与李自成的妻子高氏率领几十万军队抗清不息。以前，李自成、张献忠与明朝的矛盾是主要矛盾。清兵入关，高氏联合明朝湖广总督何腾蛟，拥戴朱由榔为明王，对清兵形成巨大压力。

2. 明朝官员反清复明

崇祯十七年（1644）五月一日明朝兵部尚书史可法（1601—1645）拥立福王朱由崧为帝，以崇祯十八年（1645）为弘光元年。清兵南下，马士英等专朝政，出史可法于扬州，严拒清兵诱降，城破被执，壮烈牺牲。崇祯十八年五月清兵攻入南京，福王政权亡。顺治三年（1646）十一月，明朝兵部尚书丁魁楚、侍郎瞿栻耜（1590—1650）拥桂王朱由榔为帝。此年，清兵攻桂林，瞿栻耜坚守，城破不屈而死。桂王政权在极为艰难的环境中，在东南、西南地区坚持十八年，成为中原地区广大人民和士人心中的希望，给恢复故国的战士以力量和鼓舞。桂王死去十二年之后，郑成功之子郑经率部攻占福建漳州、泉州。明末官员和士大夫的艰苦抗争精神，给了傅山巨大的精神力量和斗争勇气。

3. 清兵占领区的抗清斗争

清兵占领区抗清势力较大者有山东榆林军、山西交山军。山东榆林军根据地在濮州一代，山林茂密，多榆树，战士多隐其中。清军入主中原后，傅山流浪在山西山谷间，过着"哭国书难著，依亲命苟逃"的日子。此时听到山东榆林军在叶润苍率领下举义，振奋不已，写了一首慷慨激昂、振奋人心的七律：

> 铁脊铜肝杖不縻，山东留得好男儿。
> 橐装倡散天祯俸，鼓角高鸣日月悲。
> 咳唾千夫来虎豹，风云万里泣熊罴。
> 山中不诵无衣赋，遥伏黄冠拜义旗。

4. 傅山入道决意反清复明

崇祯十七年傅山在寿阳县拜还阳子郭静中为师，出家做道士，法名真山（见乾隆刊《寿阳县志·坛庙》）。当时清廷为消灭汉族民族意识，下令男人必须剃发留辫，所谓"留发不留头，留头不留发"，以示归顺。傅山出家，不是避世，而是为了战斗。

顺治十一年甲午（1654）六月，傅山因宋谦案牵连被投入大狱。

顺治十二年（南明永历九年），经三法司核定，由于宋谦被捕不久被就地正法，死无对证，傅山得到开释，被放还回家。

傅青主入狱时，其母曰："道人儿自然当有今日事，即死亦份，不必救也。但吾儿只有一子眉，若果相念，眉得不即死，以存傅氏之祀，足矣！"从他母亲的话中看出，她好像知道傅山与宋谦有过联系及此事的严重后果。

傅山早已考虑到可能被清廷抓捕的后果。他与儿子、弟弟分过，减少联系。清廷审问傅眉，他回答："与父亲另住，已七年了。自丁亥年（顺治四年，1647）已分过。分后在小的丈人家住了两年，现在典着房子住。有地五六亩，是自己买的，老子做了道士，在外云游，常不来家，他做的事，全然不知。"审问傅山弟弟傅止，他供道："小的十八岁，父亲就死了，二十岁与兄分居，他在土堂村住，小的在西村住。小的母亲在小的家住。小的兄，他世事甚也不管。小的只顾母亲，不管他。他三十岁上死了老婆，再不曾娶。他有才学狂荡，得罪于人是有的，小的未曾见宋道士的面。他与道士往来不往来，小人不知道。"从供词中可以看出，傅山从事反清复明的斗争，有坚定的思想，并做了一些准备。

（三）坚拒御考、御封

康熙十七年（1678），为笼络汉族知识分子，尤其是笼络具有民族气节的知识分子，正月二十一日康熙晓谕内阁曰：

> 自古一代之兴，必有博学鸿儒，振起文运，阐发经史，润色词章，以备顾问著作之选。朕万机时暇，游心文翰，思得博洽之士，用资典学。我朝定鼎以来，崇儒重道，培养人才。四海之广，岂无奇才硕彦，学问渊通，文藻瑰丽，可以追踪前哲者？凡有学行兼优、文词卓越之人，无论已未出仕，着在京三品以上及科道官员，在外督、抚、布、按，各举所知，朕将亲试录用。其馀内外各官，果有真知灼见，在内开送吏部，在外开报于该督、抚，代为题荐，务令

　　虚公延访，期得真才，以副朕求贤右文之意。（徐珂《清稗类钞》第
五册，1984 年 12 月第 1 版，中华书局）

　　各地举荐一百八十余人。《阎潜丘先生年谱》"康熙十七年（1678）四十
三岁"条云："正月，有诏开博学鸿辞科，中外官各举所知。征诣阙下。十
月，命人月给俸银三两，米三斗，至考试后停止。"《潜邱札记》有《与刘超
宗书》，吴志伊、杜濬、阎尔梅、周容、屈大均、姜宸英、彭士望、丘维屏、
范祖禹、刘超宗、顾炎武、阎绳孙、彭桂、顾贞观等十四人皆在征考之列，
但顾炎武、屈大均等坚拒之。顾炎武致书陈志："七十老翁何所求？正欠一
死！若必相逼，则以身殉之矣！"阎若璩（字潜丘）与傅山同里，必知傅山鄙
弃御考而不将之列举在名单中。傅山写诗言志：

《病极待死》

生既须笃挚，死亦要精神。
性种带至明，阴阳随屈伸。
誓以此愿力，而不坏此身。

　　同年七月，傅山老友、阳曲知县戴梦熊亲至其家劝行，考虑到老友处境，
傅山勉强就道，两孙随行。临近北京，傅山拒不进城，在城外荒寺圆通寺住
下。这是一个带有象征意义的行动——抗拒、不合作。

　　从康熙十七年秋至北京至康熙十八年三月考试举行期间许多高官亲至荒
寺拜望，傅山卧榻不还以礼，更赢得访客敬重。

　　康熙十八年三月初一，考试在体仁阁举行，试题是《璇机玉衡赋》《省耕
诗》。这是两个带有高度政治敏感性的试题。《尚书·舜典》："在璇机玉衡，
以齐七政。"璇机玉衡是以玉为饰的测天仪器，省耕是古代帝王巡视春耕的一
种活动。这两个题目寓意天地之间的事物均已归顺，并得到管理。

　　傅山虽经高压请劝，不为所动，考试之时，未离开荒寺一步。这是何等
志气与筋骨！

　　傅山拒绝参加考试之事，在戴梦熊《傅征君传》、郭弘《征君傅先生
传》、嵇曾筠《傅征君传》、全祖望《阳曲傅先生事略》等中均有记述，尤以
全祖望所记为详。

　　戴梦熊是催促傅山进京赴考的阳曲县官员。他在《傅征君传》里说：

　　康熙戊午，举博学鸿词，屡辞弗获，抵都门，复以老病恳辞，

未就试乃归。后授中书职衔，山不欲违厥初志，避居远村，唯以医术活人……余始至并州，即闻有石道人云，后询之其人，乃知即为青主先生。岂今世之士哉！当其恳辞征辟，余具兰舆款缎，力为劝驾。先生黾勉就道，而终以疾辞。尚志高风，介然如石。石道人之名，信然乎！

郭弘《征君傅先生传》说：

康熙戊午年间，诏举博学鸿词，当事李宗孔、刘佩先诸公以青主名荐，奉旨征聘青主，辞不就，督、抚遣吏迫就道。至都中，上欲授职，青主七日不食，复佯癫将绝。都谏魏象枢拜疏代恳赐骸骨，归。

嵇曾筠《傅征君传》：

康熙戊午，诏举博学鸿词，廷臣交章荐山，山以老病辞，不得，入都卧病旅邸。满汉王公九卿，贤士大夫，逮马医夏畦，市井细民，莫不重山行义，就见者罗溢其门。子眉送迎常不及。山但倚榻上，言衰老不可为礼。诸贵人益以此重山，弗之怪也。明年三月，吏部验病入告，奉旨："傅山文学素著，念其年迈，特授内阁中书，着地方官存问。"遂放归。

全祖望《阳曲傅先生事略》云：

戊午，天子有大科之命，给事中李宗孔、刘沛先以先生荐。时先生年七十有四，而眉以病先卒。固辞，有司不可。先生称疾，有司令役夫异其床以行，二孙侍。既至京师三十里，以死拒不入城。于是益都冯公首过之，公卿毕至，先生卧床，不具迎送礼。蔚州魏公乃以其老病上闻，诏免试，许放还山。时征士中报罢而年老者，恩赐以官，益都密请以先生与杜征君紫峰虽皆未与试，然人望也，于是亦特加中书舍人以宠之。益都乃诣先生曰："恩命出自格外，虽病，其为我强入一谢！"先生不可。益都令其宾客百辈说之，遂称疾笃，乃使人异以入。望见午门，泪涔涔下。益都强掖之，使谢，则仆于地。蔚州进曰："止！止！是即谢矣！"次日遽归。大学士以下皆出城送之。先生叹曰："自今以还，其脱然无累哉！"

傅山于康熙十八年从北京返回山西时，当时在京官员孙川亲自送别，他在《送傅青主先生归里》一诗中写道："先生与余家有世好，戊午举博学宏词，病不欲应试，旋归里。余送至都门外，临别执手哽咽，怆然不忍言别。赋此志感：春色皇都盛，萧然物外身。难禁双眼泪，不染一丝尘。"

傅山誓不参与博学鸿词科御试，誓不做清朝官员，这种高尚气节坚持一生。康熙十八年五月，朝廷授予他内阁中书舍人，阳曲县知县戴梦熊奉旨给他挂朝廷所赐大匾，匾文是"凤阁蒲轮"，他将匾弃置陋屋之中而不悬挂，拒受御封。

他的生活很清苦，但是他绝对不接受朝廷的所谓恩赐。他有一封信说："老人家是甚不爱动。书两三行，眵如胶矣。倒是哪里唱三倒板的，和村老汉都坐在板凳上，听什么《飞龙闹勾栏》消遣时光，倒还使得。姚大哥说，十九日请看唱，割二斤肉，烧饼煮茄子，尽足受用。不知真个请不请。若到眼前无动静，便过红土沟吃碗大锅粥也好。"（转引自《朱衣道人傅山的生平及其艺术》，孙稼阜著，上海书画出版社，2005 年 6 月，第 39 页）。他拒绝清朝赏赐和俸禄，坚持民族气节，与顾炎武同。梁启超《中国近代三百年学术史》说："康熙十七年开博学鸿词科，都中阔人争相罗致顾炎武。他令他的门生宣言：'刀绳俱在，无速我死！'次年开明史馆，总裁叶方蔼又要特荐他。他给叶信说：'七十老翁何所求？正欠一死！若必相逼，则以身殉之矣！'清廷诸人，因此不再敢惹他。"顾炎武和傅山充分体现了学者的高尚气节，直至今日，仍为后世景仰！

三、精通国学

傅山三十五岁前着力举子业，三十五岁后始务博综，读书范围扩大，子儒、释、道、医，无不研精。《霜红龛集》卷二十五云：

> 吾家自教授翁以来，七八代皆读书，解为文，至参议翁著。下至吾奉离垢君教，不废此业。然大半为举业拘系，不曾专力，至三十四五，始务博综。

明末清初，一些遗老之魁硕，成为后学之津逮，感亡国之悲痛，考致亡之原因，他们看到读书界多沉没在举业中，很少致力于实用学问之研究。学子读经书，是为求仕，不为实用，而对于先秦诸子之学，仅闻其名，不读其书。颜习斋云："宋明两代之不竞，一言尽之，曰两朝是文墨世界。"学子舞文弄墨，不涉实际。顾炎武、傅山、黄宗羲等大学者，力纠此弊，提倡实学，倡读诸子。清初有成化宏者，治八股文，傅山《霜红龛集》卷十八"书成宏文后"说："仔细想来，便此技到绝顶，要它何用？文事武备，暗暗地吃了它没影子亏。要将此事算接孔孟之脉，真恶心杀，真恶心杀！"在提倡实学，提倡读子书上，傅山做出巨大贡献。

（一）开子书研究之先河

宣统三年丁宝铨（1869—1919）任山西巡抚，主编《霜红龛集》四十卷，撰《傅青主先生年谱》，为傅山著作之保存与流传奠定了基础。《霜红龛集·序》说："国初钜儒，学宗汉宋，旁及地志算术而已，究心子部者少，况乃二氏？啬庐生际其时，岳岳兀兀，昌言子学，过精二藏。乾嘉以后，遂成风气……中西大通，益抉其樊，诸子道释，一以贯之，名曰哲学，其大无外，其细无间，由是以言，近日之哲学，实啬庐氏之支流与其馀裔也。"傅山道号曰啬庐。《霜红龛集》卷三十四至卷四十基本为读子书之篇。其《读子三》引言曰："癸卯（康熙二年，1663）四月，将过百泉访钟元孙先生，途次携得旧录子书一册，再略浏览，一批行间，复少为解释，记所会心，不必其中也。随手草录尔尔。"他读子书的方法是选版本，释训诂，抄妙语，书感悟。如读《鬼谷子·中经》："故道贵制人，不贵制于人也。制人者握权，制于人者失命！"傅山评曰："文之古奥质挚不待言，而肝肠却浅细倾险，有圣贤之徒所不屑观者。"又如读《管子》，傅山评曰："吾以《管子》《庄子》《列子》《楞严》《唯识》《毗婆》诸论约略参同，益知所谓儒者之不济事也。……'世路莫如人欲险，几人到此误平生。'如此指摘，何等严毅！"

（二）以金石正经史之讹误

清初阎若璩（1636—1704），字百诗，别号潜丘居士，山西太原人，与傅山同时同里。张穆（1805—1849），字讽风，山西平定人。张穆撰《阎潜丘先生年谱》（1994 年，中华书局）云："傅山先生长于金石遗文之学，每与余语，穷日继夜，不少衰止。叹谓此种学，正经史之讹而补其阙，厥功甚大。毕竟始自何代何人？"傅山询问金石之学始自何代何人，阎若璩举七事答之。王鸣盛《潜研堂金石文字跋尾》云："傅青主问阎百诗金石文字足以证经史之讹而补其阙，此学始于何代何人。百诗考得七事，以为此外无先之者。"《阎潜丘先生年谱》又引阎若璩《移寓诗》自注云："金石文字，足为史传正讹补阙。余曾与阳曲老友傅青主极论其事。"探研傅山事，当参阎若璩书。《霜红龛集》卷三十八云："齐侯镈钟铭：'其万福纯鲁。'古'鲁''旅'通。

旅，众也。或欲其福之厚多耶？即以鲁钝之义解之，鲁钝岂不是福？""无极山碑有'终南之敦物'，盖以'敦物'为终南所产，与松筱同科。今经史多做'惇物'。注云：'山之名也。'"案，作"敦物"是，谓筱也。

（三）精通考据

清儒将历代文化总结为三种类型：义理之学、词章之学、考据之学。清代以考据之学独盛，其风开自顾炎武、傅山等。

傅山精考据，可参见第二节的"四、傅山手批《黄帝内经》内容指要"。

傅山读书，极重训诂，或据字形以解字义，或据字书以确诂。他为两个孙子莲苏、莲宝写了十六字家训，谓之《十六字格言》，其中有一"勤"字谈如何读书长进："勤：读书勿怠。凡一义一字，不知者问人检籍，不可一'且'字放在胸中。"试看那些读书不求甚解、读字不明音义者，皆是"且"字作怪。"且"者，苟且也，得过且过也。傅山读书，从无"且"字存胸。如《阎潜丘先生年谱》"二十八岁"条引《潜邱札记》云：

> 按傅山先生少耽《左传》，著《左锦》一书，秘不示人。余初访之松庄，年将六十矣。问余："古人命名应有义，但如文六年续鞫居乃狐射姑之族，鞫居二字何义？"余曰："按，成二年'齐师乃止，次于鞫居'，杜氏只注：'鞫居，卫地。'唯刘昭引《陈留志》于兖州封丘县下注云：'有鞫亭，古鞫居。'则知此盖以地命名者。"因难："何以晋人远取卫地而名其子耶？"余曰："则有《风俗通义》载：'俗说，县令问主簿，灵星在城东南何法？主簿仰答曰，唯灵星所以在东南者，亦不知也。'"先生不觉笑。

此则故事，可以使人想见当年傅山、阎若璩互相问难的情景。何以晋人之子名鞫居，终未有结果。

《阎潜丘先生年谱》"三十七岁"条云：

> 康熙壬子秋，过松庄傅山先生字青主者，适读《左传》，以哀二十五年"褚师声子袜而登席，公怒"下问曰："古人既脱屦，复脱袜乎？虽杜注'古者见君解袜'，然书传中仅此一见，别无证。何也？"余不能对。久之，读陈祥道《礼书》，始用以报曰："《礼书》谓汉魏以后朝祭皆跣袜。又谓梁天监间，尚书参议按礼跣袜，事由燕坐。今极恭之所，莫不皆跣。清庙崇严，既绝常礼，凡有履行者，应皆

跣袜。盖方是时，有不跣袜者，以非坐故。唯登坐于燕饮，始有跣
为欢，后则以跣示敬。此亦古今各不同处。因怪杜注'见君解袜'，
见'君'字不确，要须易为古者燕饮解袜耳。"先生得之喜甚，曰：
"此一段直可以正杜注，补孔疏，为刘炫、赵汸所未及。"余不敢当。

（四）书学冠冕

傅山书法，最为第一。傅山不但留下许多墨宝，而且留有许多书法理论，这些理论主要见于《霜红龛集》卷二十五《字训》，举例如下。

（1）"写字之妙，亦不过一'正'。然'正'不是板，不是死，只是古法。且说人手作字，定是左下右高，背面看之皆然，对面不觉。若要左右最平，除非写时令左高右下，如勒横划，信手划去则一，加心要平则不一矣。"（《霜红龛集》卷二十五）

（2）"写字无奇巧，只有正拙。正极奇生，归于大巧若拙矣。不信时，但于落笔时先萌一意，我要使此为何如一势，及成字后，与意之结构全乖，亦可以知此中天倪造作不得矣。手熟为能，迩言道破。"（《霜红龛集》卷二十五）

（3）"写字只在不放肆，一笔一画，平平稳稳，结构得去，有甚行不得？"（《霜红龛集》卷二十五）

（4）"吾极知书法佳境，第始欲如此而不得如此者，心手笔纸主客互有乖左之故也。期于如此而能如此者，工也。不期如此而能如此者，天也。一行有一行之天，一字有一字之天，神至而笔至，天也；笔不至而神至，天也。至与不至，莫非天也。吾复何言？盖难言之！"（《霜红龛集》卷二十五）

写字规律奥妙大多具此，简而言之，不出"手熟为能，迩言道破"八字。

（五）教子有方

傅山子眉，侄仁，孙莲苏、莲宝，皆成就大才，这既有各人之天赋的原因，亦有傅山谆谆教诲的原因。教诲之言，几满《霜红龛集》全书，但以卷二十五为多，现抽取几段举例。

（1）"凡过耳之言，触之惊心者，皆吾之道师医药，即须刻之于心，不可忘之。至诚格天，当下即应，不须岁月。"（《霜红龛集》卷二十五）

（2）"安静和平，老人自图待终之道，不过此四字而已。儿孙所以养老者，亦惟此四字，为承颜上尊。若论文事，则尽许发扬蹈厉。"（《霜红龛集》卷二十五）

（3）"苏读书已有闻见，可语文事矣。宝亦不必远求，只向苏问之，便有进益。我家读书种子，要在尔两兄弟上责成。凡外事都莫与，与之徒乱读书之意。世事精细杀，只成得个好俗人，我家不要也。血气未定，一切喜怒，不得任性，尤是急务。看此加敬，无作常言。"（《霜红龛集》卷二十五）

（4）"人无百年不死之人，所留在天地间，可以增光岳之气，表五行之灵者，只此文章耳。念之念之！苍头小厮，供薪水之劳者，一人足也。观其户，寂若无人，披其帷，其人斯在。吾愿尔为此等人也。尔颇好酒，切不可滥醉，内而生病，外而取辱，关系不小，记之记之！韬精日沉饮，谁知非荒宴？尔解此意，便再无向尔涟楼者。吾自此绝笔可也。"（《霜红龛集》卷二十五）

（5）"尔两人皆能读书。苏志高心细而气脆，教之使纯气。宝颇疏快，而傲慢处多，当教之使知礼。谆谆言之，皆以隐德为家法。势力富贵不可毫发根于心。老到了，自知吾言。"（《霜红龛集》卷二十五）

（6）"事产营家易，文章负荷难。神明生骨肉，丹彩受心肝。"（《霜红龛集》卷七）

（7）"为学必当立志，修身当先知耻。"（《霜红龛集》卷三十六）

（8）"昔人云：'好学而无常家。''家'似谓专家之家，如儒林、毛诗、孟易之类。我不作此解。'家'即家室之家。好学人哪得死坐屋底？胸怀既因怀居卑劣，闻见遂不宽博。故能读书人，亦当如行脚阇黎，瓶钵团杖，寻山问水，既坚筋骨，亦畅心眼。若再遇师友，亲之取之，大胜塞居不潇洒也。底著滞淫，本非好事，不但图功名人当戒，即学问人亦当知其弊。"（《霜红龛集》卷二十五）

（9）"九重仙诏，休教丹凤衔来；一片野心，已被白云留住。如此胸怀，安得不做神仙。"（《霜红龛集》第三十七）

（六）傅山文论

（1）"文章诗赋，最厌的是个'啴'字。'啴'，缓也。俗语谓行事说话松沓不警曰'啴'……齿牙、口舌、手笔丁当振动，自然无此病。若一篇之中，得三两句警策，则精神满纸矣。"（《霜红龛集》卷二十五）

（2）"笔防眉叶似，文畏舞条如。"（《霜红龛集》卷十一）

（3）"一扫书袋陋，大刀阔斧裁。号令自我发，文章自我开。岂有王霸业，润色于舆台。"（《霜红龛集》卷十四）

（4）"字与文不同者，字一笔不似古人，即不成字，文若为古人作印板，

尚得谓之文耶？此中机变，不可胜道，最难与俗士言。"（《霜红龛集》卷二十五）

（5）"杜诗越看越轻弄手眼不得，不同他小集不经多多少少评论者。若急图成书，恐遗后悔，慎重为是，非颠倒数十百过不可。"（《霜红龛集》卷二十四）

（6）"文章未有高而不简，简而不挚者。"（《霜红龛集》卷二十五）

（7）"文者，情之动也。情者，文之机也。文乃性情之华，情动中而发于外，是故情深而文精，气盛而化神。才挚而气盈，气取盛而才见奇。"（《霜红龛集》卷二十五）

（8）"凡人养性作人，皆有一安身立命之所。即文章小技亦然。尔两小子皆读《左氏春秋》，其中犯教伤义大节目，一眼便知，不待讲解也。至于文章之妙，大段大段，细曲细曲，铺张组织，补缉波澜，前人多少评论，总不能尽。尔两小子，若有眼色，读之既久，自得悟入，别生机轴。依傍不依傍，熏习变化，全非我所得与尔拈出者。以后凡遇古人用此法论此义者，莫要置之，皆须留心分析。明经处到不甚难，以其是非邪正，显然易见，而文心揣播甔谑，实糜糟所难得窥测。尔们便将此书作为一安身立命之所，作人、养性、学文，都向此中求之。每事相与辩论，所谓奇文共欣赏，疑义相与析也。"（《霜红龛集》卷二十五）

（9）"奇人非巨笔，千古少生气。以此叹弱翰，厥任亦弘毅……不得龙门才，英雄受经纬。小子学编削，早知左氏味。左氏如古锦，终古五色煟。堂堂叙大战，点缀波澜沸。文章亦神物，虎豹所炳蔚。鄙夫饰固陋，乃云道不贵。皇猷久寂寞，铅椠安仿佛。磅礴拟老腕，似足敌王忾。"（《霜红龛集》卷三）

傅山文论是中国传统文化非常宝贵的部分，不亚于《典论论文》《文心雕龙》等鸿篇巨制。傅山文论散见于各篇，故汇集分类，略加提要，于文论之研究，极为必要。

傅山文论对于辨析《傅青主女科》作者真伪启发极大。

四、傅山入道与学佛

就傅山家庭背景和他的信仰而言，他应该成为佛门领袖，然而时代却把他造就成为一个道士，可是，在他的灵魂深处，对佛陀的信仰和礼赞是那样的诚恳。

　　傅山出生在一个佛学信仰深厚的家庭。他的父亲是居士，法号离垢。佛经《八十八佛大忏悔文》说，西方极乐世界有一位佛名"南无离垢佛"。傅山的父亲以离垢菩萨为师，法名离垢。傅山母亲尤为信佛。为了请一尊菩萨像，她卖了首饰妆奁，并在请得后朝夕供养。傅山的妻子张静君虔诚信仰观世音菩萨，绣了一幅观世音菩萨像。她故去后，傅山从未续弦，绣像随身，课诵《观世音菩萨普门品》，甚至在被投入死牢时还在抄写《观世音菩萨普门品》。

　　以这样的家庭背景和文化底蕴，他的信仰应该是佛教。然而他却出家做了道士，号石道人、朱衣道人等。这也许是因为清初推行"留发不留头，留头不留发"、改穿长袍马褂的剃发易服政策，但出家道士不在其列，仍可以束发穿圆领大袖道袍，不改自古传统装束，傅山选择做道士，可以尽可能多地保存汉民族原本的衣冠文化。

　　人的吉凶祸福、难易进退、升降穷通，既有命，又有时。"时"，主要是国家民族的客观形势与遭遇。这种客观形势是不能选择的。

（一）傅山入道

　　崇祯十七年甲申（1644），傅山三十八岁，这一年清兵攻入北京，三月十九日崇祯皇帝吊死煤山，五月十日福临称帝，建元顺治，明亡。清朝下令男人剃发表示归顺，时称"留发不留头，留头不留发"。傅山拒不剃发，入道出家。傅山出家，不是为了避世，而是为了战斗，从以下诸诗可见一斑。

《龙门山径》

　　贫道初方外，兴亡着意拼。

　　入山直是浅，孤径独能盘。

　　却忆神仙术，无如君父关。

　　留侯自黄老，终始未忘韩。

《甲申守岁》

　　三十八岁尽可死，栖栖不死复何言。

　　徐生许下愁方寸，庚子江关暗一天。

　　蒲坐小团消客夜，烛深寒泪下残编。

　　怕眠谁与闻鸡舞，恋着崇祯十七年。

　　顺治十一年甲午（1654）六月傅山被捕。

1. 被捕原因——与桂王总兵宋谦有联系

宋谦是湖北蕲州生员，自 1644 年始，以道士身份往来河南、河北、山西、陕西等地，联络反清力量。明朝桂王朱由榔封他为总兵官，赐姓"朱"，名"慈焕"。他是一位坚定的反清战士。宋谦于顺治十一年甲午正月间在邯郸、武安联络较多力量在武安县五汲镇集合，准备于三月十五日攻取涉县。事泄，宋谦于三月十三日被捕，供出所联络的人员姓名，内有傅山："傅青主，太原人，生员，今已出家作道人。身穿红衣，号为朱衣道人。年五十岁。在汾州一带游食访人。"傅山立即被捕，被投入太原大牢。傅山自忖无出狱之望，在狱中作《狱祠树》，以"金石""生铁"反映战斗品格。

《狱祠树》

狱中无乐意，鸟雀难一来。

即此老椿树，亦如生铁材。

高枝丽云日，瘦干能风霾。

深夜鸣金石，坚贞似有侪。

傅山受尽酷刑，自忖无生理，绝食九日，以求一死，抄写《观世音菩萨普门品》消磨时光。《观世音菩萨普门品》说："设复有人，若有罪，若无罪，杻械枷锁，检系其身，称观世音菩萨名者，皆悉断坏，即得解脱。"《观世音菩萨普门品》偈语又说："或遭王难苦，临刑欲寿终，念彼观音力，刀寻段段坏。或囚禁枷锁，手足被杻械，念彼观音力，释然得解脱。"傅山出狱后，将所抄《观世音菩萨普门品》赠给友人。

2. 神奇的梦——巧编供词

傅山与魏一鳌、王余佑是好友，王余佑在《魏海翁传略》一书中有下面一段文字。

魏一鳌于癸巳（1653，顺治十年）丁封翁之忧，侨寓平定。值青主遭意外之祸，受刑下狱，昏惑中，夜梦有"魏生"二字，醒告其弟与其子，俱不解。及再审问，官颉其有无证人。青主忽及公，强指以为证。两司李王御六传公至，询的否。公不顾利害，极以青主之言为然。抚军遂据之秘疏以闻。后竟得白以出者，"魏生"之梦始验也。

审讯时，傅山回答始终如一。供词见《顺治朝题本·叛逆案第 93 号》，载于《傅山全书》第7册。

> 顺治九年（1652），有个姓宋的人从宁夏来，在汾州拜了山几次，欲求见面。山闻得人说，他在汾州打吓人，不是好人，因拒绝他，不曾见面。后十年十月十三日，又拿个书来送礼，说宁夏孙都堂公子有病，请山看病。山说：孙都堂在山西做官，我曾与他治过病，他岂无家人，因何使你来请？书也不曾拆，礼单也不曾看，又拒绝了他，他骂着走了。彼时布政司魏经历（一鳌）正来求药方，在座亲见。当时只知他姓宋，过后在汾州听得人说是个宗室。定是他怀恨在心，挟仇扳了。小的平素好游玩山水，作诗写字，口头不谨，多得罪人，或是有的。至于知什么情节、访人的事，断断没有。

顺治十二年（南明永历九年），经三法司核定，由于宋谦被捕不久后被就地正法，死无对证，傅山得到开释，被放还回家。

3. 无罪获释

出狱后傅山的抗清斗志未曾衰减，由其诗可见一斑。

《不死》
不死良无耻，还争魑魅光。

有情谁见识，无语独肝肠。

《山寺病中望村侨作》
病还山寺可，生出狱门羞。

便见从今日，能知度几秋。

有头朝老母，无面对神州。

冉冉老将至，残编脑再抽。

《乙酉岁除》
余生久矣一蜉蝣，不死朱衣为白头。

满目山臊驱不尽，何须爆竹震仇犹。

《李宾山松歌》
黄冠万事已如扫，忽而入林生旧恼。

小松无数不成材，龙子龙孙尽麻蒌。

蓬颓曼委不作气，憔悴苟且培堘保。

保此枝条千百年，几时鳞甲摩苍天。

安能含吐风云作雷雨，不如藋藡野草徒芊芊。

春生秋死无关系，安于虇踏人不怜。

（《霜红龛集》卷六）

（二）傅山学佛

山西祁县戴廷栻（1618—1691）与傅山是同时人，是好友，戴廷栻对于傅山家世、生平、生活细节知晓最详。戴廷栻《半可集》今存。戴廷栻《石道人别传》（载于《霜红龛集·附录一》）说：

> 石道人真山者，还阳真人之弟子也。父离垢先生。母贞髦君，孕十二月而生道人。先是，道人从叔某，托朝海比丘造旃檀香佛，佛至，所费过赢，中悔。离垢先生告贞髦君，贞髦君出所积簪珥，资百金，请事佛。即梦佛指一臞老修为比丘曰："以是子汝。"及生道人时，见所指比丘来，俄而龙起所居屋极，雷电大雨，道人生而雨止。生复不啼，离垢先生出卜，遇瞽比丘，告知故。瞽比丘言："但向彼道：'既来，何必不啼？'当即啼。"如所言，果啼。三岁时，离垢先生偶读《心经》句，问道人，道人不觉应声诵其下句。六岁，见离垢先生买黄精，云服之不死。辄出入取啖，不肯复谷食，强之乃复谷食。七岁使就小学，凡所授书，倾注如宿通者。十五……取读《神僧传》，慨然神通非难致事。……受道还阳真人。真人盖神宗（案，万历）朝雨师，赐以印剑紫衣者。其神异见高邑《赵忠毅公传》。岁壬午，道人梦上帝议劫，给道人单，字不可识。单尾识"高尚"字，且赐黄冠衲头。心知无功名分，遂制冠衲如梦中赐者。放榜罢，一百三十岁长寿比丘贺道人，道人曰："比丘诬矣，吾不中式。"比丘曰："不中故贺！"道人领之。取所制冠衲服之。甲申之变，竟服之不脱……道人喜游，每游诸山水胜刹，至其门不肯入，颦眉谓同游者："是有阁、有廊、有池及花树，是左右向。"果阁、廊、池、花树左右向如所度，盖近于宿命通矣……传其出家，慧根乃如此。

《霜红龛集》卷十四《哭子诗》第十四段之末说：

> 傅眉者，傅山之子也……十七岁遭乱，东西驰逐，十年无家。甲午，山以飞语缧太原府狱，眉羁阳曲仓。仓中修定业。闻祖母病，

飞神自仓门上棍中倒下，至西村看祖母毕，仍飞还附形，遂梦铁藕开莲花一枝，行事解……读《金刚经》，回复亦撮义，纯用本文二百馀言，以自义申门……五十外，一切诗文，皆置去不复理论，唯读释典。见沙弥以供养不平等，故嗔心入龙宫，灭其龙而据其宫事，曰："愿力之可以一快如此哉？"遂发愿力，累劫修行。……天性近于禅，读释典，辄如旧熟，每以老庄与佛书参同。

今有傅山手书小楷《般若波罗蜜多心经》《金刚经》传世，字字一笔不苟，可见傅山奉佛至诚。研究傅山事迹和他的学术思想，应该关注傅山与佛的关系。《霜红龛集》有多篇谈佛的诗、短文、序言等，应汇集研究之。

五、傅山精医

傅山具有神奇的医术，时人称他是仙医、神医。民间传说生化汤是傅山首创的女科验方，又说傅山除《傅青主女科》以外，还写有《大小诸证方论》《临产须知全集》《产后编》《产科四十三证》等。从考据学角度看，这些传闻虽然不可尽信，但是反映了傅山医术疗效已经深入民心，人民对傅山赋予无限寄托，盼望这样的仙医就在自己的身边，成为自己生命的保护神。本小节对署名傅山的医书不做辨伪考证，留待下次做详细分析评说，而只对傅山的医学理论和时人对他的评价做一回顾。

傅山业医全靠自学。傅山中年被清廷关进大狱一年，出狱后家贫如洗，于是自学中医，边读书边实践，以医为生活来源。我们从他零星的记录里，得知他曾读过以下中医经典著作：《素问》《灵枢》《伤寒论》《金匮要略》《名医别录》《本草纲目》《证治准绳》《肘后方》《千金要方》《千金翼方》《南阳活人书》等。

傅山对自己开具的处方没有保留意识，所以没有经过傅山自己整理编辑的临床著作，这给此后的赢利之徒伪托傅山高名造假提供了机会。

通观清末丁宝铨整理编纂的《霜红龛集》及今人编纂的《傅山全书》，感到《傅山全书》为求其"全"而将托名之作亦收进书中，增加了后人读书考辨之累。

下面分项略举傅山的医学思想和医学成就。

（一）时人评述

1. 戴梦熊《傅征君传》

戴梦熊《傅征君传》说：

后授中书职衔，山不欲违厥初志，避居远村，唯以医术活人。登门求方者，户常满。贵贱一视之，从不见有倦容。

2. 嵇曾筠《傅征君传》

嵇曾筠《傅征君传》说：

> 精岐黄术，邃于脉理，而时通以儒义，不拘拘于叔和、丹溪之言。踵门求医者，户常满。贵贱一视之。

3. 刘绍攽《傅先生山传》

刘绍攽《傅先生山传》说：

> 性厌纷华，交遍天下，而避居僻壤，时与村农野叟登东皋，坐树下，话桑麻。或有疾病，稍出其技，辄应手效。一妇妒疑夫外遇，忽患腹痛，展转地上。其夫求先生，令持敝瓦缶置妇榻前，捣千杵，服之，立止。一老人痰涌喉间，气不得出，入其家，具棺待殁。先生诊之曰："不死！"令捣蒜汁灌之，吐痰数升而苏。凡沉疴遇先生，无不瘳。用药不依方书，多意为之。每以一二味取验。有苦痨瘵者，教之胎息，不三月而愈。年八十馀卒，无能传其术。至今晋人称先生皆曰仙医。

4.《忻州志·傅山传》

《忻州志·傅山传》说：

> 甲申之变，遂弃青衿，游行大江以南，数年而返，焚其著作，日以医道活人。神奇变化，泄《素问》之秘。

（二）医药见解

傅青主精《黄帝内经》《神农本草经》《名医别录》《伤寒论》《金匮要略》《南阳活人书》等医学典籍，医疗经验丰富，《霜红龛集》载有简略病案与评论。然检遍《霜红龛集》，未见《傅青主男科》《傅青主女科》书名。

《霜红龛集》卷二十六载《医药论略》一文，这是他关于医疗和用药的理论性文章，从中可以考见他的医药学理论。全文如下。

> 药性大纲，莫过于精读《经》《录》，及历代以来续入《本草》。至于用药之微，又向《本草》中会通性、气、味、走、注，关键之妙，犹轮扁之斫，不可与人言也。吾每推求后代名医认药之性、气、

味及用药之法，皆各自有一话说。有使此药贯者，有使彼药贯者。从其贯者偏任之，偏表见之，岂无合者？岂无未全合者？岂无乖者？岂无不大乖者？亦多坐有附会自将之弊，不可不知其说，亦不可尽倚其说。且一药而名医争论往往矛盾，故凡歪好胡混文章，子从他妄行，不过出丑惹笑。若医药之道，偶尔撞着一遭，即得意以为圣人复出，不易吾言，留其说于人间，为害不小。处一得意之方，亦须一味味千锤百炼。文章自古难，得失寸心知。此道亦尔。卤莽应接，正非医王救济本旨。

奴人害奴病，自有奴医与奴药，高爽者不能治。胡人害胡病，自有胡医与胡药，正经者不能治。妙人害妙病，自有妙医与妙药，粗俗者不能治。奴、胡二种人无贵贱；妙人不可多得，定在慧业中。投药者亦须在慧业中求之。若但莽问之杂愚医工，安得其窍？故治病多不救者，非但药之不对，亦多属病者、医者之人有天渊之隔也。何也？以高爽之医治奴人，奴人不许；以正经之医治胡人，胡人不许。所谓不许治者不治也。吾于此经旨，最有先事之验。

（三）精仲景方剂

《霜红龛集》卷四十说：

《南阳活人书》一百一问，非不精细，吾亦不无二三则疑之。来星海多所拨辨。唯太阴腹痛一条，桂枝芍药加大黄汤最得长沙奥旨，不可思议耶。

《霜红龛集》卷十一记载了《卖药》一诗：

《卖药》

衡尹传汤液，畴箕不见书。想来明晦际，亦事鬼臾区。
所以长沙老，相承金匮俱。既无尝药圣，谁是折肱儒？
即不千缗也，其能一视欤？真人十六字，一半老夫除。

（四）论养生

《霜红龛集》卷三十二说：

人不能早自爱惜，以易竭之精气，尽着耗散。及至衰朽怕死时，却急急求服食之药，以济其危。不知自己精气，原是自胜大药，早不耗散，服而用之，凡外来风寒暑湿阴阳之患，皆能胜之。此但浅浅者，所谓最易知、最易行而人不肯耳！

《霜红龛集》卷三十一说：

九重仙诏，休教丹凤衔来。一片野心，已被白云留住。如此胸怀，安得不作神仙。

《霜红龛集》卷三十六说：

邪来烦恼至，正来烦恼除，邪正不两立，清净至无馀。

《霜红龛集》卷十三说：

老来无事可相关，饭后支筇沙草间，野鸟一双红蓼外，垂杨影里看西山。

（五）精于色诊

与傅山同时的王又朴在其《诗礼堂杂纂》一书中，记载了傅山观色预知病情的生动事例。其文如下。

傅山先生性好奇，博学，通释道典，师郭还阳真人，学导引术，别号朱衣，盖取道书《黄庭》中"人衣朱衣"句也。忌之者诬为志欲复明祚。于顺治甲子夏收禁太原狱，并禁其子眉。时金陵纪伯子参抚幕，与孙公子并力救之。孙公子者，方伯孙茂兰之子也。先生故善医，尝遇公子于古寺，时公子无恙，先生视其神色，谓曰："长公来年当大病失血，宜早治之。"公子不以为然。届期果病，几殆。迎先生疗之得愈。感先生德，故营救甚力。

顾炎武《顾亭林诗文集·广师》说："萧然物外，自得天机，吾不如傅青主。"这一评价，符合傅山晚年活动，而论其全人则未全面。全祖望《阳曲傅先生事略》云："唯顾亭林称先生曰'萧然物外，自得天机'，予则以为是特先生晚年之踪迹，而尚非其真迹所在。卓尔堪曰：'青主盖时时怀翟义之志者。'可谓知先生者矣。"翟义（？—7），西汉末年人，二十岁任南阳都尉。汉平帝死，王莽居摄，命天下称他为"摄皇帝"。翟义迁为河内东郡都尉，乃举义兵讨莽，立刘信为帝，后失败，死。全祖望认为傅山的主要生平与翟义相同。傅山晚年尤精医，今引用顾炎武之句而增补之，曰：萧然物外，自得天机；博极群书，尤精轩岐。

第二节　傅山手批《黄帝内经》启秘①

　　傅山（明万历三十五年至清康熙二十三年，1607—1684），字青主，山西省阳曲县西村（今太原市尖草坪区西村）人。傅山家庭文化底蕴深厚，清代史学家全祖望说："先生之家学，大河以北，莫能窥其藩者。"傅山于经传子史、儒释道医、书法绘画、图章篆刻，皆臻俊抵极，时称学海。其鸿篇巨制、短笺批注等，散逸多多，幸存世者，尚称宏富。已出版著作有《霜红龛集》《傅山全书》《傅山全书补编》，藏在私人手中的书法、绘画、条幅、诗文尚多。美籍华人、终身教授白谦慎《关于傅山研究的一些问题》一文称，1997年中国嘉德拍卖公司在北京拍卖傅山收藏的《汉书评林》，内有傅山许多批注，该书未能成交，原书退还收藏家。2001年中国嘉德拍卖公司在北京拍卖傅山收藏的《曹全碑》拓本，内有傅山批语，该书被日本收藏家购走。2011年11月中国嘉德拍卖公司在北京拍卖傅山《太原三先生传》《治学篇》，成交价颇高。白谦慎又说："此外在各地的公私收藏中，也还有许多重要的傅山的册页和手卷没有整理出版。如上海图书馆藏傅山赠陈谧手卷，此卷只发表了片段。南京博物院藏有傅山为清代高官高珩书写的《孝经》册页，不曾发表。台北故宫收藏的傅山书《傅史》墨迹册页有傅山的圈点，可用来校定已出版的《傅史》。上海博物馆藏傅山书杂书册，也尚未整理。这些都是重要的研究资料。东邻日本收藏的不少傅山墨迹，是研究傅山的重要文献。"傅山遗存的短笺尺素，皆被收藏家视为珍品。目前中国国家图书馆收藏的傅山手批《黄帝内经》，内含手批赵府居敬堂本《素问》十二卷，手批《灵枢》十二卷，尚未收入已经出版的傅山著作中。无论是研究傅山的医学造诣还是研究傅山

---

　　①　本文对中国国家图书馆藏善本傅山手批赵府居敬堂本《黄帝内经》进行考证与评价，初步揭示出傅山批注的具体时间、此书的流传概况，以及傅山手批《黄帝内经》所据底本、所用批注符号等。本文以较多篇幅深入探讨傅山手批《黄帝内经》在版本、校勘、音读、训诂、句读、互证、医理、王冰注八个方面的成就。本文由笔者、中国劳动关系学院姜燕、山西省中医药研究院赵怀舟三人合作，笔者执笔，连载于《山西中医》2012年第1、2、3期。

的书法艺术，这部书都是一部无上珍品，急待发掘整理与研究。

但是这部无上珍品，见知者寥寥。

自萧延平后，见知者有马继兴、郭霭春、赵怀舟、王小芸和姜燕。马继兴《中医文献学》第三编《充分发挥善本书的作用》一节云："善本书存世不多，因此不仅作为国家珍藏的文物有宝贵的价值，而且其中很多都是国内外仅存的一种著作。""某些医书刊本经名家圈点校批或序跋题记，更增加其学术参考价值者，如北京图书馆藏清傅山（即傅青主）批明赵府刊《黄帝素问灵枢经》。"郭霭春《黄帝内经灵枢校注语译·序例》之"据校各本列目如下"条云："明赵府居敬堂刊本，傅青主批校。"马继兴、郭霭春是中国当代著名中医文献专家，他们的著作提及傅山手批《黄帝内经》，扩大了该书的社会影响，但不详二位专家是否披阅傅山手批《黄帝内经》全文。对傅山手批《黄帝内经》全文阅读、仔细过录者，据笔者所知，有山西省中医药研究院赵怀舟、王小芸，他们于 2009 年 5 月将中国国家图书馆傅山手批《黄帝内经》全面过录，深入研究，撰有《国家图书馆藏傅山批注〈黄帝内经〉考》一文，文章摘要云："北京大学图书馆藏有傅山批注《黄帝内经》残卷（存五至十一卷），国家图书馆藏有傅山批注《黄帝内经》全帙，笔者现就国图藏傅批《黄帝内经》略作考证。"该文收于《纪念傅山国际学术论文集》。另一全文阅读、仔细过录者是中国劳动关系学院姜燕。2011 年 4 月 14 日至 26 日姜燕过录全文，本文所据批注资料来自姜燕过录本。

中国国家图书馆所藏傅山手批《黄帝内经》是价值连城的国宝级文献，已被制成缩微胶卷，供读者在阅览器中阅读，原书难得一见。

《黄帝内经》虽为中医经典著作，但是对中国文化的影响早已跨越医学专业，成为中国传统文化中影响巨大的一部著作。傅山在明末清初批注此书，意义更加深远。汉武帝时期"罢黜百家，独尊儒术"，儒家定于一尊，诸子之学受到摈斥，这种文化状况直到晚明才有所改变。当时一些思想深刻、观察敏锐的学者，回过头来向先秦诸子寻求智慧，寻找新的治学内容，如李卓吾（1527—1602）、方以智（1611—1671）都是这一学术思潮的先驱。傅山的思想更加敏锐犀利，他认为诸子与儒家不分高低，无有轩轾。《霜红龛集·杂记》说："经、子之争亦末矣！只因儒者知六经之名，遂以为子不如经之尊，习见之鄙可见。"他对诸子批注广泛、研究深入，对同时代及后世影响巨大。他留给孙子莲苏、莲宝的家训说，你们要了解《荀子》中的蜕变特点就是不守旧、不拘执、不自锢，并不断扩展自己的学问。他训诫孙子谨记一个"蜕"

字。原文说："蜕，《荀子》如蜕之脱。君子学问，不时变化，如蝉蜕壳。若得少自锢，岂能长进？"《黄帝内经》在四部分类中属于子书，傅山手批《黄帝内经》不仅出于从医的需要。在他的心目中，《黄帝内经》是子书中具有异彩之书，即使不从事医学，《黄帝内经》亦在必读之列，更何况傅山是中医之佼佼者呢？傅山在读其他子书时，亦常常联系《黄帝内经》。他读《淮南子·泰族训》时，联系到《灵枢》"毛蒸理泄"，说："《灵枢经·营卫生会篇》中有此四字。"傅山把《黄帝内经》视为与其他子书地位平等之书，而《黄帝内经》更为治病养生之宝典，这又为其他子书所不具。傅山是明末清初扩大子书研究范围之先驱。他手批《黄帝内经》，在《黄帝内经》学术史上具有深远意义。

傅山手批《黄帝内经》跨越时间很长，虽然不详批阅具体时间，但从朱墨斑斓，墨有浓淡，字有行、草、篆、隶观之，傅山研读《黄帝内经》不是一年，不是一次，而是多年多次，每次皆有长短不等的批注，傅山成为"仙医"，与他长期研究《黄帝内经》，心领之、神会之密切相关。从现存傅山关于中医理论的论述与对病情的分析观察，他的中医基础理论知识来自《黄帝内经》毫无疑义。研究傅山的医学思想与医学成就，应该从他以《黄帝内经》为理论基石不断在临床方面加以研究出发，找出他成为大医的道路，这对今人极有启发。傅山所读医书极为广博，他对《伤寒论》《金匮要略》《千金要方》《千金翼方》《神农本草经》《证治准绳》《本草纲目》等均极精熟，但是他对《黄帝内经》用的功夫最多、最深。傅山讲他读书的方法时说："读书不可贪多，只于一种里钻研穷究，打得破时，便处处皆融。此与战阵参禅，总是一样。若能如此，无不可用。若但乱取，东西齐撞，殊不中用。不惟不得力，且累笔性！此不是不教读书之说，是戒读而不精者之语。知此则许言博也。"比如《素问·著至教论》云："雷公曰：诵而颇能解，解而未能别，别而未能明，明而未能彰。"赵府居敬堂本在两个"别"字的"刂"中间位置皆刻有半圆形小圈，作"别"。傅山眉批曰："别字'刂'半有'○'，何也？"可谓心细如发，目光如电，罅漏必照，无有遗落。他随读随批，信笔写来，无拘无束，潇洒飘逸，他在《作字示儿孙》一文中，认为写字应该"宁拙勿巧，宁丑勿媚，宁支离勿轻滑，宁直率勿安排"，这在批注中，表现得淋漓尽致。不但书法应该如此，就是读书做人亦须如此。太原崇善寺一个小沙弥，抄录《金刚般若经》，请傅山指导，傅山写了一段短文，此文所讲的道理与《作字示儿孙》的思想完全一样。傅山说："是书也，不敢犿（huān）活一画（笔者按，笔画相连谓之'狂活'，谓小沙弥写字规规矩矩，不连不草），宁钝无利，宁拙无巧，宁朴勿妩，如老实汉走路，步步踏实，不左右顾，不跳跃移……直以钝根自处，勤谨精进。"写字、做人道理相通，所谓"作字先作人，人奇字自古"。傅山手批《黄帝内经》，虽写的是蝇头小字，却挥洒自如，这体现了他的书法的真面目、真精神。傅山手批《黄帝内经》不仅是研究傅山医学成就及其学术思想的不可不读之书，而且是研究傅山书法成就的难得珍品。幸乎天不丧斯文，傅山手批《黄帝内经》尚留人间，成为中华民族文化花园的一朵奇葩。我们今天学习研究傅山手批《黄帝内经》，不仅需要继承他的研究结论与读书方法，更重要的是要学习继承他的骨气与精神。

一、傅山手批《黄帝内经》时间考证

傅山手批《黄帝内经》没有写明时间。傅山读书一生，习惯在书眉、书根、行间、插页等处作批注。已经出版的《霜红龛集》《傅山全书》《傅山全书补编》收录了傅山大量古书批注，且《傅山全书补编》配有部分批注书影，但几书均未写明批注时间。傅山手不释卷，不断轮换读不同书籍，批注岁月较长，故难以写明具体批注时间。反复通览傅山手批《黄帝内经》，对批注时间做如下推测考证。

（一）非成于明代灭亡（1644）前

明崇祯十七年（1644）明清鼎革前，傅山除率领山西学子进京为袁继咸辩诬请愿外，从事的主要文化活动是撰写学术著作（如《姓史》《两汉书姓名韵》诸书）和研究经史诗文、绘画篆刻，未着意医学经典的研究。《霜红龛集》云："吾家自教授翁（笔者按，教授翁指六世祖傅天锡，为林泉王府教授）以来，七八代皆读书，解为文，至参议翁（笔者按，参议翁指傅山祖父傅霖，官山东辽海参议）著。下至吾奉离垢君（笔者按，离垢指傅山父，名之谟，字离垢）教，不废此业。然大半为举业拘系，不曾专力。至三十四五，始务博综。乱后无所为，益放言自恣矣。"丁宝铨《傅青主先生年谱》亦云："崇祯十三年庚辰（1640）三十四岁，先生为学，自是始务博综。"所谓"博综"，谓不专主儒家之书，道家、佛家、医家等书籍亦在博览之列，但从批注涉猎多方面医学知识与临床内容观之，傅山手批《黄帝内经》当非成于此时。

（二）非成于反清复明斗争时期（1644—1655）

傅山三十九至四十九岁时，主要从事反清复明的政治斗争和军事斗争，四处转徙，手批《黄帝内经》似非在此期间。

崇祯十七年（1644）三月十九崇祯帝自缢煤山，五月清兵占据北京，傅山同年束发入道，至山西寿阳县五峰山拜道士还阳真人郭静中为师，道号真山，自号轩辕道士、朱衣道人，以道教为掩护从事反清复明斗争。《龙门山径中》诗写道："贫道初方外，兴亡着意拼。入山直是浅，孤径独能盘。却忆神仙术，无如君父关。留侯自黄老，终始未忘韩。"《七机岩》诗写道："何处无勇士，战场问国殇……中原用剑戟，偷生亦可耻。"

顺治六年（1649）山西反清义军与清兵为争夺太原城在太原晋祠堡展开激烈战斗，傅山参与这次战役，义军领袖、傅山同学薛宗周和王如金战死，傅山悲痛不已，写《汾二子传》，云："二子果能先我赴义死耶！"虽然战斗失败，但傅山抗清意志依然，与南明皇帝指派的总兵宋谦联络。宋谦准备于顺治十一年（1654）六月起义，事泄，宋谦被捕，供出傅山，同年六月傅山被投入太原大狱。经友朋多方营救，傅山于顺治十二年（1655）七月初四经三法司核定被无罪释放。傅山虽然出狱，却写诗道："有头朝老母，无面对神州。死之有遗恨，不死亦羞涩。"全祖望《阳曲傅先生事略》说："甲午（1654）以连染遭刑戮，抗词不屈，绝粒九日，几死，门人有以奇计救之者得免。然先生深自吒恨，以为不如速死之为愈。而其仰视天，俯画地者，并未尝一日止！"

傅山将全部精神集中于抗清斗争，在此期间，似无暇批校《黄帝内经》。

（三）傅山手批《黄帝内经》当成于出狱后

傅山手批《黄帝内经》似在顺治十二年（1655）出狱后。2007 年，晋祠博物馆为纪念傅山诞辰 400 周年编有《傅山》一书，该书说："傅山于顺治十四（1657）至十六年（1659）两年间，浮淮渡江万里行，深入了解郑成功、张煌言等人的反清活动及南明永历朝情况，结果大失所望而归，从此潜心于古学研究。"全祖望《阳曲傅先生事略》云："自是始以黄冠自放，稍稍出土穴与客接。然间有问学者，则曰：'老夫学《庄》《列》者也，于此间诸仁义事，实羞道之。'"顾炎武《顾亭林诗文集·广师》称此时傅山"萧然物外，自得天机"。傅山出狱后的主要活动是为人看病。全祖望《阳曲傅先生事略》说："先生既绝世事，而家传故有禁方，乃资以自活。"山西《忻州志》云："甲申之变（1644 年明亡），遂弃青衿，游行大江以南，数年而返，焚其著作，日以医道活人，神奇变化，泄《素问》之秘。"傅山手批《黄帝内经》，应该就是"泄《素问》之秘"的一部著作。

傅山手批《黄帝内经》也提供了这方面的参证材料。

（1）《素问·评热病论》："唾出若涕，恶风而振寒，此为劳风之病。"傅山眉批："山亲见伤寒阴证临死者，唾出若涕。"这显示出傅山临床经验很丰富。傅山临床始于何年，史料无考。傅山好友戴梦熊《傅征君传》云"又以馀力学岐黄术，擅医之名遍山右，罔弗知者"，亦不著其何年开始行医。

（2）《素问·至真要大论》："寒淫所胜，平以辛热，佐以苦甘，以咸写之。"新校正云："按上文'寒淫于内，治以甘热，佐以苦辛'，此云'平以辛热，佐以甘苦'者，此文为误。"傅山眉批："文虽反于'寒淫于内'之条，而细想平治之微，亦未为不是。"细想医理，细想治验，《素问》所说均非空言也。

（3）《灵枢·寒热病》插页傅山批云："胀分藏府，毕竟以针为主。读《灵枢经》而知药饵是后一着耳。"此唯临证大医能言。

（4）《灵枢·玉版》："岐伯曰：脓已成，十死一生，故圣人弗使已成。"傅山眉批："脓已成，十死一生，是大不然！"据临证言也。

总之，傅山手批《黄帝内经》似成于 1655 年其出狱后。在明代灭亡（1644）前，或傅山已研读《黄帝内经》，但是他把大部分时间、精力用在治病和研究《黄帝内经》与其他医书上，是在出狱之后。朱还《阳曲学案·提要》云："国变后，以黄冠自放，家财散失尽矣。自中岁至盖棺，皆恃医以自给。"

傅山手批《黄帝内经》当成于此时期。

二、傅山手批《黄帝内经》流传概况

傅山手批《黄帝内经》流传概况，有三种资料可资考证，即两类篆刻朱章、萧延平校勘记、中国书店标价条，下分述之。

（一）两类篆刻朱章

傅山手批《黄帝内经》全书有两类朱章，可据此窥其流传概况。

1. "傅山之印"篆字白文朱章

此章分别盖于《素问》序和卷一、三、五、七、十、十一、十二，《灵枢》序和卷五、九，共计十一处。经与《纪念傅山国际学术论文集》收录之影印傅山篆刻朱章仔细对照发现，二者相同。

2. 甘鹏云三种篆字朱章

第一种为"崇雅堂藏书"方章，钤盖于《素问》卷五、《灵枢》序及卷九，共计三处。第二种为"潜庐藏过"方章，钤盖于《素问》卷三、五、七、十一、十二及《灵枢》序，共计六处。第三种为"潜江甘鹏云药樵收藏书籍章"方章，钤盖于《灵枢》卷八及卷十二之末。由此可知，此书曾为甘鹏云所得。

甘鹏云（1862—1941），湖北省潜江县城关镇人，字翼父，号药樵、月樵、叶樵，又号潜庐，光绪二十九年（1903）进士，1906 年赴日本早稻田大学留学，1908 年回国，入支度部（财政部），继任工部主事。他曾任黑龙江省财政厅监理、吉林省财政监理、吉林国税厅长、归绥垦务总办、山西省烟酒公卖局局长兼清理官产处处长、北京古学院院长，当选为众议院议员。甘鹏云有"三嗜"：嗜藏书、嗜碑版、嗜书法。甘鹏云晚岁专事著述，擅长校勘、编订、纂述、著述。他珍藏秦代至清末碑拓四千一百一十种，且多有题跋。1941 年 12 月甘鹏云病逝于北京。他著有《两汉说易征存》《公羊学述》《菱湖日记》《方志商》《楚师儒传》《潜江旧闻》，辑有《谈经》《鲁文恪公集》《大隐楼集》《晋陵先贤传》等，这些书合刊为《崇雅堂丛书初编》。此外，他还著有《碑录》《书录》。甘鹏云宦海十年，对政局失望，1917 年辞官回到北京以藏书、读书为乐。甘鹏云在北京筑有息园书楼，从 1903 年开始搜求珍本秘籍，历十九年，藏书二十万卷。1935 年他刊刻《崇雅堂书录》十五卷，该书所收皆息园书楼所藏之书。后来该书收于《崇雅堂丛书初编》中。他的朋友王葆心在《崇雅堂书录·序》中说："药樵少壮辛苦所得之书藏之家者，悉为洪水收去，今所存者，皆应官中外所得。"从甘鹏云经历及王葆心序观，傅山手批《黄帝内经》当为甘鹏云任职山西时从当地藏书家处收购的，收购时间为 1908—1917 年，可能更靠近 1917 年。甘鹏云《书目五编·崇雅堂书录》著录傅山手批《黄帝内经》，云："《黄帝素问》十二卷，唐王冰注，宋林亿、高保衡等校，明赵府居敬堂刻本，傅青主手批，《四库》著录。《灵枢经》十二卷，明赵府居敬堂刻本，傅青主手批。《四库》著录。"

（二）萧延平校勘记

萧延平校勘记反映萧延平曾从甘鹏云处借阅校雠傅山手批《黄帝内经》。

萧延平即校勘《黄帝内经太素》者，字北承，以墨笔小楷在傅山手批《黄帝内经》上写有大量校记。所写校勘纸条贴于相关眉端。如《四气调神大论》"此冬气之应，养藏之道也"，王冰注："小寒之节，初五日，雁北乡。"萧延平在此句眉端贴一校勘纸条，云："自'雁北乡'下，脱'次五日，鹊始巢，后五日，野鸡始雏，次大寒气，初五日，鸡始乳'二十三字。辛酉十月十八日萧北承据明武陵顾氏影宋本校。""辛酉"为1921年。萧延平据《礼记·月令》校之，言在"雁北乡"三字下，王冰注所引《礼记·月令》脱此二十三字，非谓赵府居敬堂本及顾从德本脱此二十三字也。凡据顾从德本出校者，萧延平多言"顾本某作某"。如《素问·金匮真言论》"是以知病在骨也"，王冰注"骨主幽暗"，萧延平在王冰注眉端贴以小楷纸条，云："注'骨主幽暗'，顾本'骨'作'肾'。"《素问·阴阳别论》"人有四经十二从何谓？岐伯对曰：经应四时"，萧延平在"经应四时"眉端贴以小字校勘纸条云："'经应四时'顾本作'四经应四时'，此似脱一'四'字。北承校。"萧延平校勘《灵枢》多据《针灸甲乙经》、吴勉学本《黄帝内经太素》，或医理。如《灵枢·经脉》"散落心包，下膈，循属三焦"，萧延平校云："三焦为心包之府也，应作'络心包'为是，'落'字必误。'循属三焦'，《甲乙》'循'作'偏'，《太素》作'徧'。考古文'徧''偏'通用。延平识。"萧延平校记所涉内容非常丰富，其中《素问》校记九十条，《灵枢》校记三十九条，总计一百二十九条。

萧延平借阅甘鹏云息园傅山手批《黄帝内经》校之，凡傅山已校之字，萧延平不重校。萧延平于1921年10月18日已经开始校勘，到1924年止。知之者，萧延平于1924年校毕《黄帝内经太素》，知其必传而离京，南归故里黄陂。

上述资料证实傅山手批《黄帝内经》曾为萧延平借校也。

（三）中国书店标价签

中国书店标价签反映某藏书家将傅山手批《黄帝内经》卖给中国书店。

中国国家图书馆珍藏的傅山手批《黄帝内经》已被制成缩微胶卷，该书内有一张"中国书店标价签"。王小芸、赵怀舟、王象礼《国家图书馆藏傅山批注黄帝内经考》一文云："我们在书中见到一枚中国书店标价签，明确指示这套书籍完整一套为10本，定价150元。中国书店是经营古旧书刊文献的国营商业企业，1952年11月4日成立于北京……初检1959年中华书局出版的《北京图书馆善本书目》中未见此书之著录。"结论是："1952年至1959年之间此书极有可能尚未归藏北京图书馆。"

　　根据售书标价签及当时时代背景可推测，大约在严重困难时期某藏书家忍痛将傅山手批《黄帝内经》售予中国书店，后其为中国国家图书馆购得。售书者应考。中国书店前身为北京琉璃厂几家古旧书店，古旧书店收购之古书来自何人、版本何如，皆有底账，过去孙殿起《贩书偶记》遗风在琉璃厂古旧书店一直延续，底账或存，盼有心人关注此事。

　　通过上述回顾，可知傅山手批《黄帝内经》流传过程大致如下。先由山西某藏书家收藏，后被甘鹏云在山西任职时购得，又被萧延平从甘鹏云息园书楼借校。20 世纪 50 年代末或 60 年代初被某藏书家售予中国书店，后被中国国家图书馆购得，又被中国国家图书馆制成缩微胶卷。从某氏将书售予中国书店至今仅半个世纪，其中传承细节与曲折，应该可以追寻出来。

　　傅山手批《黄帝内经》是中华文化瑰宝、中医文献隋珠，对其传承进行考证，绝非白掷精力，甚至可能还有意想不到的收获。

三、傅山手批《黄帝内经》鸟瞰

（一）底本选用

　　傅山所用底本为赵府居敬堂本。赵府居敬堂本《素问》总目尾部刻有如下文字："元本二十四卷，今并为一十二卷，八十一篇"。按"元本"即"原本"，指北宋嘉祐二十四卷本，元代古林书堂将之合并为十二卷本，赵府居敬堂本据古林书堂本翻刻，放宽行距、字距，仍为十二卷，爽目便读。

（二）批校疏密

　　傅山认为"七篇大论"非《素问》原文，称"《素问》与《阴阳大论》两书甚明，乃王氏并《阴阳大论》于《素问》中也"。故傅山于"七篇大论"基本无圈点句读，偶有少量眉批，而于其他诸篇，大多圈点细密，字词提要布满书眉，行间小注时有所见。手批《灵枢》中圈点甚少，批注不多，插页有少量批注。这种现象显示，傅山批阅《素问》《灵枢》历时很长，先批注《素问》，后批注《灵枢》，对前者批注较详，对后者批注较少。

（三）批注符号与眉批提示

　　傅山手批《黄帝内经》，批注符号繁多，非为漫书，义例自有。通书观之，其义如下。

1. 全圈穴名

　　《黄帝内经》穴名甚多，王冰逐一注释，傅山对经文、注文之穴名全部围圈，见《素问·气穴论》《素问·气府论》《素问·骨空论》等。

2. 旁圈要语

无论经文、王冰注文、林亿校文，凡傅山认为重要、有启发者，皆在字右画以红圈，以示重要，应加注意。

3. "し"号分义

《素问》经文、王冰注文、林亿校文，一贯而下，不分节段。傅山读之，以"し"号分经文之节段，分王冰注之节段，眉目清晰，便于阅读。

4. 书名、人名标以竖线

对王冰注文、林亿校文中之人名如皇甫谧、王叔和、张仲景、全元起、杨上善、郑康成等以及注释中提及的书名、篇名皆在右侧画红色竖线以醒目。这显示出傅山不仅关注医理，而且关注医史文献。

5. 圆圈标题

赵府居敬堂本《黄帝内经》每篇标题皆刻有一个圆圈，傅山批注时又在圆圈外面再圈以圆圈，以资醒目。

6. 词语提示

书眉最多者为要语提示，即将病名、病状、穴名等写于眉端，以便简阅。以《素问·咳论》为例，眉端写有肺咳、心咳、肝咳、脾咳、肾咳、胃咳、胆咳、大肠咳、小肠咳、膀胱咳、泌、胃诸字。这种批阅，只以字、词示意，不以句段写出，便于再读寻检要点。

7. 提示句段要点，或略加评论

仍以《素问·咳论》为例，经文："久咳不已，则三焦受之，三焦咳状，咳而腹满，不欲食饮，此皆聚于胃，关于肺，使人多涕唾，而面浮肿气逆也。"王冰注："三焦者，非谓手少阳也，正谓上焦、中焦耳。"眉批："三焦只是上、中二焦。"王冰解"中焦"之义曰："中焦者，亦至于胃口，出上焦之后，此所受气者，泌糟粕，蒸津液，化其精微，上注于肺脉乃化而为血。"傅山认为对王冰注之"泌"字必须加以深刻领会，乃眉批曰："《说文》：'泌，侠流也。'"段玉裁注："侠流者，轻快之流如侠士然。"为避免将"泌糟粕"之"泌"理解为混流，傅山引《说文解字》以解之。同篇经文："岐伯曰：治藏者治其俞，治府者治其合，浮肿者治其经。"眉批："注为俞，行为经，入为合。"

傅山手批《黄帝内经》要义，多体现在以句段形式出现的批语中。

8. 部分篇章的每一页在书口鱼尾下标出篇目名称，以便查检

这是读书人对某一部书由于用得次数多而不需要以目录查检的便捷方法。由此可见傅山对《黄帝内经》用力之多，用功之勤。

四、傅山手批《黄帝内经》内容指要

傅山手批《黄帝内经》内容非常丰富，难缕言之。概括而言，他使用的是考据学方法。

考据学方法何指？清代王鸣盛《十七史商榷》予以概括。王鸣盛（康熙六十一年至嘉庆三年，1722—1798），乾隆十九年进士第二，精经史文献，久负盛名，少傅山三十八岁。他总结的考据学的主要内容及方法是：

> 盖学问之道，求于虚，不如求于实。议论、褒贬，皆虚文耳。作史者之所记录，读史者之所考核，总期于能得其实焉而已矣。外此又何多求耶？……但当正文字、辨音读、释训诂、通传注，则义理自见，而道在其中矣！……好著书，不如多读书，欲读书，必先精校书。校之未精而遽读，恐读亦多误矣！读之不勤而轻著，恐著且多妄矣！

> 二纪以来，恒独处一室，覃思史事，既校始读，亦随读随校，购借善本，再三雠勘……凡所考者，皆在简眉牍尾，字如黑蚁，久之皆满，无可复容，乃誊于别帙，而写成净本，都为一编。

王鸣盛所说考据学的主要内容与方法，有以下几个要点，即精选版本、详加校雠、改正讹字、辨识音读、明其训诂、通晓转注。

傅山手批《黄帝内经》，与上述考据研究的几个要点不谋而合，大道不相远也。

下面对傅山手批《黄帝内经》要点逐一分析。

（一）精选版本

傅山以前，《黄帝内经》版本主要有元代古林书堂本及读书堂本、明代熊宗立本及顾从德本。

古林书堂本卷首总目尾部刻有长方木印：

> 是书乃医家至切至要之文，惜乎旧本讹舛漏落，有误学者，本堂今求到元丰（笔者按，指北宋神宗纪年）孙校正（笔者按，指孙

奇）家藏善本，重加订正，分为一十二卷，以便检阅。卫生君子，
幸垂藻鉴。

卷十二末刻有长方木印：

> 至元己卯菖节古林书堂新刊。

"至元己卯"相当 1339 年。古林书堂本每页十三行，每行大字、小字均
二十三字，行距、字距较密，不便批注。

另一较有影响的版本是熊宗立本。该本卷首总目尾部刻有如下文字：

> 元本二十四卷，今并为一十二卷刊行。

> 是书乃医家至切至要之文，惜乎旧本昏蒙讹舛，漏落不一，读
> 者憾焉。本堂今将家藏善本，详明句读，三复订正，增入《运气捷
> 要图局》及《经注音释补遗》，重新绣梓，以广其传，视诸他本，玉
> 石不侔。卫生君子藻鉴。成化十年，岁舍甲午。鳌峰熊氏种德堂识。

按，明成化十年，即 1474 年，熊宗立本亦称种德堂本。丁福保、周云青
《四部总录医药编》云：

> 以《平津馆鉴藏记》证之，乃依元至元己卯菖节古林书堂据元
> 丰孙校正善本翻刊者，题称元本二十四卷今并为一十二卷刊行，每
> 半页十三行，行二十三字，均与至元本合。鳌峰熊宗立乃明成化正
> 统间坊贾也。

顾从德本刊成于明嘉靖二十九年（1550），下距傅山生年五十七年。顾从
德本上距赵府居敬堂本七十六年。顾从德本每页十行，经文每行二十字，小
注每行三十字，不如赵府居敬堂本视界清朗。赵府居敬堂本天头地脚，宽裕
汪汪，每页八行，行十七字，文字醒目，便于批注。从《素问》版本学及文
字正误角度观之，赵府居敬堂本不如顾从德本，傅山选择赵府居敬堂本而未
选择顾从德本，与他心系明朝密切相关。明成祖朱棣第三子名朱高燧，朱高
燧第五代孙名朱厚煜。朱厚煜在明正德九年（1514）被封为世子。四年之后，
其父去世，他继承王位，号赵康王。赵康王嗜书，有《居敬堂集》二十卷。
赵府居敬堂本《黄帝内经》是赵康王朱厚煜刊刻的。清代邵懿辰《四为简明
目录标注》于《素问》称赵简王刻，于《灵枢》称康王刻，甚为舛误，二者
实皆为赵康王朱厚煜所刻。傅山一生不忘明朝，使用赵府居敬堂本进行批注，
符合他的政治理想。

（二）详加校勘

傅山手批《黄帝内经》包括四个方面，即校讹字、补脱文、校衍文、校错简，举例言之。

1. 校讹字

（1）《素问·疏五过论》："医工诊之，不在藏府，不变躯形，诊之而疑，不知病名。身体日减，气虚无情。"傅山将"情"字径改为"精"字，是。古林书堂本、熊宗立本皆作"精"。顾从德本亦作"精"字。

（2）《素问·疏五过论》："凡诊者，必知终始，有知馀绪，切脉问名，当合男女。"傅山眉批："'有知'之'有'，当是'又知'。"古林书堂本、熊宗立本及顾从德本皆作"有知"，均误，据文义，当作"又知"。观眉批"当是"二字，傅山使用的是理校之法。

（3）《素问·疟论》："盛坚而血者，皆取之，此真往而未得并者也。"傅山眉批："'真'字讹。"按，当作"直"。《黄帝内经太素》作"直往"。

（4）《素问·至真要大论》："是故平气之道，近而奇偶，制小其服也。远而奇偶，制大其服也。大则数少，小则数多。"傅山眉批："'远而奇偶'，当作'远而偶奇'。"按，据王冰注，所校是。

（5）《灵枢·九针十二原》："补曰随之随之，意若妄之。"傅山眉批："'妄'恐'忘'字。"按，所校是。

（6）《素问·四气调神大论》："冬三月，此谓闭藏。"王冰注："草木凋，蛰虫去，地户闲塞，阳气伏藏。"傅山在"闲"字上端批以"闭"字。

（7）《素问·咳论》："脾咳之状，咳则右胁下痛，阴阴引肩背。"王冰注："脾气连肺，故痛引肩背也。脾气主右，故右胁下阴人然深慢痛也。"王冰注"阴人然"之"人"显系讹字，傅山径改为"阴"字，甚是。考顾从德本作"阴阴然"。

（8）《素问·咳论》林亿"新校正"："《甲乙经》'肾脉下循腹'作'下侠脐'。"傅山将"肾脉"之"肾"字径改为"胃"字。考古林书堂本、熊宗立本亦作"肾脉"，唯顾从德本作"胃脉"。作"胃脉"，是。

（9）《素问·阴阳应象大论》："观权衡规矩，而知病所主。"王冰注："《脉要精微论》曰'以春应中矩'，言阳气柔软；以'夏应中矩'，言阳气盛强。"傅山将"以春应中矩"的"矩"字径改为"规"。考《素问·脉要精微论》曰"以春应中规，夏应中矩，秋应中衡，冬应中权"，且顾从德本亦作

"以春应中规"，傅山所改甚是。

（10）《素问·宝命全形论》："故针有悬布天下者五，黔首共馀食，莫知之也。""新校正"云："杨上善注云：'黔首其服用此道。'"傅山将"其"字径改为"共"字。考顾从德本作"共"，作"其"误。

2. 补脱文

《黄帝内经》脱简较多，如不指明，必然影响对经文的理解，举例言之。

《素问·脉要精微论》："黄欲如罗裹雄黄，不欲如黄土；黑欲如重漆色，不欲如地苍。五色精微象见矣，其寿不久矣！"傅山在行间"象"字旁批注"不补一'败'字，则与下文不合"，谓作"五色精微败象见矣"，方与"其寿不久矣"句意相合。王冰注云："赭色、盐色、蓝色、黄土色、地苍色见者，皆精微之败象，故其寿不久。"细考王冰注，傅山谓"象"字前夺一"败"字，极是。

3. 校衍文

（1）《素问·脉要精微论》："故曰：知内者按而纪之，知外者终而始之。"王冰注："知内者，谓知脉气也，故按而为之纲纪；知外者，谓知色象，故以五色终而复始。"傅山于行间批注"云持脉法，而注硬添出'色'，似左"，谓"知色象，故以五色终而复始"为衍文。文献学家最忌增字解经，况增大段文义乎？

（2）《素问·平人气象论》："寸口脉沉而弱，曰寒热及疝瘕，少腹痛。"林亿注："按《甲乙经》无此十五字。"傅山批注："去此十五字，是。"

（3）《素问·上古天真论》："行不欲离于世，被服章，举不欲观于俗。"林亿注："详'被服章'三字疑衍。"傅山在此三字上用朱圈圈起，表示此三字当从林亿衍文之说，故以重点符号加以提醒。

4. 校错简

《素问·宝命全形论》："岐伯曰：夫人生于地，悬命于天，天地合气，命之曰人。人能应四时者，天地为之父母。知万物者，谓之天子……能达虚实之数者，独出独入，呿吟至微，秋毫在目。"傅山眉批："此段自'人生'至'在目'，是因帝问以为残贼之意，而绝不似。"按，此段上几句为"帝曰：余念其痛，心为之惑乱，反甚其病，不可更代，百姓闻之，以为残贼，为之奈何"，而回答的话却是"岐伯曰：夫人生于地"至"呿吟至微，秋毫在目"一百二十字，所答非所问。傅山指为错简，其说是也。

阅读《素问》应该高度重视错简。王冰《素问序》称，他编次《素问》

时，对原文做了大量移动，所以王冰编次的《素问》与全元起《素问训解》有许多不同。后来由于朱墨混淆，不知王冰迁动了哪些原文。对照《黄帝内经太素》阅读，依稀可以看到王冰迁移改动的痕迹。日本江户时期研究《黄帝内经》的学者金滢七朗所撰《素问考》，重点指出《素问》错简，颇有参考价值。傅山研读《黄帝内经》同样高度重视错简问题。错简问题应该引起后人重视。

从校读中可以看出，傅山研读《黄帝内经》多用理校法，所改之字几乎与顾从德本同，这反映出傅山对《黄帝内经》医学理论极为深入的领悟参透及其深厚的文献功底。清乾嘉时期段玉裁多用理校之法校《说文解字》，所改之字与唐本《说文解字》木部之字几皆暗合，此皆为对所研治之书精熟深透所致。因此，可以推想出，傅山对《黄帝内经》所下的功夫，非只表现在手批《黄帝内经》这一本书上。他多次研究、考证、校阅《黄帝内经》，北京大学善本书室所藏傅山的另一部《素问》（存卷五至卷十一）手批本可以作证。傅山成为"仙医""国手"，成为文医皆通的振古一老，非天授也，缘于苦读也。其中《黄帝内经》经文、王冰注、林亿校注对他的启发与影响最为深刻，他的中医理论基础知识大多得于此。《傅山全书·书〈易疑〉后》说："为医畏其医，《内》《难》诸方书，斤斤上口！"有人对傅山说，作为医生有时害怕给人看病，怕看不好。傅山告诉他，只要把《黄帝内经》《针灸甲乙经》以及其他一些方书（如《伤寒论》《金匮要略》等）读得朗朗上口，背诵下来，不断体会运用，再看病就不怕难了。这些成功的经验，完全可以为今天的医学教育与中医研究提供借鉴。

傅山读书之法，对后人大有启发。他致好友戴枫仲的信说，您现在专心读《史记》《汉书》，尤其关注纪传部分，须知"即《史》《汉》两书，千百年来，效之者不知凡几百十家矣，而究之皆钞誊伎俩；其中变化之妙，全不曾有脱胎换骨手段"，这是死读、傻读。会读书的，应该这样读："精熟之艺，日新日奇，良工心苦，斫轮之人自解。至于操纵如意，则西方《楞严》，东土《南华》，须滔滔上口者。请吾兄即购此二种，焚香细读，日十许行，亦不必多，多无益也。"可见读书的要点是苦心思考，背诵原文，滔滔上口，融于自心。傅山悉心指导他的儿子傅眉、侄儿傅仁读书，对于读书之法说得更加细致明白、恳切：

> 凡人养性作人，皆有一安身立命之所，即文章小技亦然。尔两

小子皆读《左氏春秋》，其中犯教伤义大节目，一眼便知，不待讲解
也。至于文章之妙，大段大段，细曲细曲，铺张组织，补缀波澜，
前人多少评论，总不能尽。尔小子若有眼色，读之既久，自得悟入，
别生机轴，依傍不依傍，熏习变化，全非我所得与尔拈出者。以后
凡遇古人用此法、论此义者，莫要置之，皆须留心分析……尔们便
将此书作一安身立命之所，作人、养性、学文，都向此中求之。每
事相与辩论，所谓奇文共欣赏，疑义相与析也。

上文看似讲解如何学习古人作文技巧，实质说的是读书要精熟悟入，在
"熏习"中获得"悟入"门径。

总之，傅山读《黄帝内经》独具其法，细细抽绎，尚待后贤。

（三）辨识音读

傅山非常重视音韵的学习与研究。他说，人的口语最活泼，说话的口气
轻重、语音长短，听者之远近，都与辨别语义相关，而"读书之声死，说话
之声活，歌曲之声迁就。凡字书曰音、曰反切、曰读若，皆死法……音切之
书焉能尽之？不过用其死法读书可耳"。

傅山手批《黄帝内经》，涉及上古音与中古音两方面的学问。

1. 上古音

上古音研究萌芽于宋代，吴才老《韵补》已经注意到这个问题。明代陈
第对上古音有较多研究。清初顾炎武对上古音韵部进行研究，发其端绪，内
容见其《音学五书》。傅山与顾炎武是好朋友，有一次顾炎武到山西拜访傅
山，住在傅山家，傅山起床，顾炎武尚在熟睡，傅山敲击窗棂，用上古音说：
"汀芒矣。"顾炎武问他，您说什么呀？傅山答道，我说的是上古音"天明
了"三个字，您研究上古音，怎么不记得了？清代王鸣盛《十七史商榷》卷
八十二"唐以前音学诸书"条记载了这个故事，说：

> 宁人宿傅青主家，晨未起，青主呼曰："汀芒矣！"宁人怪而问
> 之。青主笑曰："子平日好谈古音，今何忽自昧之乎？"宁人亦不觉
> 失笑。古音"天"呼若"汀"，"明"呼若"芒"，故青主以此戏之。

在人们的印象里，傅山是一位严肃庄重、不苟言笑的人，看了上述一段
文字，我们仿佛在他的脸上看到了一丝天真与童趣。

王鸣盛对古今声音之变、读古今书应如何通晓古今之音，有如下评说。

然则古可好不可泥也。声音固尔，文字亦然。盖声音、文字随时而变，此势所必至，圣人亦不能背时而复古。……要惟读周、汉以前书用古音，读晋、唐以后书用今音，斯可矣。大约学问之道，当观其会通，知今不知古，俗儒之陋也；知古不知今，迂儒之癖也。心存稽古，用乃随时，并行而不相悖，是谓通儒。

声音、文字，学之门也。得其门者，或寡矣！虽然，苟得其门，又何求焉？终身以之，唯是为务，其他概谢曰："我弗知！"此高门中一司阍之老苍头耳。

这两段文字对我们阅读古书、研究国学，颇有启发。

顾炎武把古韵分为十部，为古韵研究奠定了较好基础。他的后进追随者江永（字慎修）在他的基础上划分古韵为十三部。江永的学生戴震划分古韵为二十三部。戴震的学生段玉裁划分古韵为十七部。总之，前修未密，后出转精，古韵学之研究在有清一代，蔚为大观。顾炎武的奠基之功是伟大的，但是他呼吁后世读音应该恢复到古代的观点，是落后的、倒退的。王鸣盛说："盖声音、文字，随时而变，此势所必至，圣人亦不能背时而复古。"虽然他未点明顾炎武之名，但他对顾炎武有所批评是显而易见的。乾隆年间《四库全书》针对黄谏欲恢复先秦篆体、顾炎武欲恢复先秦古音的观点说："至黄谏之流欲使天下笔札皆改篆体、顾炎武之流欲使天下言语皆作古音，迂谬抑更甚焉。"通读傅山音韵学论说，可以看到他既知古音又详今音，他了解语音随时代而变迁，从来没有说过应该恢复古音的话。他对老友戏说"汀芒矣"，应该有表示学术观点的意义在。

傅山手批《黄帝内经》涉及的上古音韵学问题举例如下。

（1）《素问·至真要大论》："粗工嘻嘻，以为可知，言热未已，寒病复始。同气异形，迷诊乱经。"傅山眉批："六句三叶。"其谓"嘻""知"押韵，"已""始"押韵，"形""经"押韵。

（2）《素问·疏五过论》："离绝菀结，忧恐喜怒，五藏空虚，血气离守，工不能知，何术之语！"傅山眉批："守语叶韵。"

按，例（1）确为三韵，但"嘻"字在古韵之部，"知"在古韵支部，古韵"之"与"支"不同韵，两字不能相押。例（2）"守""语"古韵虽不同部，但可以合韵，特别是《素问·疏五过论》成于东汉时期，东汉时期两字韵部较为接近，故称其叶韵无误。

顾炎武是清代古韵研究的开山者，他把古韵划分为十部，较为粗疏。傅山的古韵知识可能得自顾炎武，所以傅山称顾炎武"平日好谈古音"，对顾炎武古韵之学颇有所知。

2. 中古音

傅山手批《黄帝内经》涉及的中古音反切较多，举例如下。

（1）《灵枢·论勇》篇末释音："胃挺，下古梗切。"傅山于插页批注："'挺'字，音古梗切，见《论勇》，'古'字可疑。"按，"挺"字当作徒鼎切，反切上字作"古"误。

（2）《灵枢·刺节真邪论》："下有渐洳，上生蒲苇。"篇末释音："渐洳，上音替，下音如，草根相牵引貌。"傅山插页批注："《刺节真邪论篇》中'渐洳'字，'渐'音'替'，若不细绎，则'替废'之'替'音'渐'，字远矣。盖'晋'字也。晋，七感反，与'替'形近。"按，"渐"音"替"误，当音"晋"。依傅山音训，《灵枢·刺节真邪论》之"渐洳"当读作"晋洳"。古音"渐"在谈韵，"晋"在侵韵，谈、侵皆为闭口韵，两字韵部非常接近。"渐"字古声纽在从纽，"晋"字古声纽在清纽，二字古音声纽皆为齿头音。"渐"与"晋"的声纽和韵部在先秦两汉时期极为接近，则读"渐"为"晋"是常事，若将"渐"读为"替"则大谬不然矣。《尔雅·释言》："替，废也。"《说文解字·曰部》："晋，曾也。"正如傅山所说，"若不细绎，则'替废'之'替'音'渐'，字远矣"，假若不细细分析"替"与"晋"的形、音、义，则"渐"字必然误读为"替"，从此"晋"字为"渐"字的正确读音必将不为人所知而被废弃。我们应该从这个例子中得到如何读《黄帝内经》的启发，即逐字求其确解，即使卷末有释诂、释音，亦当逐字审核，别其正误。这使我想起王念孙给段玉裁《说文解字注》写的序言中的一段话："训诂之道大明，训诂声音明，而小学明，小学明而经学明。"段玉裁的恩师戴震为《说文解字注》写的序言说："夫六经，字多假借。音声失，而假借之意何以得？训诂声音，相为表里。训诂明，六经乃可明。后儒语言文字未知，而轻凭臆解以诬圣乱经，吾惧焉！"傅山读古书（包括《黄帝内经》在内），无不形、音、义互求，对秦汉时期古籍则以古音以求古义。在傅山生活的时代，古音之学的研究，刚刚由顾炎武奠基，傅山的古音学知识，大约与顾炎武的不相上下，观他与顾炎武戏言"汀芒矣"可知。傅山不但熟悉古音知识，而且能运用古音知识，解读古籍的声音训诂，而使经义得到确解。笔者认为，研究我国音韵史的专家学者，应该关注傅山在上古音韵学上的开拓作用。

（3）《灵枢·九针十二原》："员利针者，大如氂。"篇末释音："氂，莫高切。"傅山在字旁批曰："氂，《说文》：'音如釐。'"按，"氂"字的正确读音为"莫高切"。《说文解字》卷二上云："氂，犛牛尾也。里之切。""犛，西南夷长髦牛也。莫交切。"段玉裁《说文解字注》云："犛切里之，氂切莫交，而俗本误易之。"换言之，"氂"字的读音为"莫交切"（亦作"莫高切"），"犛"字的读音为"里之切"，俗本将两字音切误置，才出现"氂"读为"里之切"的误读。直至段玉裁作《说文解字注》才把这个错误更正过来。傅山当时所据《说文解字》是俗本，故旁注云："氂，《说文》：'音如釐。'"直至今天，大徐本《说文解字》仍作"氂，里之切"。从傅山"氂"字旁注上，我们看到：傅山读书对文字形、音、义极为关注，多据《说文解字》以求确解。这曲折地反映出，傅山手批《灵枢》不是在颠沛流离中而是在环境安逸和时间较宽裕的情况下进行的，大约是在他出狱之后做的，因为此时他才有余裕查阅《说文解字》。

（4）《灵枢·厥病》："厥头痛，贞贞头重而痛。"篇末释音："贞贞，都耕切。"傅山朱笔尾批："《说文》：贞，陟盈切。一曰鼎省声，京房所说。若鼎省声，亦与登近。"按，"贞""鼎"二字，甲文相同，常常互用，"贞"古音在舌头，后转为舌上，读为"陟盈切"，知母字；"鼎"古音在舌头，读为"都挺切"，端母字。因"古无舌上音"，所以"贞""鼎"二字，古音相近。在字形上，"贞"由"鼎"分化而来，郭沫若《卜辞通纂考释》："古乃假'鼎'为'贞'，后益以'卜'而成'鼏'字，以'鼎'为声。金文复多假'鼎'为'鼏'。""'鼎''貝'（'贝'之繁体）形近，故'鼎'乃讹变为'贞'也。"

傅山眉批："宋本讳'贞'作'卢'，字四（按，加上释音两个'贞'为四字），皆无'贝'下右点，而切用都耕，不知者，即以四'贞'字下无右点，而原为'贞'字矣。而都耕切又与'贞'字远，须炤'端''知'互用之法，亦如今声。"

（四）重视训诂

傅山读书，极重训诂，或据字形以解字义，或据字书以得确诂。他为他的两个孙子莲苏、莲宝写了十六字家训，谓之《十六字格言》，其中有一"勤"字谈如何读书长进："勤：读书勿怠。凡一义一字，不知者问人检籍，不可一'且'字放在胸中。"试看那些读书不求甚解、读字不明音义者，皆是

"且"字作怪。"且"者，苟且也，得过且过也。傅山读《黄帝内经》从无"且"字存胸。《灵枢·五禁》："岐伯曰：甲乙日自乘。"傅山眉批："自乘不解。"傅山在《灵枢·阴阳二十五人》此标题下批曰："可恨先哲无解。"从这两个批注可以看出傅山学习《黄帝内经》是多么重视古注，他对王冰注、林亿校注与经文同等看待。钻研古注是古人学习经典的第一妙法。

（1）《素问·移精变气论》："内无眷慕之累，外无伸宦之形。"王冰无注。"新校正"云："按，全元起本'伸'作'臾'（赵府居敬堂本作'吏'）。"眉批："'伸宦'，即作'吏'（guì），不知是'臾'（音 guì，古文作'臾'。'蒉'之古文，象形）是'吏'。'宦'字不解。'宦'字除却仕宦之宦，再无别用。"傅山用他深厚的文字学知识，恰当地解释了"伸宦"当作"贵宦"解。"伸"是讹字，当依全元起《素问训解》作'臾'，即古文"贵"字。《说文解字》"贵"字以'臾'为声符，"蒉"字以"臾"为古文，象形。"宦"作官宦解。则"伸宦"者，"贵宦"也，与上句"眷慕"词义相配。

（2）《素问·疟论》："此令人汗空疏。""新校正"云："按，全元起本作'汗出空疏'。《甲乙经》《太素》同。"未解"空"字。眉批："此'空'字之义犹'孔'字。"

（3）《素问·离合真邪论》："候呼引针，呼尽乃去，大气皆出，故命曰写。"眉批："此大气是邪大气。"同篇："候吸引针，气不得出，各在其处，推合其门，令神气存。大气留止，故命曰补。"眉批："此大气是正大气。"

（4）《素问·移精变气论》："余闻古之治病，唯其移精变气，可祝由而已。"眉批："祝由，今人掉书袋亦误。"其谓"祝由"一词的正确解释当如《黄帝内经》所言。

（5）《素问·刺腰痛》："刺腰尻交者，两髁胂上。"眉批："胂，《说文》：矢以切。夹脊肉也。"

（6）《素问·刺腰痛》："刺厥阴之脉，在踹踵鱼腹之外。"王冰注："'厥阴'，一经作'居阴'，是传写草书'厥'字为'居'也。"眉批："'厥''居'字草书混。"

（7）《素问·大奇论》："胫有大小，髀骱大跛易偏枯。"眉批："骱，《说文》：骨也。并骫切。""骺，《说文》：胫端也。户更切。"

（8）《素问·调经论》："帝曰：补写奈何？岐伯曰：志有馀则写然筋血者。"傅山在"筋"字右侧朱批一"前"字，眉批曰："'前'字、'筋'字易混。""然筋"当作"然前"。

（9）《素问·缪刺论》："少阴锐骨之端各一痏，立已。"王冰注："神门穴在掌后锐骨之端陷者中，手少阴之俞也。"傅山眉批："神门，掌后锐骨之端，而三卷《平人气象论篇》妇人手少阴之脉动甚者任子也。注：少阴脉谓掌后陷者中当小指动而应手者，此神门穴，亦云在掌后陷者中者，不知此二掌后何以分别？"

（10）《素问·疏五过论》："故伤败结，留薄归阳，脓积寒炅。"眉批："此'故'字谓旧日所被伤之气血腐败郁结也。"

（11）《素问·疏五过论》："离绝菀结，忧恐喜怒。"王冰注："恐惧者，荡惮而失守。"眉批："'惮'之一字，喜乐与恐惧皆周之。"

（12）《素问·疏五过论》："尝富大伤，斩筋绝脉。"眉批："'斩筋绝脉''尝富大伤'不曾解出。"

（13）《素问·解精微论》："请问龇愚仆漏之问不在经者，欲闻其状。"王冰注："龇，狡也。"眉批："龇，此处以狡解之，恐未必然。"

（14）《素问·至真要大论》："目瞑齿痛，頔肿。"眉批："'頔'字无音。"此注反映了傅山对《黄帝内经》每字之形、音、义皆求确解。"无音"谓赵府居敬堂本无反切也。按，顾从德本此字亦无释音。頔，音 zhuō，颧骨。

（15）《素问·气交变大论》："肖者瞿瞿，莫知其妙。"眉批："'肖'作'消'，《灵兰篇》注又作'濯'。"

（五）关注句读

（1）《素问·脉要精微论》："中盛藏满，气胜伤恐者，声如从室中言，是中气之湿也。"王冰注："中谓腹中，盛谓气盛，藏谓肺藏，气胜谓胜于呼吸而喘息变易也。夫腹中气盛，肺藏充满，气胜息变，善伤于恐，言声不发，如在室中者，皆腹中有湿气乃尔也。"王冰注系在"者"下断句，傅山认为不当，乃在"胜"字下画一横线，表示当在"胜"字下断句，并在"伤恐者声如从室中言"九字右侧画以朱圈，以示其在辨证与临证中之重要。傅山阅读《黄帝内经》，一丝不苟，心细如发，目光如电，罅漏必照，于句读、词义、文理、医理全面思考。对该句，傅山眉批曰："'中盛者藏满气盛'六字另读。注解连读非是。恐则气下，下之'湿'字，有卑意。"此批注不但关注句读，而且解释"湿"字之训诂。故知句读、训诂、校勘之事分言之则为三，便于讲习也；校读古籍，融会贯通而用之，则为一事也。

（2）《素问·脉要精微论》："浑浑革至如涌泉，病进而色弊，绵绵其去如弦绝，死。"眉批："文理当是进句、死句，作两截读。若作一句读，以'而'字为又加之辞。"按，林亿校曰："按，《甲乙经》及《脉经》作'浑浑革革，至如涌泉，病进而危，弊弊绰绰，其去如弦绝者死'。"此段经文及林亿注文夺讹太甚，正确句读训诂及文句当为"浑浑革革，至如涌泉，病进而危，弊弊绵绵，其去如绝弦，死"。

按，"浑浑革至如涌泉"七字当如《针灸甲乙经》及《脉经》所示作"浑浑革革，至如涌泉"。"浑浑"形容脉象洪大而混乱。《素问·疟论》王冰注："浑浑，言无端绪也。"《素问·三部九候论》王冰注："浑浑，乱也。""革"音 jí，急促也。《礼记·檀弓·上》："夫子之病革矣，不可以变。"郑玄注："革，急也。"陆德明《经典释文》："革，纪力反。并又音极。""革革"当读为 jí jí，读 gé gé 误。"革革"言病脉疾急而促也，傅山眉批"进句"指脉象洪大急促而混乱，此脉象为疾病增进发展之象。

《素问》"病进而色弊"，当依《针灸甲乙经》《脉经》作"病进而危"，"色"是形近讹字。

《素问》"弊"字当下属为句且夺失一"弊"字，当依《针灸甲乙经》《脉经》作"弊弊绵绵"。

《素问》"其去如弦绝死"，其中"弦绝"当乙转作"绝弦"，以与"泉""绵"押韵。脉出现"绝弦"之象，是为死脉，故傅山称"弊弊绵绵，其去如绝弦"之脉为"死句"。傅山眉批特别指出，读这段文字，应晓得"浑浑革革至如涌泉"是表示疾病发展增进之句，脉象"弊弊绵绵"与"绝弦"之象表示病危将死。

傅山读书何等精深而不苟也。

（六）群书互证

傅山读《黄帝内经》，时联系和引用他书与《黄帝内经》互证。如在《灵枢》眉批中，两次引《史记·扁鹊仓公列传》，认为曹山跗所患消瘅与《灵枢》所说消瘅病之病机病因吻合。《黄帝内经》与《史记》互证，不但增加了《史记·扁鹊仓公列传》所举病案的可信性，而且使读者认识到《黄帝内经》对病机病因病证的概括具有高度的科学性。

王冰引用《尔雅》、林亿引用扁鹊《阴阳脉法》来注释《黄帝内经》，傅山则对证相关资料以考之。

（1）《灵枢·五变》："黄帝曰：人之善病消瘅者，何以候之？少俞答曰：

五藏皆柔弱者，善病消瘅。"眉批："仓公谓曹山跗病消瘅，得之盛怒而以接内，切其病，肺气热也。"

（2）《灵枢·邪气脏腑病形》："肺脉急甚为癫疾，微急为肺寒热……小甚为泄，微小为消瘅。"眉批："消瘅，仓公诊曹山跗病曰：'肺消瘅也。'又曰：'肺气热也。'《脉法》曰'不平不跛形弊'，似与此消瘅又不同。"

（3）《素问·平人气象论》："太阳脉至，洪大以长；少阳脉至，乍数乍疏，乍短乍长；阳明脉至，浮大而短。"眉批："《七难》云：'冬至之后，得甲子少阳王，复得甲子阳明王，复得甲子太阳王，复得甲子太阴王，复得甲子少阴王，复得甲子厥阴王。'"

（4）《素问·三部九候论》："一者天，二者地，三者人，因而三之，三三者九，以应九野。"王冰注："《尔雅》曰：'邑外为郊，郊外为甸，甸外为牧，牧外为林，林外为坰，坰外为野。'"眉批："王引《尔雅》与今《尔雅》不同。"

（5）《素问·厥论》："阳气盛于上则下气重，上而邪气逆，逆则阳气乱，阳气乱则不知人。"眉批："张仲景论尸厥，下坠上争，即虢太子尸厥篇。《扁鹊传》说五络会于耳中，上络左角。"

（七）分析医理

傅山手批《黄帝内经》分析考证医理之处甚多，以下略举几则以见其例。

（1）《素问·生气通天论》："味过于苦，脾气不濡。"眉批："只是苦好。"

（2）《素问·脉要精微论》："有馀为精，不足为消，应大过不足为精，应不足有馀为消。"眉批："此四句却费解，而注悠悠有馀。"

（3）《素问·脉要精微论》："诸过者，切之涩者，阳气有馀……阳气有馀，为身热无汗。"眉批："注中两个'阳气有馀'是一意，但'下而不上'四字却须解。"

（4）《素问·玉机真脏论》："卒发者，不必以于传。"王冰注："不必依传之次，故不必以传治之。"眉批："'不必以于传'五字，若以后代各法论之，则笑其不通矣！"

（5）《素问·脏气法时论》："用咸补之，甘写之。"眉批："咸补甘写。用咸补心，法异。"

（6）《素问·气穴论》王冰注："间使在掌后同身寸之三寸两筋间。"眉批："间使，《千金方》反胃灸乎手门使。"即"间使穴"《千金方》作"门使穴"。

（7）《灵枢·癫狂》："治癫疾者，常与之居，察其所当取之处。病至视之，有过者写之，置其血于瓠壶之中，至其发时，血独动矣。"傅山在"祭"字右侧用朱笔改为"察"字，甚是。眉批："血离体而在瓠壶中当动，奇哉。"经文之意指癫狂发作，有过者泻之，将其血装在瓠壶中，下次病作时瓠壶中之血出现摇动状。此种现象引起傅山关注，故其眉批之。

（八）评说王冰注

王冰重新编排《素问》篇序，详加注释，始于唐玄宗李隆基天宝九年（750），完成于大唐宝应元年（762），历十二年。王冰对《素问》的深刻理解和详密注释，为后世阅读《素问》奠定了良好基础，王冰注与《素问》经文已经融为一体，几乎到了密不可分的程度。其虽小有瑕疵，但瑕不掩瑜。傅山批阅《素问》，对王冰注极为重视，或予以赞赏，或指出不足，或纠其讹误，或评其繁简。凡此评说，皆以句子或小段落形式出现。举例如下：

（1）《素问·脉要精微论》："反四时者，有馀为精，不足为消，应大过不足为精，应不足有馀为消。"王冰注："广陈其脉应也。夫反四时者，诸不足皆为血气消损，诸有馀皆为邪气胜精也。"傅山评曰："此四句却费解，而注悠悠有馀。"此赞赏王冰注也。

（2）《素问·宝命全形论》："众脉不见，众凶弗闻，内外相得，无以形先。"王冰注："'无以形先'，言不以己形之衰、盛、寒、温料病人之形气使同于己也。"傅山批曰："'形'即病人之形也。何云己形？"此驳王冰注也。

（3）《素问·平人气象论》："闰以太息，名曰平人。"傅山批曰："'闰以太息'一句，能注何疏也？"此谓王冰注漏注也。

（4）《素问·疏五过论》："尝富大伤，斩筋绝脉。"王冰注："'斩筋绝脉'，言非分之过损也。身体虽已复旧，而行且令津液不为滋息也。"傅山批曰："'斩筋绝脉''尝富大伤'，不曾解出。"

（5）《素问·征四失论》："诊病不问其始，忧患饮食之失节，起居之过度，或伤于毒，不先言此，卒持寸口，何病能中？妄言作名，为粗所穷。此治之四失也。"王冰注释"或伤于毒"以下诸句云："'或伤于毒'，谓病不可拘于藏府相乘之法而为疗也。'卒持寸口'，谓不先持寸口之脉和平与不平也，然工巧备识，四术犹疑，故诊不能中病之形名。言不能合经而妄作，粗略医者尚能中（笔者按，'中'字顾从德本作'穷'）妄谬之违背，况深明者。"傅山在王冰注右侧密画朱圈，眉批曰："注非！"

（6）《素问·玉机真脏论》："然其卒发者，不必以于传。"王冰注："不必依传之次，故不必以传治之。"按，"不必以于传"顾从德本作"不必治于传"。赵府居敬堂本盖蒙王冰注"不必以传治之"之句而将"治"字误为"以"字。当从顾从德本。傅山眉批曰："'不必以于传'五字，若以后代各法论之，则笑其不通矣！"此赞同王冰注也。

（7）《素问·脉要精微论》："肝脉搏坚而长，色不青，当病坠若搏。因血在胁下，令人喘逆。"王冰注："诸脉见（xiàn）本经之气而色不应者，皆非病从内生。"王冰注是对经文的发挥与理论的拓展。傅山眉批"色不应，皆非病从内生"，将王冰注之精要者重加提示，写于书眉，以引起注意。这是傅山批注最常用的方法。今人读书批注，亦有此法。

（8）《素问·三部九候论》："下部人，足太阴也。"王冰注："谓脾脉也。在鱼腹上越筋间直五里下箕门之分，宽巩足单衣沉取乃得之，而动应于手也。"傅山对王冰注"鱼腹"一词眉批曰："鱼腹，六卷《刺腰痛篇》注腨踵者言脉在腨外侧下当足跟腨形势如卧鱼之腹。"他又在书根批曰："'宽巩足单衣'不解。"按，"不解"有两意：傅山自己不解其义，另王冰注未解其义。

（9）《素问·著至教论》："肾且绝，愦愦日暮，从容不出，人事不殷。"王冰注："暮，晚也。若以此之类诸藏气，俱少不出者，当人事萎弱，不复殷多。所以尔者，是则肾不足，非伤损故也。"眉批："'肾且绝'以下十五字，与上文不接，篇似脱简，注复漫为之，注可谓不通。"按，此批注很重要。此段经文有错简，故文句不相衔接，王冰注随文顺释，不详文义，漫加敷衍，故谓之"不通"。

这类批注尚多，不再一一列举。我们看到，傅山读《黄帝内经》不仅研究经文，而且详读王冰注，他从王冰注中获得的中医理论知识和临证启发非常多，其读书经验和成长过程，启迪无穷。

傅山手批《黄帝内经》内容非常丰富，他为何没有把大量材料整理写成著作呢？他说：

> 值今变乱，购书无复力量，间遇之，涉猎之耳。兼以忧抑仓皇，蒿目世变，强颜俯首为蠹鱼，终此天年。火藏烟腾，又恨咕哗，大坏人筋骨，弯强跃马，呜呼已矣！或劝我著述，著述须一副坚贞雄

迈心力，始克从横……我庾开府萧瑟极矣！著述无时亦无地。

庾开府指庾信（513—581），仕南朝梁，奉使西魏，被羁留不放还。西魏亡后，庾开府仕北周，官至开府仪同三司，官居高位，怀念南朝，其《哀江南赋》，沉郁苍凉，杜甫称："庾信平生最萧瑟，暮年诗赋动江关。"傅山之萧瑟沉郁苍凉，不减庾开府，而他生活艰难，食不果腹，著述无时无地，故其批注文章多以散简流传。

中国国家图书馆与北京大学图书馆所藏傅山手批《黄帝内经》不是重复的相同的批注，而是不同时间的批注，无论是从书法艺术来看还是从医学理论来看，它都是罕见国宝。期盼终有一日，它们能够被影印，成为能被大家共享的财富。

第三节 清代学术开山顾炎武及其《黄帝内经》研究的巨大成就

　　顾炎武（1613—1682），初名绛，字宁人，江苏省昆山县千灯镇人。生于明万历四十一年，卒于清康熙二十五年，享年七十岁。1645 年清兵进昆山后，他更名曰炎武，又名蒋山佣。

　　顾炎武是清代学术开山，为清代学术奠定了基础，他的学术思想一直影响到现在。章太炎《清代学术之系统》说："清代学术，方面甚广，然大概由天才而得者少，由学力而得者多。关于天才方面的，如诗、词、古文等均属之。清代的诗本不甚好，词亦平常，古文亦不能越唐宋八大家之范围，均难独树一帜。至于学力方面的学术，乃清代所特长，亦特多。如小学、经学、史学、算学、地理学等，均甚有成就。此等学术，全赖学力，不赖天才。"（《中国近三百年学术史论》，2006 年，上海古籍出版社）

一、清学概观

　　要了解顾炎武对清代学术的引领开悟奠基作用，就需要对清代学术的概貌有一定的了解。这些学术门类都是靠苦读覃思而形成的，它体现的是一种良好的、扎实的学风，这种学风与明代的学风截然不同。

　　清儒的小学、经学成就最为宏阔，此外，其在其他学术门类也取得突出成就。

（一）地理学

　　以顾祖禹（1631—1692）的《读史方舆纪要》为代表，此书为后来讲地理者所推崇。顾祖禹二十九岁始撰稿，五十岁完成，无一日稍停，自言："舟车所经，必览城郭，按山川，稽道里，问关津，以及商旅之子，征戍之夫，或与从容谈论，考核异同。"顾祖禹实成于力学刻苦。

（二）算学

　　以梅文鼎为代表。梅文鼎自谓："吾为此学，皆历最艰苦之后而后得简

易。惟求此理之显，绝学不致无传，则死且不憾。"（清代杭世骏《道古堂文集·梅定九征君传》）

（三）史学

清代史学著作非常繁富，章太炎说："清代史学极盛，著述亦多。史学可别为二：一为作史，一为考史。清代史家，考史者多，作史者少。"作史者以万斯同（1643—1702）、毕沅（1730—1797）为代表。考史者清代最多，突出者有钱大昕（1728—1804）、王鸣盛（1722—1798）、赵翼（1727—1814），其中钱大昕的成就最大。章太炎说："讲到清代史家，尚有一事应注意，即论史不敢论及《明史》，考史不敢考及《明史》。"

（四）小学

小学包括文字、声音、训诂三个方面。章太炎先生把小学称为"语言学"。章太炎先生说："小学本来合文字、声音、训诂三部分而成，三者不能分离，故欲为此学定一适当之名称却颇难，名为'文字学'则遗声音，名为'音韵学'又遗文字，我想可以名为'语言学'。因为研究小学，目的在于明声音、训诂之沿革，以通古今语言之转变也。清代小学所以能成为有系统之学者，即因其能贯通文字、声音、训诂为一之故。"章太炎先生说，清代小学家都重视音韵的研究。顾炎武作《音学五书》，他的弟子江永作《古韵标准》，江永的弟子戴震把古韵划为二十五部，自戴震开始，上古音的音理才弄明白。戴震的弟子段玉裁（1735—1815）把古韵分为十七部，戴震的另一个弟子孔广森（1752—1786）把古韵划为十八部，戴震的另一个弟子王念孙（1744—1832）把古韵划分为二十一部。声音明，方能训诂明。晚清曾国藩写给他的儿子曾纪泽的信说："小学凡三大宗：言字形者，以《说文》为宗。古书惟大小徐二本，至本朝则段氏特开生面，而钱坫、王筠、桂馥之作亦可参观。言训诂者，以《尔雅》为宗。古书惟郭璞注、邢昺疏，至本朝而邵二云之《尔雅正义》、王怀祖之《广雅疏证》、郝兰皋之《尔雅义疏》，皆称不朽之作。言音韵者，以《唐韵》为宗。古书惟《广韵》《集韵》，至本朝而顾氏《音学五书》乃为不刊之典，而江慎修、戴东原、段懋堂、王怀祖、孔广森、江晋三诸作，亦可参观。尔欲于小学钻研古义，则三宗如顾、江、段、邵、郝、王六家之书，均不可不涉猎而探讨之。"曾国藩不是汉学家，他的学术重心是尊崇朱熹，但他不废汉学，重视小学。章太炎先生说："明古音方能明训诂，明训诂方能讲《尔雅》《说文》。段玉裁出，始将声音、训诂、形体三者合讲，其《说文解字注》实甚精当。"清代讲《说文解字》的大家以段玉裁、桂馥、王筠、朱骏声四家影响最大。

（五）经学

小学推进了经学的繁荣与发展。清代经学分为汉学、宋学两个门派。清代经学奠基人是顾炎武。顾炎武无说经专著，但《日知录》有大量说经内容。顾炎武讲经，不分汉学、宋学，而且他有时采用宋儒之说。与顾炎武同时的阎若璩（1636—1704）著《尚书古文疏证》，经严密考证，认为十三经中的《尚书》里，有真有假，所谓"古文"诸篇是后人伪造的，为学者认同，渐开汉学、宋学之辨，但是此时还没出现"汉学""宋学"的名称。到了雍正、乾隆时期，汉学和宋学尖锐对立，也影响到医学著作。汉、宋对立的代表性人物是苏州的惠栋（1697—1758）和皖南徽州的戴震（1724—1777）。惠栋是宋学的首领，戴震是汉学的首领，他们各有弟子，逐渐形成门派，简称苏派（又称吴派）、徽派。惠栋随父惠士奇读书，家学渊源。惠栋的弟子有江声（1721—1799）、余萧客（1729—1777），其他如王鸣盛（1722—1798）、钱大昕（1728—1804）、汪中（1744—1794）、刘台拱（1751—1805）、江藩（1761—1831）等，虽非亲炙惠栋门墙者，但都受到惠栋学术思想的影响。戴震的老师江永（1681—1762），字慎修，属于汉学家，戴震为其师写的小传《江慎修先生事略状》见《戴震文集》卷三。从戴震学习的有同乡金榜（1735—1801）、程瑶田（1725—1814）、凌廷堪（1757—1809）、胡承珙（1776—1832）、胡培翚（1782—1849）。在北京跟随戴震学习的有段玉裁（1735—1815）、王念孙（1744—1832）、孔广森（1752—1786）、卢文弨（1717—1796）、任大椿（1738—1789）。王念孙将其所学教给其子引之（1766—1834）。其中最能蹈厉发扬、光大戴震之学的是段玉裁、王念孙、王引之，此三人及戴震被称为"戴段二王"。

戴震和惠栋没有个人感情上的矛盾。戴震对惠栋侍以师长之礼。戴震拜访过钱大昕，钱大昕对戴震加以揄扬。徽派和苏派只是在学术观念和治学方法上有所不同。惠栋认为"凡汉皆好"，治学尊闻好博；戴震则实事求是，无征不信。徽派以经学为研究核心，以小学为治学工具，引证材料多为两汉时期的资料，与苏派趋向同，因此把苏派和徽派统称为"汉学"。

汉学在发展过程中，以戴震的《孟子字义疏证》为分水岭，呈现出与宋学的尖锐对立状态。《孟子字义疏证》不是训诂书，而是反理学书，甚至是反对当时政治的书。戴震之前，汉学与宋学在情感上不对立，清初治汉学的不敢菲薄理学先生，如属于汉学家的江永的《近思录注》却属于理学范畴。章太炎《清代学术之系统》说："自徽州派之戴震出，方开辟一新世界。其《孟子字义疏证》一书，大反陆、王，对于程、朱亦有反对之语。后人多视此书为反对理学之书，实则为反对当时政治之书。清初皇帝表面上提倡理学，常以理学责人，甚至以理学杀人，故戴氏书中有云：'人死于法，犹有怜之者；死于理，其谁怜之？'这是他著书的要旨。戴氏见雍正、乾隆动辄用理学以责人，颇抱不平，故攻击理学。戴氏以前，尚推崇程朱，此后遂不复谈宋学矣。"姚姬传是理学家，少年时欲以师事戴震，戴震坚拒之。方东树（1772—1851）是理学家，著《汉学商兑》，大骂戴震，大骂汉学。

清代儒学分为苏派、徽派，出现汉学与宋学的对立，是那个特定时代的产物，与顾炎武的学术影响无关。

二、顾炎武的治学方法

梁启超《论中国学术思想变迁之大势》曰：

> 亭林之《日知录》为有清一代学术所从出。……声音训诂为百馀年间汉学之中坚，其星宿海则自《音学五书》出也。金石学自乾嘉以来，蔚为大观，亦《金石文字记》为其先河也。故言清学之祖，必推亭林。

梁启超《中国近三百年学术史》曰：

> 若《日知录》，实他生平最得意之作，我们试留心细读，则发表他自己见解者其实不过十分之二三，抄录别人的话最少居十之七八。故可以说他主要的工作在抄而不在著。有人问："这样做学问法不是很容易吗？谁又不会抄？"哈哈！不然，不然。有人问他《日知录》又成几卷，他答道："尝谓今人纂辑之书，正如今人铸钱。古人采铜于山，今人则买旧钱名之曰废铜以充铸而已。所铸之钱既已粗恶，而又将古人传世之宝舂剉碎散，不存于后，岂不两失之乎？承问《日知录》又成几卷，盖期之以废铜。而某自别来一载，早夜诵读，反复寻究，仅得十馀条，然庶几采山之铜也。"

梁启超又说：

要而论之，清代许多学术，都由亭林发其端，而后人衍其绪。……亭林在清代学术界的特别位置，一在开学风，排斥理气性命之玄学，专从客观方面研察事务条理。二曰开治学方法。如勤搜资料，综合研究。三曰开学术门类。如讲求音韵，述说地理，研精金石之类皆是。独有生平最注意的经世致用之学，后来因政治环境所压迫竟没有传人。他的精神一直到晚清才渐渐复活，而尤在其人格之崇竣。（梁启超《梁启超论清学史二种》，朱维铮校注，第 165 页）

梁启超《清代学术概论》第四节对顾炎武治学方法做了总结。这三个方法是梁启超遍读顾炎武书感悟出来的，对后人读书成才具有启发引导意义。

梁启超指出：

然则炎武所以能当一代开派宗师之名者何在？则在其能建设研究之方法而已。约举有三。

一曰贵创。

炎武之言曰："有明一代之人，其所著书，无非窃盗而已。"（《日知录》十八）其论著书之难曰："必古人所未及就，后世之所不可无，而后为之。"（《日知录》十九）其《日知录·自序》云："愚自少读书，有所得辄记之。其有不合，时复改定。或古人先我而有者，则遂削之。"故凡炎武所著书，可决其无一语蹈袭古人。其论文也亦然，曰："近代文章之病，全在摹仿，即使逼肖古人，已非极诣。"（《日知录》十九）又曰："君诗之病在于有杜，君文之病在于有韩、欧。有此蹊径于胸中，便终身不脱依傍二字。"（《亭林文集·与人书十七》）观此知模仿依傍，炎武所最恶也。

二曰博征。

《四库全书·日知录提要》云："炎武学有本原，博赡而能贯通。每一事必详其始末，参以证佐，而后笔之于书，故引据浩繁，而抵牾者少。"此语最能传炎武治学法门。全祖望（1705—1755）云："凡先生之游，载书自随。所至阨塞，即呼老兵退卒询其曲折，或与平日所闻不合，即发书而对勘之。"（《鲒埼亭集·亭林先生神道表》）盖炎武研学之要诀在是。论一事必举证，犹不以孤证自足，必取之甚博，证备然后自表其所信。其自述治音韵之学也，曰："列本证、旁证二条。本证者,《诗》自相证也。旁证者,采之他书也。二者俱无,则婉转以审其音,参伍以谐其韵。"(《音论》)此所用者,皆近代科学的研究法。乾嘉以还,学者固所共习,在当时则固炎武所自创也。

三曰致用。

炎武之言曰:"孔子删述六经,即伊尹、太公救民水火之心,故曰:'载诸空言,不如见诸行事。'……愚不揣,有见于此,凡文之不关六经之指、当世之务者,一切不为。"(《亭林文集·与人书三》)彼诚能践其言。其终身所撰著,盖不越此范围。其所谓"用"者,果真为有用与否,此属别问题。要之,其标"实用主义"以为鹄,务使学问与社会关系增加密度,此实对于晚明贴括派施一大针砭。清代儒者以朴学自命以示别于文人,实自炎武启之。近代数十年以经术而影响于政体,亦远绍炎武之精神也。

研究顾炎武治学方法、探讨他成才的奥秘,是民国初期一个热门话题。胡适在《戴震的哲学》一文里对顾炎武的治学方法与治学精神做了深入的研究。这篇文章放在20世纪20年代出版的《戴东原集》的前面,当时是研究顾炎武、戴震学术思想的颇有震撼的论文。1980年中华书局出版的《戴震文集》没有收载胡适这篇文章。

关于顾炎武的治学特点,胡适说:

经学并不是清朝独有的学术,但清朝的经学却有独到的长处,可以说是与前代的经学大不相同。汉朝的经学重诂训,名为近古而实多臆说。唐朝的经学重株守,多注"注"而少注经。宋朝的经学重见解,多新义,而往往失经的本义。清朝的经学有四个特点:(一)历史的眼光;(二)工具的发明;(三)归纳的研究;(四)证据的注重。因为清朝的经学具有这四种特长,所以他的成绩最大而价值最高。

第一,历史的眼光,只是寻源溯流,认清时代的关系。顾炎武说:"经学自有源流。自汉而六朝而唐宋,必一一考究,而后及于近儒之所著,然后可以知其异同离合之指。如论字者必本于《说文》,未有据隶楷而论古文者也。"(《顾亭林文集·与人书四》)

论字必本于《说文》,治经必本于古训,论音必知古今音的不同，这就是历史的眼光。懂得经学有时代的关系，然后可以把宋儒的话还给宋儒，把唐儒的话还给唐儒，把汉儒的话还给汉儒。清朝的经师后来趋重汉儒，表彰汉学，虽然也有过当之处，然而他们的动机却只是一种历史眼光，认定治古书应该根据于最古的诂训，汉儒"去古未远"，所以受他们的特别看重了。

第二，清儒治经，最能明了"工具"的重要。治经的工具就是文字学（包括声音、形体、训诂等项）和校勘学。顾炎武说："愚以为读九经自考文始，考文自知音始。以至诸子百家之书，亦莫不然。"（《答李子德书》）

考文是校勘学的事，知音是文字学的事。后来这两种学问都陆续增长，多所发现，遂成两种独立的科学。阎若璩（1636—1704）说："疏于校雠，则多脱文讹字而失圣人手定之本经。昧于声音诂训，则不识古人之语言文字，而无以得圣人之真意。"（《臧琳经义杂记序》）

清朝的经学所以能有那么大的成绩，全都靠这两种重要工具的发达。

第三，归纳的研究，是清儒治经的根本方法。凡比较同类的事实，推求出他们共同的涵义来，都可以说是归纳。例如《尚书·洪范》"无偏无颇，遵王之义"，唐明皇改"颇"为"陂"好和"义"字协韵。顾炎武说他："盖不知古人之读'义'为'我'，而'颇'之未尝误也。《易·象传》：'鼎耳革，失其义也。复公𫗧，信如何也。'《礼记·表记》：'仁者，右也；道者，左也。仁者，人也；道者，义也。'是'义'之读为'我'，而其见于他书者，遽数之不能终也。"（《音学五书·答李子德书》）

……………

这里所说"通诸经以通一经""以经解经"都只是把古书互相比较，求出他们相互的关系或共同的意义。顾炎武等人的研究古韵，戴震以下的学者研究古义，都是用这种方法。

第四，清朝的经学最注重证据。证据是推理立说所根据的东西。……顾炎武作《诗本音》，于"服"字下举出本证十七条，旁证十五条。顾氏作《唐韵正》，于"服"字下共举出一百六十二个证据（卷十四，页27—33）！为了要建立"服古音逼"的话，肯去搜集一百六十个证据，这种精神、这种方法是从古以来不曾有过的。有了一百六十个证据，这就叫人不得不相信了。陈第、顾炎武提出这个求证据的方法，给中国学术史开了一个簇新的纪元，从此以后，"考证或考据的经学"的时代了。

　　总而言之……顾炎武以后的经学便大不同了。主观的臆说，穿凿的手段，一概不中用了。搜求事实，不嫌其博；比较参谬，不嫌其多；审察证据，不嫌其严；归纳引申，不嫌其大胆。用这种方法去治古书，真如同新得汽船飞艇，深入不曾开辟的奇境，日有所得而年有所成。才大的可以有创造的发现，而才小的也可以尽一点"掌绩补苴"的微劳。经学竟成了一个有趣味的新世界了。我们必须明白这一层，然后才可以明白为什么明朝的第一流人才都做理学，而清朝的经学居然可以牢笼无数第一流的人才。

三、顾炎武的民族气节

（一）不仕异朝

其叔十八岁未娶而卒，未婚王氏女誓为顾家妇。女于顾家十余年，炎武生，过继亡叔，王氏女抱以为嗣，视同己出。

顾炎武《先妣王硕人行状》：

　　兵入南京。其时炎武奉母侨居常熟之语濂泾，介于两县之间。而七月乙卯，昆山陷。癸亥，常熟陷。吾母闻之，遂不食，绝粒者十有五日，至己卯而吾母卒。遗言曰："我虽妇人，身受国恩，与国俱亡，义也。汝无为异国臣子，无负世世国恩，无忘先祖遗训，则吾可以瞑于地下！"呜呼，痛哉！

顾母好读《史记》《资治通鉴》《孟子》。《孟子》曰："鱼，我所欲也，熊掌，亦我所欲也。二者不可得兼，舍鱼而取熊掌者也。生，亦我所欲也，义，亦我所欲也，二者不可得兼，舍生而取义者也。"

顾母舍生取义，毫无徘徊犹豫，展现了人生的伟大品格。顾炎武牢记母亲遗嘱，严辨华夷，不仕异朝，恪守终生，从未动摇。

（二）坚守气节

（1）参与抗清义军。清兵南下，占领常熟，县令杨永炎起兵抵抗，顾炎武、归庄参与抗清。

（2）明幼帝鲁王、唐王相继封顾炎武为兵部司务、职方郎，顾炎武受职，因母待葬，未赴任。

（3）六谒南京明孝陵，六谒昌平十三陵。

（4）坚拒参与修《明史》之请。《蒋山佣残稿》卷三《与苏易公》一文说："都下来书，言史局方开，有议物色及弟者，弟述先姚遗命，以死拒之。"熊赐履（1635—1709）拟参与史馆，觉得对资料不熟悉，请顾炎武出山协助编写，顾炎武答："果有此举，不为介推之逃，则为屈原之死。熊愕然。余又曰：即老先生亦不当做此。"（《蒋山佣残稿》卷二《记与孝感熊先生语》）熊赐履退出史馆。《蒋山佣残稿》卷三《与施愚山》一文曰："乙酉（1645）之夏，先姚时年六十，避兵于常熟县之语濂泾。谓不孝曰：'我虽妇人，身受国恩，义不可辱。'及闻两京皆破，绝粒不食。以七月三十日卒于寓室之内寝。遗命炎武读书隐居，无仕二姓。迄今三十五年，每一念及，不知涕之沾襟也。"

（5）宁可自杀，亦不参加博学鸿科考试。《顾亭林文集》卷三《与叶讱庵书》说："去冬韩元少书来，言曾欲与执事荐及鄙人，已而终止。顷闻史局中复有物色及之者。无论昏耄之资不能黾勉从事，而执事同里人也，一生怀抱，敢不直陈之左右。先姚未嫁过门，养姑抱嗣，为吴中第一奇节，蒙朝廷旌表。国亡绝粒，以女子而蹈首阳之烈。临终遗命，有'无仕异代'之言，载于志状，故人人可出，而炎武必不可出矣。《记》曰：'将贻父母令名，必果；将贻父母羞辱，必不果。'七十老翁何所求，正欠一死。若必相逼，则以命殉之矣。一死而先姚之大节愈彰于天下，使不类之子得附以成名，此亦人生难得之遭逢也。"好友傅山被絷掠到京参与博学鸿辞考试，宁死不屈，居于北京城外圆通寺称病，被赐以中书舍人衔而不谢，与顾炎武同一骨气，高风亮节，光耀天地。顾炎武对傅山被絷到京，深感惋惜，曰："比者，人情浮竞，鲜能自坚。不但同志中人多赴金门之招，而敝门人亦遂不能守其初志。即青主中书一授，反觉多此一番辛苦也。"（《蒋山佣残稿》卷三《与苏易公》）

（6）拒绝与钱谦益建立师生关系。顾炎武家仆人陆恩告顾炎武"通海"，顾炎武远出避祸，抽暇回家，将恶奴沉江，其婿告之太守，贿以千金，欲杀之。顾炎武某友人求救于钱谦益。钱谦益（1582—1664），常熟人，号牧斋。明万历三十八年进士，官礼部右侍郎，福王时官礼部尚书。降清，官礼部右待郎管秘书院事，充修《明史》副总裁，任职仅六个月，告病归，康熙三年卒，终年八十三岁。顾炎武贱视之。钱谦益云，可以纾解，但需顾炎武以生徒拜之。顾炎武怒，申斥友人。友人自书一帖愿有师生之礼。顾炎武要求索回该帖，否则张揭帖于通衢以揭露之。

（7）与抗清志士傅山（1607—1684）结为好友。《顾亭林诗文集》卷四有《赠傅处士山》《又酬傅处士次韵》，各抒家国之恨。

赠傅处士山

为问明王梦，何时到傅岩？

临风吹长笛，劚雪荷长镵。

老去肱频折，愁深口自缄。

相逢江上客，有泪湿青衫。

又酬傅处士次韵

清切频吹越石笳，穷愁犹驾阮生车。

时当汉腊遗臣祭，义激韩仇旧相家。

陵阙生哀回夕照，河山垂泪发春花。

相将便是天涯侣，不用虚乘犯斗槎。

愁听关塞遍吹笳，不见中原有战车。

三户已亡熊绎国，一成犹启少康家。

苍龙日暮还行雨，老树春深更着花。

待得汉庭明诏近，五湖同觅钓鱼槎。

四、清学之学术开山

（一）批判宋明理学，倡导"理学即经学"

"理学"又称"道学"，该学派的特点是将佛家、道家思想掺杂在儒家经典中。江藩《汉学师承记序》指出："宋明道学家所讲之经学乃混有佛老见解者。"戴东原云："宋以来，孔孟之书，尽失其解，儒者杂袭老释之言以解之。"顾炎武云："古之所谓理学，经学也。今之所谓理学，禅学也。不取之五经，但资之语录，较之贴括之文尤易也。"顾炎武把明末清初堕入歧途的经学研究拨乱反正，纳入正确的途径，为整个清代的经学研究指出一个正确的方向。

（二）开考据学之学风

明中期以来，学风窳败，剽窃肤浅，多图虚名，不用真功。顾炎武云："穷年所习，不过应试之文，而问以本经，犹茫然不知为何语。语之以五经则不愿学，语之以白沙、阳明之语录，则欣然矣，以其袭而取之易也。"面对如此学风，顾炎武艰苦治学，为己而不求名，以为世范。其《日知录》《音学五书》完整展现了他所开创的考据学学风及其治学方法与成果。《音学五书·后序》："予纂辑此书，几三十年，所过山川亭鄣，无日不以自随，凡五易稿而手书者三矣。"

开山采铜的读书法、撰著法，深深地影响了后世。

（三）开清代金石学之学风

研究金石以证古史，宋代欧阳修《集古录》已开之，元明时期消沉。顾炎武扩大金石考证之学，有专著。《金石文字记·序》：

> 余自少时，即好访求古人金石之文，而犹不甚解。及读欧阳公《集古录》，乃知其事多与史书相证明。可以阐幽表微，补缺正误，不但词翰之工而已。比二十馀年间，周游天下，所至名山巨镇，祠庙伽蓝之迹，无不访求，登危峰，探窈壑，扪落石，履荒榛，伐颓垣，畚朽壤，其可读者，必手自抄录，得一文为前人所未见者，辄喜而不寐。

（四）首开古韵部之研究

明代陈第（1541—1617）《毛诗古音考》说："时有古今，地有南北，字有更革，音有转移。"这一理论把古音学研究领上正路。王力《汉语音韵》指出：

> 如果说陈第是开路先锋，顾炎武就是古韵学奠基人。顾氏把古韵分为十部，他的离析工作，直到今天还是大家所公认的。顾氏所定古韵十部当中，后代成为定论者，共有四部，即歌部、阳部、耕部、蒸部。其他各部也粗具规模，只是分得不够细罢了。后来江永分为十三部、段玉裁分为十七部、孔广森分为十八部，王念孙、江有诰各分为二十一部，章太炎、王力各分为二十三部，都是在这个基础上分出来的。

五、开《黄帝内经》古韵研究之先河

江永《古韵标准》在顾炎武十部的基础上更加细密化，把古韵划为十三部，并说顾炎武"考古之功深，审音之功浅"。江永弟子戴震把古韵划为二十五部，戴震弟子王念孙分古韵二十一部，撰有《〈新语〉〈素问〉〈易林〉合韵谱》；江有诰分古韵为二十一部，撰有《先秦韵谱》；朱骏声分古韵十八部，把《素问》《灵枢》韵脚字收入《说文通训定声》里；段玉裁分古韵十七部，将之收在《六书音韵表》里；戴震弟子孔广森分古韵为十八部。这些都是在顾炎武韵部影响下完成的成果。这些古韵著作都涉及《黄帝内经》的入韵字。顾炎武为《黄帝内经》古韵研究奠定了基础。

顾炎武运用古韵学研究《素问》某些篇章的成书时代。如《音学五书》"明"字条，根据《素问》"明"字押韵特点，证明《四气调神大论》成于汉代。先秦时期"明"音近 miáng，汉代"明"音逐渐转为 míng 音。

顾炎武首倡七言古诗存于《灵枢·刺节真邪》。现行《中国文学史》说，现存七言古诗首见曹丕《燕歌行》：

> 秋风萧瑟天气凉，草木摇落露为霜，群雁辞归雁南翔。
> 念君客游思断肠，慊慊思归恋故乡，君何淹留寄他方？
> 贱妾茕茕守空房，忧来思君不敢忘，不觉泪下沾衣裳。
> 援琴鸣弦发清商，短歌微吟不能长。
> 明月皎皎照我床，星汉西流夜未央。
> 牵牛织女遥相望，尔独何辜限河梁？

《日知录》卷二十一《七言之始》云：

> 余考七言之兴，自汉以前，故多有之。如《灵枢·刺节真邪论篇》："凡刺小邪日以太，补其不足乃无害，视其所在迎之界。凡刺寒邪日以温，徐往徐来致其神，门户已闭气不分，虚实得调其气存。"皆七言祖。

《灵枢·刺节真邪》七言古诗还有多句，惜窜入之字及讹字多，顾炎武未予举证，笔者依照古韵加以校勘，发现"凡刺痈邪无迎陇，易俗移性不得脓"至"虚实得调其气存"这一大段皆为七言古诗。

清人篡改顾炎武《日知录》卷五《医师》一文，在《医师》段落中插入

几段文字，称《医师》是顾炎武为《产后须知》及《大小诸证方论》所写的序言，并指称《产后须知》及《大小诸证方论》是傅山著作，导致傅山医书著作真伪难辨。勘破伪托傅山之名的医学伪作，当从辨别《医师》与《产后须知》及《大小诸证方论》关系做起。笔者写有专文考辨，此文刊于 2013 年上海《中医文献杂志》。

大约从嘉庆年间开始，学者研究《黄帝内经》关注训诂，已不把注意力放在分析《黄帝内经》韵脚字上，而是利用前代古韵成果研究《黄帝内经》字义，取得重大成就。如顾尚之（1799—1862）《素问校勘记》《灵枢校勘记》，胡澍（1825—1872）《内经校义》，张文虎（1808—1885）《舒艺室随笔》，孙诒让（1848—1908）《札迻》，俞樾（1821—1907）《读书余录》，刘师培（1884—1919）《左盦集序》等，都利用古韵知识研究《黄帝内经》训诂，取得重大成果，至今仍有重大影响。

六、《顾亭林诗文集》中的医学资料

该书 1959 年于中华书局出版。顾炎武在中医学上的论述应该引起中医界人士的关注。从上述史料可以看出，顾炎武是中医学史上不可不加研究的重要学者，今天已经到了研究总结顾炎武在中医学上的贡献与成就的历史阶段了。

（1）《钱生肃润之父出示所辑方书》说：

> 和扁日以遥，治术多瞀乱。方书浩无涯，其言比河汉。彭铿有后贤，物理恣探玩。耻为俗人学，特发仁者叹。
>
> 五劳与七伤，大抵同所患。循方以治之，于事亦得半。条列三十馀，有目皆可看。略知病所起，可以方理断。
>
> 哀哉末世医，误人已无算。顾似郭舍人，射覆徒夸诞。信口道热寒，师心作汤散。未达敢尝之，不死乃如线。
>
> 岂如读古方，犹得依畔岸。在汉有孝文，仁心周里闬。下诏问淳于，一篇著医案。如君静者流，嗣子况才彦。
>
> 何时遇英明，大化同参赞。

（2）《规友人纳妾书》说：

> 炎武年五十九，未有继嗣，在太原遇傅青主，俾之诊脉，云尚可得子，劝令置妾，遂于静乐买之。不一二年，而众疾交侵，始思

董子之言而瞿然自悔……尝与张稷若言："青主之为人，大雅君子也。"稷若曰："岂有劝六十老人娶妾而可以为君子者乎?"愚无以应也。

(3)《答迟屏万（讳维城，华阴令)》说：

弟至曲沃三日而大病，呕泄几危，幸遇儒医郭自狭，三五剂而起。近饮食已得如常，唯末疾未愈，艰于步履……今服豨苓丸，稍有效验。

(4)《与三侄书》说：

秦人慕经学，重处士，持清议，实与他省不同。黄精、松花，山中所产，沙苑、蒺藜，只隔一水，终日服饵，便可不肉不茗。

第四节 顾炎武《黄帝内经》古韵研究

顾炎武（1613—1682），江苏省昆山县千灯镇人，原名绛，明亡，更名炎武，字宁人，自署蒋山佣，学者称亭林先生。明天启六年补诸生，加入复社。后屡试未中举。清顺治二年（1645）清兵下江南，颁剃发令，顾炎武组织并参与昆山县抗清斗争。顺治十四年（1657）顾炎武离乡，到各地考察山川形势，联络各地抗清义士（如傅山）。他终身坚持民族气节，坚拒清廷征召。《日知录》是其"开山采铜"的代表作，梁启超说，该书"每门类所说的话，都给后人开分科研究的途径"，如《日知录》卷二十一论《灵枢·刺节真邪》七言诗是七言古诗最古者。《音学五书》是他的另一部杰作。他在《音学五书·后序》说："予纂辑此书，几三十年，所过山川亭鄣，无日不以自随。凡五易稿而手书者三矣。然久客荒壤，于古人之书，多所未见。日西方莫，遂以付之梓人。"

顾炎武是清代古音学开山者。明代陈第（1541—1617）曰："时有古今，地有南北，字有更革，音有转移，亦势所必至也。"这对顾炎武影响巨大。《音学五书·音论》卷中"古诗无叶音"条，引用陈第《毛诗古音考》《读诗拙言》《屈宋古音义》大段文章。

《音学五书》是古音史，研究上古音韵必读之。顾炎武说，两汉（含）至先秦时期只称"音"不称"韵"："今考自汉魏以上之书，并无言韵者。知此字必起于晋宋以下也"，"二汉以上言'音'不言'韵'，周颙、沈约出，'音'降为'韵'矣"。

顾炎武运用归纳法把《诗经》的用韵分为十部。

（1）东、冬、钟、江。

（2）支、脂、之、微、齐、佳、皆、灰、咍。

（3）鱼、虞、模、侯。

（4）真、谆、臻、文、殷、元、魂、痕、寒、桓、删、山、先、仙。

（5）萧、宵、肴、豪、幽。

（6）歌、戈、麻。

（7）阳、唐。

（8）耕、清、青。

（9）蒸、登。

（10）侵、覃、谈、盐、添、咸、衔、严、凡。

顾炎武研究上古音的总体原则，一直为后来的古音学家所遵守。

顾炎武《音学五书·唐韵正》对《黄帝内经》古韵多有分析，开创了《黄帝内经》古韵研究之先河，江有诰、朱骏声、王念孙等研究《黄帝内经》古韵均源于顾炎武。下面将顾炎武分析《黄帝内经》古韵的资料汇录之，间加按语。

顾炎武分析了《素问》中的《四气调神大论》《生气通天论》《阴阳应象大论》《阴阳别论》《灵兰秘典论》《六节藏象论》《五脏生成》《移精变气论》《脉要精微论》《平人气象论》《三部九候论》《血气形志》《宝命全形论》《八正神明论》《离合真邪论》《通评虚实论》《厥论》《刺要论》《气穴论》《骨空论》《调经论》《四时刺逆从论》《标本病传论》《天元纪大论》《五运行大论》《气交变大论》《五常政大论》《至真要大论》《著至教论》《示从容论》《疏五过论》《征四失论》《方盛衰论》等三十四篇，及《灵枢》中的《九针十二原》《根结》《寿夭刚柔》《终始》《营卫生会》《四时气》《周痹》《师传》《五乱》《胀论》《五阅五使》《阴阳系日月》《病传》《淫邪发梦》《外揣》《禁服》《论勇》《天年》《阴阳二十五人》《动腧》《忧恚无言》《邪客》《官能》《刺节真邪》《大惑论》《痈疽》等二十六篇中的古韵。

下面列表（表6）示之。"页码"指《音学五书》（1982年，中华书局，周祖谟撰《前言》）之页码。"原文"栏所标韵部名称，由笔者所加，所用韵部为王力先生的古韵二十九部。

表6　《音学五书》对《黄帝内经》古韵的分析

页码	反切	篇名	原文
223	雄，羽弓切，古音羽陵反	《素问·著至教论》	此皆阴阳表里上下雌雄相输应也
239	移，弋支切，古音弋多反	《灵枢·根结》	天地相感，寒暖相移（歌），阴阳之道，孰少孰多（歌），阴道偶，阳道奇（歌）

页码	反切	篇名	原文
244	随，旬为切，古音旬禾反	《素问·五常政大论》	阳和布化（歌），阴气乃随（歌）
244	同上	《灵枢·九针十二原》	迎之随（歌）之，以意和（歌）之
244	同上	《灵枢·终始》	知迎知随（歌），气可令和（歌）
244	同上	《灵枢·胀论》	阴阳相随（歌），乃得天和（歌），五藏更始，四时循（无名氏本作"有"）序（鱼），五谷乃化（歌） 笔者按，此例鱼歌合韵也
244	同上	《素问·天元纪大论》	顾炎武按，"随"字自《素问·天元纪大论》"知迎知随，气可与期（之）"始入之韵。 笔者按，谓歌部"随"字可以与之部的"期"字相押。此提示非常重要
263	邪，以遮、似嗟二切。韵中有二音，以遮切者古音余，似嗟切者古音徐	《灵枢·邪客》	补其不足（屋），写其有馀（鱼），调其虚实，以通其道，而去其邪（鱼） 笔者按，此鱼屋合韵也
		《灵枢·官能》	审于虚实，无犯其邪（鱼）。是得天之露（铎），遇岁之虚（鱼） 笔者按，此鱼铎合韵也
275	横，户盲切，古音黄	《灵枢·师传》	鼻隧以长（阳），以候大肠（阳）。唇厚、人中长（阳）、以候小肠（阳）。目下果大，其胆乃横（阳）
275	同上	《灵枢·论勇》	其肝大以坚，其胆满以傍（阳），怒则气盛而胸张（阳），肝举而胆横（阳），眦裂而目扬（阳），毛起而面苍（阳）
280	明，武兵切，古音谟郎反。今以字母求之，似当作弭郎反	《素问·生气通天论》	阳气者，若天与日，失其所则折寿而不彰（阳），故天运当以日光明（阳）

续表

页码	反切	篇名	原文
280	同上	《素问·阴阳应象大论》	天不足西北，故西北方阴（侵）也，而人右耳目不如左明（阳）也。地不满东南（侵），故东南方阳（阳）也，而人左手足不如右强（阳）也
280	同上	《素问·六节藏象论》	五气入鼻，藏于心肺，上使五色修明（阳），音声能彰（阳）
280	同上	《素问·著至教论》	别而未能明（阳），明而未能彰（阳），足以治群僚，不足治侯王（阳）。愿得受树天之度，四时阴阳合之，别星辰与日月光（阳），以彰经术，后世益明（阳），上通神农，著至教拟于二皇（阳）
280	同上	《素问·示从容论》	今夫脉浮大虚者，是脾气之外绝，去胃外归阳明（阳）也。夫二火不胜三水，是以脉乱而无常（阳）也。四支解堕，此脾精之不行（阳）也。喘咳者，是水气并阳明（阳）也。血泄者，脉急血无所行（阳）也。若夫以为伤肺者，由失以狂（阳）也。不引《比类》，是知不明（阳）也
280	同上	《素问·疏五过论》	诊病不审，是谓失常（阳），谨守此治，与经相明（阳），《上经》《下经》，揆度阴阳（阳），奇恒五中，决以明堂（阳），审于终始，可以横行（阳）
280	同上	《素问·方盛衰论》	脉动无常（阳），散阴颇阳（阳），脉脱不具，诊无常行（阳）。诊必上下，度民君卿（阳）。受师不卒，使术不明（阳）。不察逆从，是为妄行（阳）。持雌失雄，弃阴附阳（阳）。不知并合，诊故不明（阳）。传之后世，反论自章（阳）。是以诊有大方（阳），坐起有常（阳），出入有行（阳），以转神明（阳）

续表

页码	反切	篇名	原文
280	同上	《灵枢·终始》	凡刺之道，气调而止，补阴写阳（阳），音气益彰（阳），耳目聪明（阳），反此者，血气不行（阳）
280	同上	《灵枢·外揣》	五音不彰（阳），五色不明（阳），五藏波荡（阳）
280	同上	《灵枢·阴阳二十五人》	余愿得而明（阳）之，金匮藏（阳）之，不敢扬（阳）之
280	同上	《灵枢·大惑论》	是故瞳子、黑眼法于阴，白眼、赤脉法于阳（阳）也，故阴阳合抟而精明（阳）也
280	同上	《素问·四气调神大论》	顾炎武按，"明"字自《素问·四气调神大论》"秋三月，此谓容平，天气以急，地气以明，早卧早起，与鸡俱兴，使志安宁，以缓秋刑，收敛神气，使秋气平，无外其志使肺气清"，始杂入"平""清"等字为韵，然古文中亦有一二不拘者，此篇"明""兴"二字亦可不入韵。 笔者按，古韵"兴"在蒸韵，先秦时期阳蒸无合韵者，至汉代乃有合韵者。顾炎武云，《四气调神大论》为汉代作品，则此文"明"与"兴"合韵无疑也。顾炎武又云："蔡琰胡笳十八拍：鞞鼓喧兮，从夜达明，与城、生、惊、情、营、成、平为韵，自此以后，庚耕清青四韵中字杂然同用矣。"此为依古韵断代也
286	盟，古音同上	《灵枢·终始》	和气之方（阳），必通阴阳（阳），五藏为阴，六府为阳（阳），传之后世，以血为盟（阳），敬之者昌（阳），慢之者亡（阳），无道行私，必得夭殃（阳）

页码	反切	篇名	原文
288	卿，去京切，古音羌	《素问·方盛衰论》	脉动无常（阳），散阴颇阳（阳），脉脱不具，诊无常行（阳）。诊必上下，度民君卿（阳）。受师不卒，使术不明（阳）。不察逆从，是为妄行（阳）。持雌失雄，弃阴附阳（阳）。不知并合，诊故不明（阳）。传之后世，反论自章（阳）。是以诊有大方（阳），坐起有常（阳），出入有行（阳），以转神明（阳）
289	行，户庚切，古音杭	《素问·标本病传论》	知标本者，万举万当（阳）。不知标本，是谓妄行（阳）
289	同上	《素问·疏五过论》	外为柔弱，乱至失常（阳），病不能移，则医事不行（阳）。 诊病不审，是谓失常（阳），谨守此治，与经相明（阳），《上经》《下经》，揆度阴阳（阳），奇恒五中，决以明堂（阳），审于终始，可以横行（阳）
289	同上	《素问·示从容论》	今夫脉浮大虚者，是脾气之外绝，去胃外归阳明（阳）也。夫二火不胜三水，是以脉乱而无常（阳）也。四支解𫚉，此脾精之不行（阳）也。喘咳者，是水气并阳明（阳）也。血泄者，脉急血无所行（阳）也。若夫以为伤肺者，由失以狂（阳）也。不引《比类》，是知不明（阳）也

续表

页码	反切	篇名	原文
289	同上	《素问·方盛衰论》	脉动无常（阳），散阴颇阳（阳），脉脱不具，诊无常行（阳）。诊必上下，度民君卿（阳）。受师不卒，使术不明（阳）。不察逆从，是为妄行（阳）。持雌失雄，弃阴附阳（阳）。不知并合，诊故不明（阳）。传之后世，反论自章（阳）。是以诊有大方（阳），坐起有常（阳），出入有行（阳），以转神明（阳）
289	同上	《灵枢·九针十二原》	刺诸热者，如以手探汤（阳）。刺寒清者，如人不欲行（阳）
289	同上	《灵枢·终始》	凡刺之道，气调而止，补阴写阳（阳），音气益彰（阳），耳目聪明（阳），反此者，血气不行（阳）
289	同上	《灵枢·师传》	余闻先师，有所心藏（阳），弗著于方（阳）。余愿闻而藏（阳）之，则而行（阳）之
289	同上	《灵枢·五乱》	清气在阴，浊气在阳（阳），营气顺脉，卫气逆行（阳）
289	同上	《灵枢·阴阳系日月》	此天地之阴阳（阳）也，非四时五行之以次行（阳）也
289	同上	《灵枢·病传》	诸方者众人之方（阳）也，非一人之所尽行（阳）也
289	同上	《灵枢·天年》	营卫之行（阳），不失其常（阳），呼吸微徐，气以度行（阳），六府化谷，津液布扬（阳），各如其常（阳）
289	同上	《灵枢·忧恚无言》	何道之塞，何气出行（阳），使音不彰（阳），愿闻其方（阳）

页码	反切	篇名	原文
289	同上	《灵枢·邪客》	离而入阴，别而入阳（阳），此何道而从行（阳），愿尽闻其方（阳）
289	同上	《灵枢·官能》	言阴与阳（阳）（《灵枢》原文作"五"），合于五行（阳），五藏六府，亦有所藏（阳），四时八风，尽有阴阳（阳），各得其位，合于明堂（阳）……寒入于中，推而行（阳）之；经陷下者，火则当（阳）之……各得其能，方乃可行（阳），其名乃彰（阳）。不得其人，其功不成（耕），其师无名（耕）
289	同上	《灵枢·痈疽》	阴阳已张（阳），因息乃行（阳）
297	荣，永兵切，当作永平	《素问·四气调神大论》	天气俱生（耕），万物以荣（耕），夜卧早起，广步于庭（耕），被发缓形（耕），以使志生（耕）
300	能，奴登切，古音奴来、奴代二反	《素问·五常政大论》	能毒者以厚药
300	同上	《灵枢·阴阳二十五人》	能春夏不能秋冬……能秋冬不能春夏
306	谋，莫侯切，古音媒	《素问·阴阳别论》	别于阳者，知病忌时（之）。别于阴者，知死生之期（之）。谨熟阴阳，无与众谋（之）
314	浮，缚谋切当作缚牟	《素问·平人气象论》	死肺脉来，如物之浮（幽），如风吹毛（宵）
318	沤，古音妪	《灵枢·营卫生会》	余闻上焦如雾，中焦如沤，下焦如渎笔者按，又《灵枢》见入声"渎"字下

续表

页码	反切	篇名	原文
322	钩，古侯切，古音拘	《素问·平人气象论》	死心脉来，前曲后居（鱼），如操带钩（侯）
343	下，胡雅切，古音户	《素问·脉要精微论》	彼春之暖，为夏之暑（鱼），彼秋之忿，为冬之怒（鱼），四变之动，脉与之上下（鱼）
343	同上	《素问·平人气象论》	病肺脉来，不上不下（鱼），如循鸡羽（鱼）
343	同上	《素问·离合真邪论》	弹而怒（鱼）之，抓而下（鱼）之，通而取（侯）之
343	同上	《素问·调经论》	血并于上（阳），气并于下（鱼），心烦悗善怒（鱼）。血并于下（鱼），气并于上（阳），乱而喜忘（阳）
343	同上	《素问·天元纪大论》	然天地者，万物之上下（鱼）也。左右者，阴阳之道路（铎）也 笔者按，此鱼阳对转合韵也
343	同上	《素问·五常政大论》	吐之下（鱼）之，补之写（鱼）之。《素问·至真要大论》在入声浴字下
343	同上	《灵枢·四时气》	在上脘则刺抑而下（鱼）之，在下脘则散而去（鱼）之。小腹痛肿，不得小便，邪在三焦，约取（侯）之 笔者按，此鱼侯合韵也
343	同上	《灵枢·周痹》	随脉以上，随脉以下（鱼），不能左右，各当其所（鱼）。 《胀论》《五阅五使》并见下
343	同上	《灵枢·论勇》	肝肺虽举（鱼），气衰复下（鱼），故不能久怒（鱼）

页码	反切	篇名	原文
343	同上	《灵枢·官能》	各处色部（侯），五藏六府（侯），察其所痛，左右上下（鱼）……大热在上，推而下（鱼）之，从下上者，引而去（鱼）之，视前痛者，常先取（侯）之。大寒在外，留而补（鱼）之，入于中者，从合写（鱼）之……不知所苦（鱼），两跷之下（鱼） 笔者按，此鱼侯合韵也
347	夏，古音户	《素问·生气通天论》	凡阴阳之要，阳密乃固（鱼），两者不和（歌），若春无秋，若冬无夏（鱼），因而和（歌）之，是谓圣度（铎） 笔者按，此鱼铎歌合韵，汉韵也
347	写，悉姐切，古音湑	《素问·三部九候论》	实则写（鱼）之，虚则补（鱼）之
347	同上	《素问·离合真邪论》	候呼引针，呼尽乃去（鱼），大气皆出，故名曰写（鱼）……止而取（鱼）之，无逢其冲而写（鱼）之
347	同上	《素问·厥论》	盛则写（鱼）之，虚则补（鱼）之，不盛不虚（鱼），以经取（侯）之
347	同上	《素问·骨空论》	治在风府（侯），调其阴阳，不足则补（鱼），有馀则写（鱼）
347	同上	《素问·五常政大论》	吐之下（鱼）之，补之写（鱼）之
347	同上	《灵枢·胀论》	当写则写（鱼），当补则补（鱼），如鼓应桴，恶有不下（鱼）者乎
347	同上	《灵枢·邪客》	是谓因冲而写（鱼），因衰而补（鱼），如是者邪气得去（鱼），真气坚固（鱼），是谓因天之序（鱼）

页码	反切	篇名	原文
347	同上	《灵枢·官能》	大热在上,推而下(鱼)之,从下上者,引而去(鱼)之,视前痛者,常先取(侯)之。大寒在外,留而补(鱼)之,入于中者,从合写(鱼)之
347	同上	《灵枢·大惑论》	盛者写(鱼)之,虚者补(鱼)之,必先明知其形志之苦乐,定乃取(侯)之
348	舍,书冶切,古音暑	《素问·气穴论》	积寒留舍(鱼),荣卫不居(鱼)
348	同上	《灵枢·五阅五使》	府藏之在中也,各以次舍(鱼),左右上下(鱼),各如其度(铎)也
348	同上	《灵枢·淫邪发梦》	正邪从外袭内,而未有定舍(鱼),反淫于藏,不得定处(鱼)
352	影,于丙切,古音于两反	《素问·宝命全形论》	和之者若响(阳),随之者若影(阳),道无鬼神,独来独往(阳)
356	右,云九切,古音以	《素问·阴阳应象大论》	以右治左(歌),以左治右(之),以我知彼(歌),以表知里(之),以观过与不及之理(之),见微则过(歌),用之不殆(之) 笔者按,此之歌合韵,汉韵也
356	同上	《素问·刺禁论》	肝生于左,肺藏于右(之),心部于表,肾治于里(之),脾为之使(之),胃为之市(之)。鬲肓之上,中有父母(之)
356	同上	《灵枢·九针十二原》	令左属右(之),其气故止(之)
356	同上	《灵枢·周痹》	更发更止(之),更居更起(之),以右应左,以左应右(之)

页码	反切	篇名	原文
357	久，举有切，古音几	《素问·通评虚实论》	夫虚实（质）者，皆从其物类始（之），故五藏骨肉滑利（质），可以长久（之）也
357	同上	《素问·气交变大论》	夫道者上知天文，下知地理（之），中知人事（之），可以长久（之）
357	同上	《素问·方盛衰论》	道甚明察，故能长久（之），不知此道，失经绝理（之）
357	同上	《灵枢·寿夭刚柔》	此为不表不里（之），其形不久（之）
363	咎，其九切	《素问·征四失论》	谬言为道（幽），更名自巧（幽）（《素问》原文作"功"），妄用砭石，后遗身咎（幽） 笔者按，依韵，作巧为是
366	部，蒲口切，古音蒲五反	《灵枢·官能》	各处色部（侯），五藏六府（侯），察其所痛，左右上下（鱼）……大热在上，推而下（鱼）之，从下上者，引而去（鱼）之，视前痛者，常先取（侯）之。大寒在外，留而补（鱼）之，入于中者，从合写（鱼）之……不知所苦（鱼），两跷之下（鱼） 笔者按，此鱼侯合韵也
370	走，子苟切，古音祖	《灵枢·根结》	阴阳相移（歌），何写何补（鱼）？奇邪离经，不可胜数（屋），不知根结，五藏六府（侯），折关败枢（侯），开合而走（侯），阴阳大失，不可复取（侯） 笔者按，此为鱼歌合韵，侯屋合韵
372	母，草厚切，古音满以反	《素问·阴阳应象大论》	万物之纲纪（之），变化之父母（之），生杀之本始（之）

页码	反切	篇名	原文
372	同上	《素问·天元纪大论》	万物之纲纪（之），变化之父母（之），生杀之本始（之） 天有八纪（之），地有五里（之），故能为万物之父母（之）
372	同上	《素问·五脏生成》	诊病之始（之），五决为纪（之），欲知其始（之），先建其母（之）
372	同上	《素问·宝命全形论》	人能应四时（之）者，天地为之父母（之），知万物者，谓之天子（之）
372	同上	《素问·刺禁论》	肝生于左，肺藏于右（之），心部于表，肾治于里（之），脾为之使（之），胃为之市（之）。鬲肓之上，中有父母（之）
372	同上	《灵枢·禁服》	审察卫气（物），为百病母（之），调其虚实（质），虚实乃止（之），写其血络，血尽不殆（之）矣
380	地，徒四切，古音沱	《素问·平人气象论》	平脾脉来，和柔相离（歌），如鸡践地（歌）
389	化，呼霸切，古音毁禾反	《素问·生气通天论》	故病久则传化（歌），上下不并（耕），良医弗为（歌）
389	同上	《素问·六节藏象论》	天地之运，阴阳之化（歌），其于万物，孰少孰多（歌）
389	同上	《素问·五运行大论》	寒暑燥湿风火，在人合之奈何（歌）？其于万物何以生化（歌）
389	同上	《素问·五常政大论》	阳和布化（歌），阴气乃随（歌）
389	同上	《灵枢·终始》	知迎知随（歌），气可令和（歌）
391	病，皮命切，古音平漾反	《素问·生气通天论》	冬伤于寒，春必温病（阳），四时之气，更伤五藏（阳）

续表

页码	反切	篇名	原文
391	同上	《素问·刺要论》	浅深不得（职），反为大贼（职），内动五藏（阳），后生大病（阳）
391	同上	《素问·至真要大论》	病反其本，得标之病（阳），治反其本，得标之方（阳）
393	命，眉病切，古音弭各反	《素问·离合真邪论》	因加相胜（蒸），释邪攻正（耕），绝人长命（耕） 笔者按，蒸耕合韵，汉韵也
399	候，胡遘切，古音胡故反	《素问·离合真邪论》	在阴与阳，不可为度（铎），从而察之，三部九候（侯），卒然逢之，早遏其路（铎）……吸则内针，勿令气忤（鱼）；静以久留，勿令邪布（鱼）；吸则转针，以得气为故（鱼） 笔者按，此鱼侯铎合韵，汉韵也
401	腠，古音仓故反	《素问·生气通天论》	乃生大偻（侯），陷脉为瘘（侯），留连肉腠（屋）
404	渎，去声则音渡	《灵枢·营卫生会》	余闻上焦如雾（侯），中焦如沤（侯），下焦如渎（屋）（沤音妪）
416	伏，房六切，古音蒲北反	《素问·调经论》	适人必革（职），精气自伏（职），邪气散乱，无所休息（职），气泄腠理（之），真气乃相得（职）
416	同上	《灵枢·五乱》	故气乱于心，则烦心密嘿（职），俯首静伏（职）
416	同上	《灵枢·动输》	气之过于寸口也，上十焉息（职）？下八焉伏（职）？何道从还？不知其极（职）
416	同上	《灵枢·刺节真邪论》	轻重不得（职），倾侧宛伏（职），不知东西，不知南北（职）

续表

页码	反切	篇名	原文
416	同上	《素问·四气调神大论》	使志若伏（职）若匿（职），若有私意（职），若已有得（职）
418	服，古音蒲北反	《素问·移精变气论》	标本已得（职），邪气乃服（职）
		《灵枢·病传》	毕将服（职）之，神自得（职）之
426	欲，余读切，上声则余矩反	《素问·血气形志》	凡治病必先去其血，乃去其所苦（鱼），伺之所欲（屋），然后写有馀（鱼），补不足（屋） 笔者按，此鱼屋合韵，汉韵也。先秦时期鱼铎可以合韵，侯屋可以合韵，鲜见鱼屋合韵，汉韵鱼屋合韵多见
427	浴，上声则音与	《素问·至真要大论》	上之下（鱼）之，摩之浴（屋）之
428	足，即玉切，平声则即余反	《素问·血气形志》	凡治病必先去其血，乃去其所苦（鱼），伺之所欲（屋），然后写有馀（鱼），补不足（屋）
432	濯，上声则直佼反	《素问·灵兰秘典论》	肖（《素问》作"消"）者瞿瞿（药）[《素问》作"瞿瞿"（鱼）]，孰知其要（宵），闵闵之当（阳），孰者为良（阳） 笔者按，上两句宵药合韵。药韵为宵韵的入声，可以合韵
436	数，古音所禄反	《素问·平人气象论》	病脾脉来，实而盈数（屋），如鸡举足（屋）
444	溢，去声则夷二反	《素问·气穴论》	孙络三百六十五穴会（月），亦以应一岁（月），以溢奇邪，以通荣卫（月），荣卫稽留，卫散荣溢（锡） 笔者按，此锡月合韵，锡月二部皆为入声

续表

页码	反切	篇名	原文
445	室，去声则式质切	《灵枢·外揣》	是谓阴阳之极（职），天地之盖（月），请藏之灵兰之室（质），弗敢使泄（月）也。 笔者按，此质月合韵
448	术，食聿切，去声则音遂	《素问·疏五过论》	视深渊尚可测（职），迎浮云莫知其际（月）。圣人之术（物），为万民式（职），论裁志意（职），必有法则（职），循经守数（侯），按循医事（之），为万民副（职），故事有五过四德（职）。 笔者按，此之职合韵
450	出，赤律切，去声则赤至反	《素问·气穴论》	然余愿闻夫子溢志尽言其处，令解其意，请藏之金匮（物），不敢复出（物）
450	同上	《灵枢·终始》	男内女外（物），坚拒勿出（物），谨守勿内（物），是谓得气（物）
453	髴，敷勿切，去声则音沸	《素问·八正神明论》	视之无形（耕），尝之无味（物），故谓冥冥（耕），若神仿佛（物）
453	同上	《灵枢·官能》	粗之所不见，良工之所贵（物），莫知其形，若神仿佛（物）
455	罚，房越切，去声则房废反	《素问·五常政大论》	故生而勿杀（月），长而勿罚（月），化而勿制（月），收而勿害（月），藏而勿抑（职），是谓平气（物）
456	哕，于月切，去声则于会反	《素问·宣明五气论》	胃为气逆为哕为恐，大肠小肠为泄，下焦溢为水，膀胱不利为癃，不约为遗溺，胆为怒，是谓五病
		《素问·至真要大论》	阳明之复，清气大举，森木苍干，毛虫乃厉，病生胠胁，气归于左，善太息，甚则心痛否满，腹胀而泄，呕苦咳哕烦心
458	竭，其谒切，去声则其例反	《素问·生气通天论》	四维相代（月），阳气乃竭（月）

页码	反切	篇名	原文
469	拔，蒲八切，去声则蒲内反	《灵枢·九针十二原》	刺虽久，犹可拔（月）也。污虽久，犹可雪（月）也。结虽久，犹可解（支）也。闭虽久，犹可决（月）也
470	杀，所入切，去声则所介反	《素问·五常政大论》	故生而勿杀（月），长而勿罚（月），化而勿制（月），收而勿害（月），藏而勿抑（职），是谓平气（物）
475	决，去声则古惠反	《灵枢·九针十二原》	刺虽久，犹可拔（月）也。污虽久，犹可雪（月）也。结虽久，犹可解（支）也。闭虽久，犹可决（月）也
481	泄，去声则以制、私制二反	《素问·三部九候论》	余愿闻要道，以属子孙，传之后世（月），著之骨髓，藏之肝肺（月），歃血而受，不敢妄泄（月）
481	同上	《素问·宝命全形论》	夫盐之味咸者，其气令器津泄（月）；弦绝者，其音嘶败（月）；木敷者，其叶发（月）；病深者，其声哕（月）
481	同上	《灵枢·九针十二原》	害中而不去，则精泄（月）。害中而去，则致气（物）
		《灵枢·外揣》	是谓阴阳之极（职），天地之盖（月），请藏之灵兰之室（质），弗敢使泄（月）也。 笔者按，此质月合韵
487	雪，相绝切，去声则相例反	《灵枢·九针十二原》	刺虽久，犹可拔（月）也。污虽久，犹可雪（月）也。结虽久，犹可解（支）也。闭虽久，犹可决（月）也
497	络，平声则音卢	《灵枢·动输》	夫四末阴阳之会者，此气之大络（铎）也。四街者，气之径路（铎）也
500	薄，平声则音蒲，去声则旁故反	《素问·生气通天论》	是故暮而收拒（鱼），无扰筋骨，无见雾露（铎），反此三时，形乃困薄（铎）

续表

页码	反切	篇名	原文
506	百，古音博	《素问·标本病传论》	少而多（歌），浅而博（铎），可以言一而知百（铎）也
508	逆，宜戟切，古音宜略反	《素问·四时刺逆从论》	病之所生，以从为逆（铎），正气内乱，与精相薄（铎）
508	同上	《素问·示从容论》	夫浮而弦者，是肾不足（屋）也。沉而石（铎）者，是肾气内著（鱼）也。怯然少气者，是水道不行，形气消索（铎）也。咳嗽烦冤者，是肾气之逆（铎）也 笔者按，此鱼铎屋合韵，为先秦时期所无，汉韵也
514	脉，莫获切	《素问·移精变气论》	治之要极（职），无失色脉，用之不惑（职），治之大则（职）。逆从倒行，标本不得（职），亡神失国（职） 笔者按，"无失色脉"《太素》作"无失脉色"。是
514	同上	《素问·疏五过论》	尝富大伤（阳），斩筋绝脉，身体复行（阳），令则不息
521	石，常只切，古音常略反	《素问·平人气象论》	死肾脉来，发如夺索（铎），辟辟如弹石（铎）
534	式，上声则商止反	《素问·疏五过论》	视深渊尚可测（职），迎浮云莫知其际（物）。圣人之术（物），为万民式（职），论裁志意（职），必有法则（职），循经守数，按循医事（之），为万民副（职），故事有五过四德（职） 笔者按，"迎浮云莫知其际"，《素问·六微旨大论》"际"作"极"，是也。"极"在职韵，则全段为之职合韵
534	极，渠力切上声则渠绮反	《灵枢·外揣》	是谓阴阳之极，天地之盖（月），请藏之灵兰之室，弗敢使泄（月）也

页码	反切	篇名	原文
535	测，初力切，去声则初志反	《素问·疏五过论》	视深渊尚可测（职），迎浮云莫知其际（物）。圣人之术（物），为万民式（职），论裁志意（职），必有法则（职），循经守数，按循医事（之），为万民副（职），故事有五过四德（职） 笔者按，"迎浮云莫知其际"，《素问·六微旨大论》"际"作"极"，是也。"极"在职韵，则全段为之职合韵
535	抑，平声则音噫	《素问·五常政大论》	故生而勿杀（月），长而勿罚（月），化而勿制（月），收而勿害（月），藏而勿抑（职），是谓平气（物）
537	副，芳（原文作"芒"）逼切，去声则方二切	《素问·疏五过论》	视深渊尚可测（职），迎浮云莫知其际（物）。圣人之术（物），为万民式（职），论裁志意（职），必有法则（职），循经守数，按循医事（之），为万民副（职），故事有五过四德（职） 笔者按，"迎浮云莫知其际"，《素问·六微旨大论》"际"作"极"，是也。"极"在职韵，则全段为之职合韵
538	德，多则切，去声则多队反	《素问·疏五过论》	视深渊尚可测（职），迎浮云莫知其际（物）。圣人之术（物），为万民式（职），论裁志意（职），必有法则（职），循经守数，按循医事（之），为万民副（职），故事有五过四德（职） 笔者按，"迎浮云莫知其际"，《素问·六微旨大论》"际"作"极"，是也。"极"在职韵，则全段为之职合韵
538	得，平声则多雷反，去声则多队反	《素问·调经论》	适人必革（职），精气自伏（职），邪气散乱，无所休息（职），气泄腠理（之），真气乃相得（职）

页码	反切	篇名	原文
538	则，子德切，去声则子队反	《素问·疏五过论》	视深渊尚可测（职），迎浮云莫知其际（物）。圣人之术（物），为万民式（职），论裁志意（职），必有法则（职），循经守数，按循医事（之），为万民副（职），故事有五过四德（职） 笔者按，"迎浮云莫知其际"，《素问·六微旨大论》"际"作"极"，是也。"极"在职韵，则全段为之职合韵
539	贼，昨则切，去声则昨类反	《素问·宝命全形论》	余念其痛（东），心为之乱惑（职），反甚其病（阳），不可更代，百姓闻之以为残贼（职） 笔者按，此为东阳合韵，职部字相押

《音学五书·唐韵正》旨在改正唐韵音切之"误"，故既标唐韵音切，又出古音反切。他说："天之未丧斯文，必有圣人复起，举今日之音而还之淳古者。"这个观点是不正确的。他的学术后进江永《古韵标准》说顾炎武"考古之功多，审音之功浅"，亦正中其病。

《唐韵正》考证《灵枢》《素问》篇章中某些文字的读音，间考一些篇章成文时代，对后来学者影响深远，朱骏声、江有诰、王念孙等都在顾炎武的启发下对《黄帝内经》音韵进行详细研究，各有发现，各有成就。

清儒对《黄帝内经》音韵的研究，是为了考察古韵部收集资料，求取证据，重点不是考察《黄帝内经》用韵特点与从事校勘，只是把《黄帝内经》看作先秦两汉时期的文献资料而加以涉猎。顾炎武、朱骏声、江有诰都是如此。王念孙与三者有所不同，王念孙的研究重点是考察《素问》合韵规律与特点，从而考察汉代音韵特征。王念孙的《〈新语〉〈素问〉〈易林〉合韵谱》对我们今天研究《灵枢》《素问》的音韵尤为重要，启发尤多。

从这张表格我们可以得到多方面启发开悟。学习顾炎武古今一人的艰苦卓绝的精神自不待说，考察他对韵脚字的识别、对韵例的分析，对我们分析《黄帝内经》韵例、韵部、合韵以及依韵观察其成文时代等都具有重要的启发。例如，他在《素问·天元纪大论》例句下有这样的按语："'随'字自

《素问·天元纪大论》'知迎知随（歌），气可与期（之）'始入之韵。"其谓歌部"随"字与之部的"期"字相押，始于《天元纪大论》。此提示非常重要。"七篇大论"的合韵与其他篇合韵有别，其他篇不能合韵的字在"七篇大论"里可以合韵了，也就是说，"七篇大论"用韵之宽，超过其他诸篇，反映的应该是东汉时期的古韵特点。又如，他在《素问·四气调神大论》例句下有一段按语："'明'字自《四气调神大论》'秋三月，此谓容平，天气以急，地气以明，早卧早起，与鸡俱兴，使志安宁，以缓秋刑，收敛神气，使秋气平，无外其志，使肺气清'始杂入'平''清'等字为韵，然古文中亦有一二不拘者，此篇'明''兴'二字亦可不入韵。"古韵"兴"在蒸韵，先秦时期"阳""蒸"无合韵者，至汉代乃有合韵者。顾炎武云，《素问·四气调神大论》为汉代作品，则此文"明"与"兴"合韵无疑也。顾炎武又云："蔡琰《胡笳十八拍》'鞞鼓喧兮，从夜达明'，与城、生、惊、情、营、成、平为韵，自此以后，庚耕清青四韵中字杂然同用矣。"此为依古韵断代也。凡此等处，皆当思考神会。

研究《黄帝内经》古韵虽然始自清初，至今约有四百年历史，但是，《黄帝内经》古韵特点仍然没有被研究清楚。古人研究古韵很重视韵例的分析。所谓韵例，是指把研究的某书押韵规律弄清楚，把哪句押韵、哪句不押韵搞明白。比如，江有诰写过《诗经韵读》《群经韵读》《楚辞韵读》《先秦韵读》，对这些书押韵规律心中有谱，不是临时找韵脚字。王力先生研究《诗经》韵，写有《诗经韵读》。要研究《黄帝内经》古韵，首先要做《内经韵读》的工作，以避免随意点定韵脚字。韵脚字一误，则入韵字和不入韵字相混，韵部归属与合韵亦误。

第五节　顾炎武《大小诸证方论·序》证伪

　　本文所用《大小诸证方论》是 1983 年山西人民出版社何高民先生校订本。书前有四张书影：顾炎武序书影两张及书中"傅青主先生秘传小儿科方论"书影一张、"傅青主先生秘传杂症方论"书影一张。其中顾炎武《大小诸证方论·序》书影如下（图1、图2）。

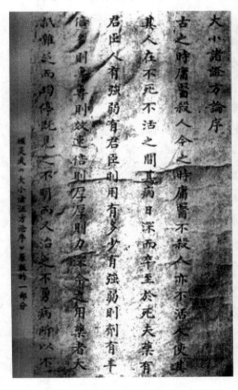

图 1　顾炎武《大小诸证
方论·序》书影之一

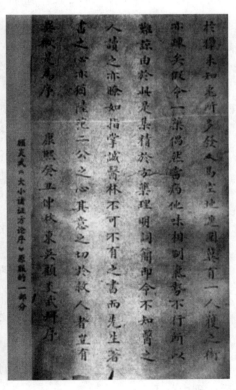

图 2　顾炎武《大小诸证
方论·序》书影之二

顾炎武《大小诸证方论·序》全文如下。

古之时，庸医杀人。今之时，庸医不杀人，亦不活人，使其人在不死不活之间，其病日深，而卒至于死。夫药有君臣，人有强弱；有君臣，则用有多少；有强弱，则剂有半倍。多则专，专则效速；倍则厚，厚则力深。今之用药者，大抵杂泛而均停，既见之不明，而又治之不勇，病所以不能愈也。

予友傅青主先生，学问渊博，精实纯萃，而又隐于医。手著《女科》一卷、《小儿科》一卷、《男妇杂症》一卷，翻阅其书，分门别类，无症不备，无方不全。治一病，必发明受病之因；用一药，必指示用药之故。曲折详尽，诚卫生之善道，救死之良方也。

昔陆宣公晚年居家，尤留心于医，闻有秘方，必手自抄录。范文正公尝曰："吾不能为良相，必为良医。"夫二公为一代名臣，丰功伟业，照人耳目，而于医学皆三致意焉，则其心之切于救人可知矣。然求之后人，能如二公之存心者益寡。

考《唐书》许允宗言："古之上医，惟是别脉，脉既精别，然后识病。夫病之与药，有正相当者，惟须单用一味，直攻彼病，药力既纯，病即立愈。今人不能别脉，莫识病源，以情臆度，多安药味，譬之于猎，未知兔所，多发人马，空地遮围，冀有一人获之，术亦疏矣。假令一药，偶然当病，他味相制，气势不行，所以难（瘥），谅由于此。"

是集精于方药，理明词简，即令不知医之人读之，亦了如指掌，诚医林不可不有之书。而先生著书之心，亦犹陆、范二公之心，其意之切于救人者，岂有异欤？是为序。

康熙癸丑仲秋东吴顾炎武拜序

细读此序，发现所谓顾炎武序乃后人伪造，成于道光五年乙酉（1825）后。理由如下。

第一，上引顾炎武序的"古之时，庸医杀人"段、"考《唐书》许允宗言"段见顾炎武《日知录·医师》（图3、图4）。

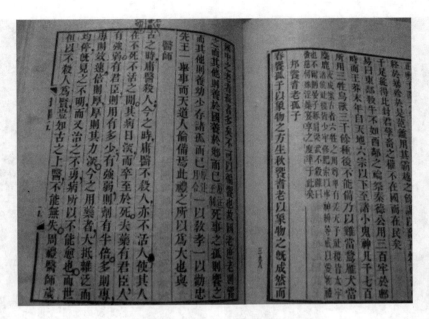

图3 《日知录·医师》书影之一

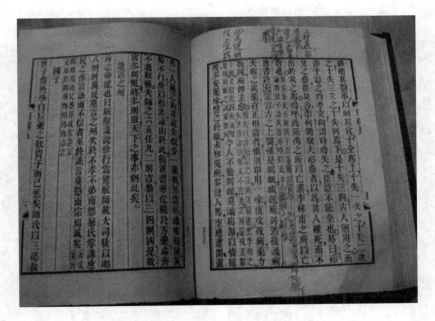

图4 《日知录·医师》书影之二

第二，上引顾炎武序，其余诸段文字多见于《傅青主先生秘传产门方论》道光五年乙酉孟秋刘朴庵序（即《临产须知全集》刘朴庵序，见图5～图8）。

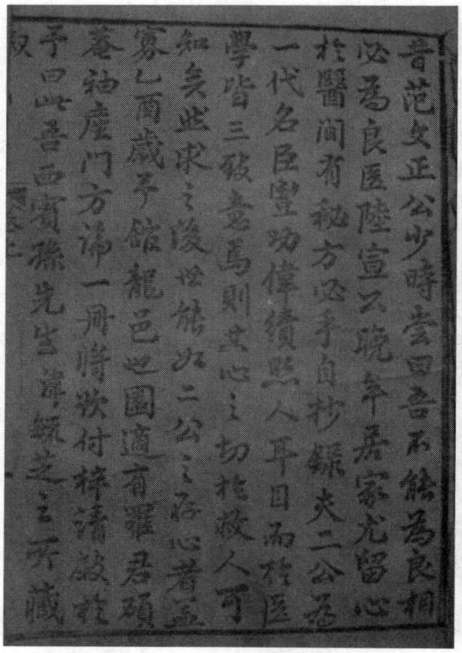

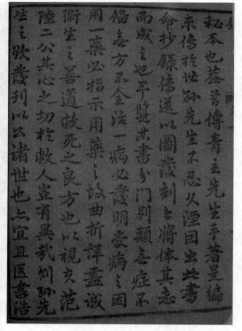

图5 《临产须知全集》刘朴庵序之一

图6 《临产须知全集》刘朴庵序之二

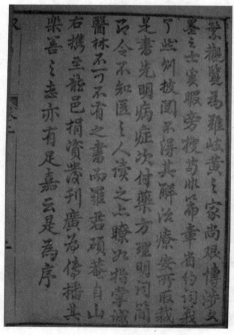

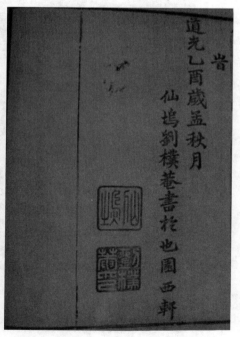

图7 《临产须知全集》刘朴庵序之三

图8 《临产须知全集》刘朴庵序之四

道光五年（1825）刘朴庵序文如下：

　　昔范文正公少时尝曰："吾不能为良相，必为良医。"陆宣公晚年居家，尤留心于医，闻有秘方，必手自抄录。夫二公为一代名臣，丰功伟绩，照人耳目，而于医学，皆三致意焉，则其心之切于救人可知矣。然求之后世，能如二公之存心者盖寡。乙酉岁，予馆龙邑也园。适有罗君硕庵，袖《产门方论》一册，将欲付梓，请叙于予，曰："此吾西宾孙先生讳毓芝之所藏秘本也。盖昔傅青主先生手著是编，未传于世，孙先生不忍久湮，因出此书，命抄录传送，以图发刻，今将体其志而成之也。"予览其书，分门别类，无症不备，无方不全。治一病，必发明受病之因，用一药必指示用药之故，曲折详尽，诚卫生之善道，救死之良方也。以视夫范、陆二公，其心之切于救人，岂有异哉？则孙先生之欲发刊以公诸世也，亦宜。且医书浩繁，观览为难，岐黄之家，尚艰博涉，文墨之士，奚暇旁搜？苟非篇章省约，词义了然，则批阅不得其解，治疗安所取裁？是书先明病症，次付药方，理明词简，即令不知医之人读之，亦了如指掌，诚医林不可不有之书。而罗君硕庵自山右携至龙邑，捐资发刊，广为传播，其乐善之志亦有足嘉云。是为序。

时道光乙酉岁孟秋月仙坞刘朴庵书于也园西轩

作伪者仅调整刘朴庵序某些段落前后次序，增加少数关联词语而组装成所谓顾炎武序以欺世。

第三，《产门方论》包括《傅青主先生秘传产门方论》《傅先生产后诸症治法方论》。何高民先生说："《大小诸证方论》钞本中有《傅青主先生秘传小儿科方论》《傅青主先生秘传杂症方论》，缺《傅青主先生秘传女科方论》。"（图9～图12）

观上述诸书皆称"傅青主先生秘传某某方论"，则"秘传某某方论"乃经过细心策划的托名傅山以哄抬身价的系列性的临证之作，伪托傅山欺世盗名的直接目的在增加销量，颇疑为书坊所为。后人不辨，认为皆为傅山书。顾炎武《大小诸证方论·序》实为盗用刘朴庵有关段落横插于顾炎武《日知录·医师》一文之中而成，伪造时间在道光五年（1825）之后。

傅青主先生秘傳産門方論
産後總論 南山卑某增補
凡病起於血氣之衰脾胃之虛而産後尤甚是以丹溪先生論産必當大補血氣雖有他症以末治之夫産後憂驚勞倦氣血暴虛諸症乘虛易襲如有氣無專耗散有食無專消導熱不可用芩連寒不可用桂附寒則血塊停滯熱則新血崩流至若中虛外感見三陽表症之多似可汗也在産後而用麻黄則重竭其陽見三陰裏症之多似可下也在産後而用承氣則重亡其陰耳聾脇痛乃腎虛惡露

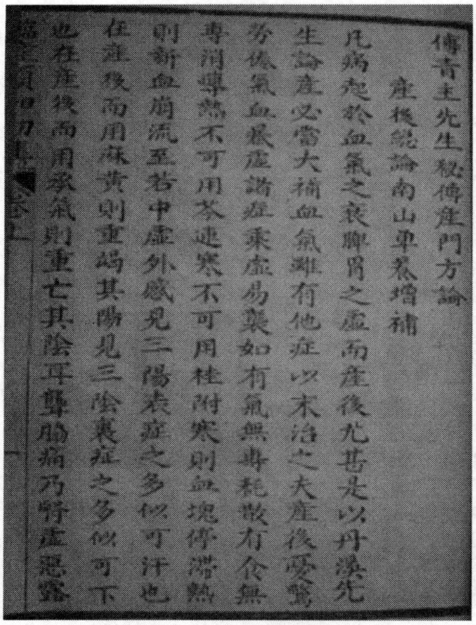

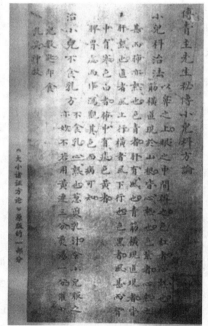

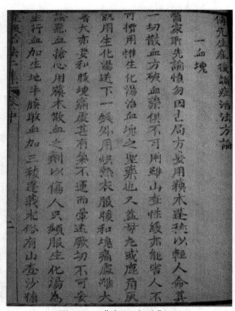

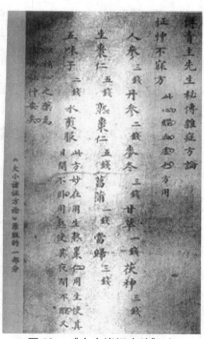

图9 《产门方论》之

《傅青主先生秘传产门方论》书影

傅先生産後諸症治法方論
一血塊
當家斯先論慎勿因古局方妄用蘇木蓬莪以輕人命其一切散血方破血藥俱不可用雖山查性緩亦能害人不可擅用惟生化湯治血塊之聖藥也又益母丸或鹿角灰就用生化湯送下一錢外用烘熱衣服暖和塊痛處雖大暑亦要和暖塊痛處甚有參不運而常述厥切不可妄論惡血搶心用蘇木散血之劑以傷人只頻服生化湯為主行血加生地牛膝敗血加三稜蓬莪尤俗有山查沙糖

图10 《产门方论》之

《傅先生产后诸症治法方论》书影

傅青主先生秘傳小兒科方論
小兒科治法
治小兒不食乳方
《大小诸证方论》原版的一部分

图11 《大小诸证方论》之

《傅青主先生秘传小儿科方论》书影

傅青主先生秘傳雜症方論
怔忡不寐方 此心經血虛也方用
人參三錢 丹參二錢 麥冬三錢 甘草一錢 茯神三錢
生棗仁五錢 熟棗仁五錢 菖蒲一錢 當歸三錢
五味子二錢 水煎服
《大小诸证方论》原版的一部分

图12 《大小诸证方论》之

《傅青主先生秘传杂症方论》书影

　　伪造的顾炎武序称其写序时间为"康熙癸丑仲秋"，即康熙十二年（1673）。考顾炎武在康熙二年癸卯（1663）初访傅山，作《赠傅处士山》《又酬傅处士次韵》。康熙五年丙午（1666）顾炎武再访傅山，康熙六年顾炎武仍在太原，傅山好友戴廷栻父运昌卒，傅山为之作传，顾炎武、李因笃共书墓铭。康熙十年辛亥（1671）九月顾炎武三访傅山。康熙十三年甲寅（1674）傅山居土塘村，顾炎武作《寄问傅处士土塘山中》诗。凡傅山、顾炎武交往诸事皆载于张穆《顾亭林先生年谱》《顾亭林诗文集》及尹协理《新编傅山年谱》中。所谓顾炎武为傅山《大小诸证方论》写序事，三书无一字涉及。伪造顾炎武《大小诸证方论序》者，对傅山、顾炎武交厚有所知，故于序中伪造"予友傅青主先生，学问渊博，精实纯萃，而又隐于医，手著《女科》一卷、《小儿科》一卷、《男妇杂症》一卷"等语，结尾书以"康熙癸丑"之年。然伪序大部文字窃取于刘朴庵序无可置疑，虽傅山、顾炎武交厚，不足掩饰作伪踪迹。

　　《傅青主女科》《傅青主男科》《傅青主儿科》均与《大小诸证方论》有密切关系，考辨顾炎武《大小诸证方论·序》作者之真伪，对于考辨题名傅山的多种医书之真伪，均有重大意义。

　　《傅山医学手稿》传称收有傅山医书手迹，其中文字与《傅青主女科·调经》部分内容雷同，有的学者据此推定《傅青主女科》为傅山亲著。2008 年 5 月 28 日《中国文物报·收藏鉴赏周刊》第 224 期第 7 版刊载葛敬生先生《从"热""药"二字推定〈傅山医学手稿〉并非傅山的遗墨》一文，此文以"热""药"二字为例，认为《傅山医学手稿》非傅山遗墨。笔者详览《傅山书法全集》第五卷《行草医学女科残稿册页》第 1647 页，该件末页照片"松侨老人傅山稿"七字落款下钤章位置有明显剜切痕迹，此一细节，颇令人深思。傅山书法妙绝，时人已有模仿乱真者，以致求字者请傅山当面挥毫，傅山颇感不悦。《傅山全集》卷四十二多论书法之语。他说："吾家为此者，一连六七代矣，然皆不为人役，至我始苦应接。俗物每逼面书，以为得真。其实对人作者，无一可观。且先有愤懑于中，大违心手造适之妙，真正外人哪得知也？"又说："即如写字，必欲要老夫手书，便有许多机械。使拙书不足观，即真者安足贵耶？近来索鹜者谓有假而访之。"又说："笔墨事，本游戏自适一著，而径为人役，苦恼，乃知亦是恶因缘也。"傅山殁后，模仿者益众，观览《傅山医学手稿》当思及此。

　　2009 年第四卷第一期《世界中西医结合杂志》中葛红的《顾炎武〈大小诸证方论·序〉辨伪》一文对顾炎武序出于伪托，亦有考证。本文所用《产门方论》书影为太原市葛敬生先生提供，谨致谢忱。

第六节　读顾炎武《大小诸证方论·序》

《大小诸证方论》，傅山著，顾炎武序。序文见前。

此序见于何高民先生编校的傅山《大小诸证方论》。该书由山西人民出版社于1983年出版。2007年5月魏宗禹教授主编的《晋阳文化研究》第二辑收载此序一小部分文字，将见于顾炎武《日知录·医师》者删掉。《晋阳文化研究》第二辑所载顾炎武序如下：

> 予友傅青主先生学问渊博，精实纯萃，而又隐于医。手著《女科》一卷，《男科杂症》一卷，《小儿科》一卷。翻阅其书，分门别类，无症不备，无方不全。治一病，必发明受病之因；用一药，必指示用药之故，曲折详尽，诚卫生之善道，救死之良方也。且大小诸证方论，理明词简，即令不知医之人读之，亦了如指掌，诚医林不可不有之书。先生著书之心，其意之切于救人者，岂有异哉！

此序下注云："此篇文稿不见顾炎武诸文集。"

详读序言，疑不出顾炎武手笔。献疑如下，就正方家。

第一，顾炎武赅博淹贯，学识精博，然于医理病理、组方用药之事，不轻言说。序云："翻阅其书，分门别类，无症不备，无方不全。治一病，必发明受病之因；用一药，必指示用药之故。""是集精于方药，理明词简，即令不知医之人读之，亦了如指掌。"顾炎武一生，不轻为人作序、作传。《日知录》卷十九《志状不可妄作》说："史以记事，亦以载言，故不读其人一生所著之文，不可以作。"观序所论，不符顾炎武为人与学风。且"无症不备，无方不全"之语，即令今人写序多善溢美，亦罕用之，更无论顾炎武矣。

第二，综览顾炎武《日知录》《音学五书》《顾亭林诗文集》《天下郡国利病书》《肇域志》等代表作，虽有论医之文，约分两类：论病以及国，原诊以知政；读医书以资考证。

下分述之。

（1）论病以及国，原诊以知政。《日知录·医师》有两则论医药短文，其中有的段落，已插入顾炎武《大小诸证方论·序》矣。《日知录·医师》全录如下。

古之时，庸医杀人；今之时，庸医不杀人，亦不活人，使其人在不死不活之间。其病日深，而卒至于死。夫药有君臣，人有强弱。有君臣，则用有多少；有强弱，则剂有半倍。多则专，专则效速；倍则厚，厚则其力深。今之用药者，大抵杂泛而均停，既见之不明，而又治之不勇，病所以不能愈也。而世但以不杀人为贤，岂知古之上医，不能无失。《周礼·医师》："岁终稽其医事，以制其食：十全为上，十失一次之，十失二次之，十失三次之，十失四为下。"是十失三四，古人犹用之。而淳于意之对孝文，尚谓"时时失之，臣意不能全也。"《易》曰："裕父之蛊，往见吝。"奈何？独取夫裕蛊者，以为其人虽死，而不出于我之为。呜呼，此张禹之所以亡汉，李林甫之所以亡唐也。

《唐书》许胤宗言："古之上医，唯是别脉。脉既精别，然后识病。"夫病之与药，有正相当者，唯需单用一味，直攻彼病，药力既纯，病即立愈。今人不能别脉，莫知病源，以情臆度，多安药味，譬之于猎，未知兔所，多发人马，空地遮围，冀有一人获之，术亦疏矣。假令一药，偶然当病，他味相制，气势不行，所以难瘥，谅由于此。《后汉书》："华佗精于方药，处剂不过数种。"夫师之六五任九二则吉，参以三四则凶。是故官多则乱，将多则败。天下之事，亦犹此也。

观夫文章结语，顾炎武写文目的，正如《汉书·艺文志》所说："论病以及国，原诊以知政。"唐代刘禹锡《鉴药》、明代方孝孺《原医》之文，皆如此，重点皆非论医、论药也。

所谓顾炎武序，于《日知录·医师》两段文字间横插之，与《日知录·医师》主旨全不相符。

（2）读医书以资考证。《日知录》卷二十一《七言之始》云：

昔人谓《招魂》《大招》去其"些""只"，即是七言诗。予考七言之兴，自汉以前，固多有之。如《灵枢·刺节真邪篇》："凡刺小邪日以太，补其不足乃无害，视其所在迎之界。凡刺寒邪日以温，徐往徐来致其神，门户已闭气不分，虚实得调其气存。"宋玉《神女赋》："罗纨绮缋盛文章，极服妙彩照万方。"此皆七言之祖。

《素问·八正神明论》："神乎神，耳不闻，目明心开而志先，慧然独悟，口弗能言。俱视独见适若昏。昭然独明，若风吹云，故曰神。三部九候为之原，九针之论不必存。"其文绝似《荀子·成相篇》。

上引顾炎武文字，对中国文学史、中国医学史之研究具有重大意义。关于七言诗之起源，中国文学史大多认为曹丕《燕歌行》是现存较早的七言诗。顾炎武考证，现存最早七言诗见《灵枢·刺节真邪》，此篇是先秦时期的文字。

《黄帝内经》包括《素问》《灵枢》各九卷，其成书时代，学者诸说不一。顾炎武把《素问·八正神明论》与《荀子·成相》视为同一时代作品，把《灵枢·刺节真邪》与宋玉《神女赋》视为同一时代作品，这对于考证《黄帝内经》成书时代具有重大启发。

顾炎武论医药文字，大体如此。

第三，试将《大小诸证方论·序》与上引《日知录》文字对比诵读，可以体会出语言风格迥异。语言风格与人格紧密相关，难于造假。清代陆以湉于1858年撰成《冷庐医话》，书中引王孟英语，从语言风格上对《傅青主女科》有如下评论："傅氏女科书，道光丁亥（1827）张丹崖凤翔序刊，近复刊入潘氏《海山仙馆丛书》。王孟英谓文理粗鄙，抄袭甚多，误信刊行，玷辱青主。余观此书，措词冗衍，立方版实，说理亦无独得之处。尤可怪者，解妒有饮，谓可以变其性情；荡鬼有汤，且假托乎岐伯天师，更列红花霹雳散。成此书者，当是陈远公之流，而其学更不如远公。乃女科之最下者。"

第四，顾炎武著作未收《大小诸证方论·序》。《音学五书》为论古音之作，《肇域志》着重记载地理形势、山川要塞，《天下郡国利病书》详细记录各地疆域、形胜、水利、民防、物产、赋税等，皆不录《大小诸证方论·序》，按顾炎武著作内容分类，此序当收录于《日知录》。详检《日知录集释》三十二卷及《日知录集释》外七种皆无此序。顾炎武、傅山交厚，《顾亭林诗文集·广师》称傅山"萧然物外，自得天机，吾不如傅青主"，《赠傅处士山》说他们在鼎革之际，皆有家国之恨："老去肱频折，愁深口自缄。相逢江上客，有泪湿青衫。"傅山曾为顾炎武诊病。《顾亭林诗文集·与王山史》云："辛亥岁，年五十九，在太原遇傅青主，俾之诊脉，云尚可得子，劝令置妾。"以如此之厚谊，若序果为顾炎武所写，则当收入《日知录》中。

或谓此序《日知录》失载。不然也。顾炎武生前《日知录》八卷本由符山堂刊行，文不全。康熙中，弟子潘耒（顺治三年至康熙四十七年，1646—1708）从顾炎武家求得顾炎武手稿，刊成三十二卷行世，文乃大备。道光初，黄汝成（1799—1837）博采诸家之说，抉择精义，纂成《日知录集释》三十二卷。《日知录集释》之后，致力此书者，又有"补正""校正""小笺""校记"之作，虽增补若干《日知录》未载之篇，细检所补，亦无此序。

予疑《大小诸证方论·序》乃后人伪托者，在《日知录·医师》插入浮泛之语而漫赞之。顾炎武在世时，有名李焕章字象先者，假托与顾炎武有书信往还，刻成尺牍，意在邀名。顾炎武作《谲觚十事》，以披露之。顾炎武云：

> 忽见时刻尺牍，有乐安李象先名焕章《与顾宁人书》，辩证地理十事。窃念十年前与此君曾有一面而未尝与之札，又未尝有李君与仆之札。又札中言仆读其所著《乘州人物志》《李氏八世谱》而深许之。仆亦未尝见此二书也。其所辩十事，仆所著书中有其五事，然李君亦未尝见，似道听而为之说者。而又或以仆之说为李君之说，则益以征李君之未见鄙书矣。不得不出其所著以质之君子，无俾贻误来学。非好辩也。谅之。

是顾炎武尚在时即有人托其名而伪造文字，则顾炎武身后更加难免矣。

近阅太原常清文先生《中国文化奇人傅山》，此文说："山西省图书馆珍藏傅青主手著《大小诸证方论》手钞本，经鉴定，这一钞本的纸张确系康熙年时期的纸制品。傅山的友人顾炎武于康熙癸丑（1673）撰《大小诸证方论·序》。"

纸的质料可以认为是康熙年间之纸，但字迹是否为顾亭林先生手书呢？可将顾炎武手书《冯少墟相赞》，与山西省图书馆所藏《大小诸证方论·序》的笔迹进行对比。

山西省图书馆珍藏傅山《大小诸证方论》手钞本，可以证明此书为傅山所撰，但不能证明其序必为顾炎武所作。笔者本文不是质疑傅山《大小诸证方论》，而是对顾炎武序提出疑问。山西省图书馆是否存有顾炎武手书墨迹之序呢？若天不丧斯文，确证此序为顾炎武所撰，这对两位伟大思想家和伟大学者的重要意义自不待多言。这是笔者最关心的事。

第五章　清儒《黄帝内经》
　音韵训诂研究举要

第一节　于敏中说"重广补注"
四字为明人增添

于敏中（康熙五十三年至乾隆四十四年，1714—1779）《天禄琳琅书目》说《重广补注黄帝内经素问》中的"重广补注"四字是明人翻刻增补，北宋校正医书局颁行之《素问》全称为《黄帝内经素问》无"重广补注"四字。余申说之。

《天禄琳琅书目》卷九云：

> 《重广补注黄帝内经素问》（一函，十册），二十四卷。唐王冰注，宋林亿、孙奇、高保衡校正，孙兆改误。前亿等进书序，次冰原序。
>
> 　按，晁公武《读书志》、陈振孙《书录解题》俱称王冰自号启玄子，陈氏又称其为宝应中人，官太仆令。而王冰之名载于《读书志》及《文献通考》者，并作砅（pīng），惟《宋史·艺文志》仍作"冰"字，与此书同。按《集韵》《韵会》诸书，"砅"并音"砯"（pīng），为水击出岩声，与"冰"字音义迥别。据此书作"冰"，则知晁、马二家之误也。
>
> 　又按《宋史·艺文志》及晁、陈诸家著录，皆第称《黄帝内经素问》二十四卷，而无"重广补注"之名，则此本定为明人翻刻时所加名目。且《书录解题》但称林亿、高保衡承诏校定，并无孙奇之名，亦不言有孙兆改误之事。今本增入孙奇、孙兆二人，则"重广补注"之名，当即为此二人所加矣。书中凡遇宋诸庙讳，皆从缺笔，盖伪充宋椠之所为。然椠刻特精，固翻版之绝佳者。林亿于宋嘉祐中官光禄卿，见元《嘉禾志》。孙奇诸人，无考。
>
> 　……　……
>
> 《重广补注黄帝内经素问》二函，十四册，二十四卷。篇目同前。椠印在前部之后，墨色少差，而实为一版也。

按，乾隆九年（1744）高宗命内直诸臣检校皇宫大内藏书，择其善本进呈御览，并于昭仁殿列架庋置，赐名"天禄琳琅"。乾隆四十年（1775）再命廷臣于敏中等撷其精华重新排比，编为书目，曰《天禄琳琅书目》，此书目收录医书较少，唯卷九子目著录《重广补注黄帝内经素问》二目（其中一目为同版重印）及《重修政和经史证类备用本草》。

天禄琳琅之藏，于嘉庆二年（1797）十月厄于火，所藏多归祝融氏矣。

今天通行的《素问》全称为《重广补注黄帝内经素问》。在如此定名前，书名几经变化，说明《素问》明清翻刻不断。

中国国家图书馆藏有元代读书堂刻本《素问》，此本无刊刻时间，无刊刻人名。读书堂主人为谁，不详。全书二十四卷八十一篇，已收入《中华再造善本丛书》。原书板框高 16.4 厘米，宽 11 厘米。该书总目题名《新刊黄帝内经素问》，各卷卷首题名亦同。王冰序末有"将仕郎守殿中丞孙兆重改误"十二字，林亿序末有高保衡、孙奇、林亿衔名。尤当注意者，王冰序居前，林亿序居后，与他本异。该书经文每行十八字，双行小注，每行亦十八字，爽朗醒目，唯讹字稍多。

元代尚有胡氏古林书堂本《素问》，该本刊行于后至元己卯（1339）菖节，书名为《新刊补注释文黄帝内经素问》，沿用"新刊"二字，增"补注释文"四字。总目前有长方木印，写有："是书乃医家至切至要之文，惜乎旧本讹舛漏落，有误学者，本堂今求到元丰孙校正家藏善本，重加订正，分为一十二卷，以便检阅，卫生君子，幸垂藻鉴。"首林亿序，次王冰序。"孙校正"指孙奇。林亿序末为高保衡、孙奇、林亿衔名。王冰序末为"将仕郎守殿中丞孙兆重改误"十二字，与读书堂本同。明代熊宗立本（1474）以古林书堂本为底本翻刻。

清代小学鼎盛，名家辈出，小学家考证文字，研究音韵，必借佳本，故版本目录之学兴焉。于敏中于乾隆年间考证《素问》版本，反映这一历史时期学术风尚。

明代熊宗立本各卷标题为"新刊补注释文黄帝内经素问"，与古林书堂本同，长方木印文字与古林书堂本同，唯增"成化十年岁舍甲午鳌峰熊宗立种德堂识"十七字。

明嘉靖庚戌（1550）顾定芳、顾从德父子摹刻《素问》，名《重广补注黄帝内经素问》，其后吴勉学本有"重广补注"四字，周曰校本亦有此四字，潘之恒本总目有此四字，而正文各卷作"黄帝内经素问"。

清代孙星衍（1753—1818），字季述，号渊如。乾隆丁未（1787）一甲进士，藏有顾从德摹刻本、周曰校本、吴勉学《医统正脉全书》本，其皆为二十四卷本；复藏有古林书堂十二卷本及赵府居敬堂十二卷本。孙星衍于其《平津馆鉴藏记》中所论《素问》版本特征系古林书堂本的版本特征。清代乾嘉时期版本学颇为兴盛，但目录版本学家所论现存《素问》版本之最早者皆取元古林书堂本，鲜见有言及无名氏读书堂本《素问》者。读书堂本与古林书堂本刊刻时间孰先孰后，有待考证。

总之，自宋元丰本后，元代《素问》今存两部，读书堂本名《新刊黄帝内经素问》，古林书堂本名《新刊补注释文黄帝内经素问》，明代赵府居敬堂本作《补注释文黄帝内经素问》，这些翻刻本的品相与文字正确率没有任何一部可与顾从德摹刻本相媲美，唯顾从德摹刻本摹刻精绝，为读者信赖习读，所以"重广补注"四字深深印在读者头脑中。于敏中说"'重广补注'之名为明人翻刻时所加名目"可以信从，大约可能始于顾从德本。

于敏中称孙兆、孙奇未参与北宋校正医书局《素问》校定工作。

日本冈西为人《宋以前医籍考》"黄帝《素问》"条对此有异议，云："孙奇之名，实与林、高同署，《书录解题》偶脱耳。且兆唯改误，则'重广补注'之称，亦出于亿等（然未可确也）。"按，北宋校正医书局校定组核心成员为高保衡、林亿、孙奇，其分工是：林亿专职校《素问》，孙奇专职校《伤寒论》《金匮玉函经》《金匮要略》。《金匮要略·序》云："国家诏儒臣校正医书，臣奇先校订《伤寒论》，次校定《金匮玉函经》，今又校成此书。"见诸序文。《外台秘要》为孙兆独力校成。北宋皇祐三年五月二十六日重订《外台秘要札子》云："令秘阁简《外台秘要》三两本送国子监现校勘医书官仔细校勘，闻奏札付孙兆。准此。至治平二年二月二日准中书札子校正医书所状医书内有《外台秘要》一项，今访闻前校正官孙兆校对已成，所有净草，现在本家，欲乞指挥下本家取赴本局，修写进册。"孙兆《校正唐王焘先生外台秘要方序》云："国家诏儒臣校正医书，臣承命以其书方证之重者删去，以从其简；经书之异者，注解以著其详。鲁鱼亥豕，焕然明白。"序言落款为"前将仕郎守殿中丞同校正医书臣孙兆谨上"。则知孙兆非北宋正式校正医书官员，而是"同校正医书"官员，故王冰序末署名曰"将仕郎守殿中丞孙兆重改误"，孙兆不能与高保衡、林亿、孙奇一起列名。这反映了校正医书局对于参与校定人员的正式与否，有严格区分。《外台秘要》卷末附北宋熙宁二年五月二日雕版颁行札子，有高保衡、孙奇、林亿、王安石、赵抃、曾公亮、富弼七名官员之名，无孙兆名。再详孙兆《外台秘要序》仅署其一人之名，不涉高保衡、林亿、孙奇，是知孙兆非北宋校正医书局校定医书正式编制，只因朝廷访得他已经校成《外台秘要》，乃将所校镂版颁行。盖校正医书局校毕一书皆由林亿撰序，而高保衡官职较高，故林亿序之署名高保衡居前，林亿名居后。孙奇是校定组正式成员，故在《素问》结衔上亦连带署名，这和高保衡、林亿虽非《伤寒论》《金匮玉函经》《金匮要略》校定者亦连带署名一样。于敏中谓孙奇、孙兆之名为明人妄加，失考也。

于敏中称《素问》避讳字为明人"伪充宋椠"，不确。宋代重避讳，北宋校正医书局刊刻之《素问》原有避讳字，非明人作伪也。

第二节　段玉裁《黄帝内经》字诂

段玉裁（1735—1815）《说文解字注》的写作体例是"以字考经，以经考字"，也就是说，把群经诸子之书与《说文解字》相互参证，从而使经义大明，《说文解字》之义亦明。段玉裁弟子陈奂《说文解字注跋》云："奂闻诸先生曰：'昔东原师之言，仆之学不外以字考经，以经考字。余之注《说文解字》也，盖窃取此二语而已。经与字未有不相合者；经与字有不相谋者，则转注假借为之枢也。'"这个治学方法很重要，对于研究整理古书，包括研究整理《黄帝内经》在内，都具有指导意义。黄侃季刚先生在《文字音韵训诂笔记》中说："段氏《说文》主旨，在以经证字，以字证经，今则宜以古书说字，以字证古，所以研讨文字者，其用在是。"又说："经学为小学之根据，故汉人多以经学解释小学。段玉裁以经学证字，以字证经，为万世不易之法。"

段玉裁虽不是研治《黄帝内经》名家，但对《黄帝内经》之训诂却有较深入的研究，其中对《素问》用功尤勤。现将段玉裁引《素问》《灵枢》之注，全部汇集于此，对于我们研究《黄帝内经》训诂，无疑会有许多启迪与裨益。遇有所悟，略加按语。

一、引《素问》者

（1）禣。《说文解字》云："祝禣也。"段玉裁注："惠氏士奇曰：'《素问》：黄帝曰，古之治病，可祝由而已。'祝由即祝禣也。已，止也。玉裁按，《玉篇》曰：'古文作祄。'"按，所引《素问》之语见《素问·移精变气论》。关于"祝由"一词，全元起、杨上善、王冰释义歧出。林亿引全元起注云："按，全元起云：'祝由南方神。'"按，全元起注释敷衍成文，与经文之意全不连属，不可从。日本丹波元坚《素问绍识》引杨上善《黄帝内经太素》注："上古之时有疾但以祝为去病所由，其病即已。"是杨上善训"祝"为"诛"，训"由"为得病之由。也就是说，"祝由"的意思是斩断得病之由。王冰注的意思与杨上善注基本相同："无假毒药，祝说病由，不劳针石而已。"考全元起、杨上善、王冰三氏之注，皆嫌牵强，而当从《说文解字注》之所释。

（2）嚏。《说文解字》云："悟解气也。"段玉裁注："玉裁按，许说嚏义非是，不必曲徇。嚏之见于《月令》《内则》者各一。郑氏《终风》笺曰：'嚏读当为不敢嚏咳之嚏。今俗人嚏，云人道我，此古遗语也。'《月令》：'民多鼽嚏。'谓鼻塞而妨嚏。《说文》……殊不思《内则》既云不敢嚏，又云不敢欠，其为二事憭然。《素问》说五气所病，肾为欠为嚏，亦分二事，倘云嚏即是欠，则《内则》《素问》皆不可通矣。故嚏解当改云'喷鼻也'为安。口与鼻同时气出，此字之所以从口也。"按，段玉裁极推崇许慎，其注释数百万言，唯在"嚏"和"苗"字下批评了许慎。许慎解"苗"字为"草生于田"，也就等于说，田地里长的草叫作苗，所以段玉裁批评许慎"皮傅字形为说而已"。许慎解释"嚏"为"悟解气也"，也是不对的。所谓"悟解气"就是打呵欠（又写为哈欠，在这里，欠字要读轻声 qian）。《说文解字》在"欠"字下正是这么说的："欠，张口气悟也。"但"哈欠"与"嚏"有区别。"嚏"指打嚏喷，又叫打喷嚏，所以在《礼记·月令》《内则》和《素问》里，"欠"与"嚏"有区别。《素问·宣明五气》的"欠"与"嚏"正指两种动作。段玉裁读书得间，引用《素问》以解《说文解字》，又用《说文解字》以证《素问》，相得益彰，颇多启迪。

（3）敶。《说文解字》云："列也。"段玉裁注："敕者，敶之省。《素问》注云：'敕，古陈字。'是也。"按，所引王冰注见《素问·五常政大论》"发生之纪，是谓启敕"下。

（4）瞤。《说文解字》云："目动也。"段玉裁注："《素问》'目瞤瘈'，注：'动掣也。'"

（5）瞷。《说文解字》云："戴目也。"段玉裁注："戴目者，上视如戴然。《素问》所谓戴眼也，诸书所谓望羊也。目上视则多白。故《广韵》云：'瞷，人目多白也。'"按，"戴眼"一词见《素问·诊要经终论》，其云："太阳之脉，其终也戴眼反折瘈疭。"王冰注："戴眼，谓睛不转而仰视也。"按，《素问》与《说文解字》正好互相发明补充，段玉裁引《素问》，恰到好处。"戴眼"当系汉人语。

（6）髋。《说文解字》云："髀上也。"段玉裁注："髀上为臀之两旁，故其字次于髀。髋者，其骨最宽大也。诸书所谓骱（qià）骨……《骨空论》云：'辅骨上、横骨下为楗。'注：'膝辅骨上，腰髋骨下为楗。'"按，横骨即髋，横之言广也。楗即髀骨之直者。机即髀骨与髋相构处也。"按，段玉裁注具体解《素问·骨空论》之"髋"字。《素问·骨空论》："蹇膝伸不屈治其楗。"王冰注："'蹇膝'谓膝痛屈伸蹇难也。'楗'谓髀辅骨上、横骨下。"《素问·骨空论》："辅骨上、横骨下为楗，侠髋为机。"王冰注："由是别谓膝辅骨上、腰髋骨下为楗。"所谓髋骨，俗称胯骨，它由髂骨、坐骨和耻骨合成，由于它在人体中显得很宽，所以称为髋骨。在清代，用训诂的办法解释人体骨骼命名含义的，首推沈彤（《释骨》），其次当属段玉裁。

（7）骷。《说文解字》云："骨嵩也。"段玉裁注："骨当是骸之误。《骨空论》云：'膝解为骸关。'是也。关骷双声。骷取机括之意。"按，《素问·骨空论》云："膝解为骸关，侠膝之骨为连骸。"王冰注："楗上为机，膝外为骸关。"按，《说文解字》训骷（kuó）为"骨嵩也"不误。段玉裁拟改"骨嵩"之"骨"为"骸"则真误矣。骸骨指胫骨，考《素问·长刺节论》："病在少腹有积，刺皮骺以下。"林亿《素问》"新校正"云："按，释音（按，此'释音'指《素问》每卷之末所附之释音，原独立成书，后附于《素问》有关卷末。其书作于王冰之后、林亿之前）'皮骺'作'皮骷'，苦末反，是'骷'误作'骺'也。及遍寻《篇》《韵》中无'骺'字，只有'骷'字。骷，骨端也。皮骷者，盖谓脐下横骨之端也。"是林亿亦曾校考《说文解字》，其所见之《说文解字》亦作"骨嵩（端）也"，不作"骸嵩也"。今《辞源》不收"骷"字。所谓"骷端"，当指横骨之端。《广雅疏证》卷六下："骷，䯒也。"王念孙未解"骷"字。《说文解字义证·骨部》桂馥注："骷，骨嵩也者未详。"林亿释之为横骨之端可从。

（8）髃。《说文解字》云："膝胫间骨也。"段玉裁注："《骨空论》云：'骸下为辅，辅上为腘，腘上为关。'是也。'膝解为骸关'，言外也；'腘上为关'，言内也。"

（9）骸。《说文解字》云："胫骨也。"段玉裁注："《骨空论》曰：'膝解为骸关，侠膝之骨为连骸。'然则正谓胫骨为骸矣。"

（10）髁。《说文解字》云："髀骨也。"段玉裁注："髀骨犹言股骨也。医经亦谓之股骨。沈氏彤《释骨》云……在膝以上者曰髀骨、曰股骨，其直者曰楗。其斜上侠髋者，则所谓机也。按，髀之上曰髋，即俗所谓髂（qià）也。髁者，髀与髋相按之处。人之所以能立、能行、能有力者，皆在于是。故医经谓之机。《骨空论》曰：'侠髋曰机。'是也。医经曰腰髁骨者，其字当作'䯒'，即'髂'字，不当作'髁'。"按，髁（kē），即髂（胯）骨。

《说文解字》以髀骨释之，言其大体位置。又，段玉裁引"医经"云云，通指《黄帝内经》而言。

（11）肓。《说文解字》云："心下鬲上也。"段玉裁注："《素问》曰：'肓之原在脐下。'"按，引文见于《素问·腹中论》，又见于《素问·奇病论》，《素问·腹中论》云："肓之原在脐下，故环脐而痛也。"

（12）胃。《说文解字》云："谷府也。"段玉裁注："《素问》：'脾胃者，仓廪之官，五味出焉。'"按，引文见于《素问·灵兰秘典论》。

（13）胆。《说文解字》云："连肝之府也。"段玉裁注："《素问》曰：'胆者，中正之官，决断出焉。'"按，引文亦见于《素问·灵兰秘典论》。

（14）肠。《说文解字》云："大小肠也。"段玉裁注："《素问》曰：'大肠者，传道之官，变化出焉。'"引文同上。

（15）脬。《说文解字》云："膀胱也。"段玉裁注："《素问》曰：'膀胱者，州都之官，津液藏焉。'"引文同上。

（16）膻。《说文解字》云："肉膻也。"段玉裁注："《素问》'膻中'谓气海。"按，《素问·灵兰秘典论》："膻中者，臣使之官，喜乐出焉。"王冰注："膻中者，在胸中两乳间，为气之海。"段玉裁据王冰注为说。

（17）脘。《说文解字》云："胃府也。"段玉裁注："《素问》'胃脘'谓胃宛中可容受。'脘'盖'宛'之俗。"按，"胃脘"于《素问》中十五见，始见于《素问·阴阳别论》，再见于《素问·评热病论》，三见于《素问·腹中论》。段玉裁谓《素问》中之胃脘的意思是胃可盛受，故称胃宛，盖依上下文意而说，可参见《素问·腹中论》王冰注。

（18）䐜。《说文解字》云："起也。"段玉裁注："当云肉起也。《素问》曰：'浊气在上则生䐜胀。'王砅注，䐜，胀起也。"按，"王砅"即王冰，段玉裁引文见于《素问·阴阳应象大论》。王冰注云："寒气在上则气不散，故䐜胀。"段玉裁引王冰注时概括其意，非引原句。

（19）剽。《说文解字》云："砭刺也。"段玉裁注："凡末谓之剽。庄子谓'本末'为'本剽'。《素问》有《标本病传论》，'标'亦末也。"按，段玉裁论凡从"票"声之形声字皆有"末"义。如卷一草部"藨"下云："金部之'镖'，木部之'标'，皆训末。'藨'当训草末。禾部曰：'秒，禾芒也，秋分而秒定。'按《淮南·天文训》作'秋分蔈定'。此'蔈'为末之证也。"这是段玉裁研究同源字的材料之一。

（20）衃。《说文解字》云："凝血也。"段玉裁注："《素问》：'赤如衃血者死。' 注：'衃血，谓败恶凝聚之血，色赤黑也。'" 按，引文及注见于《素问·五脏生成》。

（21）衄。《说文解字》云："鼻出血也。" 段玉裁注："《素问》曰：'鼻衄。' 又：'脾移热于肝则为惊衄。'" 按，段玉裁引文有误。《素问》有"鼽衄"而无"鼻衄"。《素问》"鼽衄"一词凡十四见，如《素问·金匮真言论》："故春善病鼽衄。" 王冰注引《礼记·月令》云："季秋行夏令，则民多鼽嚏。"《素问·水热穴论》："冬取井荥，春不鼽衄。"《素问·六元正纪大论》："瞤瘛肿胀，呕鼽衄头痛。" 其均不作"鼻衄"，此盖因段玉裁误记所致。又，"脾移热于肝则为惊衄"，见于《素问·气厥论》。王冰注："惊而鼻中血出。" 段玉裁引文时有失检原书处。

（22）冂（jiōng）。《说文解字》云："邑外谓之郊，郊外谓之野，野外谓之林，林外谓之冂。" 段玉裁注："王砅注《素问》作'邑外谓之郊，郊外谓之甸，甸外谓之牧，牧外谓之林，林外谓之坰（jiōng），坰外谓之野'，所称更谬。" 按，段玉裁所引王冰注见《素问·三部九候论》及《素问·六节藏象论》。《素问·六节藏象论》王冰注："《尔雅》曰：'邑外为郊，郊外为甸，甸外为牧，牧外为林，林外为坰，坰外为野。'" 林亿《素问》"新校正"指出："按，今《尔雅》云：'邑外谓之郊，郊外谓之牧，牧外谓之野，野外谓之林，林外谓之坰。' 与王氏所引有异。" 王冰于《素问·三部九候论》中所引与《素问·六节藏象论》全同，似王冰当时所见之《尔雅》与林亿所见之《尔雅》及今传之《尔雅》不同，也许出于王冰记忆之误。今考周祖谟先生《尔雅校笺·释地》亦未见对王冰所引有解说。

（23）麦。《说文解字》云："芒谷，秋种厚埋，故谓之麦。麦，金也。金王而生，火王而死。" 段玉裁引程瑶田《九谷考》云："《素问》云，升明之纪，其类火，其藏心，其谷麦。" 按，引文见于《素问·五常政大论》，有删节。《素问·五常政大论》认为麦属性为火，与心气相应。但关于"麦"的属性，《素问》所论不完全相同。《素问·金匮真言论》说麦与肝气相应，可两参之。

（24）标。《说文解字》云："木杪末也。" 段玉裁注："杪末，谓末之细者也。古谓'本末'曰'本标'。如《素问》有《标本病传论》是也。"

（25）痎。《说文解字》云："寒病也。" 段玉裁注："古多借洒为痎……玉裁谓凡《素问》《灵枢》《本草》言洒洒、洗洗者，其训皆寒、皆痎之假借。古辛声、先声、西声同在真文一类。" 按，此说是也。

（26）痿。《说文解字》云："痹也。"段玉裁注："按，古多痿痹联言，因痹而痿也。《素问》曰，有渐于湿，肌肉濡溃，痹而不仁，发为肉痿。"按，段玉裁引文有删节。《素问·痿论》云："有渐于湿，以水为事，若有所留，居处相湿，肌肉濡渍，痹而不仁，发为肉痿。"段玉裁注所引"溃"字当作"渍"。

（27）瘅。《说文解字》云："劳病也。"段玉裁注："'瘅'与'疸'音同而义别。如郭注《山海经》、师古注《汉书》皆云，瘅，黄病。王砅注《素问》'黄疸'云：'疸，劳也。'则二字互相假而淆惑矣。"按，《素问·平人气象论》："溺黄赤安卧者，黄疸。"王冰注："疸，劳也。肾劳胞热。故溺黄赤也。《正理论》曰：'谓之劳瘅，以女劳得之也。'"林亿《素问》"新校正"云："详王注以疸为劳，义非。若谓女劳得疸则可，若以疸为劳，非矣。"考王冰训"疸"为"劳"，殊不可解，何以竟如此不慎而荒疏。林亿指斥甚当。王冰不从上下文义解词，以致如此。

（28）疸。《说文解字》云："黄病也。"段玉裁注："《素问》曰：'溺黄赤，安卧者，黄疸。''目黄者曰黄疸。'"按，引文见于《素问·平人气象论》。

（29）徇。《说文解字》云："疾也。"段玉裁注："《五帝本纪》：'黄帝幼而徇齐。'裴骃曰：'徇，疾；齐，速也。'《素问·上古天真论》：'黄帝幼而徇齐，长而敦敏。'王注：'徇，疾也。'按，'徇'今本讹作'徇'。司马贞乃云未见所出矣。《释言》：'宣、徇，徧也。'徇，本又作'徇'。"按，顾从德翻宋本及聚珍本《素问》均作"徇"，王冰训"徇，疾也"，则王冰当时所据之本尚作"徇"，故训"疾"，而不作"徇"。王冰时引《尔雅》，若所据之本果作"徇"，则当训为"徧"也。《尔雅·释言》："询，徧也。"郭注："周徧也。"明代方以智《通雅》云："《史》：'黄帝幼而狗齐。'注：'狗，迅也；齐，疾也。'《家语》作'叡齐'。《大戴礼》作'慧齐'。智按，《尔雅》：'宣、徇，徧也。''狗'乃'徇'之讹，言圣哲遍知而神速也。考王'徇'训'疾'，马（莳）本作'狗齐'，并非也。"日本丹波元简《素问识》同意方以智之说。按，方以智之说虽可通，但衡之文义，且证以王冰所训，其字当作"徇"，其义训"疾"，"徇齐"即疾速之意，谓黄帝在幼年之时即思维疾敏。疾敏亦即聪明。《史记·五帝本纪》"徇齐"、《孔子家语》"叡齐"、《大戴礼记》"慧齐"，指颖秀天成，思维疾敏。

（30）伿（yì）。《说文解字》云："惰也。"段玉裁注："医经解㑊之伿，当作此字。"按，"医经"指《素问》。《素问·平人气象论》："尺脉缓涩，谓之解㑊。"《素问·刺要论》："刺骨无伤髓，髓伤则销铄胻酸，体解㑊然不去矣。"《素问·刺疟》："足少阳之疟，令人身体解㑊，寒不甚，热不甚，恶见人，见人心惕惕然。"王冰在《素问·平人气象论》中注云："然寒不寒，热不热，弱不弱，壮不壮，儜不可名，谓之解㑊也。"观王冰注可知，"解㑊"是因病而产生的疲倦无力的状态，不是病证名。"㑊"音 yì，与"佁"同音。段玉裁说"㑊"即"佁"字，可从。"解"通"懈"。

（31）䪼。《说文解字》云："鼻茎也。"段玉裁注："鼻直茎谓之䪼。……有病而辛䪼者，此言其内酸辛。《素问》所言是也。"按，《素问·气厥论》："胆移热于脑，则辛䪼鼻渊，鼻渊者，浊涕下不止也。"《素问》"䪼"字仅此一见，段玉裁可谓善读书矣。

（32）砭。《说文解字》云："以石刺病也。"段玉裁注："以石刺病曰砭，因之名其石曰砭石。《东山经》：'高氏之山，其下多箴石。'郭云：'可以为砭针治痈肿者。'《素问·异法方宜论》：'东方其治宜砭石。'王云：'砭石，谓以石为针。'按，此篇以东方砭石、南方九针并论，知古金石并用也，后世乃无此石矣。"

（33）灼。《说文解字》云："灸也。"段玉裁注："医书以艾灸体谓之壮，壮者，灼之语转也。《淮南》注曰：'然（燃）也。'《广雅》曰：'爇也。'《素问》注曰：'烧也。'其义皆相近。"按，《素问·异法方宜论》："北方者，天地所闭藏之域也，其地高陵居，风寒冰冽，其民乐野处而乳食，藏寒生满病，其治宜灸焫。"王冰注："火艾烧灼，谓之灸焫。"

（34）尥。《说文解字》云："行胫相交也。"段玉裁注："行而胫相交，则行不便利。高注《淮南》、郭注《方言》、王注《素问》皆曰'了戾'，谓缠绕不适。"按，王冰注中之"了戾"见于《素问·五常政大论》。《素问·五常政大论》"其动緛戾拘缓"，王冰注："緛，缩短也。戾，了戾也。"

（35）㣊。《说文解字》云："㹬也。"段玉裁注："犬部曰：'㹬，多畏也。'杜林作'怯'。《素问》：'尺虚者行步㣊然。'王注：'㣊然不足。'"按，《素问·通评虚实论》："所谓气虚者，言无常也。尺虚者，行步㣊然。"王冰注："寸虚则脉动无常，尺虚则行步㣊然不足。"

（36）涕（tì）。《说文解字》云："鼻液也。"段玉裁注："《素问》谓目之水为泪，谓脑渗为涕。王褒《童约》：'目泪下落，鼻涕长一尺。'《曹娥碑》：'泣泪掩涕，惊动国都。'汉魏所用已如此。"按，在先秦及西汉时期，"涕"与"洟"（他计切）区别明显。《周易·萃卦》郑玄注："自目曰涕，自鼻曰洟。"《诗经·陈风》："涕泗滂沱。"《毛诗故训传》："自目曰涕，自鼻曰泗。"按，"泗"是"洟"的假借字，段玉裁已明言之。段玉裁指出，古书"弟"与"夷"的写法很相近，"古书弟、夷二字多相乱，于是谓自鼻出者曰涕，而自目出者，别制泪字"。今考《素问》全书，"涕"字十九见，全部当鼻液讲。从对"涕"字的训诂方面也可以证明《素问》有些篇非成于先秦时期，而成书于汉代。《素问》有"涕"字的十九个句子如下。

1）"九窍不利，下虚上实，涕泣俱出矣。"（《素问·阴阳应象大论》）

2）"五藏化液心为汗，肺为涕，肝为泪。"（《素问·宣明五气》。王冰对汗、涕、泪三字分别训释云，"泄于皮肤也"，"润于鼻窍也"，"注于眼目也"。可见此"涕"指鼻涕无疑。）

3）"使人强上冥视，唾出若涕。"（《素问·评热病论》。王冰注："唾出若鼻涕状。"）

4）"唾出青黄涕，其状如脓，大如弹丸，从口中若鼻中出。"（《素问·评热病论》）

5）"鼻渊者，浊涕下不止也。"（《素问·评热病论》）

6）"使人多涕唾而面浮肿。"（《素问·咳论》）

7）"涩于小便，上为清涕。"（《素问·痹论》。王冰注："清涕出于鼻窍。"）

8）"胸中不利出清涕。"（《素问·至真要大论》）

9）"脑髓涕唾，哭泣悲哀。"（《素问·示从容论》）

10）"哭泣而泪不出者，若出而少涕，其何故也？"（《素问·解精微论》。按，张琦《素问释义》注"哭泣而泪不出者"句云："详下文应是'哭泣而涕泪皆出'。此因下'泪不出若出而少涕'而误也。"张琦之说可参。即令不从张琦之说，此"涕"亦指鼻液。）

11）"不知水所从生，涕所从出也。"（《素问·解精微论》）

12）"泣涕者脑也。"（《素问·解精微论》）

13）"脑渗为涕。"（《素问·解精微论》。注："鼻窍通脑，故脑渗为涕，流于鼻中矣。"）

14）"水流而涕从之。"（《素问·解精微论》）

15）"夫涕之与泣者，譬如人之兄弟，急则俱死，生则俱生。"（《素问·解精微论》）

16）"涕泣俱出而横行。"（《素问·解精微论》）

17）"夫人涕泣俱出而相从者，所属之类也。"（《素问·解精微论》）

18）"请问人哭泣而泪不出者，若出而少，涕不从之何也?"（《素问·解精微论》）

19）"志去则神不守精，精神去目，涕、泣出也。"（《素问·解精微论》）

（37）泣。《说文解字》云："无声出涕者曰泣。"段玉裁注："《素问》以为涩字。"按，此注很重要。"泣"字在《素问》有两义。一个意义为眼泪，如《素问·阴阳应象大论》"九窍不利，下虚上实，涕泣俱出矣"之"泣"，及上面"洟"字所举例中之"泣"，均指眼泪。另一个意义则为通"涩"。如《素问·五脏生成》："是故多食咸，则脉凝泣而变色。"同篇："卧出而风吹之，血凝于肤者为痹，凝于脉者为泣。"王冰注："泣，谓血行不利。"《素问·汤液醪醴论》："精气弛坏，荣泣卫除。"《素问·举痛论》："寒气人经而稽迟，泣而不行。"同篇："寒气客于背俞之脉则脉泣，脉泣则血虚。""泣"皆通"涩"，亦当念"涩"音。俞樾《春在堂文集》以为"泣"乃"洰"（hù）的讹字，误矣。段玉裁深于训诂，精于《素问》，所说极当。

（38）溓。《说文解字》云："溓溓，薄水也。""溓"又作"濂"。段玉裁注："杨上善注《素问》云：'濂，水静也。'杨上善《素问》注：'廉检反。'"按，此注极有启发性。杨上善《黄帝内经太素》于19世纪下半叶始从日本重返祖国，段玉裁未见杨上善《黄帝内经太素》。但他通读并覃思《素问》，研究王冰注及林亿"新校正"，故于《素问·阴阳类论》中发现"溓"字的训诂。《素问·阴阳类论》云："夏三月之病，至阴不过十日，阴阳交，期在溓水。"林亿"新校正"云："按，全元起本云：'溓水者，七月也。建申，水生于申，阴阳逆也。'杨上善云：'溓，廉检反，水静也，七月，水生时也。'"杨上善注可补《说文解字注》说解之不足。

（39）冽。《说文解字》云："溧冽也。"段玉裁注："《素问》曰：'风寒冰冽。'"按，《素问·异法方宜论》："其地高陵居，风寒冰冽。"《素问》又有"凛冽"词。《素问·气交变大论》："其变凛冽。"《素问·五常政大论》："凝惨凛冽，则暴雨霖霆。"《素问·六元正纪大论》："其化凝惨凛冽。"凛冽，双声联绵词。大徐本《说文解字》无"冽"字，段玉裁补之，是。

（40）霒。《说文解字》云："云覆日也。"段玉裁注："'霒'字今仅见《大戴礼记·文王官人篇》《素问·五常政大论》。"《素问·五常政大论》："沉霒淫雨。"王冰注："霒，音阴。"

（41）无。《说文解字》云："奇字無也。……王育说，天屈西北为无。"

段玉裁注："此称王育说，又无之别一义也。亦说其义，非说其形屈犹倾也。天倾西北，地不满东南，见《列子》及《素问》。天倾西北者，谓天体不能正圜也。"按，《素问·阴阳应象大论》："天不足西北，故西北方阴也，而人右耳目不如左明也。地不满东南，故东南方阳也，而人左手足不如右强也。"

（42）鳌（lì）。《说文解字》云："了戾之也。"段玉裁注："王砅注《素问》、段成式《酉阳杂俎》皆用'了戾'。"按，王冰用"了戾"一词见《素问·五常政大论》"其动緛戾拘缓"句注文。《素问》"戾"字两见，另见于《素问·至真要大论》"诸转反戾，水液浑浊"，王冰注："反戾，转筋也。"则"了戾"一词仅见于《素问·五常政大论》注中。

（43）緛。《说文解字》云："衣戚也。"段玉裁注："'戚'，今之'蹙'字也，古多用'戚'，无'蹙'字。"又云："《素问》曰：'大筋緛短，小筋弛长。'緛短谓戚而短也。緛以衣喻，弛以弓喻。"所谓"衣戚"，就是衣服褶皱，古又叫襞绩。衣服打褶，自然像缩短了一样。《素问·生气通天论》："湿热不攘，大筋緛短，小筋弛长。緛短为拘，弛长为痿。"王冰注："大筋受热则缩而短，小筋得湿则引而长。"又云："緛，缩也。"按，緛音 ruǎn，引申为缩短，与软硬之"软"异义。王冰注很确切，段玉裁注尤为透辟，体现出训诂学的价值与作用。

（44）地。《说文解字》云："元气初分，轻清阳为天，重浊阴为地。"段玉裁注："《阴阳大论》曰：'黄帝问于岐伯曰：地之为下否乎？岐伯曰：地为人之下，太虚之中者也。黄帝曰：冯乎？岐伯曰：大气举之也。'"按，引文不见于《素问·阴阳应象大论》，见于《素问·五运行大论》。

（45）了。《说文解字》云："尥也。"段玉裁注："尥，行胫相交也。牛行脚相交为尥。凡物二股或一股结纠缭缚不直伸者曰了戾。《方言》：'轸，戾也。'郭注：'相了戾也。'《淮南·原道训》注、杨倞荀卿注、王砅《素问》注、段成式《酉阳杂俎》及诸书皆有'了戾'字。"按，《素问》原文无"了"字。段玉裁三次提到王冰注中有"了戾"一词。

上述将段玉裁在《说文解字》注中涉及的《素问》的材料汇聚于一，其中直接提到的《素问》之字共四十五字，涉及的《素问》之篇达三十四篇，较之清代胡澍、孙诒让等人对《素问》的训释，数量都要多。

二、引《灵枢》者

（1）葩。《说文解字》云："华也。"段玉裁注："草木花最丽，故凡物盛丽皆曰华。韩愈曰'诗正而葩'，谓正而文也，葩亦散也。通作'皅'。
《灵枢经》曰：'纷纷皅皅，终而复始。'"

（2）噫。《说文解字》云："饱出息也。"段玉裁注："《灵枢经》曰：
'五藏气，心主噫。'"

（3）哕。《说文解字》云："气牾也。"段玉裁注："牾，逆也。《通俗
文》曰：'气逆曰哕。'《内则》曰：'不敢哕噫。'《灵枢经》说六府气，胃
为气逆哕。"按，《灵枢》《素问》多哕噫连言，但其义不同。

（4）窅。《说文解字》云："深目貌。"段玉裁注："《灵枢经》：'按其
腹，窅而不起。'"

（5）髆。《说文解字》云："肩甲也。"段玉裁注："甲之言盖也。肩盖乎
众体也。今俗云肩甲者，古语也。《释名》作'肩甲'。《灵枢经》作'肩
胛'。《水经注》云：'如人袒胛，故谓之赤胛山。'胛者，甲之俗也。"

（6）卷。《说文解字》云："豆属。"段玉裁注："此《本草经》之大豆
黄卷也。……《灵枢》曰，肾病者宜食。"

（7）皅。《说文解字》云："草华之白也。"段玉裁注："'葩'字从此。
《灵枢经》曰：'纷纷皅皅，终而复始。''纷纷皅皅'，盖言多也。"

（8）漏。《说文解字》云："以铜受水，刻节，昼夜百刻。"段玉裁注：
"《灵枢经》：'漏水下百刻，以分昼夜。'"

段玉裁注《说文解字》，从始至终贯彻了"以字考经，以经考字"的原
则，《灵枢》《素问》仅是他所引群书中的很小一部分，但从中亦可见段玉裁
对《黄帝内经》词义理解之透彻，如解"纋""徇""伬""炪"诸字，皆发
前人之所未发。

在段玉裁之前，顾炎武从音韵方面对《黄帝内经》做过探讨，对朱骏声、
江有诰有很大影响；从训诂方面说，方以智在《通雅》中对《黄帝内经》词
义做过一些综合研究，但远不能与段玉裁相比。在有清一代，研究《黄帝内
经》训诂产生重要影响的首推段玉裁。在他之后，朱骏声、俞樾、胡澍、孙
诒让步其芳躅，又做了许多研究工作，从《黄帝内经》研究发展史来看，段
玉裁的这些研究成绩，无疑是有重要地位的。

第三节　王念孙《〈新语〉〈素问〉〈易林〉合韵谱》及依韵校勘

一、《黄帝内经》音韵研究的历史回顾

王念孙（1744—1832）是清代杰出训诂学家，同时也是成就卓著的古韵学家。他的古韵成就具体体现于他的《广雅疏证》《读书杂志》，其子王引之（1766—1834）在《经义述闻》里也有阐述。陆宗达先生在 20 世纪 30 年代撰写的《王石臞先生韵谱合韵谱遗稿跋》《王石臞先生韵谱合韵谱遗稿后记》将王念孙的古韵理论和韵部划分做了整理归纳，收于 1932 年北京大学《国学季刊》第 3 卷第 1 号。1966 年北京师范大学出版社《陆宗达语言学论文集》也收录了他早年所撰的这两篇重要论文。王念孙的《〈新语〉〈素问〉〈易林〉合韵谱》对于分析《黄帝内经》成书时代和依韵校勘具有重要指导意义。段玉裁的《六书音韵表》也是研究《黄帝内经》用韵特点及校勘《黄帝内经》的重要理论指导书。本节依照王念孙及段玉裁的古韵理论对《素问》《灵枢》的押韵特点进行较为详密的研究。

《黄帝内经》，通体观之，系一部散文著作，不是一部韵文著作。但具体而微地对该书的语言进行分析观察，在以散文体为主要表现形式之中，其中又有大量的有韵之文。无论是《素问》还是《灵枢》，对这一写作特点都表现得极为鲜明。掌握《黄帝内经》用韵之特点，对于深入研究这部伟大的医学经典著作，极有意义。

在先秦两汉时期的散文著作里，行文中间很自然地穿插进押韵的句子，是当时的风尚和普遍的写作风格，不独《黄帝内经》为然。顾炎武《日知录》卷二十一"五经中多有用韵"条指出："古人之文化工也，自然而合于音，则虽无韵之文而往往有韵。"比如《周易》中之《文言》《系辞》《说卦》《序卦》等篇，属于散文，但其中亦有大量押韵之句。《周易·文言》："坤至柔而动也刚，至静而德方，后得主而有常，含万物而化光。坤道其顺乎，承天而时行。积善之家，必有馀庆；积不善之家，必有馀殃。"上述十

句，"刚""方""常""光""行""庆""殃"押古韵阳韵。古音"庆"音
为 qiāng。所以这几句话的音韵是很和谐的。"庆"属古韵阳韵，到中古转到
耕韵，念为 qìng 音，而在先秦两汉时期，它与"刚""方"等字都属于古韵
阳部字，属于同韵部字相押。《周易·系辞上》："鼓之以雷霆，润之以风雨。
日月运行，一寒一暑。乾道成男，坤道成女。"上述六句，"雨""暑""女"
相押，均属上古韵部鱼韵字。《周易·系辞下》："易之为书也不可远，为道也
屡迁，变动不居，周流六虚。"其中"远"与"迁"相押，"居"与"虚"
相押。

　　《尚书》是古代文告和政治文献，这种文献本不用韵，但在一些篇章中也
不乏有韵之句。

　　《尚书·大禹谟》："帝德广运，乃圣乃神，乃武乃文。皇天眷命，奄有四
海，为天下君。"其中"神""文""君"三字押韵。《尚书·伊训》："圣谟
洋洋，嘉言孔彰，惟上帝不常，作善降之百祥，作不善降之百殃，尔惟德罔
小，万邦惟庆。尔惟不德罔大，坠厥宗。"其中"宗"字古属冬韵，与阳部字
的声音相近，可以与"洋""彰""常""祥""殃""庆"等字合韵（东阳合
韵）相押。

　　《礼记·乐记下》："今君之所问者乐也，所好者音也。夫乐者与音相近而
不同。文侯曰：'敢问何如？'子夏对曰：'夫古者天地顺而四时当，民有德而
五谷昌，疾疢不作而无妖祥，此之谓大当。然后圣人作，为父子君臣，以为
纪纲。纪纲既正，天下大定。'"子夏的回答，全用韵语。"当""昌""祥"
"纲"皆属古韵阳部字。"正"与"定"相押，属于古韵耕部字。

　　《尔雅》是一部训诂专书，这种体裁的书不宜用韵，可是其中一些条目也
使用了韵语。《尔雅·释天》："春为青阳，夏为朱明，秋为白藏，冬为玄
英。"又："春为发生，夏为长嬴，秋为收成，冬为安宁。""阳""明""藏"
"英"属于古韵阳部字。"生""嬴""成""宁"属于古韵耕部字。

　　不但经书中存在大量押韵的句段，而且秦汉诸子书中也有许多押韵的段
落。《荀子·劝学》："物类之起，必有所始。荣辱之来，必象其德。肉腐出
虫，鱼枯生蠹，怠慢忘身，祸灾乃作。强自取柱，柔自取束，邪秽在身，怨
之所构。"其中"起""始""来""德"属于之部字与职部字相押，"德"字
属于入声职部，与属于之部字的"起""始""来"的声音很接近，因此可以
相押。"蠹""作"属于古韵铎部字，"柱""构"属于古韵侯部字，与属于屋
韵的"束"字古音很相近，属于侯部与屋部的字平入相押。在《荀子·劝

学》中，还有这样一段也是有韵之文："积土成山，风雨兴焉，积水成渊，蛟龙生焉。积善成德，而神明自得，圣心备焉。故不积跬步，无以至千里，不积小流，无以成江海。"由于古今音韵的变化，今天读起这段文字来，觉得不押韵，若是先秦人读起来，却是韵律铿锵。"兴"与"生"今天读起来属于押韵字，古代"兴"字属于蒸韵，"生"字属于耕韵，两字不能相押。在"积土成山，风雨兴焉，积水成渊，蛟龙生焉"中，"山"与"渊"分别属于古韵元韵与真韵。在古韵中，真、元两部的声音接近，所以"山"与"渊"相押。"德""得""备"属于古韵职部，三字相押。"里""海"属于古韵之部，两字相押。之部韵与职部韵的字，主要元音相同，所以之部韵中的字又可以与职部韵里的字相押。这样看来，把"德""得""备""里""海"看成是同一个韵部里的字，也是可以的。段玉裁的《六书音韵表》第一部包括之部和职部，认为之职通押，不必细分。可见在《荀子》这篇大论文里，押韵的文字竟如此之多。

汉代散文著作繁多，有韵之文同样十分普遍。汉初陆贾《新语》，乃为高祖陈述秦之所以亡，汉之所以兴的理论著作。《史记·陆贾传》说："陆生时时前说称《诗》《书》。高帝骂之曰：'乃公居马上而得之，安事《诗》《书》！'陆生曰：'居马上得之，宁可以马上治之乎？且汤武逆取而以顺守之，文武并用，长久之术也。昔者吴王夫差、智伯极武而亡；秦任刑法不变，卒灭赵氏。向使秦已并天下，行仁义，法先圣，陛下安得而有之？'高帝不怿而有惭色。乃谓陆生曰：'试为我著秦所以失天下，吾所以得之者何，及古成败之国。'陆生乃粗述存亡之征，凡著十二篇。每奏一篇，高帝未尝不称善。左右呼万岁，号其书曰《新语》。"

这类论述文章，最宜散文之体。《新语》十二篇，皆为散文，而其中穿插许多押韵的句子。《新语·道基第一》："序四时，调阴阳，布气治性，次置五行。春生夏长，秋收冬藏。阳生雷电，阴成雪霜。养育群生，一茂一亡。润之风雨，曝之以日光。温之以节气，降之以殒霜。位之以众星，制之以斗衡。苞之以六合，罗之以纪纲。改之以灾变，告之以祯祥。动之以生杀，悟之以文章。故在天者可见，在地者可量。在物者可纪，在人者可相。"又如《新语·术事第二》："立事者不离道德，调弦者不失宫商。天道调四时，人道治五常。周公与尧、舜合符瑞，二世与桀、纣同祸殃。文王生于东夷，大禹出于西羌。世殊而地绝，法合而度同。故圣贤与道合，愚者与祸同。怀德者应以福，挟恶者报以凶。德薄者位危，去道者身亡。万世不易法，古今同纪

纲。故良马非独骐骥，利剑非唯干将。美女非独西施，忠臣非独吕望。"这两
段文章，今人读来，也朗朗上口，韵律和谐。

就是在《史记》当中，司马迁有时也使用押韵的句子，《史记·扁鹊仓公
列传》："太史公曰：'女无美恶，居宫见妒，士无贤不肖，入朝见疑。故扁鹊
以其伎见殃，仓公乃匿迹自隐而当刑。缇萦通尺牍，父得以后宁。'"在这段
文字中，"恶"与"妒"相押。"恶"在铎韵，"妒"在鱼韵，鱼韵的入声韵
就是铎韵。也就是说，"恶"与"妒"古音很近，所以两字相押。"肖"在古
韵宵部，"疑"在古韵之部，两字的韵部虽然不同，但在古音系统里，之、宵
两部却可以通押，所以"肖""疑"二字亦可视为押韵。"殃"在阳韵，"刑"
"宁"在耕韵，这两个韵部在汉代亦可构成合韵。

这些史料说明，在经史诸子之书中，确实存在大量押韵的段落或句子。
从先秦时期到两汉时期，都保存着这种写作体例。也可以说，在散文体的理
论著作里，穿插许多押韵的文句，是一种具有时代特征的表现方法。

现在，我们把《黄帝内经》放在这个历史时代来观察，发现它的表现方
法与经史诸子的表现方法有许多类似之处，这就是在叙述和阐发理论的时候，
在长短错落的散文句子当中，融合进韵律的韵文。这种表现方法构成了《黄
帝内经》文体的一个突出特点。《素问·四气调神大论》："春三月，此谓发
陈。天地俱生，万物以荣，夜卧早起，广步于庭。被发缓形，以使志生。生
而勿杀，予而勿夺，赏而勿罚。"其中"生""荣""庭""形""生"均在古
韵耕部，故可相押。"杀""夺""罚"均在古韵月部，故可相押。另外，关
于"秋三月"和"冬三月"的养生特点的叙述，也是用韵文表达的。

> 秋三月，此谓容平，天气以急，地气以明，早卧早起，与鸡俱
> 兴，使志安宁，以缓秋刑，收敛神气，使秋气平，无外其志，使肺
> 气清。

> 冬三月，此谓闭藏，水冰地坼，无扰乎阳，早卧晚起，必待日
> 光，使志若伏若匿，若有私意，若已有得。

"秋三月"的一段，系耕韵诸字相押。"冬三月"的一段，中间换了一次
韵。"藏""阳""光"属阳部韵，"匿""意""得"均在职部韵。

《素问·疏五过论》用韵很多，如其云：

> 圣人之治病也，必知天地阴阳，四时经纪，五藏六府，雌雄表
> 里，刺灸砭石，毒药所主，从容人事，以明经道，贵贱贫富，各异

品理，问年少长，勇怯之理，审于分部，知病本始，八正九候，诊
必副矣。治病之道，气内为宝，循求其理，求之不得，过在表里。
守数据治，无失俞理，能行此术，终身不殆。不知俞理，五藏菀熟，
痈发六府。诊病不审，是谓失常，谨守此治，与经相明，《上经》
《下经》，揆度阴阳，奇恒五中，决以明堂，审于终始，可以横行。

文中"纪""里""事""理""始""副""里""治""殆"都是古韵之
部字；"常""明""阳""堂""行"是古韵阳部字。这是一段很典型的有韵
文字。

《灵枢》的用韵也很普遍，如《灵枢·终始》云：

写者迎之，补者随之，知迎知随，气可令和。和气之方，必通
阴阳，五藏为阴，六府为阳。传之后世，以血为盟，敬之者昌，慢
之者亡，无道行私，必得天殃。

"随"与"和"属歌部字相押；"阳""盟""亡""殃"属于阳部字
相押。

凡刺之理，经脉为始，营其所行，知其度量，内次五藏，外别
六府，愿尽闻其道。黄帝曰：人始生，先成精，精成而脑髓生，骨
为干，脉为营，筋为刚，肉为墙，皮肤坚而毛发长，谷入于胃，脉
道以通，血气乃行。

此段文字见于《灵枢·经脉》。"理"与"始"为之部字相押。"行"
（háng）与"量"为阳部字相押。"生""精""生""营"属耕部字相押，
"刚""墙""长""行"属阳部字相押。

综上所述，《黄帝内经》的写作风格和特点，与秦汉时期的散文著作是一
致的，在散文之中有许多韵文。韵文的字数，可长可短，有时一韵到底，有
时换韵，有时还出现韵部交错相押的现象。因此，研究《灵枢》《素问》的
用韵特点，具有广泛的用途和重要的意义。

宋、明学者对《黄帝内经》的语言特点风格已很注意。宋代程颢说："观
《素问》文字气象，只是战国时人作，谓之三坟书则非也。"（语出《二程全
书》）明代顾从德《重雕〈素问〉跋》："今世所传《内经·素问》，即黄帝
之脉书，广衍于秦越人、阳庆、淳于意诸长老，其文遂似汉人语，而旨意所
从来远矣。"这些学者只是从总体上很简要地说明了《素问》的语言特点，当

然也把《素问》多韵文的特点包括在内，但是他们还没有专就《素问》的音韵进行分析探讨。

对《黄帝内经》的音韵予以充分注意，并以明确的语句加以说明的是冯舒。冯舒，明末人。他在《诗纪匡谬》中说："《素问》一书，通篇有韵。"《素问》八十一篇，其中两篇有目无文，现存七十九篇。这七十九篇中，有的篇章没有押韵之句，如《素问·宣明五气》《素问·刺齐论》等，但在大多数篇章中，都可找出押韵的句子或段落。因此，冯舒说"《素问》通篇有韵"，也是符合实际情况的。

对《黄帝内经》的音韵进行比较全面、系统研究的，当推清代学者顾炎武、朱骏声、江有诰、王念孙。

清代，文字音韵训诂考据之学为极盛，顾炎武是清代学术的开山。他在明代学者陈第《毛诗古音考》《读诗拙言》《屈宋古音义》开拓的道路上，继续前进，扩大研究领域，涉猎更多书籍，为清代古音之学奠定了基础。顾炎武在音韵学上最重要的著作是《音学五书》。他在《答李子德书》中说，古人的声音不能保存下来，古人的韵书也亡佚较多，后人不能通晓古代的音韵，读古书就发生了困难，甚至出现按今音改古书的事："三代六经之音，失其传也久矣。其文之存于世者，多后人所不能通，以其不能通，而辄以今世之音改之，于是乎有改经之病。"他慨叹道："嗟夫！学者读圣人之经与古人之作，而不能通其音，不知今人之音不同乎古也，而改古人之文以就之，可不谓之大惑乎？"他得出的结论是："读九经自考文始，考文自知音始，以至诸子百家之书，亦莫不然。"这就是说，要想读懂古代文献，不出现妄改、妄注的毛病，就必须通晓古音。

顾炎武把古音分为十个韵部。以今天的学术发展水平来衡量顾炎武古韵十部，当然还不够精密。有的属于分部不精密，有的属于字的归属不妥当。顾炎武以后，江永、戴震、段玉裁、王念孙、孔广森、江有诰诸古音学家继续研究，使古音的面貌越来越清楚，中间经过一百八九十年，古韵的分部才渐趋精密。创始者之艰难，于此可见一斑。

虽然顾炎武的古韵分部有不精密处，但他在《黄帝内经》音韵的研究上，在材料的搜集与整理上，却给我们提供了许多方便，并且指出了研究《黄帝内经》音韵的方法。

顾炎武研究《黄帝内经》音韵的方法是，全面系统地分析《黄帝内经》用韵现象，并把入韵字放在有关字之下。例如他在《唐韵正》"为"字下说，今音选支切（wéi），"古音讹（è）"。这是一个总的结论。然后他汇集先秦两汉时期有关材料，对这个结论加以证明。他首举《诗经·相鼠》为例："《诗·相鼠》首章：'相鼠有皮，人而无仪，人而无仪，不死何为。'""皮"古音蒲何切，"仪"古音近"俄"，所以"为"字的古音当读"讹"。在"为"字下，顾炎武又举了《素问》的例子："《素问·生气通天论》：'故病久则转化，上下不并，良医弗为。'"（按，古音"化"与"为"相押。）又比如"邪"字，顾炎武说，在口语里"邪"有"以遮切、似磋切"两个读音，而上古时代的读音与今音不同。他说："韵中有二音，以遮切者古音馀，似磋切者古音徐。"在大量的举例当中，有《灵枢》中的两例："《灵枢经·邪客篇》：'补其不足，写其有馀，调其虚实，以通其道，而去其邪。'《官能篇》：'审于虚实，无犯其邪，是得天之露，遇岁之虚。'"当然，顾炎武举《黄帝内经》用韵之例，目的是研究古代韵部，为他的古音研究服务。但是他在使用《黄帝内经》古韵材料的同时，也就把《黄帝内经》中典型的押韵句子做了归纳与分析。

　　以上这种方法，使用的是归纳法。顾炎武在研究《黄帝内经》音韵时，还注意到《黄帝内经》音韵的时代特点，以及《黄帝内经》音韵在音韵学发展史上的重要意义。我们认为，这一个研究重点和方法，对《黄帝内经》的研究来讲，是十分重要的，是极有启发的。因为它启示我们，《黄帝内经》的音韵特点，对于考察该书的成书年代，是有重要参考价值的。比如"随"字，今音旬为切（suí），他认为古音读徒禾反（duó，"反"即"切"）。他举《素问》《灵枢》为例："《素问·五常政大论》：'阳和布化，阴气乃随。'《灵枢·九针十二原》：'迎之随之，以意和之。'《终始篇》：'知迎知随，气可令和。'《胀论篇》：'阴阳相随，乃得天和，五藏更始，四时循序，五谷乃化。'"上面这几例，证明"随"字在秦汉时期的读音应该是"徒禾反"。然后，他根据"随"字又与"朗"押韵提出一个重要论点："按，'随'字自《素问·天元纪大论》'知迎知随，气可与期'始入之韵"。按，古韵之部字与歌部字，在先秦时期是不能相押的，就是在汉代，虽然语言发生了较大变化，歌部字通常也只是与鱼部字相押，而不大与之部字相押。

　　段玉裁在《六书音韵表》中说："古韵第十七部（按即歌部），古独用无异辞。汉以后多以鱼虞之字韵入于歌戈。郑氏以鱼、虞、歌、麻合为一部，乃汉魏晋之韵，非三百篇之韵也。"现在再来观察"知迎知随，气可与期"这个押韵句，这两句无疑是押韵的，而且也没有错简和讹字，我们只能承认这两句话的客观真实性。虽然"知迎知随，气可与期"押韵，但其押韵规律与先秦时期押韵规律不符，与汉代歌部字一般不与之部字相押的普遍规律不符，那么，我们从中只能得出这样的看法："随"与"期"相押的现象断然不存在于先秦时期，在汉代也不普遍，而是一个较为特殊的押韵现象。尽管歌部与之部押韵的字不多，但是这个例子足以使我们窥见：《素问·天元纪大论》断然非先秦时期的作品，应属于汉代之作品。

下面再举"明"字为例。"明"（míng）字，顾炎武认为"古音谟郎反"（miáng），他列举二百九十二个例子加以论证，可谓证据确凿。其中《素问》的《生气通天论》《阴阳应象大论》《六节藏象论》《著至教论》《示从容论》《疏五过论》《方盛衰论》及《灵枢》的《终始》《外揣》《阴阳二十五人》《大惑论》这些篇章中的"明"字都读如"谟郎反"。我们在这里还可以补充一段文字作为例证，证明顾炎武的考证是完全正确的。1973 年底马王堆三号汉墓发掘出土的《养生方》说："王期见秦昭王问道焉。曰：'寡人闻客食阴以为动强，翕气以为精明，寡人何处而寿可长？'王期答曰：'必朝日月，而翕其精光，食松柏，饮走兽泉英，可以却老复壮，曼泽有光。夏三月去火，以日纍烹，则神慧而聪明。按明阳之道，以静为强，平心如水，灵露内藏，款以玉策，心勿忧荡，五音进答，孰短孰长。'"试朗读这段文字，"明"字只有念 miáng 才声调和谐铿锵。这就证明，古音"明"确实应如顾炎武所说读为"谟郎反"（miáng）。但是，在顾炎武通盘研究《黄帝内经》音韵的时候，他发现一个值得注意的例子，就是《素问·四气调神大论》中的"明"字，与"平""兴""宁""清"等押韵，显然已读 míng 了。顾炎武说："按，'明'字自《素问·四气调神大论》'秋三月，此谓容平，天气以急，地气以明，早卧早起，与鸡俱兴，使志安宁，以缓秋刑，收敛神气，使秋气平，无外其志，使肺气清'，始杂入'平''清'等字为韵。"按，"明"字属古韵阳部，"平""宁""刑""清"诸字属古韵耕部，在先秦时期，阳部字可以与东部字构成合韵，耕部字可以与真部字相押，正如段玉裁所说"第十一部（耕）与第十二部（真）合用最近"，而阳部字不与耕部字相押。到了汉代的一些文章，阳部字的"明"才转入耕部字中。段玉裁把"明"字用韵的情况做了一番统计："'明'字在此部（按，即阳部，又称第十部）。《诗》鸡鸣、东方未明，《小雅》黄鸟、大东、楚茨、信南山、甫田、大明、既醉、民劳、板、荡、蒸民、执敬、敬之、有駜十六见，《书》一见，《易》十五见。今入庚。"《诗经》《尚书》《周易》"明"字共出现三十二次，皆属阳韵，读音为 miáng，后来才转入庚韵。是何时开始发生变化的呢？无疑是在汉代，《素问·四气调神大论》就是最好的例证。我们认为，顾炎武在研究《黄帝内经》的音韵的时候，同时就注意到了《黄帝内经》音韵的时代特征。这也是一个重要方法。在汉代，"明"字转入耕庚韵，可以找到许多证据。顾炎武又指出："班婕妤《自悼赋》'蒙圣皇之渥惠兮，当日月之圣明'，与'灵''庭''成'为韵。《汉书叙传》'龚行天罚，赫赫明明'，与'经''平'为韵。"

清代音韵学家江有诰（1773—1851）著《音学十书》，内《先秦韵读》收有《黄帝内经》一些押韵段落。

朱骏声（1788—1858）在《说文通训定声》中对《灵枢》《素问》的押韵字做了较为充分的分析。根据该书的体例，朱骏声没有引证《黄帝内经》原文，而是把互相押韵的韵脚字收入有关字的"古韵"项下。如《说文通训定声·屯部》"云"字"古韵"一项下说："《素问·八正神明论》叶神、闻、先、言、昏、云、原、论、存。"现在，我们把《素问·八正神明论》中的一段文字引在下面。

> 岐伯曰：请言神，神乎神，耳不闻，目明，心开而志先，慧然独悟，口弗能言，俱视独见，适若昏，昭然独明，若风吹云，故曰神。三部九候为之原，九针之论不必存也。

又比如《说文通训定声·坤部》"颠"字"古韵"项下说："《素问·宝命全形论》叶真、神、存、闻、先、人。"现把有关原文引在下面。

> 岐伯曰：凡刺之真，必先治神，五藏已定，九候已备，后乃存针，众脉不见，众凶弗闻，外内相得，无以形先，可玩往来，乃施于人。

原文"后乃存针"一句有倒字。"针"字在古音里不能与"真""神"押韵，由于后人误抄而致误，原句当作"后乃针存"。

在清代，对《黄帝内经》音韵研究下过很深功夫的还有王念孙（1744—1832）。王念孙有一部分手稿尚未刊行，保藏在北京大学图书馆。其中与音韵学有关的手稿有《韵谱》七种十八册，《合韵谱》九种二十五册。《〈新语〉〈素问〉〈易林〉合韵谱》收录《新语》《素问》《易林》用韵情况，共四册，皆以纸捻穿订，尚未用线装成。从王念孙把《素问》与《易林》《新语》放在一起来看，王念孙无疑是把《素问》当作汉代著作看待的，这是他与顾炎武、朱骏声、江有诰的不同处。

王念孙关于《素问》合韵的研究资料，不但在音韵学方面具有重要意义，而且对研究《素问》也具有重要意义。首先，他不同于前代顾炎武和同代学者江有诰、朱骏声，顾炎武、江有诰、朱骏声几乎逐篇逐句分析《黄帝内经》韵脚字，从而考察和研究他们古韵的分部是否确当，而王念孙则研究《素问》中的合韵。知其分才能知其合。他要从调查材料入手，观察哪些韵能够合韵，哪些韵不能合韵，合韵现象的出现与语音的时代变化有哪些关系等，这些问题的研究，是王念孙开拓的新领域。其次，我们从这部《〈新语〉〈素问〉〈易林〉合韵谱》中，可以窥见《素问》用韵的时代特征。比如说，有些字在先秦时期不能合韵，而在汉代却可以合韵，那么，这部《〈新语〉〈素问〉〈易林〉合韵谱》对于我们研究《素问》成书的年代，无疑是一份极其有用的带有工具书性质的宝贵材料。

现把王念孙这部极珍贵而罕见的《〈新语〉〈素问〉〈易林〉合韵谱》抄录在后面（见 P374）。原谱竖写，今改为横写。每行前面的序号为今所加，以便称说。每行后面的数字为原谱所有，王念孙用来标其出处，如序号 22 "出处"栏"廿四之三"，指《素问》第二十四卷第 3 页。王念孙所用之《素问》系明代顾从德影宋翻刻本，今考涵芬楼本之卷数页码与王念孙所说之卷数页码亦相符。

此《〈新语〉〈素问〉〈易林〉合韵谱》是清儒研究《素问》音韵，并通过对合韵的研究以探讨汉代音韵特点的最具有权威性的韵谱。

为了对这个韵谱有更深刻的了解，并从中受到启发，掌握研究《黄帝内经》音韵的方法，有必要对王念孙在本谱中所使用的韵目和他所划分的韵部做一点必要的解释。

王念孙有《诗经群经楚辞韵谱》，其收在罗振玉所辑的《高邮王氏遗书》中。他的《韵谱》与《合韵谱》未刊行。在乾嘉学者中，王念孙对音韵学极为熟悉，能够纯熟地运用音韵学知识研究古书的训诂，但是他没有把自己在古音学方面的专著公开刊印发表，也没有写定之本。他的论述音韵问题的文章，公开刊行的有《与李方伯书》，收在其子王引之《经义述闻》卷三十一里。在《与李方伯书》里，王念孙早期把古韵分为二十一部，晚年写《合韵谱》时，又增了一个冬部，最终把古韵分为二十二部。20 世纪 30 年代，陆宗达先生对王念孙未刊行的《韵谱》和《合韵谱》进行整理考证，写成《王石臞先生韵谱合韵谱遗稿后记》，此文载于 1932 年北京大学《国学季刊》第三卷第 1 号。陆宗达先生根据《与李方伯书》和王念孙晚年改定的《合韵谱》，辑录王念孙古韵二十二部，如下。

第一部 　　东
第二部 　　冬
第三部 　　蒸
第四部 　　侵
第五部 　　谈
第六部 　　阳
第七部 　　耕
第八部 　　真
第九部 　　谆
第十部 　　元
第十一部 　歌
第十二部 　支　纸　恉　锡
第十三部 　至　质
第十四部 　脂　旨　鞁　术
第十五部 　祭　月
第十六部 　合
第十七部 　缉
第十八部 　之　止　志　职
第十九部 　鱼　语　御　铎
第二十部 　侯　厚　候　屋
第二十一部 幽　有　黝　毒
第二十二部 萧　小　笑　药

王念孙分析《素问》合韵，所依据的就是这个韵表。

有清一代，对《黄帝内经》音韵进行深入研究的，主要有顾炎武、朱骏声、江有诰和王念孙。王念孙的《合韵谱》，对我们进一步探讨《黄帝内经》的语言特点，考证其成书时代，意义尤为重大。

除上述四家外，清代一些学者及日本丹波元简、丹波元坚、森立之等人，则是运用古音知识解释《黄帝内经》中的字义，或是运用古音知识进行校勘。其中胡澍、俞樾、孙诒让等人，运用古音知识以阐释《黄帝内经》疑难，均取得了较突出的成绩。

二、从音韵上考察《黄帝内经》的成书时代

研究《黄帝内经》的音韵，可以从不同的角度进行。如顾炎武、朱骏声、江有诰是为了研究上古韵部的划分，才着手研究《黄帝内经》音韵的。王念孙则另辟蹊径，专从合韵着眼，推想他的目的大约在于分析汉代用韵的特点，进而考证两汉时期用韵与先秦时期用韵的不同。今天，我们研究《黄帝内经》的音韵，不是要重新划分古代的韵部，因为划分古代韵部的工作已经有了可以信赖的结论，不需要花费力量重复这项工作了。今天研究《黄帝内经》音韵的目的主要有以下两个：第一，从音韵上考察其成书时代；第二，利用音韵进行校勘。

《黄帝内经》的成书时代一直是一个聚讼不已的问题。归纳起来，主要有下述四种意见：①成书于黄帝时期；②成书于战国时期；③成书于秦汉之际；④成书于汉代，主要是西汉时期，其中也有一些篇章成于东汉时期。

虽然《黄帝内经》以"黄帝问曰""岐伯答曰"的形式阐述医学理论，但是它并不成于黄帝之手，也不可能成于轩辕黄帝那个时期。前人囿于"黄帝曰"三字而认为黄帝所作，是不可信的。林亿《针灸甲乙经·序》："或曰，《素问》《针经》《明堂》三部之书，非黄帝之书，似出于战国。"对于这种意见，林亿提出反驳，指出："人生天地之间，八尺之躯，藏之坚脆，府之大小，谷之多少，脉之长短，血之清浊，十二经之血气大数，皮肤包络其外，可剖而视之乎？非大圣上智，孰能知之？战国之人何与焉？大哉，《黄帝内经》十八卷，《针经》三卷，最出远古。"林亿在《重广补注黄帝内经素问序》中也说黄帝"乃与岐伯上穷天纪，下极地理，远取诸物，近取诸身，更相问难，垂法以福万世。于是雷公之伦，授业传之，而《内经》作矣"。林亿等关于《黄帝内经》出自黄帝之说，是不可信的。

宋代以来，有些学者认为《黄帝内经》成于战国时期。邵雍《皇极经世书》说："《素问》《阴符》，七国时书也。"程颢《二程全书》："观《素问》文字气象，只是战国时人作，谓之《三坟》书则非也。"朱熹《古史余论》说《素问》乃"战国之时，方术之士，遂笔之于书，以相传授"。明初宋濂《宋学士全集》说："《黄帝内经》虽疑先秦之士，依仿而讬之，其言深，其旨邃以弘，其考辨信而有征，是当为医家之宗。"清代魏荔彤《伤寒论本义序》说："轩岐之书，类春秋战国人所为，而讬于上古。"

有些学者则认为《黄帝内经》成于秦汉之际，或书中兼有先秦两汉时期作品。窦苹《酒谱》："《内经》十八卷，言天地生育，人之寿夭系焉，信三坟之书也。然考其文章，知卒成是书者，六国秦汉之际也。"明代方孝孺《逊志斋集》："世之伪书众矣，如《内经》称黄帝，《汲冢书》称周，皆出于战国秦汉之人。"明代顾从德《重雕〈素问〉跋》说《黄帝内经》"广衍于秦越人、阳庆、淳于意诸长老，其文遂似汉人语"。《四库全书简明目录》："《黄帝素问》，原本残缺，王冰采《阴阳大论》以补之。其书云出于上古，固未必然。然亦必周秦间人传述旧闻，著之竹帛，故贯通三才，包括万变。"姚际恒《古今伪书考》指出："此书有失侯、失王之语，秦灭六国，汉诸侯王国除，始有失侯王者。予按其中言黔首，又《藏气法时论》曰夜半、曰平旦、曰日出、曰日中、曰日昳、曰下晡，不言十二支，当是秦人作。又有言岁甲子、言寅时，则又汉后人所作。故其中所言，有近古之分，未可一概论也。"

元明之际医学家吕复认为《黄帝内经》主要成于汉人之手。他在《九灵山房集·沧州翁传》中指出："《内经·素问》，世称黄帝岐伯问答之书，乃观其旨意，殆非一时之言。其所撰述，亦非一人之手。刘向指为韩诸公子所著，程子谓出于战国之末。而其大略，正如《礼记》之萃于汉儒，而与孔子、子思之言并传也。"清儒郎英《七修类稿》以为《素问》成于西汉时期淮南王刘安及其门客。他指出："至于篇首曰上古、中古，而曰今世，则黄帝时果末世邪？又曰'以酒为浆，以妄为常'，则仪狄是生其前，而彼时人已皆伪邪？《精微论》中'罗裹雄黄'，《禁服》中'歃血而受'，则罗与歃血，岂当时事耶？故予以为岐黄问答，而淮南王成之耳。"

日本医学家兼训诂考据学家丹波元简说："是书实医经之最古者，往圣之遗言存焉。晋皇甫谧以来，历代医家，断为岐黄所作，此殊不然也。医之言阴阳尚矣。《庄子》谓疾为阴阳之患，《左传·医和论六气》曰：'阴淫寒疾，阳淫热疾。'班固云：'医经者，原人血脉经络骨髓，阴阳表里，以起百病之本，死生之分，可以见也。'而汉之时，凡说阴阳者，必系于黄帝。《淮南子》曰：'黄帝生阴阳。'又云：'世俗之人，多尊古而贱今，故为道者，必托之于神农、黄帝，而后能入说。'高诱注云：'说，言也。'言为二圣所作，乃能入其说于人，人乃用之。刘向云：'言阴阳五行，以为黄帝之道。'《汉志》阴阳医卜之书，冠黄帝二字者，凡十有馀家，此其证也。是书设为黄帝岐伯之问答者，亦汉人所撰著无疑。方今医家，或牵合衍赘，以为三坟之一，或诋毁排斥，以为赝伪之书者，俱为失矣。"

　　以上四说，从目前医家的认识和心态分析，相信第一种意见（《黄帝内经》成于黄帝时期）者，殆已无几。相信第四种意见（《黄帝内经》成于汉代）者，尚不如相信第二种和第三种意见者居多，但第四种意见往往证据确凿，因此很值得重视。

　　从上面简单的历史回顾中足以看到，关于《黄帝内经》成书的确切时代，大多是疑以传疑，模棱两可，缺乏确切考证。因而，这个问题实际上还没有从理论上得到说明，没有得到解决。

　　成书即通过书面语言把中医学的理论记录下来，使之成为书卷。这个"成书"的概念，必须与医学理论的形成与流传区别开来。从《史记·扁鹊仓公列传》中可以看出，在战国末年和秦代，中医学理论已经形成，并通过口传和师徒授受传递下来。但是，这种情况与"成书"——形成书面语言，毕竟是两码事。前人往往把这两件事混为一谈，给考证《黄帝内经》形成书面语言的时代，造成混乱。如明代顾从德说："今世所传《内经·素问》，即黄帝之脉书，广衍于秦越人、阳庆、淳于意诸长老，其文遂似汉人语，而旨意所从来远矣。"清代黄省曾《五岳山人集·内经注辨序》也把二者牵混在一起："农黄以来，其法已久，考其嗣流，则周之矫、之俞、之卢，秦之和、之缓、之峋，宋之文挚，郑之扁鹊，汉之楼护、阳庆、仓公，皆以黄帝之书，相为祖述。其仓公诊切之验，独幸详于太史，而候名脉理，往往契符于《素问》。以是知《素问》之书，其文不必尽古，而其法则出于古也。"

　　我们暂且抛开医学理论、诊候脉象等学问不谈，仅从语言的一个方面——音韵来考察一下《黄帝内经》的特点，即从《黄帝内经》的音韵本身出发，运用音韵学已有的、得到公认的、科学的结论，对《黄帝内经》的音韵特点做出说明，从而确定《黄帝内经》的成书时代。

　　说到这里，应该补充一点，以免给人们造成一种似乎音韵是万能的、唯一的，只有它才能验证和鉴别《黄帝内经》的成书时代的误解。其实，考证《黄帝内经》的成书时代，可以从多层次、多角度进行，例如笔者曾经从训诂、历法等方面探讨过《黄帝内经》成书时代。现在，从古音学方面探讨《黄帝内经》的著作时代，只是综合考证中的一个组成部分，它将对从其他角度进行的考证予以启发、证明。

　　下面，让我们考察一下《黄帝内经》的音韵特点。

　　当我们深入考察《黄帝内经》音韵的时候，发现一个很重要的问题：《黄帝内经》某些韵部的分合及合韵，与《诗经》里的音韵特征有不少区别。比如，在《诗经》里，鱼部和侯部是有明显区别的，鱼部字与鱼部字相押，侯部字与侯部字相押，两部字合用的现象很少。以《诗经·国风》为例，其中侯部字相押者共有以下几例。

（1）"翘翘错薪，言刈其蒌（侯）。之子于归，言秣其驹（侯）。"（《诗经·国风·汉广》）

（2）"毋逝我梁，毋发我笱（侯）。我躬不阅，遑恤我后（侯）。"（《诗经·国风·谷风》）

（3）"静女其姝（侯），俟我于城隅（侯）。爱而不见，搔首踟蹰（侯）。"（《诗经·国风·静女》）

（4）"载驰载驱（侯），归唁卫侯（侯）。"（《诗经·国风·载驰》）

（5）"伯也执殳（侯），为王前驱（侯）。"（《诗经·国风·伯兮》）

（6）"羔裘如濡（侯），洵直且侯（侯）。彼其之子，舍命不渝（侯）。"（《诗经·国风·羔裘》）

（7）"山有枢（侯），隰有榆（侯）。子有衣裳，弗曳弗娄（侯）。子有车马，弗驰弗驱（侯）。宛其死矣，他人是愉（侯）。"（《诗经·国风·山有枢》）

（8）"绸缪束刍（侯），三星在隅（侯）。今夕何夕？见此邂逅（侯）。子兮子兮！如此邂逅（侯）何！"（《诗经·国风·绸缪》）

（9）"维鹈在梁，不濡其咮（侯）。彼其之子，不遂其媾（侯）。"（《诗经·国风·候人》）

侯部字与侯部字相押，在《诗经·国风》中共有九例。至于鱼部字与鱼部字相押，例子极多，如《诗经·周南·桃夭》："桃之夭夭，灼灼其华（鱼），之子于归，宜其室家（鱼）。"《诗经·召南·何彼襛矣》："何彼襛矣，唐棣之华（鱼），曷不肃雍，王姬之车（鱼）。"鱼部字互相押韵，此种情况《诗经》中比比皆是，其例不胜枚举，略引以上二诗以见例。从上面的引证中会自然得出这样的结论：在先秦时期，鱼部和侯部是有严格区别的，它们的主要元音不同。王力先生《诗经韵读》把鱼部的主要元音构拟为［ɑ］，侯部的主要元音构拟为［o］，值得参考。

还有一个现象可以作为判断鱼、侯不同的标准，这就是鱼部字与铎部字合韵（称为鱼铎合韵），侯部字与屋部字合韵（称为侯屋合韵）。在《诗经》中，没有鱼屋合韵或侯铎合韵的例子。从这里也可以看出，在先秦时期，鱼部和侯部的读音是有较大区别的。例如，《诗经·召南·鹊巢》："维鹊有巢，

维鸠居（鱼）之。之子于归，百两御（铎）之。"《诗经·小雅·黍苗》："我
徒我御（铎），我师我旅（鱼）。我行既集，盖云归处（鱼）?"可见鱼部字与
铎部字可以相押。同样，侯部字可以与屋部字相押，而决不与铎部字相押。
例如，《诗经·小雅·角弓》："此令兄弟，绰绰有裕（屋）。不令兄弟，交相
为瘉（侯）。""毋教猱升木（屋），如涂涂附（侯）。君子有徽猷，小人与属
（屋）。"

　　我们举出以上诸例，在于说明一点：在先秦时期，鱼部与侯部界限森森，
不相混淆。到了汉代这两部字的读音就十分接近了，在汉代有的作家的诗文
中，鱼部字与侯部字可以合用，几乎没有区别，因此，有的音韵学家指出，
在西汉和东汉时期，鱼、侯已经合为一部。对于这个意见，虽然有的音韵学
家有一些保留，但是也不能不承认，在汉代，鱼、侯两部的区别已经不大了，
因此鱼、侯合韵的例子很多。段玉裁《六书音韵表》指出，鱼部和侯部，
"《诗经》及周秦文字，分用画然"。又说："汉人以第四部（侯）入第五部
（鱼）合用者，如《田于何所》之歌，以口、后、斗与所、雨、黍韵；《日出
东南隅》之曲，以隅、楼、钩、襦、头、愚、蹰、姝、趋、须、驹与敷、锄、
徐、夫、居韵。"音韵学家把鱼、侯两部是否合用，当作区分先秦音与两汉音
的一个重要标志。罗常培、周祖谟两位先生合著的《汉魏晋南北朝韵部演变
研究》一书指出："有些古书或文学作品的时代不十分明确的，也可以根据这
个韵部表加以确定。因为一个时代的作品，自有它一定的思想、风格、词汇
和音韵，作者尽管托古或拟古，在语音上总会有些漏洞的，所以根据语音史
来辨别真伪，也是一个办法。"我们对《黄帝内经》全书（《素问》《灵枢》）
的音韵进行了分析观察，确实看到了鱼、侯两部已无甚区别的现象。这种情
形，不可能出现在先秦时期，它只能是汉代的语音特点的体现。

　　罗常培、周祖谟在合著的《汉魏晋南北朝韵部演变研究》一书中，对汉
代音韵的特点做了如下概括。

　　　根据我们整理两汉诗文韵字的结果，两汉音和周秦音颇有不同。
　　主要的不同有两方面：①韵部的分合不同；②同部之内的字类有
　　变动。
　　　韵部分合的不同，在西汉时期，最显著的特点是鱼侯合为一部；
　　脂微合为一部；真文合为一部；质术（物）合为一部。其次是歌与
　　支、幽与宵通押较多，但是彼此之间仍然保存分立的形势。其余各

部大都和周秦音的类别相同。这样阴阳入三声共有二十七部。至于字类上的变动，在诗文用韵里，表现得较清楚的是之部尤韵一类的"牛""丘""久"等字，和脂韵一类的"龟"字，开始转入幽部。另外，鱼部的麻韵字如"家""华"之类，有转入歌部的趋势，蒸部的"雄"字，有转入冬部的趋势，都渐渐和周秦音不同。

到了东汉时期，韵部的部数和西汉相同。但是鱼部麻韵一系的字（家、华）转入歌部，歌部支韵一系的字（奇、为）转入支部，蒸部的东韵字（雄、弓）转入冬部，阳部庚韵一系的字（京、明）转入耕部，这都是很大的变动。

下面，我们从四个方面——鱼与侯、脂与微、质与物、文与真对《黄帝内经》音韵进行考察。为了便于阅读，不采用只引入韵字的方式，而是把有关的句子引证出来。

（一）鱼与侯

先秦时期鱼部和侯部分为两部，古音学家对这个问题的认识有一个过程。顾炎武把鱼部和侯部看成一个韵部，说这个韵部包括《广韵》里的鱼、虞、模、侯部字及麻部的一部分字（见《音学五书·古音表》），当然这是不对的。他的学生江永著《古韵标准》，把侯部从鱼部中独立出来，可惜的是，江永又把侯部归到幽部里去了，他说："'侯'字自当别出一韵，次于尤幽之间。"江永在把鱼、侯分为两部时，考证得不够精密。他说，虞韵中，凡从吴、从无、从巫、从于、从瞿、从夫、从雩、从夸者都应归到鱼部里去，这个工作做对了。但是他又说，凡禺、儒、需、须、朱、诛、俞、臾、厨、拘等字都归到幽部里去，这一点却考之未精，做得不对了。后来，段玉裁在《六书音韵表》里，才正式把鱼部和侯部分开，侯部既不归鱼部，也不归幽部，它是独立的一个韵部。段玉裁指出："顾氏误合侯于鱼为一部，江氏又误合侯于尤为一部，皆考之未精。顾氏合侯于鱼，其所引据，皆汉后转音，非古本音也。侯古音近尤，而别于尤。"后来的音韵学家都认为段玉裁的分析是正确的。

古音鱼部包括《广韵》里鱼、语、御三韵全部字，模、姥、暮三韵全部字，虞、麌、遇三韵一部分字，麻、马、祃三韵一部分字。根据段玉裁《六书音韵表》的谐声表，凡属于下列诸字或以下列诸字为声符的形声字，都属于古音鱼部。这些字有：

鱼　馀　与　旅　者　古　车　足　巨　且　去　于　虍　父　瓜　乎
壶　无　图　土　女　乌　假　家　巴　牙　五　圉　宁　卸　鼠　黍
雨　午　户　吕　鼓　股　马　下　寡　夏　吴　武　羽　禹　兔　素
亚　罕　翟　步　互　蛊　甫　毋　卤　度　予

古音侯部包括《广韵》里侯、厚、候三韵全部字，及虞、麌、遇三韵一部分字，如愚、禺、隅、刍、株、濡、榆、趋、驹、主、愈、数、树、附等。根据段玉裁《六书音韵表》的谐声表（段玉裁侯部有入声，这里把侯部的入声去掉），凡下列诸字或以下列诸字为声符的形声字，都属于古音侯部。这些字有：

侯　区　句　娄　禺　刍　需　俞　殳　朱　取　豆　口　后　后　厚
斗　主　臾　侮　奏　冓　属　具　付　尌

下面把《灵枢》《素问》中鱼部字与鱼部字相押、侯部字与侯部字相押、鱼部字与侯部字合韵的所有例子都列举出来，然后加以分析。我们不采取只收韵脚字的写作方式，这样写虽然可以节省篇幅，但是不便于读者阅读。我们采用顾炎武写《唐韵正》时所用的引用完整例句的方法。

1. 鱼部字与鱼部字相押

（1）"宛陈则除（鱼）之，邪胜则虚（鱼）之。"（《灵枢·九针十二原》）

（2）"言实与虚（鱼），若有若无（鱼）。"（《灵枢·九针十二原》）

（3）"无实实，无虚虚（鱼），损不足而益有馀（鱼）。"（《灵枢·九针十二原》）

（4）"右主推之，左持而御（鱼）之，气至而去（鱼）之。"（《灵枢·九针十二原》）

（5）"五藏之所溜（留）处（鱼），阔数之度（鱼）。"（《灵枢·本输》）

（6）"有所大怒（鱼），气上而不下（鱼）。"（《灵枢·邪气脏腑病形》）

（7）"故补则实，写则虚（鱼），痛虽不随针减，病必衰去（鱼）。"（《灵枢·终始》）

（8）"刺太阴以予（鱼）之，取厥阴以下（鱼）之，取巨虚下廉以去（鱼）之。"（《灵枢·四时气》）

（9）"治癫疾者，常与之居（鱼），察其所当取之处（鱼）。"（《灵枢·癫狂》）

（10）"男子如蛊（鱼），女子如阻（鱼）。"（《灵枢·热病》）

（11）"周痹者，在于血脉之中，随脉以上，随脉以下（鱼），不能左右，

各当其所（鱼）。"（《灵枢·周痹》）

（12）"此阴气胜而阳气虚（鱼），阴气疾而阳气徐（鱼）。"（《灵枢·口问》）

（13）"寒气客于皮肤（鱼），阴气盛，阳气虚（鱼）。"（《灵枢·口问》）

（14）"开之以其所苦（鱼），虽有无道之人，恶有不听者乎（鱼）?"（《灵枢·师传》）

（15）"胃满则肠虚（鱼），肠满则胃虚（鱼），更虚更满，故气得上下（鱼），五藏安定，血脉和利，精神乃居（鱼）。"（《灵枢·平人绝谷》）

（16）"夫心系与肺，不能常举（鱼），乍上乍下（鱼）。"（《灵枢·五癃津液别》）

（17）"府藏之在中也，各以次舍（鱼），左右上下（鱼），各如其度（鱼）也。"（《灵枢·五阅五使》）

（18）"血脉盛者，坚横以赤，上下无常处（鱼），小者如针，大者如箸（鱼）。"（《灵枢·血络论》）

（19）"正邪从外袭内，而未有定舍（鱼），反淫于藏，不得定处（鱼）。"（《灵枢·淫邪发梦》）

（20）"肝气盛则梦怒（鱼），肺气盛则梦恐惧（鱼）。"（《灵枢·淫邪发梦》）

（21）"夫百病之所始生者，必起于燥湿寒暑风雨（鱼），阴阳喜怒（鱼），饮食居处（鱼）。"（《灵枢·顺气一日分为四时》）

（22）" 髑骭小短举（鱼）者，心下（鱼）。"（《灵枢·本脏》）

（23）"视色上下（鱼），以知病处（鱼）。"（《灵枢·五色》）

（24）"属意勿去（鱼），乃知新故（鱼）。"（《灵枢·五色》）

（25）"候虚实之所在者，能得病之高下（鱼）。知六府之气街者，能知解结契绍于门户（鱼）。"（《灵枢·卫气》）

（26）"后以咸苦（鱼），化谷乃下（鱼）矣。"（《灵枢·上膈》）

（27）"审按其道以予（鱼）之，徐往徐来以去（鱼）之。"（《灵枢·寒热》）

（28）"天有风雨（鱼），人有喜怒（鱼）。"（《灵枢·邪客》）

（29）"余愿尽闻其序（鱼），别离之处（鱼）。"（《灵枢·邪客》）

（30）"因衰而补（鱼），如是者，邪气得去（鱼），真气坚固（鱼），是谓因天之序（鱼）。"（《灵枢·邪客》）

（31）"补必闭肤（鱼），辅针导气，邪得淫泆，真气得居（鱼）。"（《灵枢·邪客》）

（32）"因其分肉，左别其肤（鱼），微内而徐端之，适神不散，邪气得去（鱼）。"（《灵枢·邪客》）

（33）"太阳之人，居处于于（鱼），好言大事，无能而虚说，志发于四野（鱼）。"（《灵枢·通天》）

（34）"知其所苦（鱼），膈有上下（鱼）。"（《灵枢·官能》）

（35）"是故工之用针也，知气之所在，而守其门户（鱼），明于调气，补写所在，徐疾之意，所取之处（鱼）。"（《灵枢·官能》）

（36）"泄夺其有馀（鱼），乃益虚（鱼）。"（《灵枢·刺节真邪》）

（37）"下有渐洳（鱼），上生苇蒲（鱼）。"（《灵枢·刺节真邪》）

（38）"虚风之贼伤人也，其中人也深，不能自去（鱼）。正风者，其中人也浅，合而自去（鱼），其气来柔弱，不能胜真气，故自去（鱼）。"（《灵枢·刺节真邪》）

（39）"寒与热相抟，久留而内著（鱼），寒胜其热，则骨疼肉枯（鱼）。"（《灵枢·刺节真邪》）

（40）"从实去虚（鱼），补则有馀（鱼）。"（《灵枢·痈疽》）

（41）"巷聚邑居，则别离异处（鱼）。血气犹然，请言其故（鱼）。"（《灵枢·痈疽》）

（42）"下陷肌肤（鱼），筋髓枯（鱼），内连五藏，血气竭，当其痈下（鱼），筋骨良肉皆无馀（鱼），故命曰疽（鱼）。"（《灵枢·痈疽》）

以上是《灵枢》中鱼部字与鱼部字相押的例子，虽然不能说这是该书中鱼部字相押的全部，但绝大部分的例句都已汇聚于此。下面是《素问》里鱼部字相押的例子。每例前面的序号是接着《灵枢》排下来的。

（43）"苍天之气，清净则志意治，顺之则阳气固（鱼），虽有贼邪（鱼），弗能害也，此因时之序（鱼）。"（《素问·生气通天论》）

（44）"清静则肉腠闭拒（鱼），虽有大风苛毒，弗之能害，此因时之序（鱼）也。"（《素问·生气通天论》）

（45）"喜怒不节，寒暑过度（鱼），生乃不固（鱼）。"（《素问·阴阳应象大论》）

（46）"彼春之暖，为夏之暑（鱼），彼秋之忿，为冬之怒（鱼），四变之动，脉与之上下（鱼）。"（《素问·脉要精微论》）

（47）"夏日在肤，泛泛乎万物有馀（鱼）；秋日下肤，蛰虫将去（鱼）。"（《素问·脉要精微论》）

（48）"来疾去徐（鱼），上实下虚（鱼）。"（《素问·脉要精微论》）

（49）"肝病者，两胁下痛引少腹，令人善怒（鱼），虚则目䀮䀮无所见，耳无所闻，善恐如人将捕（鱼）之。"（《素问·脏气法时论》）

（50）"毒药攻邪（鱼），五谷为养，五果为助（鱼）。"（《素问·脏气法时论》）

（51）"吸则内针，无令气忤（鱼），静以久留，无令邪布（鱼），吸则转针，以得气为故（鱼），候呼引针，呼尽乃去（鱼），大气皆出，故命曰写（鱼）。"（《素问·离合真邪论》）

（52）"其气以至，适而自护（鱼），候吸引针，气不得出，各在其处（鱼），推阖其门，令神气存，大气留止，故命曰补（鱼）。"（《素问·离合真邪论》）

（53）"形度、骨度、脉度、筋度（鱼），何以知其度（鱼）也？"（《素问·通评虚实论》）

（54）"此所谓圣人易语（鱼），良马易御（鱼）也。"（《素问·气穴论》）

（55）"余已知气穴之处（鱼），游针之居（鱼）。"（《素问·气穴论》）

（56）"其生于阳者，得之风雨寒暑（鱼）。其生于阴者，得之饮食居处（鱼），阴阳喜怒（鱼）。"（《素问·调经论》）

（57）"凡欲诊病者，必问饮食居处（鱼），暴乐暴苦（鱼），始乐后苦（鱼），皆伤精气，精气竭绝，形体毁沮（鱼）。"（《素问·疏五过论》）

（58）"悲哀喜怒（鱼），燥湿寒暑（鱼）。"（《素问·解精微论》）

（59）"云朝北极，湿化乃布（鱼），泽流万物，寒敷于上、雷动于下（鱼）。"（《素问·六元正纪大论》）

（60）"阳乃布（鱼），民乃舒（鱼）。"（《素问·六元正纪大论》）

（61）"化气乃敷（鱼），善为时雨（鱼）。"（《素问·六元正纪大论》）

（62）"彼春之暖，为夏之暑（鱼），彼秋之忿，为冬之怒（鱼）。"（《素问·至真要大论》）

《灵枢》《素问》鱼部字相押者计六十二例，其中《灵枢》四十二例，《素问》二十例。入韵字是以下这些字：

除　虚　无　馀　御　去　处　度　怒　下　予　居　蛊　阻　所　徐
肤　苦　举　舍　箸　惧　雨　者　序　补　于　野　户　茹　蒲　著

枯　暑　邪　故　固　拒　捕　助　忤　布　护　语　舒　敷

从上述六十二例鱼部字相押中可以看到，《黄帝内经》中的鱼部字与《诗经》中的鱼部字一样，也是在一起相押的。《黄帝内经》中的鱼部字读音，与先秦时期鱼部字读音没有多大区别。

2. 侯部字与侯部字相押

（1）"奇邪离经，不可胜数（侯），不知根结，五藏六府（侯），折关败枢（侯），开阖而走（侯），阴阳大失，不可复取（侯）。"（《灵枢·根结》）

（2）"以知为数（侯），以痛为输（侯）。"（《灵枢·经筋》）

（3）"暴挛痫眩，足不任身，取天柱（侯）。暴瘅内逆，肝肺相搏，血溢鼻口（侯），取天府（侯）。"（《灵枢·寒热病》）

（4）"心痛不可刺者，中有盛聚（侯），不可取于腧（侯）。"（《灵枢·厥病》）

（5）"五藏六府（侯），心为之主（侯）。"（《灵枢·师传》）

（6）"故肠胃之中，常留谷二斗（侯），水一斗五升，故平人日再后（侯）。"（《灵枢·平人绝谷》）

（7）"五藏六府（侯），心为之主（侯），耳为之听，目为之候（侯）。"（《灵枢·五癃津液别》）

（8）"其端正敦厚（侯）者，其血气和调，刺此者，无失常数（侯）也。"（《灵枢·逆顺肥瘦》）

（9）"余闻刺有五变，以主五输（侯），愿闻其数（侯）。"（《灵枢·顺气一日分为四时》）

（10）"通其营输（侯），乃可传于大数（侯）。"（《灵枢·禁服》）

（11）"夫百病变化，不可胜数（侯），然皮有部（侯），肉有柱（侯），血气有输（侯）。"（《灵枢·卫气失常》）

（12）"五味入于口也（侯），各有所走（侯）。"（《灵枢·五味论》）

（13）"咸入于胃，其气上走中焦，注于脉，则血气走（侯）之，血与咸相得则凝，凝则胃中汁注（侯）之。"（《灵枢·五味论》）

（14）"故本腧（侯）者，皆因其气之虚实疾徐以取（侯）之。"（《灵枢·邪客》）

（15）"阴阳和平之人，其状委委然，随随然，颙颙（侯）然，愉愉（侯）然，暶暶然，豆豆（侯）然。"（《灵枢·通天》）

以上十五例是《灵枢》中侯部字与侯部字相押的例子，下面是《素问》

中侯部字互相押韵的例子，序号承上。

（16）"膝者，筋之府（侯），屈伸不能，行则偻附（侯）。"（《素问·脉要精微论》）

（17）"人有此三者，是谓坏府（侯），毒药无治，短针无取（侯）。"（《素问·宝命全形论》）

（18）"夏亟治经俞（侯），秋亟治六府（侯）。"（《素问·通评虚实论》）

（19）"其谷豆（侯），其果栗，其实濡（侯）。"（《素问·五常政大论》）

《黄帝内经》中侯部字互相押韵者，共十九例，其中《灵枢》十五例，《素问》四例。侯部字互相押韵者远较鱼部字为少。这与侯部中一部分字大量与鱼韵中的字相押是分不开的。这一统计数字，对于研究两汉音韵与先秦音韵的区别、观察汉代鱼韵和侯韵的关系、鉴别《黄帝内经》的成书时代，都有很大启发。为了说明《黄帝内经》中侯部字相押为什么这么少，下面再把《黄帝内经》里鱼、侯相押及与其有关的事项加以说明和比较。

《黄帝内经》里侯部韵脚字主要是下面这些字：

数 枢 走 输 柱 口 府 聚 俞 主 斗 后 候 厚 部 注
取 颥 愉 豆 附 濡 拄

前面已经说过，古韵侯部包括《广韵》侯、厚、候三韵字及《广韵》虞、麌、遇三韵里的一部分字。下面分析一下《黄帝内经》里侯部入韵脚字的特点，这将为深入认识汉代鱼、侯韵部关系提供丰富的信息。

虞韵合口三等字：枢、愉、俞、濡、取、颥

麌韵合口三等字：数、柱、拄、主、府、聚、取

遇韵合口三等字：数、注、附

厚韵开口一等字：部、走、口、斗、后、厚

候韵开口一等字：豆、候

3. 鱼侯合用

（1）"经脉十二，络脉十五（鱼），凡二十七气以上下（鱼），所出为井，所溜为荥，所注为输（侯）。"（《灵枢·九针十二原》）

（2）"刺之而气不至，无问其数（侯）；刺之而气至，乃去（鱼）之。"（《灵枢·九针十二原》）

（3）"有所用力举重，若入房过度（鱼），汗出浴水，则伤肾。黄帝曰：五藏之中风奈何？岐伯曰：阴阳俱感，邪乃得住（侯）。"（《灵枢·邪气脏腑病形》）按，"住"字《灵枢》作"往"，《灵枢略》作"住"，今依《灵枢

略》作"住"。

（4）"此亦本末根叶之出候（侯）也，故根死则叶枯（鱼）矣。"（《灵枢·邪气脏腑病形》）

（5）"必审其五藏变化之病，五脉之应，经络之实虚（鱼），皮肤之柔粗（鱼），而后取（侯）之也。"（《灵枢·根结》）

（6）"内合于五藏六府（侯），外合于筋骨皮肤（鱼）。"（《灵枢·寿夭刚柔》）。

（7）"病在皮肤无常处（鱼）者，取以镵针于病所（鱼），肤白勿取（侯）。"（《灵枢·官针》）

（8）"邪气独去（鱼）者，阴与阳未能调，而病知愈（侯）也。"（《灵枢·终始》）

（9）"从腰以下（鱼）者，足太阴阳明皆主（侯）之。"（《灵枢·终始》）

（10）"不盛不虚（鱼），以经取（侯）之。"（《灵枢·经脉》）

（11）"独闭户塞牖而处（鱼），甚则欲上高而歌，弃衣而走（侯）。"（《灵枢·经脉》）

（12）"阳气不足（侯），阴气有馀（鱼）。"（《灵枢·五邪》）

（13）"足髀不可举（鱼），侧而取（侯）之。"（《灵枢·厥病》）

（14）"耳者，宗脉之所聚（侯）也，故胃中空则宗脉虚（鱼），虚则下（鱼）。"（《灵枢·口问》）

（15）"黄帝曰：六气者，贵贱何如（鱼）？岐伯曰：六气者，各有部主（侯）也，其贵贱善恶，可为常主（侯）。"（《灵枢·决气》）

（16）"水谷入于口（侯），输于肠胃，其液别为五（鱼）。"（《灵枢·五癃津液别》）

（17）"甚饥则梦取（侯），甚饱则梦予（鱼）。"（《灵枢·淫邪发病》）

（18）"奇邪淫溢，不可胜数（侯），愿闻其故（鱼）"（《灵枢·五变》）

（19）"痹之高下有处（鱼）乎？少俞答曰：欲知其高下（鱼）者，各视其部（侯）。"（《灵枢·五变》）

（20）"五藏六府（侯），邪之舍（鱼）也，请言其故（侯）。"（《灵枢·本脏》）

（21）"人生十岁，五藏始定，血气已通，其气在下（鱼），故好走（侯）。"（《灵枢·天年》）

（22）"五谷之气，皆不能胜苦（鱼），苦入下脘，三焦之道皆闭而不通，

故变呕（侯）。"（《灵枢·五味论》）

（23）"愿闻二十五人之形，血气之所生，别而以候（侯），从外知内何如（鱼）?"（《灵枢·阴阳二十五人》）

（24）"先立五形金木水火土（鱼），别其五色，异其五形之人，而二十五人具（侯）矣。"（《灵枢·阴阳二十五人》）

（25）"脉之上下（鱼），血气之候（侯）。"（《灵枢·阴阳二十五人》）

（26）"血气皆少则无须（侯），感于寒湿则善痹，骨痛爪枯（鱼）也。"（《灵枢·阴阳二十五人》）

（27）"风雨袭虚（鱼），则病起于上，是谓三部（侯）。"（《灵枢·百病始生》）

（28）"虫寒则积聚（侯），守于下管，则肠胃充郭，卫气不营，邪气居（鱼）之。"（《灵枢·上膈》）

（29）"心者，五藏六府之大主（侯）也，精神之所舍（鱼）也。"（《灵枢·邪客》）

（30）"人有八虚（鱼），各何以候（侯）?"（《灵枢·邪客》）

（31）"各处色部（侯），五藏六府（侯），察其所痛，左右上下（鱼）。"（《灵枢·官能》）

（32）"左引其枢（侯），右推其肤（鱼）。"（《灵枢·官能》）

（33）"夫子乃言刺府输（侯），去府病，何输使然，愿闻其故（鱼）。"（《灵枢·刺节真邪》）

（34）"不上不下（鱼），铍石所取（侯）。"（《灵枢·刺节真邪》）

（35）"尽刺诸阳之奇输（侯），未有常处（鱼）也。"（《灵枢·刺节真邪》）

（36）"邪客于风府（侯），病循膂而下（鱼），卫气一日一夜，常大会于风府（侯）。"（《灵枢·岁露》）

（37）"发于胸，名曰井疽（鱼），其状如大豆（侯）。"（《灵枢·痈疽》）

（38）"发于膺，各曰甘疽（鱼），色青，其状如谷实蓏瓤（侯）。"（《灵枢·痈疽》）

以上是《灵枢》中鱼侯合用的例子，下面是《素问》中鱼侯合用的例子。序号承前。

（39）"其音羽（鱼），其数六，其臭腐（侯）。"（《素问·金匮真言论》）

（40）"故邪风之至，疾如风雨（鱼），故善治者治皮毛，其次治肌肤

（鱼），其次治筋脉，其次治六府（侯）。"（《素问·阴阳应象大论》）

（41）"视喘息，听音声，而知所苦（鱼），观权衡规矩（鱼），而知病所主（侯）。"（《素问·阴阳应象大论》）

（42）"未出地者，命曰阴处（鱼），名曰阴中之阴；则出地者，命曰阴中之阳。阳予之正，阴为之主（侯）。"（《素问·阴阳离合论》）

（43）"南方者，天地所长养，阳之所盛处（鱼）也，其地下（鱼），水土弱，雾露之所聚（侯）也，其民嗜酸而食胕（侯）。"（《素问·异法方宜论》）

（44）"夏刺络俞（侯），见血而止，尽气闭环，痛病必下（鱼）。"（《素问·诊要经终论》）

（45）"春刺冬分，邪气著藏，令人胀，病不愈（侯），又且欲言语（鱼）。"（《素问·诊要经终论》）

（46）"夏刺秋分，病不愈（侯），令人心中欲无言，惕惕如人将捕（鱼）之。"（《素问·诊要经终论》）

（47）"夏刺冬分，病不愈（侯），令人少气，时欲怒（鱼）。"（《素问·诊要经终论》）

（48）"赤欲如白裹朱（侯），不欲如赭（鱼）。"（《素问·脉要精微论》）

（49）"甚饱则梦予（鱼），甚饥则梦取（侯）。"（《素问·脉要精微论》）

（50）"病在肺，愈在冬，冬不愈（侯），甚于夏（鱼）。"（《素问·脏气法时论》）

（51）"两隅在下（鱼），当其下隅者，肺之俞（侯）也。"（《素问·血气形志》）

（52）"复下一度（鱼），心之俞（侯）也。"（《素问·血气形志》）

（53）"复下一度（鱼），左角肝之俞（侯）也，右角脾之俞（侯）也。"（《素问·血气形志》）

（54）"复下一度（鱼），肾之俞（侯）也。是谓五藏之俞（侯），灸刺之度（鱼）也。"（《素问·血气形志》）

（55）"夫圣人之起度数（侯），必应于天地，故天有宿度（鱼）。"（《素问·离合真邪论》）

（56）"弹而怒（鱼）之，抓而下（鱼）之，通而取（侯）之。"（《素问·离合真邪论》）

（57）"邪气客于风府（侯），循膂而下（鱼），卫气一日一夜，大会于风

府（侯）。"（《素问·疟论》）

（58）"此邪气客于头项，循脊而下（鱼）者也，故虚实不同，邪中异所（鱼），则不得当其风府（侯）也。"（《素问·疟论》）

（59）"循脉上下（鱼），贯五藏，络六府（侯）。"（《素问·痹论》）

（60）"胆虚气上溢而口为之苦（鱼），治之以胆募俞（侯）。"（《素问·奇病论》）

（61）"夫子之开馀道也，目未见其处（鱼），耳未闻其数（侯）。"（《素问·气穴论》）

（62）"余非圣人之易语（鱼）也，世言真数开人意，今余所访问者真数（侯）。"（《素问·气穴论》）

（63）"汗出头痛，身重恶寒，治在风府（侯），调其阴阳，不足则补（鱼），有馀则写，大风颈项痛，刺风府（侯）。"（《素问·骨空论》）

（64）"水俞五十七处（鱼）者，是何主（侯）也。"（《素问·水热穴论》）

（65）"夫子言治热病五十九俞（侯），余论其意，未能领别其处（鱼）。"（《素问·水热穴论》）

（66）"愿夫子推而次之，从其类序（鱼），分其部主（侯），别其宗司，昭其气数（侯），明其正化，可得闻乎（鱼）?"（《素问·六元正纪大论》）

（67）"金木水火土（鱼），运行之数（侯）。"（《素问·六元正纪大论》）

（68）"阴阳卷舒（鱼），近而无惑，数之可数（侯）。"（《素问·六元正纪大论》）

（69）"云趋雨府（侯），湿化乃敷（鱼）。"（《素问·六元正纪大论》）

（70）"奇之不去（鱼），则偶（侯）之，是谓重方。偶之不去（鱼），则反佐以取（侯）之。"（《素问·至真要大论》）

（71）"差有数（侯）乎？岐伯曰：又凡三十度（鱼）也。"（《素问·至真要大论》）

（72）"知上不知下（鱼），知先不知后（侯）。"（《素问·方盛衰论》）

以上七十二例是《黄帝内经》中鱼、侯合韵的证据。其中《灵枢》三十八例，《素问》三十四例，与鱼部字相押的侯部字是以下这些字：

府　住　侯　数　取　愈　主　走　足　聚　口　部　呕　具　须　枢
输　豆　瓻　腐　胕　朱　俞　愈　后　偶

有意思的是，这些字不但曾经互相押韵（见"侯部字与侯部字相押"一节），而且又与鱼部字相押，从数量上看，与鱼部字相押者要远远超过与侯部字相押者。这就不能不引起人们的思考了。如果侯部字是独立的，它就应该与本部字相押，最多也只能与屋部字相押，构成侯、屋对转的押韵形式，而不能与鱼部字相押，尤其不能出现这么多鱼、侯合用的例子。这只能有一种合乎逻辑的解释：在《黄帝内经》这部著作里，原来曾经隶属于侯部的这些字，已经合并到鱼部里去了。这些字可以分为两大类，一类是属于《广韵》虞、麌、遇三韵之字，包括枢、输、俞、腧、愈、取、聚、主、住、府、胕、腐、数、具、须、朱、数等；另一类是属于《广韵》侯、厚、候三韵之字，包括走、口、部、后、候、薮、呕等，其中以虞、麌、遇三韵之字合并到鱼部里面去最为明显。这与古音鱼部字主要为《广韵》三等字而虞、麌、遇也以三等字为主是有关系的。

从《黄帝内经》这部著作分析，侯部字合并到鱼部字中去的字，也有侯、厚、候三韵中的一部分字，但数量不多。

4. 结论：《黄帝内经》中的鱼、侯合为一部

通过上述分析，可以得出下述结论：《黄帝内经》中鱼、侯已合并为鱼部。对于这个结论，还可以从下述两个方面加以说明。

第一，在先秦时期，鱼部可以与入声铎部相押，构成鱼、铎合韵；侯部可以与入声屋部相押，构成侯、屋合韵，而没有鱼、屋相押及侯、铎相押的现象。可是在《黄帝内经》里却有不少这类例子，这更可证明，鱼、侯的界限已经不明显，两部的读音已经很接近了。举例如下。

（1）"取之委阳者，屈伸而索（铎）之；委中者，屈而取（侯）之。"（《灵枢·邪气脏腑病形》）

（2）"形气不足（屋），病气有馀（鱼），是邪胜也，急写（鱼）之。"（《灵枢·根结》）

（3）"凡刺之属（屋），三刺至谷气（"气"疑为衍字），邪僻妄合，阴阳易居（鱼）。"（《灵枢·终始》）

（4）"盛而血者疾诛（侯）之，盛者写（鱼）之，虚者饮药以补（鱼）之。"（《灵枢·脉度》）

（5）"血气之输（侯），输于诸络（铎），气血留居（鱼），则盛而起。"（《灵枢·卫气失常》）

（6）"有馀不足（屋），当补则补（鱼），当写则写（鱼）。"（《灵枢·百病始生》）

（7）"补其不足（屋），写其有馀（鱼）。"（《灵枢·邪客》）

（8）"安其容仪，审有馀不足（屋），盛则写之，虚则补（鱼）之，不盛不虚，以经取（侯）之。"（《灵枢·通天》）

（9）"视前痛者，常先取（鱼）之；大寒在外，留而补（鱼）之；入于中者，从合写（铎）之。"（《灵枢·官能》）

（10）"虚者不足（屋），实者有馀（鱼）。"（《灵枢·刺节真邪》）

（11）"智者察同，愚者察异，愚者不足（屋），智者有馀（鱼）。"（《素问·阴阳应象大论》）

（12）"表里当俱写（铎），取之下俞（侯）。"（《素问·经脉别论》）

（13）"凡治病必先去其血，乃去其所苦（鱼），伺之所欲（屋），然后写有馀（鱼），补不足（屋）。"（《素问·血气形志》）

（14）"从而察之，三部九候（侯），卒然逢之，早遏其路（铎）。"（《素问·离合真邪论》）

（15）"邪之所凑（屋），其气必虚（鱼）。"（《素问·评热病论》）

（16）"何谓有馀（鱼），何谓不足（屋）"（《素问·调经论》）

（17）"其音羽（鱼），其物濡（侯），其数六（屋）。"（《素问·五常政大论》）

（18）"其化柔润重泽（铎），其变震惊飘骤（侯）。"（《素问·六元正纪大论》）

（19）"风湿相薄（铎），雨乃后（侯）。"（《素问·六元正纪大论》）

（20）"急则气味厚（侯），缓则气味薄（铎）。"（《素问·至真要大论》）

（21）"起所有馀（鱼），知所不足（屋）。"（《素问·方盛衰论》）

上述二十一例的押韵情况，证明入声屋、铎可以不受限制地与鱼、侯构成平入对转关系，就是说，鱼与屋、侯与铎、屋与铎等过去不能相押，但在《黄帝内经》里已经可以相押了。当然，我们不是说在《黄帝内经》里屋韵已经合并到铎韵里去了，其实二者在汉代还是分为两部的。但屋部作为侯部的入声反而能跟鱼部相押，铎部作为鱼部的入声反而能跟侯部相押，给我们提供了侯部、鱼部已经合为一个韵部（鱼部）的旁证。

段玉裁《六书音韵表》的第四部和第五部有较严格的区别。第四部的入声与第五部的入声有较严格的区别，指的是先秦时期的音韵；到了汉代，连第四部和第五部的入声字有的也可以合韵通押了。这在《六书音韵表》第四表中也略有说明。另外，又当指出，"舄"古音在铎部，而从"舄"得声的形声字"寫"（写）却在古音鱼部，在分析古韵时，应加以注意。

第二，在汉代的诗文里，鱼、侯已经合为一个韵部。罗常培、周祖谟《汉魏晋南北朝韵部演变研究》一书以翔实的材料证明鱼、侯合用的情况。该书指出："鱼、侯两部合用是西汉时期普遍的现象，这是和周秦音最大的一种不同。作家之中除仅仅存下一两篇文章的不算以外，像贾谊、韦孟、严忌、枚乘、孔臧、淮南王刘安、司马相如、中山王刘胜、东方朔、王褒、严遵、扬雄、崔篆这些人的作品，没有不是鱼、侯两部同用的。"该书就屋、铎相押及鱼、侯相押的情况也做了分析，指出："在《诗经》音里鱼与侯是分用的，到西汉时期，鱼、侯合用极其普遍，所以我们把鱼、侯合为一部。但入声铎、屋两部并不相混，所以仍然分为两部。鱼本与铎相承，侯本与屋相承，现在把鱼、侯合为一部，这样在阴入相承的关系上就显得不很整齐了。如果我们从鱼、侯与入声铎、屋的押韵情形来看，也可以了解鱼、侯的确关系很密。例如，马司相如《子虚赋》亚、埒（亚，铎部字）；王褒《四子讲德论》射、镞、处、鹜、欲、拊、兔、仆、寇（镞欲，屋部字）；扬雄《羽猎赋》与、隃、触、攫、遽、注、怖、胍、获、聚（触，屋部字。攫、获，铎部字）；王褒《僮约》获、芊、辕（获，铎部字）；扬雄《解难》鼓、斲、后、睹（斲，屋部字）。"

这表明鱼部入声字也可以跟屋部字相押，侯部入声字也可以跟铎部字相押，足见鱼部、侯部是可以合为一部的。

我们考察的《黄帝内经》鱼、屋相押和侯、铎相押的情况，与罗常培、周祖谟二位先生的研究结果亦相吻合。

（二）真与文

真、文、元在《诗经》里是分为三个韵部的。关于这三个韵部的划分，也经历了一个发展过程。顾炎武《古音表》把真、文、元看成一个韵部，认为这个韵部包括《广韵》里的真、谆、臻、文、殷、元、魂、痕、寒、桓、删、山、先、仙韵（包括上去），当然顾炎武的分部还不够精密，与先秦古音不合。后来，江永《古韵标准》把从"真"至"仙"这十四韵分为两个韵部，把真部和元部分开。江永的真部包括《广韵》的真、谆、臻、文、殷、魂、痕及先韵的一部分字，如先、千、天、坚、贤、田、阗、年、颠、巅、渊、玄等字。江永的元部包括《广韵》的元、寒、桓、删、山、仙及先韵的一部分字，如肩、前、戋、笺、钱、燕、莲、妍、连、研、骈、涓、边、县等字。江永的划分较顾炎武严密，但于先秦古音犹有未合。段玉裁《六书音韵表》继承了江永的元部，把江永的真部一分为二：一称真部，包括《广韵》的真、臻、先韵，一称文部，包括《广韵》的谆、文、欣、魂、痕韵。段玉裁把真、文分为两部，是个创见，比江永所分更为缜密，后来的音韵学家都认为段玉裁的意见是正确的。

在《诗经》里，真、文部的分别是较严格的，真部与耕部接近，文部与元部接近。段玉裁在《六书音韵表》里说："第十一部（耕部）与第十二部（真部）合用最近。""第十三部（文部）、第十四部（元部）合用最近。"江有诰《音学十书》卷首"复王石臞先生书"也指出："真与耕通用为多，文与元合用较广，此真、文之界限也。"

在先秦时期，真、文、元三部分用，已成定论。段玉裁说，这三个韵部"《三百篇》及群经、《屈赋》分用画然"。但是到了汉代，这三部的声音有互相靠拢的趋势。语音随着时代的发展而变化，这也是势之必然。变化的情形怎样呢？可以说这仍然是音韵学家致力研究的一个课题。段玉裁是这样分析真、文、元三部在汉代的情形的：

> （真、文、元）《三百篇》及群经、《屈赋》分用画然，汉以后用韵过宽，三部合用。郑庠乃以真、文、元、寒、删、先为一部，顾氏不能深考，亦合真以下十四韵为一部，仅可以论汉魏间之古韵，而不可以论《三百篇》之韵也。（《六书音韵表·今韵古分十七部表》）

江永不分真、文两部，统称之为真部。他认为汉代真、元两部相混不分，说：

> 汉魏以后，乐府诗歌，两部纷然杂用者甚多。自《楚辞》滥觞之源既流后，则茫无崖畔矣。……究其故，由汉魏以来，音韵已杂，元、魂、痕混用者多。（《古韵标准·平声第四部·总论》）

近代致力于汉代音韵特点研究的是罗常培、周祖谟，他们的《汉魏晋南北朝韵部演变研究》是研究汉魏音韵的力作。罗常培、周祖谟认为，在汉代真、文合为一部。其特点是文部字合到真部，称为真部，但真部与元部并未合并，这种分部的情形，无形之中与江永的结论相吻合了。他们指出："到了两汉时期，这两部就变得完全合用了。这和阴声韵脂、微合为一部是相应的。这一部在两汉和元部通押的例子也非常之多，所以段玉裁说'汉以后用韵过宽，（真、文、元）三部合用'。这话本来不十分错，可是细心考察起来，汉人用韵真、文合为一部，但真、文与元并没有完全混为一部。"

综上所述，关于真、文、元三部在汉代的情形，自乾嘉以来至今，主要有两种意见：第一，江永、段玉裁认为三部合用，茫无畛界；第二，罗常培、周祖谟认为，真、文部合为真部，真部虽与元部大量合韵，但真、元两部仍然有一些差别，元部应该独立成为一个韵部。

现在我们对《灵枢》《素问》中真、文、元的用韵情况，做一番认真考察。

1. 真部字与真部字相押

（1）"上以治民（真），下以治身（真），使百姓无病，上下和亲（真）。"（《灵枢·师传》）

（2）"何者为神（真）？岐伯曰：血气已和，营卫已通，五藏已成，神气舍心，魂魄毕具，乃成为人（真）。"（《灵枢·天年》）

（3）"其形不小不大，各自称其身（真），命曰众人（真）。"（《灵枢·卫气失常》）

（4）"夫子乃言上合之于天（真），下合之于地，中合之于人（真）。"（《灵枢·玉版》）

（5）"且夫人（真）者，天地之镇（真）也。"（《灵枢·玉版》）

（6）"以欲竭其精，以耗散其真（真），不知持满，不时御神（真）。"（《素问·上古天真论》）

（7）"其次有贤人（真）者，法则天地，象似日月，辨列星辰（真）。"（《素问·上古天真论》）

（8）"去故就新（真），乃得真人（真）。"（《素问·移精变气论》）

（9）"夫人生于地，悬命于天（真），天地合气，命之曰人（真）。"（《素问·宝命全形论》）

（10）"岁位为行令（真），太一天符为贵人（真）。"（《素问·六微旨大论》）

（11）"以辛润（真）之，以苦坚（真）之。"（《素问·至真要大论》）

（12）"太阳之复，治以咸热，佐以甘辛（真），以苦坚（真）之。"（《素问·至真要大论》）

（13）"诸寒收引（真），皆属于肾（真）。"（《素问·至真要大论》）

在《黄帝内经》里，真部字互相押韵者是民、身、亲、神、人、天、镇、真、辰、令、润、坚、肾、辛、引、新。

2. 文部字与文部字相押

（1）"往者为逆，来者为顺（文），明知逆顺，正行无问（文）。"（《灵枢·九针十二原》）

（2）"察后与先（文），若亡若存（文）。"（《灵枢·九针十二原》，原文作"若存若亡"，依《灵枢》语例及音韵改）

（3）"肝悲哀动中则伤魂（文），魂伤则狂忘不精，不精则不正当人，阴缩而挛筋（文）。"（《灵枢·本神》）

（4）"足太阳之本（文），在跟以上五寸中，标在两络命门（文）。"（《灵枢·卫气》）

（5）"夫子之言针甚骏（文），以配天地，上数天文（文）。"（《灵枢·玉版》）

（6）"夫四时阴阳者，万物之根本（文）也，所以圣人春夏养阳，秋冬养阴，以从其根（文），故与万物沉浮于生长之门（文）。"（《素问·四气调神大论》）

（7）"收气峻（文），生气下，草木敛，苍干雕陨（文）。"（《素问·气交变大论》）

（8）"知标与本（文），用之不殆，明知逆顺（文），正行无问（文）。"（《素问·至真要大论》）

（9）"言标与本（文），易而勿损（文）。"（《素问·至真要大论》）

在《黄帝内经》里，文部字互相押韵的是顺、问、先、存、魂、筋、本、门、骏、文、根、损、峻、陨。

3. 真部字和文部字相押

（1）"粗守形，上守神（真），神乎神，客在门（文）。"（《灵枢·九针十二原》）

（2）"效之信（真），若风之吹云（文）。"（《灵枢·九针十二原》）

（3）"正邪之中人也微，先见于色，不知于身（真），若有若无，若亡若存（文）。"（《灵枢·邪气脏腑病形》）

（4）"夫王公大人（真），血食之君（文）。"（《灵枢·根结》）

（5）"两精相搏谓之神（真），随神往来者谓之魂（文）。"（《灵枢·本神》）

（6）"肩背颈项痛，时眩（真），取之涌泉、昆仑（文）。"（《灵枢·五邪》）

（7）"善乎哉问（文），请论以比匠人（真）。"（《灵枢·五变》）

（8）"志意者，所以御精神（真），收魂魄，适寒温（文）。"（《灵枢·本脏》）

（9）"听而不闻（文），故似鬼神（真）。"（《灵枢·贼风》）

（10）"余闻（文）之，则为不仁（真），然愿闻其道，弗行于人（真）。"（《灵枢·玉版》）

（11）"正邪之中人也微，先见于色，不知于其身（真），若有若无，若亡若存（文）。"（《灵枢·官能》）

（12）"盖其外门（文），真气乃存（文），用针之要，无忘其神（真）。"（《灵枢·官能》）

（13）"凡刺寒邪日以温（文），徐往徐来致其神（真），门户已闭气不分（文），虚实得调其气存（文）。"（《灵枢·刺节真邪》）

（14）"逆其根（文），则伐其本（文），坏其真（真）矣。"（《素问·四气调神论》）

（15）"阳气者，精则养神（真），柔则养筋（文）。"（《素问·生气通天论》）

（16）"清阳为天（真），浊阴为地；地气上为云（文），天气下为雨。"（《素问·阴阳应象大论》）

（17）"病生于筋（文），治之以熨引（真）。"（《素问·血气形志》）

（18）"凡刺之真（真），必先治神（真），五藏已定，九候已备，后乃存（文）针。众脉不见，众凶弗闻（文），外内相得，无以形先（真），可玩往来，乃施于人（文）。"（《素问·宝命全形论》）

（19）"外引其门（文），以闭其神（真）。"（《素问·离合真邪论》）

（20）"湿以润（文）之，寒以坚（真）之，火以温（文）之。"（《素问·五运行大论》）

（21）"天之道也，如迎浮云（文），若视深渊（真）。"（《素问·六微旨大论》）

（22）"余闻（文）之，善言天（真）者，必应于人（真）。"（《素问·六微旨大论》）

（23）"悉乎哉问（文）也，与道合同，惟真人（真）也。"（《素问·六微旨大论》）

4. 结论：《黄帝内经》中的真、文合为一部

通过观察上述统计材料，发现真部字互相押韵者十三例，文部字互相押韵者九例，合起来共二十二例，但真部字与文部字相押的达二十三例，比真、文两部本部字相押的例数之和还要多。如果汉代诗文的用韵情况，真部字与文部字在读音上有明显差别的话，就绝对不会出现真、文大量合用不分的现象。这些例证告诉我们，在《黄帝内经》里，真、文已经合为一个韵部了。从这个意义上说，江永《古韵标准》没有把真、文部分开，其虽不符合先秦音，却合于汉魏音。罗常培、周祖谟考察汉代诗文，认为汉代真、文合为一个韵部。通过对《黄帝内经》音韵进行分析，我们认为这个结论是可靠的。这也可以证明《黄帝内经》的成书时代不是先秦时期，而是两汉时期。

在先秦时期，真部与耕部相接近，因而可以与耕部构成合韵；真部与元部不相近，因而不能与元部构成合韵，不在一起相押。到了汉代，不但文部与元部大量合韵了，连真部也与元部合韵了，这种用韵的现象，在先秦时期是很少见的。下面是《黄帝内经》中真元合韵的例子。

（1）"持重远行，汗出于肾（真）。疾走恐惧，汗出于肝（元）。"（《素问·经脉别论》）

（2）"肾疟者，令人洒洒然，腰脊痛宛转（元），大便难（元），目眴眴然。"（《素问·刺疟》）

（3）"有所远行劳倦（元），逢大热而渴，渴则阳气内伐，内伐则热舍于肾（真），肾者水藏也，今水不胜火，则骨枯而髓虚，故足不任身（真）。"（《素问·痿论》）

（4）"太虚寥廓，肇基化元（元），万物资始，五运终天（真），布气真灵，总统坤元（元），九星悬朗，七曜周旋（元）。"（《素问·天元纪大论》）

（5）"逆则其病近（真），其害速，顺则其病远（元），其害微（元）。"（《素问·六微旨大论》）

（6）"病在中而不实不坚（真），且聚且散（元）。"（《素问·五常政大论》）

（7）"岁宜以咸以苦以辛（真），汗之、清之、散（元）之，安其运气，无使受邪，折其郁气，资其化源。"（《素问·六元正纪大论》）

（8）"燥者润（真）之，急者缓（元）之，坚者耎（元）之，脆者坚（真）之。"（《素问·至真要大论》）

（9）"厥阴司天（真），客胜则耳鸣掉眩（真），甚则咳；主胜则胸胁痛，舌难以言（元）。"（《素问·至真要大论》）

（10）"诸风掉眩（真），皆属于肝（元）。"（《素问·至真要大论》）

（11）"诊法常以平旦（元），阴气未动，阳气未散（元），饮食未进（真），经脉未盛，络脉调匀（真），气血未乱（元）。"（《素问·脉要精微论》）

至于真、文、元三部合韵的现象，在先秦时期是没有的，而在《黄帝内经》里已不罕见，举例如下。

（1）"人有虚实，五虚勿近（文），五实勿远（元），至其当发，间不容瞚（真）。手动若务，针耀而匀（真），静意视义，观适之变（元）。"（《素问·宝命全形论》）

（2）"神乎神（真），耳不闻（文），目明心开而志先（真），慧然独悟，口弗能言（元），俱视独见，适若昏（文），昭然独明，若风吹云（文），故曰神（真）。《三部九候》为之原（元），九针之论不必存（文）也。"（《素问·八正神明论》）

（3）"胞络者系于肾（真），少阴之脉贯肾系舌本（文），故不能言（元）。"（《素问·奇病论》）

（4）"其络循阴器合篡间（元），绕篡后，别绕臀（文），至少阴与巨阳中络者，合少阴上股内后廉，贯脊属肾（真）。"（《素问·骨空论》）

（5）"太虚深玄（真），气犹麻散（元），微见而隐（文）。"（《素问·六元正纪大论》）

真、文、元合韵，这显然是汉代用韵的特点。

这里应该指出，虽然有真、文、元三部合韵的例证，但这类例子在《黄帝内经》里数量还不多，不能因此就得出《黄帝内经》真、文、元三部合一的结论。

在《黄帝内经》里，可以看得比较清楚的是真、文已合成一部，但元部还是独立的。真、元的畛界不但可以从押韵的数量上分析，还可以从以下事实中得到印证。

《黄帝内经》中有不少真部字与耕部字相押的例子，元部字很少单独和耕部字相押。真部字与耕部字相押的例子如下。

（1）"以欲竭其精（耕），以耗散其真（真）。"（《素问·上古天真论》）

（2）"骨气以精（耕），谨道如法，长有天命（真）。"（《素问·生气通天论》）

（3）"无致邪，无失正（耕），绝人长命（真）。"（《素问·五常政大论》）

（4）"魂魄不散，专意一神（真），精气之分，毋闻人声（耕）。"（《灵枢·终始》）

真部字有时可以和侵部字相押，元部字没有和侵部字相押的。真部字与侵部字相押的例子如下。

（1）"故为之治针（侵），必长其身（真）。"（《灵枢·九针论》）

（2）"其生五，其气三（侵），数犯此者，则邪气伤人（真）。"（《素问·生气通天论》）

（3）"风气通于肝，雷气通于心（侵），谷气通于脾，雨气通于肾（真）。"（《素问·阴阳应象大论》）

（4）"人有重身（真），九月而瘖（侵）。"（《素问·奇病论》）

（三）脂与微

在《诗经》《楚辞》和先秦诸子的书里，脂部与微部是分用的。虽然在《诗经》里，脂、微两部也可以合韵，如《诗经·汝坟》"遵彼汝坟，伐其条枚（微），未见君子，惄如调饥（脂）""鲂鱼赪尾（微），王室如燬（微），虽则如燬，父母孔迩（脂）"和《诗经·北风》"北风其喈（脂），雨雪其霏（微），惠而好我，携手同归（微）"，但是脂、微合韵的例证不多。

《广韵》里脂、皆两韵的开口和齐齿属于一类，称为脂部，《广韵》里脂、皆两韵的合口及《广韵》的微、灰、咍三韵的一部分字属于一类，称为微部。王力《诗经韵读》把脂韵的声音构拟为 [ei]，微韵的声音构拟为 [əi]。

从谐声字看，凡下列诸字及以下列诸字为声符的字，都属于脂部。

二　氐　匕　尸　夷　矢　弟　示　几　米　齐　妻　美　死　履　皆
眉　癸　伊　师　岂　耆　西　尼　稽　次　自

从谐声字看，凡下列诸字及以下列诸字为声符的字，都属于微部。

追　堆　归　锥　唯　崔　雷　累　责　虫（huǐ）　回　鬼　畏　韦
尾　罪　微　非　飞　希　衣　哀　水　毁　绥　枚　威　迟　几　衰

现在我们来考察《灵枢》《素问》中脂、微两部的用韵情况。

1. 微部字与微部字相押

很奇怪的是，在《灵枢》《素问》里，以脂、微两部作为韵脚的字很少，脂部字与微部字互相押韵的例子更少。下面是微部字互相押韵的例子。

（1）"空中之机（微），清静而微（微），其来不可逢。其往不可追

（微）。"（《灵枢·九针十二原》）

（2）"神转不回（微），回则不转，乃失其机（微）。至数之要，迫近以微（微），著之玉版，命曰合玉机（微）。"（《素问·玉版论要》

（3）"从见其飞（微），不知其谁（微），伏如横弩，起如发机（微）。"（《素问·宝命全形论》）

（4）"知其可取如发机（微），不知其取如扣椎（微）。"（《素问·离合真邪论》）

（5）"至数之机（微），迫迮以微（微），其来可见，其往可追（微）。"（《素问·天元纪大论》）

（6）"阴气盛而阳气衰（微），故茎叶枯槁，湿雨下归（微）。"（《灵枢·根结》）

2. 脂、微合韵

《黄帝内经》中脂、微合韵的句子仅见一例。

"刺之微（微），在速迟（脂），粗守关，上守机（微）。"（《灵枢·九针十二原》）

3. 结论：《黄帝内经》中的脂、微十分接近

虽然脂部、微部与本部字押韵的例证不多，但这两部却都能与入声月部相押，证明脂、微韵读音应该是相近的，举例如下。

（1）"逆而夺（月）之，恶得无虚，追而济（脂）之，恶得无实。"（《灵枢·九针十二原》）

（2）"无邪僻之病，百年不衰（微），虽犯风雨卒寒大暑，犹弗能害（月）也。"（《灵枢·本脏》）

（3）"余闻上古之人，春秋皆度百岁（月），而动作不衰（微）。"（《素问·上古天真论》）

（四）质与物

在先秦时期，质部与物部有区别，而且区别得比较严格。在晚周诸子的书里，质、物两部的字虽然偶有相押，但不太多。到了汉代，质、物两部已经很接近了。

质部在段玉裁的《六书音韵表》里被归在第十二部（真部），没有独立出来。王念孙根据对先秦时期有韵之文的考察，认为质部既不是脂部的入声，也不是真部的入声，应该独立成为一部。他认为质部字包括《广韵》里至、

霁两韵及入声质、栉、黠、屑、薛五韵中的一部分字。王念孙在《与李方伯书》中说：

> 案，去声之至、霁二部，及入声之质、栉、黠、屑、薛五部中，凡从至、从隶、从质、从吉、从七、从日、从疾、从悉、从栗、从黍、从毕、从乙、从失、从八、从必、从卩、从节、从血、从彻、从设之字，及闭、实、逸、一、抑、别等字，皆以去入同用，而不与平上同用，固非脂部之入声，亦非真部之入声。《六书音韵表》以为真部之入声，非也。

王念孙把这个分部原则告诉了江有诰，江有诰在《复王石臞先生书》中没有采纳王念孙的意见，此信收在《音学十书》卷首。后来的音韵学家都同意王念孙的意见，认为质部应该独立。

从形声字的声符来看，凡从勿声、卒声、没声、字声、聿声、术声、出声、弗声、郁声、气声、既声、爱声、退声、内声、对声、末声、胃声、队声、遂声、位声、类声、尉声的字，均属于物部。

下面对《黄帝内经》中质、物两部的用韵情况做一番统计和研究。

1. 质部字与质部字相押

（1）"外门已闭（质），中气乃实（质），必无留血（质）。"（《灵枢·九针十二原》）

（2）"刺之而气不至（质），无问其数，刺之而气至（质），乃去之。"（《灵枢·九针十二原》）按，此句"数"与"去"亦相押，为鱼、侯合韵。

（3）"今夫五藏之有疾（质）也，譬犹刺也，犹污也，犹结（质）也，犹闭（质）也。"（《灵枢·九针十二原》）

（4）"刺此者，必中气穴（质），无中肉节（质）。"（《灵枢·邪气脏腑病形》）

（5）"凡此诸胀者，其道在一（质），明知逆顺，针数不失（质），写虚补实，神去其室（质）。"（《灵枢·胀论》）

（6）"不中气穴（质），则气内闭（质）。"（《灵枢·胀论》）

（7）"此乃所谓守一勿失（质），万物毕（质）者也。"（《灵枢·病传》）

（8）"卫气和则分肉解利（质）。皮肤调柔，腠理致密（质）矣。"（《灵枢·本脏》）

（9）"知解结（质），知补虚写实（质）。"（《灵枢·官能》）

（10）"皮肤致（质），腠理闭（质）。"（《灵枢·刺节真邪》）

（11）"经气已至（质），慎守勿失（质），深浅在志，远近若一（质）。"（《素问·宝命全形论》）

（12）"外门不闭（质），以出其疾（质）。"（《素问·调经论》）

（13）"入孙络受血（质），皮肤充实（质）。"（《素问·四时刺逆从论》）

（14）"气门乃闭（质），刚木早雕，民避寒邪，君子周密（质）。"（《素问·六元正纪大论》）

（15）"霜复降，风乃至（质），阳气郁，民反周密（质）。"（《素问·六元正纪大论》）

《黄帝内经》中互相押韵的质部字是实、血、至、疾、结、闭、穴、节、一、失、室、毕、穴、利、密、致。

2. 物部字与物部字相押

（1）"必持内（物）之，放而出（物）之。"（《灵枢·九针十二原》）

（2）"五藏之气（物），已绝于内（物），而用针者，反实其外（物）。"（《灵枢·九针十二原》）

（3）"其浊气出于胃（物），走唇舌而为味（物）。"（《灵枢·邪气脏腑病形》）

（4）"独得行于经隧（物），命曰营气（物）。黄帝曰：夫血之与气（物），异名同类（物），何谓（物）也?"（《灵枢·营卫生会》）

（5）"故血之与气（物），异名同类（物）焉。"（《灵枢·营卫生会》）

（6）"与勇士同类（物），不知避之，名曰酒悖（物）也。"（《灵枢·论勇》）

（7）"用针之类（物），在于调气（物）。"（《灵枢·刺节真邪》）

（8）"形不足者，温之以气（物），精不足者，补之以味（物）。"（《素问·阴阳应象大论》）

（9）"气有馀，则写其经隧（物），无伤其经，无出其血，无泄其气（物）。不足则补其经隧（物），无出其气（物）。"（《素问·调经论》）

（10）"必切而出（物），大气乃屈（物）。"（《素问·调经论》）

（11）"君火以明，相火以位（物），五六相合，而七百二十气（物）为一纪。"（《素问·天元纪大论》）

《黄帝内经》中互相押韵的物部字是胃、味、气、位、出、屈、隧、类、悖、谓、内。

3. 质部字与物部字相押

我们不但要看到质部、物部各自与本部字相押的现象，还要注意《黄帝内经》中质部字与物部字相押的事实。这些例证可以证明，在《黄帝内经》中，质部与物部已经相当接近，这正是汉代用韵的特征。

《黄帝内经》中质部字与物部字相押的例子如下。

（1）"疾虽久，犹可毕（质）也，言不可治者，未得其术（物）也。"（《灵枢·九针十二原》）

（2）"针以得气（物），密意守气勿失（质）也。"（《灵枢·小针解》）

（3）"徐而疾则实（质）者，言徐内而疾出（物）也。"（《灵枢·小针解》）

（4）"饮食不节（质），而病生于肠胃（物）。"（《灵枢·小针解》）

（5）"刺大者，微写其气（物），无出其血（质）。"（《灵枢·邪气脏腑病形》）

（6）"此气慓悍滑疾（质），见开而出（物）。"（《灵枢·营卫生会》）

（7）"血（质）者，神气（物）也。"（《灵枢·营卫生会》）

（8）"易脱于气（物），易损于血（质），刺此者，浅而疾（质）之。"（《灵枢·逆顺肥瘦》）

（9）"《外揣》言浑束为一（质），未知所谓（物）也。"（《灵枢·禁服》）

（10）"请藏之灵兰之室（质），不敢妄出（物）也。"（《灵枢·刺节真邪》）

（11）"寒则皮肤急而腠理闭（质），暑则皮肤缓而腠理开（物）。"（《灵枢·岁露论》）

（12）"有者为实（质），无者为虚，故气并则无血（质），血并则无气（物），今血与气相失（质），故为虚焉。"（《素问·调经论》）

（13）"近气不失（质），远气乃来，是谓追（物）之。"（《素问·调经论》）

（14）"藏而勿抑（质），是谓平气（物）。"（《素问·五常政大论》）

4. 结论：《黄帝内经》中的质、物合为一部

质、物两部均与月部合韵，从《黄帝内经》用韵看，月部是独立的一部毫无疑问。《灵枢》《素问》有不少质、月合韵及物、月合韵的例子。上面已经以大量例证说明质与物两部在《黄帝内经》中已经合用不分，现在又发现质部与物部都能与月部相押。质、物两部能与同一个月部合韵，便足以证明质、物两部的声音是十分接近的，质、物两部在汉代已经合为一个韵部了。

月部的成立，是王念孙的功劳。他在《与李方伯书》中说，"考《三百

篇》及群经、《楚辞》",《广韵》中的祭、泰、夬、废四韵,"皆与入声之月、曷、末、黠、鎋、薛同用",而不与平上声相押,因此,月部应该独立。音韵学家认为王念孙立一个月部是正确的。通过我们对《黄帝内经》音韵的考察,发现《黄帝内经》中的月部也是一个独立的韵部,月部字互相押韵的例子极多。当然,我们在这里没有必要考察和论证月部应否独立存在,而是要着重说明,月部既然是独立存在的一个韵部,而质、物两部又都能与它合韵,那就证明,质、物两部在《黄帝内经》里已经合为一个韵部了。

(1)《黄帝内经》中质部字与月部字相押的例子如下。

1)"凡用针者,虚则实(质)之,满则泄(月)之。"(《灵枢·九针十二原》)

2)"能知终始,一言而毕(质),不知终始,针道咸绝(月)。"(《灵枢·根结》)

3)"髀不可以曲,腘如结(质),踹如裂(月),是为踝厥(月)。"(《灵枢·经脉》)

4)"皮毛焦则津液去皮节(质),津液去皮节者,则爪枯毛折(月)。"(《灵枢·经脉》)

5)"请藏之灵兰之室(质),弗敢使泄(月)也。"(《灵枢·外揣》)

6)"与道相失(质),则未央绝灭(月)。"(《素问·四气调神大论》)

7)"万物不失(质),生气不竭(月)。"(《素问·四气调神大论》)

(2)《黄帝内经》中物部字与月部字相押的例子如下。

1)"欲以微针通其经脉,调其血气(物),营其逆顺出入之会(月),令可传于后世(月)。必明为之法,令终而不灭(月),久而不绝(月)。"(《灵枢·九针十二原》)

2)"锋如黍粟之锐(月),主按脉勿陷,以致其气(物)。"(《灵枢·九针十二原》)

3)"异名同类(物),上下相会(月)。"(《灵枢·邪气脏腑病形》)

4)"老壮不同气(物),阴阳异位(物),愿闻其会(月)。"(《灵枢·营卫生会》)

5)"营在脉中,卫在脉外(物),营周不休,五十而复大会(月)。"(《灵枢·营卫生会》)

6)"营卫(月)者,精气(物)也。"(《灵枢·营卫生会》)

7)"谷入于胃(物),胃气上注于肺(月)。今有故寒气与新谷气(物),

俱还入于胃（物）。"（《灵枢·口问》）

8）"夫九针者，小之则无内（物），大之则无外（月），深不可为下，高不可为盖（月）。"（《灵枢·外揣》）

9）"故远者司外揣内（物），近者司内揣外（月），是谓阴阳之极，天地之盖（月）。"（《灵枢·外揣》）

10）"审于调气（物），明于经隧（物），左右支络，尽知其会（月）。"（《灵枢·官能》）

11）"凡刺小邪日以大（月），补其不足乃无害（月），视其所在迎之界（月），远近尽至不得外（月），侵而行之乃自费（物）。"（《灵枢·刺节真邪》）

12）"气积于胃（物），以通营卫（月）。"（《灵枢·刺节真邪》）

13）"劳则喘息汗出（物），外内皆越（月）。"（《素问·举痛论》）

14）"取之经隧（物），取血于营，取气于卫（月）。"（《素问·调经论》）

15）"二阴至肺（月），其气归膀胱，外连脾胃（物）。"（《素问·阴阳类论》）

综上所述，《黄帝内经》中质部和物部的界限已经不明显了。我们从《黄帝内经》中质、物两部大量合用以及这两部都能与月部合韵的事实中能够看出，质、物两部在汉代已经合为一个韵部了。

（五）歌、鱼合韵

《黄帝内经》有一些歌、鱼合韵的例子，很值得注意。在西汉时期，鱼部的麻韵字（如家、华）有转入歌部的趋势，到了东汉时期，家、华等完全转入歌部。如班固《北征赋》以娑、那、加、他、邪、图、峨、家、波押韵，张衡《西京赋》以家、过、加相押，足见家、华已渐渐转入歌部。到了东汉时期，麻韵的字与歌部字相押的更多，但是，鱼部里的模、姥、暮、鱼、语、御、虞、麌、遇中的字，与歌部字相押的很少（详见罗常培、周祖谟《汉魏晋南北朝韵部演变研究》）。可是，在《黄帝内经》里，却有这类鱼部字与歌部字相押的例子。这些例子应该引起研究语音史的人的注意。下面我们把鱼、歌合韵的例子列举出来。

（1）"皮肉筋脉，各有所处（鱼），病各有所宜（歌），各不同形，各以任其所宜（歌）。"（《灵枢·九针十二原》）

（2）"此四时之序（鱼），气之所处（鱼），病之所舍（鱼），藏之所宜（歌）。"（《灵枢·本输》）

（3）"阴阳相移（歌），何写何补（鱼）。"（《灵枢·根始》）

（4）"阴盛而阳虚（鱼），先补其阳，后写其阴而和（歌）之。"（《灵枢·终始》）

（5）"黄帝曰：余闻刺有五过（歌）。岐伯曰：补写无过其度（鱼）。"（《灵枢·五禁》）

（6）"凡阴阳之要，阳密乃固（鱼），两者不和（歌），若春无秋，若冬无夏（鱼）。因而和（歌）之，是谓圣度（鱼）。"（《素问·生气通天论》）

（7）"生之有度（鱼），四时为宜（歌）。"（《素问·脉要精微论》）

（8）"阳复化（歌），草乃长、乃化、乃成，民乃舒（鱼）。"（《素问·六元正纪大论》）

（9）"故治病者，必明六化分治，五味五色所生，五藏所宜（歌），乃可以言盈虚病生之绪（鱼）也。"（《素问·至真要大论》）

（10）"高者抑之，下者举（鱼）之，有馀折之，不足补（鱼）之，佐以所利，和以所宜（歌）。"（《素问·至真要大论》）

（11）"病所远而中道气味乏者，食而过（歌）之，无越其制度（鱼）也。"（《素问·至真要大论》）

（12）"不适贫富贵贱之居（鱼），坐之薄厚（鱼），形之寒温，不适饮食之宜（歌），不别人之勇怯（鱼）。"（《素问·征四失论》）

与歌部相押的鱼部字可分为三组：姥、暮合口一等字——补、度、固；鱼、语、御开口三等字——居、怯、舒、序、举、绪、处；马韵开口字——舍（三等字）、夏（二等字）。

在先秦时期，歌、鱼两部的区别很严格，正如段玉裁所说："古韵第十七部（歌）古独用无异辞，汉以后多以鱼、虞之字韵入于歌、戈。郑氏以鱼、虞、歌、麻合为一部，乃汉魏之韵，非《三百篇》之韵也。"从以上例子中也可以看出，汉代韵宽，押韵不严格。

（六）明、行、风三字的韵部转变

"明""行"在先秦古音里，在《诗经》《楚辞》和先秦诸子的书里，都与阳部字相押。东汉时期，"明"字已转入耕部，"行"字也转入耕部。这是东汉音与西汉音的一个很大的不同之处。

对于这两个字读音和韵部的考证，早已引起音韵学家的注意。顾炎武《唐韵正》说，"明"今音武兵切（míng），古音谟郎反（miáng）。如果读为谟郎反，"明"就属于阳部字；如果读为武兵切，它就属于耕部字。顾炎武对于"明"字的读音与所属韵部的演变，进行了考证。他列举了《素问·四气调神大论》，《六韬·奇兵》，王褒《四子讲德论》，班婕妤《自悼赋》，班固《汉书叙传》《西都赋》《北征颂》《泗水亭碑铭》，傅毅《北海王诔》，崔骃《大理箴》，崔瑗《尚书箴》，张衡《东京赋》，王逸《九思》，王延寿《鲁灵光殿赋》，蔡琰《胡笳十八拍》等文章中的材料，其中"明"字都与耕部字相押。他认为，"明"字在汉代的许多诗文中已由阳韵转入耕韵。江永《古韵标准·平声第八部》"明"字下，列"本证"十三条，列"旁证"三条，证明"明"字在先秦时期读为谟郎反，后来读为武兵切。

罗常培、周祖谟《汉魏晋南北朝韵部演变研究》对"明""行"也进行了详细考证，指出："（西汉时期）惟有庚韵一类字，像京、明、行、兄等字，偶尔和耕部字押韵。到了东汉，这一类字大半都转入耕部，惟有行字或跟本部叶，或跟耕部叶，没有一定的属类，只可两部兼收。这种转变，正是东汉音和西汉音不同的一点。"

下面对"明""行""风"三字的押韵情况做一考察。

1. 明

在《黄帝内经》里，"明"字分属于两个韵部，部分"明"字仍属于阳部，念 miáng，与阳部字相押，部分"明"字已转到耕部，读为 míng。

（1）显示"明"字属于阳部字，与阳部字相押的例子如下。

1）"故圣人传精神，服天气，而通神明（阳）。失之则内闭九窍，外壅肌肉，卫气散解，此谓自伤（阳）。"（《素问·生气通天论》）

2）"阳气者，若天与日，失其所则折寿而不彰（阳），故天运当以日光明（阳）。"（《素问·生气通天论》）

3）"天不足西北，故西北方阴也，而人右耳目不如左明（阳）也。地不满东南，故东南方阳（阳）也，而人左手足不如右强（阳）也。"（《素问·阴阳应象大论》）

4）"五气入鼻，藏于心肺，上使五色修明（阳），音声能彰（阳）。"（《素问·六节藏象论》）

5）"夫精明（阳）者，所以视万物，别白黑，审短长（阳）。"（《素问·脉要精微论》）

6）"是故声合五音，色合五行（阳），脉合阴阳（阳）。"（《素问·脉要精微论》）

7)"别而未能明（阳），明而未能彰（阳），足以治群僚，不足治侯王（阳）。愿得受树天之度，四时阴阳（阳）合之，别星辰与日月光（阳），以彰经术，后世益明（阳），上通神农，著至教，拟于二皇（阳）。"（《素问·著至教论》）

8)"夫三阳天为业，上下无常（阳），合而病至，偏害阴阳（阳）。"（《素问·著至教论》）

9)"且以知天下，何以别阴阳（阳），应四时，合之五行（阳）。"（《素问·著至教论》）

10)"诊病不审，是谓失常（阳）。谨守此治，与经相明（阳），《上经》《下经》，《揆度》《阴阳》（阳），《奇恒》《五中》，决以明堂（阳），审于终始，可以横行（阳）。"（《素问·疏五过论》）

11)"脉动无常（阳），散阴颇阳（阳）。脉脱不具，诊无常行（阳）。诊必上下，度民君卿（阳）。受师不卒，使术不明（阳）。不察逆从，是为妄行（阳）。持雌失雄，弃阴附阳（阳）。不知并合，诊故不明（阳）。传之后世，反论自章（阳）。"（《素问·方盛衰论》）

12)"是以诊有大方（阳），坐起有常（阳），出入有行（阳），以转神明（阳）。"（《素问·方盛衰论》）

13)"补阴写阳（阳），音气益彰（阳），耳目聪明（阳），反此者，血气不行（阳）。"（《灵枢·终始》）

14)"五音不彰（阳），五色不明（阳），五藏波荡（阳）。"（《灵枢·外揣》）

15)"余愿得而明（阳）之，金柜藏（阳）之，不敢扬（阳）之。"（《灵枢·阴阳二十五人》）

16)"白眼、赤脉法于阳（阳）也。故阴阳合抟而精明（阳）也。"（《灵枢·大惑论》）

（2）下面的一些例子显示"明"字应该读为 míng，已转到耕韵了。这是东汉时期用韵的特点。

1)"秋三月，此谓容平（耕），天气以急，地气以明（耕），早卧早起，与鸡俱兴，使志安宁（耕），以缓秋刑（耕），收敛神气，使秋气平（耕），无外其志，使肺气清（耕）。"（《素问·四气调神大论》）

2)"收气不行（耕），长气独明（耕），雨水霜寒，上应辰星（耕）。"（《素问·气交变大论》）按，"星"为耕部字，"行"由阳部转到耕部。

3)"天气洁，地气明（耕），阳气随，阴治化，燥行其政（耕），物以司

成（耕）。"（《素问·五常政大论》）

4）"太阳司天，寒气下临，心气上从，而火用丹起，金乃眚（耕）；寒清时举，胜则水冰，火气高明（耕）。"（《素问·五常政大论》）

5）"凡此阳明司天之政（耕），气化运行后天，天气急，地气明（耕），阳专其令（耕），炎暑大行（耕）。"（《素问·六元正纪大论》）。

6）"金郁之发，天洁地明（耕），风清气切，大凉乃举，草树浮烟，燥气以行（耕），霜雾数起，杀气来至，草木苍干，金乃有声（耕）。"（《素问·六元正纪大论》）

7）"足太阴之正（耕），上至髀，合于阳明（耕），与别俱行（耕）。"（《灵枢·经别》）

8）"夫日月之明（耕），不失其影（耕）；水镜之察，不失其形（耕）；鼓响之应，不后其声（耕）。"（《灵枢·外揣》）

2. 行

顾炎武《唐韵正》说："行，古音杭。"行，今音户庚切（xíng）。行，读如"杭"，则属于古韵阳部；读为 xíng，则由阳部转为耕部。东汉时期大致已完成了这个转变。顾炎武说："按，行字，汉以上唯《淮南子·说林训》'兔丝无根而生，蛇无足而行，鱼无耳而听，蝉无口而鸣'入后人清青韵。后汉则曹昭《东征赋》'维永初之有七兮，余随子兮东征，时孟春之吉日兮，撰良辰而将行'，其始变也。"江永《古韵标准·平声第八部》说，"行"字古音皆为户郎切（háng），"后世始入庚韵"。这里说的"后世"，包括汉代在内。

在《黄帝内经》里，"行"字分属两个韵部：一为阳部，一为耕部。

（1）"行"字属于阳部的例子。

1）"天有四时五行（阳），以生长收藏（阳）。"（《素问·阴阳应象大论》）

2）"上应天光星辰历纪，下副四时五行（阳），贵贱更立，冬阴夏阳（阳）。"（《素问·三部九候论》）

3）"肌肉愤膜而有疡（阳），卫气有所凝而不行（阳）。"（《素问·风论》）

4）"阳络之色变无常（阳），随四时而行（阳）也。"（《素问·经络论》）

5）"知标本者，万举万当（阳），不知标本，是谓妄行（阳）。"（《素问·标本病传论》）

6）"且以知天下，何以别阴阳（阳），应四时，合之五行（阳）。"（《素问·著至教论》）

7）"夫二火不胜三水，是以脉乱而无常（阳）也。四支解墯，此脾精之不行（阳）也。喘咳者，是水气并阳明（阳）也。血泄者，脉急血无所行（阳）也。"（《素问·示从容论》）

8）"暴怒伤阴，暴喜伤阳（阳），厥气上行（阳）。"（《素问·疏五过论》）

9）"外为柔弱，乱至失常（阳），病不能移，则医事不行（阳）。"（《素问·疏五过论》）

10）"脉动无常（阳），散阴颇阳（阳）。脉脱不具，诊无常行（阳）。诊必上下，度民君卿（阳）。受师不卒，使术不明（阳）。不察逆从，是为妄行（阳）。"（《素问·方盛衰论》）

11）"是以诊有大方（阳），坐起有堂（阳），出入有行（阳），以转神明（阳）。"（《素问·方盛衰论》）

12）"刺诸热者，如以手探汤（阳）；刺寒清者，如人不欲行（阳）。"（《灵枢·九针十二原》）

13）"中外皆伤（阳），故气逆而上行（阳）。"（《灵枢·邪气脏腑病形》）

14）"缓甚为狂笑，微缓为伏梁（阳）在心下，上下行（阳）。"（《灵枢·邪气脏腑病形》）

15）"营之生病（阳）也，寒热少气，血上下行（阳）。"（《灵枢·寿夭刚柔》）按，"病"属阳部。

16）"补阴写阳（阳），音气益彰（阳），耳目聪明（阳），反此者，血气不行（阳）。"（《灵枢·终结》）

17）"余闻先师，有所心藏（阳），弗著于方（阳）。余愿闻而藏（阳）之，则而行（阳）之。"（《灵枢·师传》）

18）"清气在阴，浊气在阳（阳），营气顺脉，卫气逆行（阳）。"（《灵枢·五乱》）

19）"此天地之阴阳（阳）也，非四时五行之以次行（阳）也。"（《灵枢·阴阳系日月》）

20）"诸方者，众人之方（阳）也，非一人之所尽行（阳）也。"（《灵枢·病传》）

21）"是故血和则经脉流行（阳），营复阴阳（阳），筋骨劲强（阳）。"（《灵枢·本脏》）。

22）"凡刺之理，经脉为始，营其所行（阳），知其度量（阳）。"（《灵枢·禁服》）

23) "营卫之行（阳），不失其常（阳），呼吸微徐，气以度行（阳）。"（《灵枢·天年》）

24) "阳气滑盛而扬（阳），故神动而气先行（阳）。"（《灵枢·行针》）

25) "何道之塞，何气出行（阳），使音不彰（阳）？愿闻其方（阳）。"（《灵枢·忧恚无言》）

26) "离而入阴，别而入阳（阳），此何道而从行（阳）？愿尽闻其方（阳）。"（《灵枢·邪客》）

27) "言阴与阳（阳），合于五行（阳），五藏六府，亦有所藏（阳），四时八风，尽有阴阳（阳），各得其位，合于明堂（阳）。"（《灵枢·官能》）

28) "寒入于中，推而行（阳）之，经陷下者，火则当（阳）之。"（《灵枢·官能》）

29) "各得其能，方乃可行（阳），其名乃彰（阳）。"（《灵枢·官能》）

30) "腠理开，毫毛摇，气往来行（阳），则为痒（阳）。"（《灵枢·刺节真邪》）

31) "风从东南方行（阳），春有死亡（阳）。"（《灵枢·岁露论》）

32) "已食若饮汤（阳），卫气留久于阴而不行（阳）。"（《灵枢·大惑论》）

33) "阴阳已张（阳），因息乃行（阳）。"（《灵枢·痈疽》）

以上的"行"字都读为 háng，属于阳部韵。在先秦两汉时期，"五行"之"行"也读为 háng，观上举诸例可知。然而在《素问》一些篇章中，"五行"之"行"又读为 xíng。

（2）在《黄帝内经》里，有不少读为 xíng 的"行"字，且在《素问》"七篇大论"中尤多，这是很值得深思的一个问题。下面诸例的"行"字，已转入耕部，应该念 xíng。

1) "月始生（耕），则血气始精（耕），卫气始行（耕）。"（《素问·八正神明论》）

2) "因不知合之四时五行（耕），因加相胜，释邪攻正（耕），绝人长命（耕）。"（《素问·离合真邪论》）

3) "腹中鸣（耕），身重难以行（耕）。"（《素问·评热病论》）

4) "义无邪下者，欲端以正（耕）也。必正其神者，欲瞻病人目，制其神，令气易行（耕）也。"（《素问·针解》）

5) "收气不行（耕），长气独明（耕），雨水霜寒，上应辰星（耕）。"（《素问·气交变大论》）

6）"岁木不及，燥乃大行（耕），生气失应，草木晚荣（耕）。"（《素问·气交变大论》）

7）"岁火不及，寒乃大行（耕），长政不用（耕），物荣而下，凝惨而甚，则阳气不化，乃折荣美，上应辰星（耕）。"（《素问·气交变大论》）

8）"岁土不及，风乃大行（耕），化气不令（耕），草木茂荣（耕），飘扬而甚，秀而不实，上应岁星（耕）。"（《素问·气交变大论》）

9）"岁金不及，炎火乃行（耕），生气乃用（耕），长气专胜，庶物以茂，燥烁以行（耕），上应荧惑星（耕）。"（《素问·气交变大论》）

10）"岁水不及，湿乃大行（耕），长气反用（耕），其化乃速，暑雨数至，上应镇星（耕）。"（《素问·气交变大论》）

11）"敷和之纪，木德周行（耕），阳舒阴布，五化宣平（耕）。"（《素问·五常政大论》）

12）"白起金用，草木眚（耕），喘呕寒热，嚏鼽衄鼻窒，大暑流行（耕）。"（《素问·五常政大论》）

13）"治温以清（耕），冷而行（耕）之。"（《素问·五常政大论》）

14）"天气急，地气明（耕），阳专其令（耕），炎暑大行（耕）。"（《素问·六元正纪大论》）

15）"五之气，春令反行（耕），草乃生荣（耕）。"（《素问·六元正纪大论》）

16）"草树浮烟，燥气以行（耕），霜雾数起，杀气来至，草木苍干，金乃有声（耕）。"（《素问·六元正纪大论》）

17）"咳喘有声（耕），大雨时行（耕）。"（《素问·至真要大论》）

18）"以所利而行（耕）之，调其气使其平（耕）也。"（《素问·至真要大论》）

19）"逸者行（耕）之，惊者平（耕）之。"（《素问·至真要大论》）

在先秦时期，"明"字还没有出现 míng 的读音，一律念 miáng。"行"字在先秦时期，都念成 háng，到了两汉时期，出现了另一个读音 xíng，同时还保留着 háng 的读音。东汉时期，"明"字则完全转到耕部念 míng，"行"字以读 xíng 为主。从上述分析和例证观察，《灵枢》《素问》是汉代作品，殆无疑义；而"七篇大论"当是东汉时期作品。

3. 风

具有判断作品时代作用的还有一个"风"字，在先秦时期的诗文里，

"风"字收尾音是［-m］，属于侵韵字，所以，它一律与侵韵字相押，因为侵韵字的收尾音都是［-m］。例如，《诗经·绿衣》："绦兮绤兮，凄其以风，我思古人，实获我心。"《诗经·邶风·谷风》："习习谷风，以阴以雨，黾勉同心。"《管子·版法》："兼爱无遗，是谓君心，必先顺教，万民乡风，且暮利之，众乃胜任。"《孙子·军争》："故其疾如风，其徐如林。"到了汉代，有的作家仍然使"风"字与侵部字相押，与《诗经》《楚辞》和先秦诸子的用韵保持一致，但也有些诗文却让"风"字与蒸部字、东部字，甚至阳部字、耕部字相押。从语音上看，"风"字的收尾音［-m］已变为［-ng］，因此才能与蒸、东部字相押，与阳、耕部字相押。这种现象，先秦时期是没有的。这是汉代诗文用韵的特点。比如，扬雄《甘泉赋》里的"风"字与乘、澄、兢相押，乘、澄属于蒸部字，扬雄《尚书箴》里的"风"与聪、恭相押，聪、恭属于东部字。扬雄是西汉时期蜀地人，如果说"风"字的收尾音［-m］变为［-ng］是方音的表现，那么，为什么东汉时期作家杜笃、冯衍、傅毅、班固、马融的作品中"风"字也与东、冬、蒸三部字相押，但与侵部字相押的很少呢？班固是陕西扶风安陵人，傅毅、马融是扶风茂陵人，冯衍、杜笃是京兆杜陵人，这些地方的方音与蜀郡不同。如班固《东都赋》中的"风"字与雍、征、躬、陵押韵；马融《长笛赋》中的"风"字与工、钟、容、隆、降、兴、重、同、终押韵；傅毅《窦将军北征赋》中的"风"字与锋、降押韵；杜笃《论都赋》中的"风"字与京、陵、隆押韵；冯衍《显志赋》中的"风"字与罔、纮、崩押韵。（详见罗常培、周祖谟《汉魏晋南北朝韵部演变研究》）

在汉代作品里，有的作品仍然以"风"字与侵部字押韵，也就是说，"风"字仍属于侵部字，例如《淮南子》就是如此。比如《淮南子·说林训》"有山无林，有谷无风，有石无金"中"林""风""金"都是侵部字。刘熙《释名》解释"风"字说："风，兖豫司冀横口合唇言之。风，氾也，其气博氾而动物也。青徐言风，踧口开唇推气言之。风，放也，气放散也。"这段话说明"风"字在汉代曾通行两种读音。我们推想，"风"字读为 fēng，可能始见于汉代一些方言之中，后来有些文人按方言写作，把收［-m］尾的"风"字读成［-ng］尾，这种情形越来越有影响，致使许多作家也这样用韵。当然，更为主要的原因是，在汉代，"风"字确实出现了由侵部转入冬部的事实，否则也绝不会有那么多作家都使"风"字与收［-ng］尾的字相押。

下面，我们对《黄帝内经》中的"风"字入韵情况进行分析。

（1）《灵枢》中"风"字入韵情况。

1）"知其邪正（耕）者，知论虚邪与正邪之风也。"（《灵枢·小针解》）

2）"若鼻息肉不通（东），缓甚为多汗，微缓为痿痿偏风。"（《灵枢·邪气脏腑病形》）

3）"气盛有馀，则肩背痛（东），风寒，汗出中风。"（《灵枢·经脉》）

4）"夫天之生风者，非以私百姓（耕）也。"（《灵枢·五变》）

5）"常候阙中（冬），薄泽为风。"（《灵枢·五色》）

6）"黄赤为风，青黑为痛（东），白为寒，黄而膏润为脓（东）。"（《灵枢·五色》）

7）"凡此四时之风者，其所病各不同形（耕）。"（《灵枢·论勇》）

8）"万民懈惰而皆中于虚风，故万民多病（阳）。"（《灵枢·岁露论》）

9）"正月朔，天和温不风，籴贱，民不病（阳）；天寒而风，籴贵，民多病（阳）。"（《灵枢·岁露论》）

10）"二月丑不风，民多心腹病（阳）。"（《灵枢·岁露论》）

（2）《素问》中"风"字入韵情况。

1）"八风发邪，以为经风，触五藏（阳），邪气发病（阳）。"（《素问·金匮真言论》）

2）"其民陵居而多风，水土刚强（阳）。"（《素问·异法方宜论》）

3）"秋不死，持于冬（冬），起于春，禁当风。"（《素问·脏气法时论》）

4）"肾病者，腹大胫肿（东），喘咳身重（东），寝汗出，憎风，虚则胸中痛（东）。"（《素问·脏气法时论》）

5）"风之伤人也，或为寒热，或为热中（冬），或为寒中（冬），或为疠风，或为偏枯，或为风也，其病各异，其名不同（东）。"（《素问·风论》）

6）"故风者，百病之长（阳）也，至其变化，乃为他病（阳）也。"（《素问·风论》）

7）"肝风之状，多汗恶风，善悲，色微苍（阳）。"（《素问·风论》）

8）"胃风之状，颈多汗恶风，食饮不下，隔塞不通。"（《素问·风论》）

9）"血气未并（耕），五藏安定，肌肉蠕动（东），命曰微风。"（《素问·调经论》）

10）"太阴所至为雷霆骤注、烈风，少阳所至为飘风燔燎、霜凝（蒸）。"（《素问·六元正纪大论》）

11）"便数憎风，厥气上行（耕）。"（《素问·至真要大论》）

从上述诸例可以看出，《黄帝内经》中的"风"字收尾音已由［-m］变为［-ng］。它的韵部也由侵转冬，这也是汉韵的特点。

（七）简短的结论

上面从音韵角度做了较为充分的研究。这里再做一个简单扼要的小结。

第一，两汉时期的音韵仍然属于上古音、中古音、今音这三个大的历史阶段中的上古音系统，但是汉代的音韵已与先秦古音有一些不同。如鱼、侯两部在先秦时期是分用划然的，而在汉代作品如《易林》《淮南子》里，鱼、侯两部已经合用。《黄帝内经》里鱼、侯两部合用的例子在七十例以上，这绝不是偶然的鱼、侯通押，而是两部合用的表现，体现出来的是汉代音韵的特点。

第二，江永《古韵标准》真、文没有分为两部，不符合先秦古音的实际情况，但符合两汉时期用韵情况。《黄帝内经》真、文合用的数量，超过真、文分用的数量，这也是汉代音韵的特点。

第三，《黄帝内经》里脂部与微部的押韵字很少，关于它们的分合，不能做出详细说明。

第四，质部是真部的入声，物部是文部的入声，质部和物部的收尾音都是［-t］，它们的读音很相近。在《黄帝内经》里，既有质部和物部各自和本部字相押的例证，又有一些质、物合用的例证。特别应该指出的是，其中还有大量质、物两部与月部合用的例子，这说明在汉代质、物两部已经合为一个韵部。这也是汉韵的特点。

第五，《黄帝内经》里的鱼、歌合韵，也确切无疑地是汉韵的特征。《黄帝内经》里与歌部字相押的鱼部字已不限于鱼部的麻韵字，而是鱼、语、御、模、姥、暮中的字都可以与歌部字相押，这是先秦时期不存在的现象。

第六，"明"字在西汉时期已有与耕部字相押的情形，但还不多，到东汉时期已经转入耕部。《黄帝内经》中的"明"字与耕部字相押，主要出现在"七篇大论"中，这说明"七篇大论"当是东汉时期作品。"行"（háng）字在汉代出现了 xíng 的读音，即由阳部转入耕部。《灵枢》《素问》中的许多"行"字都与耕部字相押，说明《黄帝内经》是汉代作品。"风"字原属侵部，在汉代有的作品中已与冬、蒸、阳、东、耕部字相押。《黄帝内经》中的"风"字已具［-ng］尾，可证《黄帝内经》为汉代作品。

总之，从音韵方面分析，《黄帝内经》不少篇章成于汉代，"七篇大论"

更晚些，当成于东汉时期。

三、音韵与校勘

校勘是一门专门学问，它要求校勘者具有多方面的知识。音韵学是校勘学家进行古籍校勘工作常用的手段之一。这个方法运用得当，常常会收到很好的校勘效果。清代王念孙在校勘《淮南子》时，灵活地运用古韵知识，校出该书许多错误。他在《读淮南子杂志书后》中说："若夫入韵之字，若有讹脱，或经妄改，则其韵遂亡。"西汉时期淮南王刘安所撰《淮南鸿烈》（通称《淮南子》），在散文中穿插大量有韵的句子，由于辗转传抄，有不少脱讹，还有不少抄写人妄加改动的错误，于是把本来押韵的文章改成了不押韵。王念孙总结了十八种失韵致误的情况，每种之下都附有丰富例证。

这十八种就古韵以校古书的方法，对我们校勘《黄帝内经》是很有启发的。这十八种方法是（举例从略）：①有因字误而失其韵者；②有因脱字而失其韵者；③有因字倒而失其韵者；④有因句倒而失其韵者；⑤有句倒而又移注文者；⑥有错简而失其韵者；⑦有改字而失其韵者；⑧有改字以合韵，而实非韵者；⑨有改字以合韵，而反失其韵者；⑩有改字而失其韵，又改注文者；⑪有改字而失其韵，又删注文者；⑫有加字而失其韵者；⑬有句读误而又加字，以失其韵者；⑭有既误且脱，而失其韵者；⑮有既误而又加字，以失其韵者；⑯有既误且改，而失其韵者；⑰有既误而又加字，以失其韵者；⑱有既脱而又加字，以失其韵者。

王念孙指出，以上数条只是"略举其端以见例，其馀则遽数之，不能终也"，又说："嗟乎，学者读古人书，而不能正其传写之误，又取不误之文而妄改之，岂非古书之大不幸乎！"

下面，我们从《灵枢》《素问》中选取一些例证，说明应用音韵学知识校勘《黄帝内经》的方法及重要意义。

（一）因妄改字或写误字而失其韵者，当据古韵而正之

（1）"上古之人，其知道者，法于阴阳，和于术数，食饮有节，起居有常，不妄作劳，故能形与神俱，而尽终其天年，度百岁乃去。"（《素问·上古天真论》）

宋代林亿校勘云："按，全元起注本云：'饮食有常节，起居有常度，不妄不作。'《太素》同。"又考《道藏》托名唐代孙思邈的《养性延命录》，此

文字作"上古之人，其知道者，法则阴阳，和于术数房中交接之法，饮食有节，起居有度，不妄动作，故能形与神俱，尽终其天年，寿过百岁"。这是一段有韵之文，"数""俱""去"属于鱼、侯合韵。在押韵的句子当中出现"不妄作劳"一句，破坏了押韵的句式，读起来很不和谐。全元起《素问训解》和《黄帝内经太素》均作"不妄不作"，《养性延命录》作"不妄动作"，显然作"作"是正确的，尤其是《养性延命录》所引，更是怡然理顺。古音"作"在铎韵，铎韵是鱼韵的入声，在秦汉时期，平声字和入声字可以相押。因此，有的古音学家，比如段玉裁，就把铎韵中的字全并入鱼韵。据此可以考知，王冰本"不妄作劳"句中有讹字，以作"不妄动作"较妥。作"不妄不作"，虽于韵亦通，但需视"作"字为通"诈"的假借字。"作"与"诈"皆从"乍"声，故"作""诈"可以通假。清代胡澍《素问校义》有考证，现把有关文字引在下面，我们可以从中看到清代学者依古韵从事校勘的方法。

> 林校曰："按，全元起注本云：'饮食有常节，起居有常度，不妄不作。'《太素》同。"澍案，全本、杨本是也。"作"与"诈"同。《月令》："毋或作为淫巧，以荡上心。"郑注曰："今《月令》'作为'为'诈伪'。"《荀子·大略篇》曰："蓝苴路作，似知而非。""作"亦"诈"字。"法于阴阳，和于术数"，相对为文。"饮食有常节，起居有常度"，相对为文。"不妄"与"不作"相对为文。《征四失论》曰："饮食之失节，起居之过度。"又曰："妄言作名。"亦以"节""度""妄""作"对文。"作"古读若"胙"，上与"者""数""度"为韵，下与"俱""去"为韵。王氏改"饮食有常节，起居有常度"为"饮食有节，起居有常"，则句法虚实不对。改"不妄不作"为"不妄作劳"，是误读"作"为"作为"之"作"杨上善《太素》注误同，而以"作劳"连文，殊不成义，既乖经旨，又昧古人属词之法，且使有韵之文不能谐读，一举而三失，随之甚矣。古书之不可轻改也。

按，胡澍说颇可参。

（2）"使志若伏若匿，若有私意，若已有得。"（《素问·四气调神大论》）

涵芬楼影印明代《正统道藏》本、明成化十年熊氏种德堂本"匿"字误作"匪"。原文"伏""匿""意""得"都在古韵职部，属于同部相押。"匪"在古韵微部，与职部相隔甚远，两部不能相押，因此《正统道藏》本、熊氏种德堂本之"匪"是误字。王冰在《素问·生气通天论》"神气乃浮"

下引《素问·四气调神大论》这段文字，亦作"若伏若匿"，尤可见"匪"为讹字无疑。今通行本《素问》，皆不作"匪"。日本丹波元简《素问识》亦曾依韵校勘此句："简按，'匿'得押韵。"

（3）"神有徐则笑不休，神不足则悲。"（《素问·调经论》）

王冰注："悲，一为忧，误也。"可知原文作"神不足则忧"，王冰改为"悲"。林亿云："按，《甲乙经》及《太素》并全元起注本并作'忧'。"按，"休""忧"古韵皆在幽部，"悲"在微部，微部与幽部不能相押。王冰改为"悲"字，误。

（4）"视深渊尚可测，迎浮云莫知其际。"（《素问·疏五过论》）

考此二句又见《素问·六微旨大论》，仅将"际"字写作"极"字。哪一个字是正确的呢？考察这段文字的下几句话，更有助于对"际""极"两字的取舍。在"迎浮云莫知其际"下，《素问·疏五过论》有下面几句话："圣人之术，为万民式，论裁志意，必有法则，循经守数，按循医事，为万民副，故事有五过四德，汝知之乎？"在这一大段里，"测""式""意""则""事""副""德""之"等字，属于古韵之部（"事""之"为之部字）和之部的入声职部（"测""式""意""则""副""德"为职部字），之部和职部属于平入相押，韵律是和谐的。根据押韵的格式，"迎浮云莫知其际"一句应该与上句"视深渊尚可测"押韵，但是，在汉代"际"字属于月部，根本不能与"测""式""意"等字相押，因而完全可以肯定，"际"字是在抄写过程中出现的讹字，依照《素问·六微旨大论》改为"极"就对了。"极"亦在古韵职部。

（5）"谬言为道，更名自功。"（《素问·征四失论》）

林亿"新校正"指出："《太素》'功'作'巧'。"按，当依《黄帝内经太素》作"巧"，"道"与"巧"皆属古韵幽部，若作"功"，则于韵不协。

（6）"甚饥则梦取，甚饱则梦予。"（《灵枢·淫邪发梦》）

《诸病源候论·虚劳喜梦候》把"取"字改成"卧"，"予"字改作"行"，均误。考《备急千金要方》卷一第四亦引此两句，仅"予"字作"与"，但仍与"取"押韵。《灵枢·淫邪发梦》此两句属侯韵（"取""予"都是侯部字）字相押，《诸病源候论》所改是错误的。

（7）"志意和则精神专直，魂魄不散，悔怒不至。"（《黄帝内经太素·五脏命分》）

此三句亦见于《灵枢·本脏》，惟"至"作"起"。按，作"起"字是。

“直”与“起”古韵相押，皆在之部，作“至”则于韵不谐。

(8)“少阳之人，諟谛好自贵，有小小官，则高自宜。”(《灵枢·通天》)

按，“有小小官，则高自宜”，《针灸甲乙经》卷一第十六“宜”作“宣”，与“官”押韵，两字皆在元部，当依《针灸甲乙经》改作“宣”。

（二）因字倒而失韵者，当据古韵以改之

(1)“水火者，阴阳之征兆也，阴阳者，万物之能始也。”(《素问·阴阳应象大论》)

王冰在“阴阳之征兆也”下注云：“观水火之气，则阴阳之征兆可明矣。”可知王冰所据之本已作“征兆”。考上述几句，乃押韵之文，即“征”与“始”相押，两字皆在古韵之部，若作“征兆”则不能相押。人们习惯“征兆”一词，对“兆征”则颇感生疏，所以根据语言习惯把“兆征”改为“征兆”，使本来押韵的句子不押韵了。

在古代，为了押韵的需要，有时要把一个双音词或词组的顺序调换一下。比如《诗经·葛覃》：“葛之覃兮，施于中谷。”《毛诗故训传》：“中谷，谷中也。”孔颖达疏：“中谷，谷中也，倒其言者，古人之语皆然，诗文多此类也。”清代江有诰在《先秦韵读》中认为“征兆”乃后人因不明古韵而误倒，予以改正。胡澍《素问校义》对此有一段很好的说明：

> “天地者，万物之上下也；阴阳者，血气之男女也；左右者，阴阳之道路也；水火者，阴阳之征兆也；阴阳者，万物之能始也。”澍案，“阴阳之征兆也”，本作“阴阳之兆征也”。上三句，“下”“女”“路”为韵。“下”古读若户。……不烦枚举也。下二句，“征”“始”为韵，“征”读如宫商角徵羽之徵。文十年《左传》……一音张里反。《洪范》“念用庶征”与“疑”为韵。《逸周·月篇》“灾咎之征”从《太平御览·时序部十三》所引与“负”“妇”为韵。“负”古读若丕。……与子韵。是其证。蒸、之二部古或相通。……《司马相如传》：“葴橙若荪。”《汉书》“橙”作“持”。今作“征兆”者，后人狃于习见，蔽所希闻而臆改之，而不知其与韵不合也。凡古文之倒文协韵者，多经后人改易，而失其读。

(2)“治之要极，无失色脉，用之不惑，治之大则。逆从倒行，标本不得，亡神失国。”(《素问·移精变气论》)

本段的“极”“惑”“则”“得”“国”都属于古韵职部。“脉”有 mò 的读音，似乎能与"则""惑"等字押韵，但在古音里，"脉"字属于入声锡韵，根本不能与上述诸字相押。"色"字古属职部，原文作"无失脉色"，这样才能与这段押韵的文字谐调。考《黄帝内经太素·色脉诊》正作"无失脉色"。这种情况正如王念孙所说，倒字以求其韵，而其实非韵。对于这种情况，只有掌握古韵知识，才能发现问题所在，据古韵以校改之。

（3）"春日浮，如鱼之游在波；夏日在肤，泛泛乎万物有馀；秋日下肤，蛰虫将去；冬日在骨，蛰虫周密，君子居室。"（《素问·脉要精微论》）

"肤"与"鱼""去"相押，均在古韵鱼部。"密"与"室"相押，两字属于古韵质部。无疑，"春日浮，如鱼之游在波"也应该押韵才是，但"浮"属于幽部，"波"属于歌部，两部不能构成合韵，可见"春日浮，如鱼之游在波"的语序必有毛病，而作"如鱼在波之游"，"游"亦属于幽部，可与上句押韵，则春夏秋冬四时脉象的句子也全都成为押韵之文，如此方符合古人属文之法。如果作"如鱼之游在波"，这一大段的文采和诗意就全被破坏了。

（4）"凡刺之真，必先治神，五藏已定，九候已备，后乃存针，众脉不见，众凶弗闻。"（《素问·宝命全形论》）

按，"后乃存针"当作"后乃针存"。"存"在古韵文部，与"真""神""闻"相押。"针"在古韵侵部，在上古音系里，收尾音是［-m］，不能与"神""真""闻"押韵。因此，"存针"当据古韵改为"针存"。

（5）"不知所苦，两跷之下，男阴女阳，良工所禁。"（《灵枢·官能》）

《针灸甲乙经》卷五第四、《黄帝内经太素》卷十九《知官能》皆作"男阳女阴"，当此据改。若作"男阴女阳"，不惟于理不通，且于韵不谐。古音"阴"与"禁"皆属于侵部。

（6）"还而刺之，毋过三行，察其沉浮，以为深浅。"（《灵枢·上膈》）

当作"浮沉""浅深"，"沉"与"深"均在侵部，二字相押；传抄者习见"沉浮"，故颠倒。《针灸甲乙经》卷十一第八正作"察其浮沉，以为浅深"。

（7）"六府化谷，津液布扬，各如其常，故能长久。"（《灵枢·天年》）

按，当作"故能久长"，以与"扬""常"押韵，三个韵脚字均在阳部。

（8）"言实与虚，若有若无，察后与先，若存若亡。"（《灵枢·九针十二原》）

按，"虚"与"无"都是古韵鱼部字，二字押韵。后两句亦当相押。作"若亡若存"则与"察后与先"押韵。"存"与"先"皆在古韵文部。

（9）"黄帝问于岐伯曰：五藏之所生，变化之病形何如？"（《灵枢·邪气

脏腑病形》）

按，"生"似当作"主"，与"如"为鱼、侯合韵。作"主"字，与下文所言主病者相吻合。

（10）"言实与虚者，寒温气多少也，若无若有者，疾不可知也。"（《素问·针解》）

按，此句系隔句韵。第一句与第三句相押，当作"若有若无者"，则"虚"与"无"相押。《素问·针解》多为解释《灵枢·九针十二原》之语，《灵枢·九针十二原》正作"若有若无"，故知《素问·针解》此句乃误倒。

（三）因字脱而失韵者，当据古韵补正之

"浑浑革至如涌泉，病进而色弊，绵绵其去如弦绝，死。"（《素问·脉要精微论》）

林亿"新校正"："按，《甲乙经》及《脉经》作'浑浑革革，至如涌泉，病进而危，弊弊绰绰，其去如弦绝者死。'"按，《素问》此段文字有夺字，几乎不能成文。先从训诂上说，"革"非皮革之革，当读为"急"，表急促之意。张介宾注："革至，如皮革之坚硬也。"张志聪注："革至者，迥异于平常也。"高世栻注："革至如涌泉，应指杂沓之意"。汪机注："愚谓此则溢脉类也。"按，诸注皆误。"革"字除有皮革、改革之意外，在古代又读为"急"。《礼记·檀弓上》："夫子之病革矣，不可以变。"郑玄注："革，急也。"陆德明《经典释文》："革，纪力反。并又音极。"《尔雅·释天》："错革鸟曰旟。"宋代邢昺注："孙炎云：'错，置也。革，急也，画急疾之鸟于旟也。'"《尔雅·释天》中"革鸟"之"革"，也读为"急"。《素问·脉要精微论》"浑浑革至如涌泉"有脱文，当依《脉经》《备急千金要方》作"浑浑革革"。"浑浑"形容脉来洪大，"革革"（急急）形容脉来疾急。脉象洪大而疾急，奔涌之泉的水势也是疾急而洪大的，所以脉象"至如涌泉"。"病进而色弊"一句亦有夺讹。"色"当据《脉经》卷一第十三改作"危"，指洪大疾急的脉象表示病情有了发展、比较危急。"弊"字下脱一"弊"字，"绵绵其去如弦绝"之"绵绵"两字与"弊弊"两字构成"弊弊绵绵"四字句，与"至如涌泉"押韵。《脉经》"弊弊绰绰"的"绰绰"是讹字，当作"绵绵"。《素问·方盛衰论》王冰注："绵绵，动息微也。"经过这样的考证校勘，并结合古韵进行分析，可知《素问·脉要精微论》的这段文字当作"浑浑革革，至如涌泉，病进而危，弊弊绵绵，其去如弦绝者，死"。

（四）因句读误而失韵者，当据古韵正其句读

"余念其痛，心为之乱惑反甚，其病不可更代，百姓闻之，以为残贼。"
（《素问·宝命全形论》）

以上句读见 1963 年人民卫生出版社出版的《黄帝内经素问》。高世栻把"心"字上属，读成"余念其痛心"，更加荒谬。这是一段使用两个韵脚的文字，"痛"与"病"隔句相押，属于东、阳合韵（"痛"属冬韵，"病"属阳韵）。"惑""代""贼"属古韵职部，三字同部相押。据此，上一段文字的句读当为"余念其痛，心为之乱惑，反甚其病，不可更代，百姓闻之，以为残贼"。

（五）因增字而失韵者当据古韵删去衍文

"凡刺之属，三刺至谷气，邪僻安合，阴阳易居，逆顺相反，沉浮异处。"
（《灵枢·终始》）

"属"与"谷"相押，两字均在古韵屋部；"居"与"处"相押，两字皆在古韵鱼部。这本是一段韵律和谐的文字，在"谷"字后面增加一个"气"字，便破坏了押韵的句式。考《黄帝内经太素》卷二十二《三刺》亦有此文，无"气"字，可证此"气"字系后人传抄误增。

以上从五个方面分析了研究《黄帝内经》音韵对校勘这部著作的重要意义，当然我们还可以多举些例子，再细分几个类型，但仅从上述举例当中，也足以窥见从音韵的角度校勘这部古书的重要性了。

人们知道，《黄帝内经》中存在大量的押韵之句，又知道这部书在流传过程中的复杂历史——《灵枢》《素问》曾被皇甫谧收进《针灸甲乙经》，又被唐初之杨上善编为《黄帝内经太素》，因此，校勘《灵枢》《素问》，必须参考《针灸甲乙经》《黄帝内经太素》。《针灸甲乙经》经传抄而多讹；《黄帝内经太素》南宋时期在国内失传，19 世纪才从日本传回中国，《黄帝内经太素》在日本经多次辗转传抄，讹衍倒夺，不一而足。因此，在对照《针灸甲乙经》《黄帝内经太素》校勘《黄帝内经》时，必须考虑到这些因素。此外，《灵枢》在北宋时期已非全帙，残缺较多，北宋哲宗元祐七年（1092），高丽进献《针经》一部，次年诏命雕版颁行。南宋绍兴二十五年乙亥（1155）史崧又献出一部"家藏《灵枢》九卷"，今天所传之《灵枢》，即史崧进献本。《素问》经王冰重新编次，增加文字，删除复文，又非古本《素问》之旧，如此等等，情况十分复杂。因此，对《黄帝内经》进行校勘，当多参有关之本，

调动一切校勘手段（包括运用古韵学知识），这样才能收到良好的校勘效果。

四、《黄帝内经》的韵例

研究《黄帝内经》的音韵，不能是主观随意的，换句话说，研究《黄帝内经》的音韵，应该研究其韵例，找出《黄帝内经》固有的而不是强加给它的韵例，才能确定哪句入韵，哪句不入韵，才不至于把本来不押韵的句子误说成押韵，或把本来押韵的句子视为无韵。诚如江永在《古韵标准·例言》中所说："古有韵之文，亦未易读，稍不精细，或韵在上而求诸下，韵在下而求诸上，韵在彼而误叶此，或本分而合之，本合而分之，或间句散文而以为韵，或是韵而反不韵，甚则读破句，据误本，杂乡音。其误不在古人而在我。"出现这些错误的原因，主要是没有把握住韵例。

韵例是押韵的条例与规则。韵例的形成，不是主观的、外在的，也就是说，古人写作不是首先确定好韵例再去写有韵之文，而是在写作过程中自然而然就写出了有韵之文。顾炎武指出："古人之文，化工也，自然而合于音，则虽无韵之文，而往往有韵。苟其不然，则虽有韵之文，而时亦不用韵，终不以韵而害意也。"（《日知录·五经中多有用韵》）韵例一旦形成，就对人们的写作起着指导作用。

研究《黄帝内经》的韵例，应从三方面入手。①熟悉《诗经》的韵例，以此作为研究《黄帝内经》韵例的借鉴和参考。《诗经》是我国韵文之祖，它的韵例对后代任何有韵之文都有深远影响。②参考清代音韵学家研究《黄帝内经》音韵的著作，尤其是顾炎武、江永、朱骏声、王念孙、江有诰的著作，从这些著作中，分析他们是如何确定《黄帝内经》韵例的。③仔细阅读《黄帝内经》，借鉴《诗经》的韵例和清人研究成果，从《黄帝内经》的实际出发，确定《黄帝内经》的韵例。这里应该指出，研究《黄帝内经》的合韵，当借鉴王念孙《〈新语〉〈素问〉〈易林〉合韵谱》。

关于《诗经》的韵例，顾炎武、江永曾进行过专门研究。顾炎武在《日知录·古诗用韵之法》中，把《诗经》的韵例分为三大类。他说："古诗用韵之法，大约有三。"

第一类：第一、二、四句用韵，第三句不用韵。他说："首句、次句连用韵，隔第三句，而于第四句用韵者，《关雎》之首章是也。凡汉以下诗，及唐人律诗之首句用韵者源于此。"这里提到的"《关雎》之首章"是指："关关雎鸠，在河之洲，窈窕淑女，君子好逑。"其中第三句不用韵。

第二类：第二、四句用韵，第一、三句不用韵。他说："一起即隔句用韵者，《卷耳》之首章是也。凡汉以下诗，及唐人律诗之首句不用韵者，源于此。"按，这里的"《卷耳》之首章"是指："采采卷耳，不盈顷筐，嗟我怀人，寘彼周行。"

第三类：连句韵。他说："自首至末，句句用韵者……如《卷耳》之二章、三章、四章……凡汉以下诗，若魏文帝《燕歌行》之类源于此。"如《卷耳》第二章："陟彼崔嵬，我马虺隤，我姑酌彼金罍，维以不永怀。"其中"嵬""隤""罍""怀"都互相押韵。《卷耳》第三章："陟彼高冈，我马玄黄，我姑酌彼兕觥，维以不永伤。"其中"冈""黄""觥""伤"四字都押韵。

他认为这三类是最基本的韵例。

当然，《诗经》押韵情况很复杂，还有其他押韵方式，但顾炎武认为其他押韵方式都是从这三种基本韵例中变化而出的。江永《古韵标准·诗韵举例》论述的韵例比顾炎武提出的韵例更详更密，江永对《诗经》韵例的研究又前进一步。江永说："韵本无例，《诗》用韵变动不居，众体不同，则例生焉。不明体例，将有误读韵者。"

江永除继承了顾炎武提出的三个基本韵例外，还增加了"遥韵""叠句韵"等，其中"遥韵"又分为"隔数句遥韵""隔韵遥韵"。江永将韵例划分得比顾炎武细些，因而对《诗经》用韵的状况，分析得也就明了一些。但无论顾炎武还是江永，他们对《诗经》韵例的分析都还是粗疏的，个别的地方还有错误。

在当代，对《诗经》韵例分析得最为精密的著作，当推王力先生的《诗经韵读》。在这部著作里，他用了很长的篇幅写了《诗经》的韵例。王力指出："韵例的研究很重要，只有了解了《诗经》的韵例，才能更好地了解《诗经》时代的韵部。清初江永在他的《古韵标准》中写了《诗韵举例》，但是当时先秦古韵的研究还在草创阶段，他所讲的韵例难免有缺点和错误，再者他讲得也不够全面。现在我们就韵在句中的位置、韵在章中的位置、韵在篇中的位置、韵式与韵部的互证四个方面，对《诗经》韵例作一个比较全面的叙述。"王力讲的四个方面问题，对研究《诗经》韵例具有开拓之功。其中"韵在句中的位置"和"韵在章中的位置"两个问题，对我们研究《黄帝内经》的韵例启发尤大。

清代学者研究《黄帝内经》音韵，并没有写出关于《黄帝内经》韵例的文章，我们只能从他们的有关文章中，去体会、分析他们是如何确定《黄帝内经》韵例的。江有诰《先秦韵读》关于《黄帝内经》入韵篇章的分析、王念孙的《〈新语〉〈素问〉〈易林〉合韵谱》，对我们分析他们的韵例观点有很大价值。

我们在研究继承前人成果的基础上，对《黄帝内经》虚心涵泳，就可以对其韵例进行研究归纳了。

（一）韵位

所谓韵位，即韵在句中的位置。《黄帝内经》的韵位不外两种：韵脚与虚字脚。

1. 韵脚

《黄帝内经》中的入韵字，也像诗歌中的入韵字一样，一般用在一句的最后一个字上，所以称为韵脚，举例如下。

（1）"诊病不审，是谓失常（阳）。谨守此治，与经相明（阳），《上经》《下经》，《揆度》《阴阳》（阳），《奇恒》《五中》，决以明堂（阳），审于终始，可以横行（阳）。"（《素问·疏五过论》）

（2）"凡刺寒邪日以温（文），徐往徐来致其神（真），门户已闭气不分（文），虚实得调其气存（文）也。"（《灵枢·刺节真邪》）

2. 虚字脚

从《诗经》开始，就有许多句尾虚字可以入韵，但人们觉得不少相同的虚字如"之""兮""也"之类在句末反复出现，还不够雅致，所以，又在虚字的前面再加上一个入韵字，因而也就可以把句尾的虚字不看成入韵字，而把虚字前面的一个字看成韵脚了，通常把这种押韵现象叫作虚字脚。

顾炎武在《音学五书·〈诗〉本音·关雎篇》"参差荇菜，左右流之，窈窕淑女，寤寐求之"下指出："凡《诗》中语助之辞，皆以上文一字为韵，如兮、也、之、只、矣、而、哉、止、思、焉、我、斯、且、忌、猗之类，皆不入韵。"比如《关雎》第二章第二句的"之"和第四句的"之"，本来也可以看成是韵脚，但相同两字反复相押，显得呆板，缺少变化，所以在两个"之"字的前面，各选一个适当的入韵字作为韵脚，也就是说，"流"和"求"成了韵脚字，这种押韵情况称为虚字脚。因为虚字"之"按理说也是韵脚，这样，一句话里等于有两个韵脚，所以又有人把虚字脚称为富韵。

《诗经》的虚字脚种类很多，顾炎武已经指出。《黄帝内经》的虚字脚很单一，主要是"之字脚"，个别之处是"者也脚"等。《灵枢》《素问》中的虚字脚举例如下。

（1）之字脚。

1）"逆而夺（月）之，恶得无虚；追而济（脂）之，恶得无实。迎之随（歌）之，以意和（歌）之。"（《灵枢·九针十二原》）

2）"宛陈则除（鱼）之，邪胜则虚（鱼）之。"（《灵枢·九针十二原》。鱼部字相押）

3）"必持内（物）之，放而出（物）之。"（《灵枢·九针十二原》。物部字相押）

4）"随之随之，意若妄（阳）之，若行若按，如蚊虻（阳）止。"（《灵枢·九针十二原》。"之"与"止"都是虚字，不入韵。《诗经》里亦有以"止"作为虚字放在句尾的，如《诗经·齐风·南山》："既曰庸止，曷又从止。"《诗经·小雅·杕杜》："日月阳止，女心伤止，征夫遑止。"《诗经·周颂·良耜》："百室盈止，妇子宁止。""妄""虻"为阳部字相押）

5）"左持而御（鱼）之，气至而去（鱼）之。"（《灵枢·九针十二原》。鱼部字相押）

6）"慎之慎之（真），吾为子言（元）之。"（《灵枢·禁服》。真、元合韵）

7）"审按其道以予（鱼）之，徐往徐来以去（鱼）之。"（《灵枢·寒热》。鱼部字相押）

8）"虚与实邻，知决而通（东）之；左右不调，把而行（阳）之。"（《灵枢·官能》。东、阳合韵）

9）"大热在上，推而下（鱼）之；从下上者，引而去（鱼）之；视前痛者，常先取（侯）之。大寒在外，留而补（鱼）之；入于中者，从合写（鱼）之。"（《灵枢·官能》。鱼、侯合韵）

10）"上气不足，推而扬（阳）之，下气不足，积而从（东）之，阴阳皆虚，火自当（阳）之。"（《灵枢·官能》。东、阳合韵）

11）"寒入于中，推而行（阳）之，经陷下者，火则当（阳）之。"（《灵枢·官能》。阳韵相押）

12）"阳之汗，以天地之雨名（耕）之；阳之气，以天地之疾风名（耕）之。"（《素问·阴阳应象大论》。耕韵相押）

13）"其高者，因而越（月）之；其下者，引而竭（月）之。"（《素问·

阴阳应象大论》。月部字相押）

14）"止而取（侯）之，无逢其冲而写（鱼）之。"（《素问·离合真邪论》。鱼、侯合韵）

15）"木郁达（月）之，火郁发（月）之，土郁夺（月）之，金郁泄（月）之，水郁折（月）之。"（《素问·六元正纪大论》。月部字相押）

16）"散者收之，抑者散（元）之，燥者润（文）之，急者缓（元）之，坚者耎（元）之，脆者坚（真）之。"（《素问·至真要大论》。真、文、元合韵）

17）"衰者补（鱼）之，强者写（鱼）之。"（《素问·至真要大论》。鱼部字相押）

18）"故上胜而下俱病者，以地名（耕）之；下胜而上俱病者，以天名（耕）之。"（《素问·至真要大论》。耕部字相押）

19）"奇之不去，则偶（侯）之，是谓重方。偶之不去，则反佐以取（侯）之。"（《素问·至真要大论》。侯部字相押）

20）"高者抑之，下者举（鱼）之，有馀折之，不足补（鱼）之。"（《素问·至真要大论》。鱼部字相押）

21）"以苦补（鱼）之，以咸写（鱼）之。"（《素问·至真要大论》。鱼部字相押）

22）"以苦坚（真）之，以辛润（真）之。"（《素问·至真要大论》。真部字相押）

23）"经言盛者写（鱼）之，虚者补（鱼）之。"（《素问·至真要大论》。鱼部字相押）

24）"劳者温（文）之，结者散（元）之。"（《素问·至真要大论》。文、元合韵）

25）"逸者行（耕）之，惊者平（耕）之。"（《素问·至真要大论》。耕部字相押）

（2）也字脚。

1）"夫痈疽之生，脓血之成（耕）也，不从天下，不从地出，积微之所生（耕）也。故圣人自治于未有形（耕）也，愚者遭其已成（耕）也。"（《灵枢·玉版》。耕部字相押）

2）"诸方者，众人之方（阳）也，非一人之所尽行（阳）也。"（《灵枢·病传》。阳部字相押）

3）"胜复盛衰，不能相多（歌）也；往来小大，不能相过（歌）也；用

之升降，不能相无（鱼）也。"（《素问·气交变大论》。歌、鱼合韵）

4）"然天地者，万物之上下（鱼）也；左右者，阴阳之道路（鱼）也；水火者，阴阳之征兆（之）也；金木者，生成之终始（之）也。"（《素问·天元纪大论》。"下"与"路"为鱼部相押。"征"与"始"为之部字相押）

5）"其来不可逢者，气盛不可补（鱼）也；其往不可追者，气虚不可写（鱼）也。"（《灵枢·小针解》。鱼部字相押）

（3）耶字脚。

"时世异（之）耶，人将失之（之）耶?"（《素问·上古天真论》。之部字相押）

（4）者也脚。

1）"所谓易陈（真）者，易言（元）也。"（《灵枢·小针解》。真元合韵）

2）"要与之期（之）者，知气之可取之时（之）也。"（《灵枢·小针解》。之部字相押）

3）"妙哉工独有之（之）者，尽知针意（职）也。"（《灵枢·小针解》。之职合韵）

4）"所谓虚则实之者，气口虚而当补之也。满则泄之者，气口盛而当写之也。"（《灵枢·小针解》。之部字相押）

5）"夫约方（阳）者，犹约囊（阳）也。"（《灵枢·禁服》。阳部字相押）

6）"今夫脉浮大虚者，是脾气之外绝，去胃外归阳明（阳）也。夫二火不胜三水，是以脉乱而无常（阳）也。四肢懈惰，此脾精之不行（阳）也。喘咳者，是水气并阳明（阳）也。血泄者，脉急血无所行（阳）也。若夫以为伤肺者，由失以狂（阳）也。不引《比类》，是知不明（阳）也。"（《素问·示从容论》。阳部字相押）

（二）韵式

韵式是一部书用韵的方式与规则。《黄帝内经》的韵式可分为五大类。①首句不用韵，第二句开始用韵。也可以说单句不押韵，双句押韵。这种用韵方式，《诗经》中用得最多，对后代韵文产生了很大影响。《黄帝内经》中这种韵式很多。我们用 OAOA 表示，A 表示入韵字，O 表示无韵。②首句用韵，第二句也用韵，第三句不用韵，第四句用韵，我们用 AAOA 表示。这种韵式，在《诗经》中很常见，《黄帝内经》用的也很多。③两句相押。我们用 AA 表示。④AA 式的扩展。⑤AABB 式，B 表示换韵相押字。⑥ABAB 式（交错式）。下面分别汇集例句，详加举证。

1. OAOA 式

（1）"虚与实邻，知决而通（东）之；左右不调，把而行（阳）之。"（《灵枢·官能》。东、阳合韵）

（2）"明于逆顺，乃知可治（之）。阴阳不奇，故知起时（之）。"（《灵枢·官能》。之部字相押）

（3）"言阴与阳，合于五行（阳），五藏六府，亦有所藏（阳）。四时八风，尽有阴阳（阳），各得其位，合于明堂（阳）。"（《灵枢·官能》。阳部字相押）

（4）"大热在上，推而下（鱼）之；从下上者，引而去（鱼）之；视前痛者，常先取（侯）之。大寒在外，留而补（鱼）之；入于中者，从合写（鱼）之。"（《灵枢·官能》。鱼、侯合韵）

（5）"上气不足，推而扬（阳）之；下气不足，积而从（东）之；阴阳皆虚，火自当（阳）之。"（《灵枢·官能》。东、阳合韵）

（6）"寒过于膝，下陵三里（之）。阴络所过，得之留止（之）。"（《灵枢·官能》。之部字相押）

（7）"寒入于中，推而行（阳）之；经陷下者，火则当（阳）之。"（《灵枢·官能》。阳部字相押）

（8）"上视天光，下司八正（耕），以辟奇邪，而观百姓（耕）。"（《灵枢·官能》。耕部字相押）

（9）"审于虚实，无犯其邪（鱼），是得天之露，遇岁之虚（鱼）。"（《灵枢·官能》。鱼部字相押）

（10）"粗之所不见，良工之所贵（物），莫知其形。若神仿佛（物）。"（《灵枢·官能》。物部字相押）

（11）"先见于色，不知于其身（真），若有若无，若亡若存（文）。"（《灵枢·官能》。真、文合韵）

（12）"粗守形，上守神（真）。神乎神，客在门（文），未睹其疾，恶知其原（元）？"（《灵枢·九针十二原》。真、文、元合韵）

（13）"知机之道者，不可挂以发（月），不知机道，叩之不发（月）。"（《灵枢·九针十二原》。月部字相押）

（14）"往者为逆，来者为顺（文），明知逆顺，正行无问（文）。"（《灵

枢·九针十二原》。文部字相押)

（15）"随之随之，意若妄（阳）之，若行若按，如蚊虻（阳）止。"（《灵枢·九针十二原》。阳部字相押）

（16）"刺之而气不至，无问其数（侯）；刺之而气至，乃去（鱼）之。"（《灵枢·九针十二原》。鱼、侯合韵）

（17）"知其要者，一言而终（冬），不知其要，流散无穷（冬）。"（《灵枢·九针十二原》。冬部字相押）

（18）"刺虽久，犹可拔（月）也；污虽久，犹可雪（月）也；结虽久，犹可解（锡）也；闭虽久，犹可决（月）也。"（《灵枢·九针十二原》。"拔""雪""决"皆为入声月部字，"解"是入声锡部字，这几句属于锡、月合韵。这也是汉韵宽泛之一例）

（19）"疾虽久，犹可毕（质）也。言不可治者，未得其术（物）也。"（《灵枢·九针十二原》。"毕"在入声质部，"术"在入声物部。质、物合韵）

（20）"刺诸热者，如以手探汤（阳）；刺寒清者，如人不欲行（阳）。"（《灵枢·九针十二原》。阳部字相押）

（21）"邪之中人也，或中于阴，或中于阳（阳），上下左右，无有恒常（阳）。"（《灵枢·邪气脏腑病形》。阳部字相押。本例句的前两句皆不入韵，其实是 OAOA 式的扩展）

（22）"天地相感，寒暖相移（歌），阴阳之道，孰少孰多（歌），阴道偶，阳道奇（歌）。"（《灵枢·根结》。歌部字相押）

（23）"阴阳相移，何写何补（鱼）？奇邪离经，不可胜数（侯），不知根结，五藏六府（侯），折关败枢，开阖而走（侯），阴阳大失，不可复取（侯）。"（《灵枢·根结》。鱼、侯合韵）

（24）"能知终始，一言而毕（质），不知终始，针道咸绝（月）。"（《灵枢·根结》。质、月合韵）

（25）"故曰用针之要，在于知调阴与阳，调阴与阳（阳），精气乃光（阳），合形与气，使神内藏（阳）。"（《灵枢·根结》。阳部字相押）

（26）"阴中有阴，阳中有阳（阳），审知阴阳，刺之有方（阳）。"（《灵枢·寿夭刚柔》。阳部字相押）

（27）"凡刺之道，毕于终始（之），明知终始，五藏为纪（之）。"（《灵枢·终始》。之部字相押）

（28）"故写者迎之，补者随（歌）之，知迎知随，气可令和（歌）。"

（《灵枢·终始》。歌部字相押）

（29）"夫四时之气，各不同形（耕），百病之起，皆有所生（耕），灸刺之道，何者为定（耕）？"（《灵枢·四时气》。耕部字相押）

（30）"审察卫气，为百病母（之），调其虚实，虚实乃止（之），写其血络，血尽不殆（之）矣。"（《灵枢·禁服》。之部字相押）

（31）"方其盛也，勿敢毁伤（阳），刺其已衰，事必大昌（阳）。"（《灵枢·逆顺》。阳部字相押）

（32）"此必因虚邪之风，与其身形（耕），两虚相得，乃客其形（耕）。"（《灵枢·百病始生》。耕部字相押）

（33）"从虚去实，写则不足（侯），疾则气减，留则先后（侯）。从实去虚，补则有馀（鱼）。"（《灵枢·痈疽》。鱼、侯合韵）

（34）"太虚廖廓，肇基化元（元），万物资始，五运终天（真），布气真灵，总统坤元（元），九星悬朗，七曜周旋（元）。"（《素问·天元纪大论》。真、元合韵）

（35）"知其要者，一言而终（冬），不知其要，流散无穷（冬）。"（《素问·至真要大论》。冬部字相押）

（36）"彼春之暖，为夏之暑（鱼），彼秋之忿，为冬之怒（鱼）。"（《素问·脉要精微论》。鱼部字相押）

（37）"圣人之术，为万民式（之），论裁志意，必有法则（之），循经守数，按循医事（之）。"（《素问·疏五过论》。之部字相押）

（38）"不在（察也）藏府，不变躯形（耕），诊之而疑，不知病名（耕）。"（《素问·疏五过论》。耕部字相押）

（39）"不知补写，不知病情（耕），精华日脱，邪气乃并（耕）。"（《素问·疏五过论》。耕部字相押）

（40）"诊病不审，是谓失常（阳），谨守此治，与经相明（阳），《上经》《下经》，《揆度》《阴阳》（阳），《奇恒》《五中》，决以明堂（阳），审于终始，可以横行（阳）。"（《素问·疏五过论》。阳部字相押）

（41）"精神不专，志意不理（之），外内相失，故时疑殆（之）。"（《素问·征四失论》。之部字相押）

（42）"视其大小，合之病能（蒸）。逆从以得，复知病名（耕），诊可十全，不失人情。"（《素问·方盛衰论》。蒸、耕合韵）

（43）"因于天时，与其身形（耕），参以虚实，大病乃成（耕），气有定

舍，因处为名（耕）。"（《灵枢·百病始生》。耕部字相押）

（44）"冬三月，此谓闭藏（阳），水冰地坼，无扰乎阳（阳），早卧晚起，必待日光（阳）。"（《素问·四气调神大论》。阳部字相押）

（45）"上知天文，下知地理（之），中知人事，可以长久（之），以教众庶，亦不疑殆（之）。"（《素问·著至教论》。之部字相押）

2. AAOA 式

（1）"刺之微（微），在速迟（脂），粗守关，上守机（脂）。"（《灵枢·九针十二原》。脂、微合韵）

（2）"所出为井（耕），所溜为荥（耕），所注为输，所行为经（耕），所入为合，二十七气所行（耕）。"（《灵枢·九针十二原》。耕部字相押）

（3）"五藏之气（月），已绝于内（月），而用针者，反实其外（月）。"（《灵枢·九针十二原》。月部字相押）

（4）"用针之理（之），必知形气之所在（之），左右上下，阴阳表里（之）。"（《灵枢·官能》。之部字相押）

（5）"审于调气（月），明于经隧（月），左右支络，尽知其会（月）。"（《灵枢·官能》。月部字相押）

（6）"各处色部（侯），五藏六府（侯）。察其所痛，左右上下（鱼）。"（《灵枢·官能》。鱼、侯合韵）

（7）"盖其外门（文），真气乃存（文），用针之要，无忘其神（真）。"（《灵枢·官能》。真、文合韵）

（8）"九针之宜（歌），各有所为（歌），长短大小，各有所施（歌）也。"（《灵枢·官针》。歌部字相押）

（9）"昭乎其如日醒（耕），窘乎其如夜瞑（耕），能被而服之，神与俱成（耕）。"（《灵枢·病传》。耕部字相押）

（10）"暗乎其无声（耕），漠乎其无形（耕），折毛发理，正气横倾（耕）。"（《灵枢·病传》。耕部字相押）

（11）"和气之方（阳），必通阴阳（阳），五藏为阴，六府为阳（阳）。传之后世，以血为盟（阳）。"（《灵枢·终始》。阳部字相押）

（12）"夫日月之明（耕），不失其影（耕）；水镜之察，不失其形（耕）；鼓响之应（蒸），不后其声（耕）。动摇则应和，尽得其情（耕）。"（《灵枢·外揣》。耕、蒸合韵）

（13）"今日正阳（阳），歃血传方（阳），有敢背此言者，必受其殃

（阳）。"（《灵枢·禁服》。阳部字相押）

（14）"营卫之行（阳），不失其常（阳），呼吸微徐，气以度行（阳），六府化谷，津液布扬（阳）。"（《灵枢·天年》。阳部字相押）

（15）"志有所恶（鱼），及有所慕（铎），血气内乱，两气相搏（鱼）。"（《灵枢·贼风》。鱼、铎合韵）

（16）"审其阴阳（阳），以别柔刚（阳），阳病治阴，阴病治阳（阳）。定其血气，各守其乡（阳）。"（《素问·阴阳应象大论》。阳部字相押）

（17）"形乎形（耕），目冥冥（耕），问其所病，索之于经（耕）。"（《素问·八正神明论》。耕部字相押）

（18）"曰阴曰阳（阳），曰柔曰刚（阳），幽显既位，寒暑弛张（阳），生生化化，品物咸章（阳）。"（《素问·天元纪大论》。阳部字相押）

（19）"敬之者昌（阳），慢之者亡（阳），无道行私，必得夭殃（阳）。"（《素问·天元纪大论》。阳部字相押）

（20）"黄帝坐明堂（阳），始正天纲（阳），临观八极，考建五常（阳）。"（《素问·五运行大论》。阳部字相押）

（21）"闵闵之当（阳），孰者为良（阳），妄行无征，示畏侯王（阳）。"（《素问·气交变大论》。阳部字相押）

（22）"别而未能明（阳），明而未能彰（阳），足以治群僚，不足治侯王（阳）。"（《素问·著至教论》。阳部字相押）

（23）"脉动无常（阳），散阴颇阳（阳），脉脱不具，诊无常行（阳），诊必上下，度民君卿（阳）。受师不卒，使术不明（阳），不察逆从，是为妄行（阳），持雌失雄，弃阴附阳（阳），不知并合，诊故不明（阳），传之后世，反论自章（阳）。"（《素问·方盛衰论》。阳部字相押）

3. AA式

（1）"凡刺热邪越而沧（阳），出游不归乃无病（阳）。"（《灵枢·刺节真邪》。阳部字相押）

（2）"下有渐洳（鱼），上生苇蒲（鱼）。"（《灵枢·刺节真邪》。鱼部字相押）

（3）"知其往来（之），要与之期（之）。"（《灵枢·九针十二原》。之部字相押）

（4）"迎之随（歌）之，以意和（歌）之。"（《灵枢·九针十二原》。歌部字相押）

（5）"为刺之要（幽），气至而有效（宵）。"（《灵枢·九针十二原》。宵、幽合韵）

（6）"得病所始（之），刺之有理（之）。"（《灵枢·寿夭刚柔》。之部字相押）

（7）"凡刺之要（宵），官针最妙（宵）。"（《灵枢·官针》。宵部字相押）

（8）"使道隧以长（阳），基墙高以方（阳）。"（《灵枢·天年》。阳部字相押）

（9）"听而不闻（文），故似鬼神（真）。"（《灵枢·贼风》。真、文合韵）

（10）"两军相当（阳），旗帜相望（阳）。"（《灵枢·玉版》。阳部字相押）

（11）"审按其道以予（鱼）之，徐往徐来以去（鱼）之。"（《灵枢·寒热》。鱼部字相押）

（12）"敢问九针焉生（耕）？何因而有名（耕）？"（《灵枢·九针论》。耕部字相押）

（13）"天覆地载（之），万物悉备（职）。"（《素问·宝命全形论》。之职合韵）

（14）"释邪攻正（耕），绝人长命（耕）。"（《素问·离合真邪论》。耕部字相押）

4. AA 式的扩展

（1）AAA。

1）"得其人乃传（元），非其人勿言（元）。何以知其可传（元）？"（《灵枢·官能》。元部字相押）

2）"各得其能（蒸），方乃可行（阳），其名乃彰（阳）。"（《灵枢·官能》。蒸、阳合韵）

3）"令各有形（耕），先立针经（耕）。愿闻其情（耕）。"（《灵枢·九针十二原》。耕部字相押）

4）"效之信（真），若风之吹云（文），明乎若见苍天（真）。"（《灵枢·九针十二原》。真、文合韵）

5）"人始生（耕），先成精（耕），精成而脑髓生（耕）。"（《灵枢·经脉》。耕部字相押）

6）"上焦如雾（侯），中焦如沤（侯），下焦如渎（屋）。"（《灵枢·营卫生会》。侯、屋合韵。渎，屋部字）

7）"余愿得而明（阳）之，金匮藏（阳）之，不敢扬（阳）之。"（《灵

枢·阴阳二十五人》。阳部字相押）

8）"使道闭塞而不通（东），形乃大伤（阳），以此养生则殃（阳）。"（《素问·灵兰秘典论》。东、阳合韵）

（2）AAAA。

1）"令可久传，后世无患（元），得其人乃传，非其人勿言（元）。"（《灵枢·官能》。元部字相押）

2）"凡刺寒邪日以温（文），徐往徐来致其神（真），门户已闭气不分（文），虚实得调其气存（文）也。"（《灵枢·刺节真邪》。真、文合韵）

3）"脓已成（耕），十死一生（耕），故圣人弗使已成（耕），而明为良方（阳）。"（《灵枢·玉版》。耕、阳合韵）

4）"治之要极（职），无失脉色（职），用之不惑（职），治之大则（职）。"（《素问·移精变气论》。职部字相押。按，"色"字置于"脉"字后，依《黄帝内经太素》改）

5）"是以诊有大方（阳），坐起有常（阳），出入有行（阳），以转神明（阳）。"（《素问·方盛衰论》。阳部字相押）

（3）四句以上相押。

1）"凡刺小邪日以大（月），补其不足乃无害（月）。视其所在迎之界（月），远近尽至不得外（月），侵而行之乃自费（月）。"（《灵枢·刺节真邪》。月部字相押）

2）"有柔有刚（阳），有弱有强（阳），有短有长（阳），有阴有阳（阳），愿闻其方（阳）。"（《灵枢·寿夭刚柔》。阳部字相押。"有柔有刚"原作"有刚有柔"，依韵改）

5. AABB 式

（1）"审于本末（月），察其寒热（月），得邪所在（之），万刺不殆（之）。"（《灵枢·官能》）

（2）"知其所苦（鱼），膈有上下（鱼），知其气所在（之），先得其道（幽）。"（《灵枢·官能》。"在""道"是之、幽合韵）。

（3）"机之动（东），不离其空（东），空中之机（微），清静而微（微）。"（《灵枢·九针十二原》）

（4）"凡刺之理（之），经脉为始（之），营其所行（阳），制其度量（阳）。"（《灵枢·经脉》）

（5）"如迎浮云（文），若视深渊（真），视深渊尚可测（职），迎浮云

莫知其极（职）。"（《素问·六微旨大论》）

（6）"切阴不得阳（阳），诊消亡（阳），得阳不得阴（侵），守学不湛（侵）。"（《素问·方盛衰论》）

6. ABAB 式（交错式）

（1）"是故工之用针也，知气之所在（之），而守其门户（鱼），明于调气，补写所在（之），徐疾之意（职），所取之处（鱼）。"（《灵枢·官能》。"在""在""意"属之、职合韵；"户""处"属于鱼部）

（2）"候吸引针，气不得出，各在其处（鱼），推阖其门（文），令神气存（文），大气留止，故命曰补（鱼）。"（《素问·离合真邪论》。"门""存"属于文部，"处""补"属于鱼部）

（3）"凡欲诊病者，必问饮食居处（鱼），暴乐暴苦（鱼），始乐后苦（鱼），皆伤精气（月），精气竭绝（月），形气毁沮（鱼）。"（《素问·疏五过论》。"处""苦""沮"属于鱼部，"气""绝"属于月部）

（4）"圣人之治病也，必知天地阴阳，四时经纪（之），五藏六府（侯），雌雄表里（之），刺灸针石，毒药所主（侯）。"（《素问·疏五过论》。"纪""里"属于之部，"府""主"属于侯部）

（5）"知左不知右（之），知右不知左，知上不知下（鱼），知先不知后（侯），故治不久（之）。"（《素问·方盛衰论》。"右""久"属于之部，"下""后"为鱼、侯合韵）

以上扼要地对《灵枢》《素问》中的韵例做了分析、归纳，对于研究《黄帝内经》用韵情况无疑会有帮助。在实际考察《黄帝内经》用韵时，遇到的情况比上述内容可能还要复杂些，这种复杂情况主要体现在一大段文字中连续用韵，韵部多变，句子长短不齐，一下子不容易理清谁和谁押韵。遇到这种情况，运用上述韵例加以分解，对于押韵的句子看得就较清楚了，下面举例加以说明。

《灵枢·九针十二原》云："凡用针者，虚则实之，满则泄之（按，'实'在质部，'泄'在月部，此两句为质、月合韵），宛陈则除之，邪胜则虚之（按，'除''虚'皆为鱼部字）。《大要》曰：徐而疾则实（按，这属于句中字与句中字押韵，《诗经》中有这种韵例，《黄帝内经》里不多，故未单独列出一个条例加以说明，而附论于此。'疾''实'皆为质部字），疾而徐则虚（句中字与句中字相押，'徐''虚'皆为鱼部字），言实与虚，若有若无（'虚''无'皆为鱼部字），察后与先，若存若亡（按，依韵当作"若亡若存"。'先''存'为真、文合韵），为虚与实，若得若失（'实''失'职部字），虚实之要，九针最妙（'要''妙'宵部字），补写之时，以针为之（'之''时'皆为之部字）。"

《灵枢·官能》云："黄帝曰：用针之理，必知形气之所在，左右上下，阴阳表里（按，此属 AAOA 韵例，之部字相押），血气多少，行之逆顺，出入之合，谋伐有过（按，此四句无韵）。知解结，知补虚写实（按，此属 AA 韵例，'结''实'为质部字）。上下气门，明通于四海，审其所在（按，'门'字不入韵，'海''在'为之部字，属 AA 式），寒热淋露，以输异处（按，此两句同 AA 式，'露'为铎部字，'处'为鱼部字，此两句为鱼、铎对转），审于调气，明于经隧，左右支络，尽知其会（按，此四句属 AAOA 式，'气''隧'属物部，'会'字属月部，此四句为物、月合韵）。"

《黄帝内经》是一部伟大的医学经典著作，对它的音韵进行研究，从而使这部著作更好地为中医药事业服务的工作应该说才刚刚开始。特别是从音韵角度对《黄帝内经》的用韵特点加以全面分析，从而深入研究和判断其成书时代，研究文字通假，进行校勘等科研工作都有待开展。我们可以满怀信心地相信，随着中医事业的发展，随着人们对这部经典著作的日益深入的研究，这个领域一定会吸引有志者去开拓和耕耘，从而会有更多的发现。

清儒中研究古韵部的人不少，研究古韵合韵者不多。王念孙根据《素问》具有汉代的合韵特点，认为《素问》成书的时间段在汉代。刘师培《左盦集》说："考《内经》一书，多属偶文韵语，惟明于古音古训，厘正音读，斯奥文疑义，焕然冰释。"梁启超《中国近三百年学术史·清代学者整理旧学之总成绩》说："此书为最古之医学书，殆出汉人手，而清儒皆以为先秦旧籍。"这里需要补充说明的是，《素问》的医学道理不是始出汉代，《史记·扁鹊仓公传》有明确的论述和说明，中医的医学理论在战国时期已经流传，并有一些文字记载，到了秦代和西汉时期，医家和懂得医学的文人对前代流传下来的中医理论与文字记载加以整理，从而形成了《黄帝内经》（用汉代之语言记录前代之医事）。明代嘉靖御医顾定芳（字世安）有北宋时期刊刻的《素问》，嘱其子顾从德（字汝修）据宋本摹刻，以广其传，后世多以顾从德翻宋本为底本翻刻，如吴勉学本据顾从德翻宋本翻刻而出，日本森立之亦据顾从德翻宋本翻刻。由此可见善本嘉惠后世之巨大。顾从德在翻刻宋本时题跋说："家大人未供奉内药院时，时见从德少喜医方术，为语曰：'世无长桑君指授，不得饮上池水，尽见人五藏，必从黄帝之《脉书》《五色诊候》始知逆顺、阴阳，按奇络活人。不然者，虽圣儒无所从精也。今世所传《内经·素问》，即黄帝之《脉书》，广衍于秦越人、阳庆、淳于意诸长老，其文遂似汉人语，而旨意所从来远矣。'"这段文字的主旨是，《素问》中的医学道理和某些篇章传自先秦时期，而经汉人记录撰述与语言润色而成。笔者认为这种判断符合《黄帝内经》的实际流传情况。我们辅以王念孙制定的《〈新语〉〈素问〉〈易林〉合韵谱》研究《素问》，对于梁启超所说"殆出汉人手"的理解才是全面的。《〈新语〉〈素问〉〈易林〉合韵谱》不但对《黄帝内经》文献研究十分重要，而且对文史学界、语言学界也有重要启发。

中国劳动关系学院姜燕亲至北京大学抄录了《〈新语〉〈素问〉〈易林〉合韵谱》，原书不是表格形式，而是把《新语》《素问》《易林》集中写在一起。笔者在《黄帝内经太素研究》一书中，把《素问》资料单独提取出来制成表格，补以例句（王念孙原稿只有韵脚字，而无全句，笔者依据韵脚字对照《素问》把原句补出），姜燕据此表体例亦制成表格。下面所录两表是《〈新语〉〈素问〉〈易林〉合韵谱》（表7）及在此基础上离析出来的《〈素问〉合韵谱》（表8），是姜燕所制，笔者征得姜燕的同意，将其引入本书（姜燕制定的表格，比笔者制定的表格所含资料全面，笔者制定的表格缺少几个韵目，故引）。表7收集的资料，包括王念孙《〈新语〉〈素问〉〈易林〉合韵谱》的全部资料，对研究《素问》的成书时代、研究汉代音韵的合韵特点，具有重要的意义。

表7　《新语》《素问》《易林》合韵谱①

（王念孙手稿共四函，本函内装毛边纸本的王念孙手稿，由纸捻穿成，共十八册，其中《〈新语〉〈素问〉〈易林〉合韵谱》共四册，《易林通韵》共五册，《易林韵》共九册，凡十八册。姜燕制表。）

序号	韵目	韵例	书名	出处	备注
1	东冬	冲容忠穷	《新语》	上之七	
2	东冬	功降	《易林》	蒙之谦、师之节	
3	东冬	宫攻	《易林》	讼之渐	
4	东冬	中凶	《易林》	师之颐、旅之困	

---

① 这只是王念孙的一个读书笔记，没有封面。北京大学图书馆用铅笔在卷首写有"《新语》《素问》《易林》合韵"。

序号	韵目	韵例	书名	出处	备注
5	东冬	降瓮	《易林》	小畜之升	
6	东冬	降通空	《易林》	履之谦	
7	东冬	重中	《易林》	大有之坎	
8	东冬	终凶	《易林》	复之归妹	
9	东冬	中功	《易林》	大畜之大过	
10	东冬	中凶	《易林》	颐之蒙、兑之大畜	
11	东冬	公中	《易林》	大过之小过	
12	东冬	穷凶	《易林》	明夷之随	
13	东冬	东中	《易林》	明夷之益、益之观	
14	东冬	通穷从	《易林》	明夷之困、归妹之益	
15	东冬	公通穷	《易林》	家人之剥	
16	东冬	功同穷	《易林》	震之大有	
17	东冬	蓬中	《易林》	艮之剥、益之损	
18	东冬	中同	《易林》	艮之解	
19	东冬	空宗东凶	《易林》	艮之益	
20	东冬	功降	《易林》	节之革	
21	东冬	公通穷	《易林》	未济之小畜	
22	东蒸	容雄	《素问》	廿四之三	
23	东蒸	从应兴	《新语》	上之六	
24	东蒸	重登公	《易林》	坤之师	
25	东蒸	丰龙兴	《易林》	蒙之升	
26	东蒸	雄东	《易林》	需之离	
27	东蒸	同兴	《易林》	需之震、益之随	
28	东蒸	同兴	《易林》	泰（之）大过、需之震	原文没有"之"字，"泰"与"大"字之间有空格，无字，当为漏写
29	东蒸	功兴	《易林》	咸之贲、损之无妄	

序号	韵目	韵例	书名	出处	备注
30	东蒸	公雄	《易林》	大壮之暌	
31	东蒸	兴讼	《易林》	大壮之归妹	
32	东蒸	登肱凶	《易林》	艮之归妹	
33	东蒸	雄公	《易林》	节之夬	
34	东侵	攻禽功	《易林》	履之夬、升之随	
35	东侵	金功	《易林》	大壮之遁	
36	东侵	金吟功	《易林》	既济之颐	
37	东汉	槛动	《易林》	夬之谦	
38	东阳	伤壅从	《素问》	十四之一	
39	东阳	明聪	《素问》	十五之三	
40	东阳	阳明工	《素问》	廿三之八	
41	东阳	通明	《素问》	同上	
42	东阳	亡行强量长方功望阳殃光方亡张萌	《新语》	上之四	
43	东阳	明亡功强长方	《新语》	上之五	
44	东阳	王公王同商常殃羌同同凶亡纲将望功王藏工良通明良方行	《新语》	上之六	
45	东阳	良方功长羊方容亡	《新语》	上之八	
46	东阳	亡伤僵杨同工量长觞光庠庄觞堂芳通扬杨	《新语》	下之一	
47	东阳	亡惶从	《易林》	乾之屯	
48	东阳	光龙王	《易林》	乾之否、大壮之随	
49	东阳	通殃伤	《易林》	坤之大有、益之损	
50	东阳	光明功	《易林》	屯之咸	
51	东阳	乡通	《易林》	屯之巽	

续表

序号	韵目	韵例	书名	出处	备注
52	东阳	鲂堂慌邦	《易林》	蒙之比、咸之节	
53	东阳	伤瘫	《易林》	蒙之履、泰之讼	
54	东阳	通殃	《易林》	需之豫	
55	东阳	逢卿	《易林》	需之渐	
56	东阳	汤房通	《易林》	讼之蒙、解之巽	
57	东阳	望通床	《易林》	泰之屯	
58	东阳	乡通	《易林》	泰之小畜	
59	东阳	盟功	《易林》	泰未济	
60	东阳	衡公王	《易林》	同人之师、观之萃	
61	东阳	从觞浆旁	《易林》	同人之蛊、未济之升	
62	东阳	常桑功	《易林》	同人之艮	
63	东阳	床公	《易林》	大有之复、升之临	
64	东阳	享明功	《易林》	谦之大有、噬嗑之谦	
65	东阳	瞳明公	《易林》	谦之蹇	
66	东阳	亡惶从	《易林》	谦之震、贲之兑	
67	东阳	明聪康	《易林》	豫之无妄、明夷之师	
68	东阳	狼祥行逢	《易林》	随之讼	
69	东阳	长乡光公	《易林》	临之谦	
70	东阳	皇桐	《易林》	观之谦	
71	东阳	行公	《易林》	观之睽	
72	东阳	通殃伤	《易林》	剥之蹇	
73	东阳	聋殃	《易林》	观之兑、睽之损	
74	东阳	明丰	《易林》	噬嗑之恒	
75	东阳	兵祥王逢	《易林》	无妄之谦	
76	东阳	明黄聋	《易林》	噬嗑之谦	
77	东阳	殃通伤	《易林》	噬嗑之革	
78	东阳	行逢	《易林》	复之既济、渐之晋	

序号	韵目	韵例	书名	出处	备注
79	东阳	讼行	《易林》	无妄之剥	
80	东阳	卿公	《易林》	无妄之蹇	
81	东阳	明益同凶	《易林》	大畜之井	
82	东阳	羊逢凶	《易林》	大畜之革	
83	东阳	望邦强昌	《易林》	颐之渐	
84	东阳	明昌功	《易林》	大过之观	
85	东阳	明殃邦	《易林》	离之大畜	
86	东阳	明通僵	《易林》	咸之乾	
87	东阳	凶糠	《易林》	咸之履	
88	东阳	行明从	《易林》	遁之临	
89	东阳	明昌公	《易林》	遁之颐	
90	东阳	功羊	《易林》	大壮之讼	
91	东阳	堂殃通	《易林》	大壮之泰	
92	东阳	明常讼	《易林》	大壮之姤	
93	东阳	痛病	《易林》	明夷之乾	
94	东阳	同乡功	《易林》	明夷之革	
95	东阳	亡行功	《易林》	家人之同人	
96	东阳	惶装邦	《易林》	家人之涣	
97	东阳	明从殃	《易林》	睽之坎	
98	东阳	装行江伤	《易林》	蹇之临	
99	东阳	粮逢	《易林》	解之豫	
100	东阳	堂翔行兴明光	《易林》	损之坤	
101	东阳	庄公	《易林》	益之大有	
102	东阳	行乡殃功	《易林》	益之复、萃之比	
103	东阳	羊亡并邦	《易林》	升之渐	
104	东阳	光公	《易林》	升之巽、益之归妹	
105	东阳	明功	《易林》	困之离	

续表

序号	韵目	韵例	书名	出处	备注
106	东阳	凶行	《易林》	井之师	
107	东阳	详乡亡通	《易林》	井之随	
108	东阳	张通	《易林》	井之晋	
109	东阳	行逢	《易林》	革之井	
110	东阳	光章公	《易林》	归妹之大过	
111	东阳	阳公	《易林》	归妹之晋	
112	东阳	狂盲用	《易林》	旅之离	
113	东阳	粮逢	《易林》	旅之恒	
114	东阳	狼伤长凶	《易林》	兑之归妹	
115	东阳	东场	《易林》	兑之旅	
116	东耕	惊通功	《易林》	小畜之乾	
117	东耕	功成	《易林》	豫之临、噬嗑之益	
118	东耕	刑功	《易林》	姤之随	
119	东真	人功	《易林》	需之噬嗑、旅之噬嗑	
120	东真	嗹同人	《易林》	豫	
121	东真	通逢人	《易林》	豫之艮	
122	东真	仁讼	《易林》	大畜之需	
123	东真	凶仁	《易林》	遁之坤、渐之小畜	
124	东真	便凶信	《易林》	晋之解	
125	东真	凶身	《易林》	明夷之大壮、解之大壮	
126	东真	同仁	《易林》	家人之损、渐之离	
127	东真	民益	《易林》	解之离	
128	东真	功人	《易林》	升之节	
129	东元	官凶	《易林》	革之噬嗑	
130	东之	东来	《易林》	大壮之损	
131	东止	宠恐殆	《易林》	升之兑	

序号	韵目	韵例	书名	出处	备注
132	东止	市子宠	《易林》	中孚之明夷	
133	东厚	走恐后	《易林》	中孚之剥	
134	东侯	雊贡	《易林》	讼之既济	
135	东侯	酗斗	《易林》	比之升、大畜之晋	
136	东黝	统咎	《易林》	震之困	
137	冬蒸	降兴	《素问》	廿之十六	
138	冬蒸	蝇中	《易林》	大畜之观、升之讼	
139	冬蒸	降冰	《易林》	坎之解	
140	冬侵	阴中	《素问》	十七之四	
141	冬侵	终心	《易林》	讼之同人、小畜之坤	
142	冬侵	深宋	《易林》	观之明夷	
143	冬侵	林中	《易林》	无妄之巽、小过之晋	
144	东汤	忠亡	《新语》	上之七	
145	东汤	乡中	《易林》	师之噬嗑、蛊之谦	
146	东汤	明宗	《易林》	大过之益	
147	东汤	行终	《易林》	既济之困	
148	冬耕	静宗	《素问》	廿二之十五	
149	冬耕	宗圣	《易林》	损之履	
150	冬兵	仁穷	《易林》	复之大过	
151	冬兵	众信	《易林》	遁之无妄	
152	冬兵	隆人	《易林》	明夷之蒙、益之升	
153	冬谆	众君	《易林》	升之需	
154	冬元	中患	《易林》	未济之大壮	
155	蒸侵	胜沈	《素问》	廿四之三	
156	蒸侵	憎金	《易林》	乾之归妹、震之遁	
157	蒸侵	男承	《易林》	屯之离、蛊之大壮	
158	蒸侵	林雄	《易林》	谦之需、升之师	

序号	韵目	韵例	书名	出处	备注
159	蒸侵	吟雄	《易林》	蛊之无妄	
160	蒸侵	冰心	《易林》	晋之否	
161	蒸侵	冰寻	《易林》	明夷之乾	
162	蒸侵	瘅雄	《易林》	兑之节	
163	蒸阳	行胜	《素问》	八之十二	
164	蒸阳	藏凝扬	《素问》	廿之廿三	
165	蒸阳	裳兴	《易林》	乾之颐、比之益	
166	蒸阳	藏胜	《易林》	豫之革、既济之升	
167	蒸阳	堂翔行兴	《易林》	豫之节、节之大畜	
168	蒸阳	仓兴	《易林》	复之师	
169	蒸阳	明胧堂王	《易林》	无妄之井	
170	蒸阳	强雄	《易林》	咸之坎、晋之噬嗑	
171	蒸阳	堂兴	《易林》	益之姤	
172	蒸阳	堂翔行兴明光	《易林》	损之困	
173	蒸阳	伤强泓	《易林》	革之涣	
174	蒸阳	郎堂承王黄	《易林》	巽之泰	
175	蒸耕	应圣	《素问》	廿二之廿六	
176	蒸耕	生兴	《易林》	既济之坤	
177	蒸真	崩仁	《易林》	观之遁	
178	蒸真	登邻	《易林》	睽之蒙	
179	蒸真	仁信增	《易林》	小过之乾	
180	蒸之	恒来	《易林》	既济之节	
181	蒸职	得仍	《易林》	贲之既济	
182	侵阳	香尝馋	《易林》	蒙之萃	
183	侵阳	金乡	《易林》	比之中孚、渐之观	
184	侵阳	明今	《易林》	颐之损	
185	侵阳	梁禁	《易林》	遁之大过、涣之萃	

序号	韵目	韵例	书名	出处	备注
186	侵阳	狼心阳	《易林》	井之大过	
187	侵耕	心婴	《易林》	蛊之贲	
188	侵耕	鸣心	《易林》	姤之大畜	
189	侵真	元心	《易林》	蒙	
190	侵真	金人	《易林》	同人之大畜	
191	侵真	滨心	《易林》	剥之同人	
192	侵真	谗人	《易林》	恒之履	
193	侵真	民任	《易林》	恒之既济	
194	侵真	神心年	《易林》	晋之大过	
195	侵真	廉身	《易林》	蹇之兑	
196	侵真	厌身	《易林》	震之小畜	
197	侵真	邻心	《易林》	艮之无妄	
198	侵谆	门心	《易林》	蒙之明夷、大畜之师	
199	侵谆	西门心	《易林》	讼之未济、否之需	
200	侵谆	殙任	《易林》	复之屯、颐之益	
201	侵谆	闻心	《易林》	睽之小畜	
202	侵谆	婚南	《易林》	损之益	
203	侵元	谦患	《易林》	离之随	
204	侵元	间还厌	《易林》	夬之大有	
205	侵元	边心	《易林》	兑之复	
206	侵止	在临	《易林》	剥之夬	
207	侵黝	蓼甚	《易林》	观之益、丰之益	
208	阳耕	行形	《素问》	二之三	
209	阳耕	生病	《素问》	六之九	
210	阳耕	生精行	《素问》	八之五	
211	阳耕	行平	《素问》	廿之十四	
212	阳耕	争明	《素问》	廿之十五	

续表

序号	韵目	韵例	书名	出处	备注
213	阳耕	生政扬平	《素问》	廿之十六	
214	阳耕	长政衡生长藏	《素问》	廿之十七	
215	阳耕	彰整平	《素问》	廿之十八	
216	阳耕	荣昌	《素问》	廿之廿一	
217	阳耕	阳行行情并	《素问》	廿三之七	"行行"当作"行形"
218	阳耕	阳并藏阳	《素问》	廿四之三	
219	阳耕	壮阳冥	《素问》	廿四之四	
220	阳耕	明听芳行	《新语》	下之七	
221	阳耕	颡卿长宁	《易林》	乾之节	
222	阳耕	享明平	《易林》	蒙之小畜、讼之震	
223	阳耕	霜庭生鸣惊	《易林》	小畜之蹇	
224	阳耕	明荣	《易林》	小畜之升、谦之泰	
225	阳耕	梁倾	《易林》	大有之益	
226	阳耕	平行荣	《易林》	咸之姤	
227	阳耕	乡荣	《易林》	谦之损	
228	阳耕	庚行宁	《易林》	随之剥	
229	阳耕	坑生	《易林》	观之益、丰之益	
230	阳耕	庚行情	《易林》	噬嗑之坤	
231	阳耕	详伤成	《易林》	蹇之蛊、困之坤	
232	阳耕	党灵	《易林》	益之困	
233	阳耕	傍明生	《易林》	夬之益	
234	阳耕	政殃	《易林》	井之升	
235	阳耕	明宁	《易林》	艮之咸	
236	阳真	璋王秦	《易林》	需之井、否之讼	
237	阳真	羊人	《易林》	比之困、大畜之复	
238	阳真	狼阳羊人	《易林》	无妄之夬	

序号	韵目	韵例	书名	出处	备注
239	阳真	堂人	《易林》	颐之遁	
240	阳真	行人	《易林》	恒之观、归妹之小过	
241	阳真	明妨仁	《易林》	困之蒙	
242	阳真	行人申	《易林》	升之屯	
243	阳谆	云强行	《易林》	复之恒	
244	阳谆	墙门兵	《易林》	咸之大畜	
245	阳谆	门殃	《易林》	无妄之既济	
246	阳谆	行恩	《易林》	中孚之革	
247	阳元	欢殃	《易林》	蒙之姤	
248	阳元	明患	《易林》	履之蛊	
249	阳元	当患	《易林》	蛊之家人	
250	阳元	慢殃	《易林》	剥之离	
251	阳元	狼阳麛难	《易林》	颐之中孚	
252	阳元	行兄伤残	《易林》	恒之益	
253	阳元	残伤	《易林》	遁之节	
254	阳元	行前	《易林》	大壮之睽	
255	阳元	羹欢	《易林》	明夷之履	
256	阳元	小桑	《易林》	升之家人	
257	阳元	欠良香	《易林》	中孚之否	
258	阳鱼	家堂亡仓	《易林》	蒙之坤	
259	阳鱼	获行	《易林》	豫之泰	
260	阳鱼	行居	《易林》	小畜之贲	
261	阳鱼	伤家	《易林》	大过之有	
262	阳鱼	明家	《易林》	巽之解	
263	阳语	往苦	《易林》	蒙之未济	
264	阳语	庆辅	《易林》	比之井	
265	阳语	行居	《易林》	小畜之贲	

续表

序号	韵目	韵例	书名	出处	备注
266	阳语	明辅	《易林》	临之需	
267	阳语	狼旅阳	《易林》	无妄之复	
268	阳铎	获行	《易林》	豫之泰	
269	阳厚	郎主	《易林》	涣之离、既济之豫	
270	耕真	精真神	《素问》	一之七	
271	耕真	陈生荣庭生	《素问》	一之十一	
272	耕真	正命	《素问》	八之十二	
273	耕真	平形人	《素问》	十七之五	
274	耕真	神圣	《素问》	十九之一	
275	耕真	四行	《新语》	上之六	
276	耕真	声情轻贞贤信冥秦形倾情刑荣	《新语》	上之八	
277	耕真	声民庭听征鸣田亲	《新语》	下之四	
278	耕真	生仁	《易林》	乾之颐	
279	耕真	天丁	《易林》	屯之蛊	
280	耕真	麟经	《易林》	讼之同人、小畜之坤	
281	耕真	灵神	《易林》	随之咸	
282	耕真	命政	《易林》	蛊之旅	
283	耕真	仁平	《易林》	大畜之家人	
284	耕真	成身	《易林》	明夷之泰	
285	耕真	清民	《易林》	家人之晋	
286	耕真	宾均宁	《易林》	困之临	
287	耕真	刑身	《易林》	益之遁	
288	耕真	城亲	《易林》	节之需	
289	耕真	成人	《易林》	节之革	
290	耕谆	贫生	《易林》	比之解	
291	耕谆	成文	《易林》	咸之小畜	

序号	韵目	韵例	书名	出处	备注
292	耕谆	生贫	《易林》	遁之晋	
293	耕谆	西刑	《易林》	需之师	
294	耕元	旦散盛乱	《素问》	五之一	
295	耕元	幸贩	《易林》	讼之遁、否之坎	
296	耕元	善井	《易林》	泰之夬	
297	耕元	名远	《易林》	否之大过、剥之临	
298	耕元	颈前成	《易林》	大壮之观	
299	耕元	山宁	《易林》	损之旅、姤之临	
300	耕元	权鸡宁	《易林》	升之震	
301	耕元	颈关	《易林》	兑之大壮	
302	耕忮	定避	《易林》	困之蹇	
303	真谆	根门根真	《素问》	一之十四	
304	真谆	满坚	《素问》	八之五	
305	真谆	门神	《素问》	八之十	
306	真谆	分天人	《素问》	八之十二	
307	真谆	筋伸仁	《素问》	十五之十	
308	真谆	云渊	《素问》	十九之十七	
309	真谆	渊云	《素问》	廿三之五	
310	真谆	神孙	《易林》	乾之旅	
311	真谆	麟颠分	《易林》	屯之坤、豫之未济	
312	真谆	门邻	《易林》	蒙之咸、革之屯	
313	真谆	瞤身	《易林》	蒙之姤	
314	真谆	身春君	《易林》	讼之革	
315	真谆	臣奔	《易林》	比之恒	
316	真谆	门西年	《易林》	小畜之恒	
317	真谆	忻邻	《易林》	小畜之井	
318	真谆	振人	《易林》	履之未济	

续表

序号	韵目	韵例	书名	出处	备注
319	真谆	滨君	《易林》	泰之恒、豫之坤	
320	真谆	颠西	《易林》	泰之归妹、谦之涣	
321	真谆	年君	《易林》	否之随、谦之夬	
322	真谆	鞠颠存	《易林》	否之离	"鞠"《四库全书》本作"鞠"
323	真谆	眠西命	《易林》	同人之大壮	
324	真谆	神孙陈	《易林》	大有之大畜	
325	真谆	天辰	《易林》	随之蹇、贲之蒙	
326	真谆	天辰	《易林》	临之噬嗑	
327	真谆	陈群牵人	《易林》	复之益	
328	真谆	门宾	《易林》	无妄之大过	
329	真谆	烟分渊君	《易林》	大畜之艮、夬之小过	
330	真谆	鞠西颠	《易林》	颐之大有	
331	真谆	门颠	《易林》	坎之旅	
332	真谆	身君门根	《易林》	离之小过	
333	真谆	西便	《易林》	离之既济	
334	真谆	孙神民存年	《易林》	咸之临	
335	真谆	人仁先	《易林》	遁之归妹	
336	真谆	人孙	《易林》	咸之革	
337	真谆	门咸	《易林》	遁之明夷	
338	真谆	邻门存	《易林》	遁之井	
339	真谆	臣孙	《易林》	遁之革	
340	真谆	神寸恩	《易林》	大壮之兑	
341	真谆	婚身君	《易林》	解之需	
342	真谆	颠云	《易林》	益之剥、既济之贲	
343	真谆	偏门	《易林》	升之大有	
344	真谆	婚温年	《易林》	升之益	

序号	韵目	韵例	书名	出处	备注
345	真谆	晨伸	《易林》	困之既济	
346	真谆	门邻	《易林》	井之归妹	
347	真谆	恩存年	《易林》	升之渐	
348	真谆	身君门殡	《易林》	艮之兑	
349	真谆	存身	《易林》	归妹之离	
350	真谆	瑰存身	《易林》	益之睽	
351	真谆	门亲	《易林》	涣之大有	
352	真谆	贤臣贫	《易林》	中孚之艮	
353	真谆	门邻	《易林》	小过之夬	
354	真谆	颠存年	《易林》	既济之剥	
355	真元	薪完坚	《素问》	四之五	
356	真元	完坚	《素问》	同上	
357	真元	远瞋匀变	《素问》	八之四	
358	真元	元天元旋	《素问》	十九之三	
359	真元	山渊	《易林》	乾之井	
360	真元	山班寒怜	《易林》	乾之既济、大有之未济	
361	真元	山鸡便	《易林》	坤之升	
362	真元	贤鸡	《易林》	坤之益	
363	真元	人鸡	《易林》	屯之大有	
364	真元	山前便	《易林》	蒙之蛊、益之睽	
365	真元	源颠燃	《易林》	比之坤、革之艮	
366	真元	关便	《易林》	比之涣、革之坤	
367	真元	便言宛	《易林》	小畜之蒙	
368	真元	垣言鞭患	《易林》	履之乾	
369	真元	前天	《易林》	履之师、蛊之剥	
370	真元	鞠颠全	《易林》	泰之谦、益之坎	

序号	韵目	韵例	书名	出处	备注
371	真元	蕃言人	《易林》	豫之困	
372	真元	患全憯年	《易林》	随之遁	
373	真元	窕命	《易林》	临之晋、益之履	
374	真元	山鸡颠	《易林》	观之节、大过之家人	
375	真元	牵言	《易林》	噬嗑之乾	
376	真元	端颠安患	《易林》	复之井	
377	真元	前便	《易林》	无妄之损	
378	真元	昒眩连	《易林》	颐之困	
379	真元	四餐年	《易林》	大过之既济	
380	真元	园班患	《易林》	坎之中孚	
381	真元	今患	《易林》	离之损	
382	真元	陈前	《易林》	咸之未济	
383	真元	邻患	《易林》	师之遁	
384	真元	亲豢	《易林》	晋之巽	
385	真元	烦患年	《易林》	解之损	
386	真元	身闲便	《易林》	损之蒙	
387	真元	邻弦残	《易林》	困之萃	
388	真元	陈臣远	《易林》	井之小畜	
389	真元	患身	《易林》	井之离、震之涣	
390	真元	天泉	《易林》	震之比	
391	谆元	倦顺愿	《素问》	一之七	
392	谆元	循散按	《素问》	八之十	
393	谆元	还门散存	《素问》	十七之七	
394	谆元	顺问	《素问》	廿二之廿三	
395	谆元	门源存	《易林》	乾之豫	
396	谆元	跟门患	《易林》	乾之升、颐之剥	
397	谆元	言门安	《易林》	坤之离、比之蛊	

序号	韵目	韵例	书名	出处	备注
398	谆元	宛门战西全	《易林》	又需之履、屯	
399	谆元	欢恩	《易林》	讼之恒、屯之升	
400	谆元	君温安	《易林》	蒙之遁、颐之豫	
401	谆元	权奔	《易林》	需之姤	
402	谆元	言门	《易林》	需之萃	
403	谆元	山言宛	《易林》	需之未济、比之未济	
404	谆元	门冤	《易林》	讼之临、兑之颐	
405	谆元	恩欢	《易林》	讼之既济	
406	谆元	言温断恩	《易林》	师之蛊、旅之解	
407	谆元	寒存	《易林》	师之巽	
408	谆元	孙丸	《易林》	比之小畜、井之寒	
409	谆元	患存	《易林》	比之剥、泰之乾	
410	谆元	仑门泉欢君	《易林》	比之姤、革之困	
411	谆元	婚患	《易林》	小畜之无妄、观之比	
412	谆元	翰温	《易林》	小畜之革、豫之咸	
413	谆元	怨迁鸢困	《易林》	履之否	
414	谆元	寒温	《易林》	泰之噬嗑、否之蹇	
415	谆元	存患	《易林》	否之蒙	
416	谆元	褌门患	《易林》	否之小畜	
417	谆元	门患	《易林》	否之兑、贲之既济	
418	谆元	刃欢	《易林》	同人	
419	谆元	安西	《易林》	同人之讼	
420	谆元	辰患	《易林》	同人之咸	
421	谆元	唇言门	《易林》	大有之蛊	
422	谆元	门欢	《易林》	谦之同人	
423	谆元	门欢言	《易林》	谦之晋	
424	谆元	元恩存	《易林》	谦之升、艮之蛊	

续表

序号	韵目	韵例	书名	出处	备注
425	谆元	门患安	《易林》	豫之比、升之涣	
426	谆元	穿西安	《易林》	豫之离	
427	谆元	西专远	《易林》	随	
428	谆元	言存	《易林》	随之中孚	
429	谆元	筵门	《易林》	临之随	
430	谆元	云门患	《易林》	临之夬	
431	谆元	婚船君	《易林》	临之小过	
432	谆元	门安	《易林》	观之咸	
433	谆元	泉艰	《易林》	噬嗑之比	
434	谆元	患存	《易林》	噬嗑之大有	
435	谆元	门山	《易林》	贲之坤	
436	谆元	根安殡	《易林》	贲之明夷、升之大过	
437	谆元	患安门	《易林》	复之大有	
438	谆元	门丸盆	《易林》	复之噬嗑、益之萃	
439	谆元	骞闲存	《易林》	无妄之睽	
440	谆元	孙权	《易林》	无妄之蹇	
441	谆元	肩门欢	《易林》	□□升	
442	谆元	山门	《易林》	□□既济	
443	谆元	然纶	《易林》	大畜之丰	
444	谆元	患全门	《易林》	颐之需	
445	谆元	山门	《易林》	颐之蛊、损之豫	
446	谆元	门患	《易林》	颐之剥	
447	谆元	西分欢	《易林》	颐之井	
448	谆元	患门	《易林》	颐之升	
449	谆元	权分	《易林》	大过之临	
450	谆元	泉云轮怨	《易林》	坎之履	
451	谆元	仑门患	《易林》	离之益	

续表

序号	韵目	韵例	书名	出处	备注
452	谆元	山恩	《易林》	咸之损	
453	谆元	文轩仑鸡	《易林》	恒之比	
454	谆元	门冠	《易林》	恒之颐	
455	谆元	邻患	《易林》	恒之遁	
456	谆元	燕西还问	《易林》	恒之归妹、巽之益	
457	谆元	完安患门	《易林》	恒之中孚	
458	谆元	门君安	《易林》	遁之震	
459	谆元	存患	《易林》	大壮之蒙	
460	谆元	山群瑞	《易林》	大壮之师	
461	谆元	欢存	《易林》	大壮之中孚	
462	谆元	愿润乱	《易林》	晋之升	
463	谆元	患存	《易林》	明夷之睽	
464	谆元	根瘢存	《易林》	家人之乾	
465	谆元	门西患	《易林》	家人之归妹	
466	谆元	言门	《易林》	睽之观	
467	谆元	云欢门	《易林》	睽之益、震之剥	
468	谆元	温寒	《易林》	睽之巽、节之损	
469	谆元	根安殡	《易林》	蹇之屯	
470	谆元	门存君温泉	《易林》	寒之否	
471	谆元	瘢勤	《易林》	蹇之大有	
472	谆元	患冤贫	《易林》	蹇之震	
473	谆元	安门	《易林》	解之中孚	
474	谆元	根孙	《易林》	益之兑	
475	谆元	欢婚前	《易林》	夬之复	
476	谆元	患门安	《易林》	夬之巽	
477	谆元	冠门患	《易林》	夬之涣	
478	谆元	安愿恨	《易林》	姤之大有	

续表

序号	韵目	韵例	书名	出处	备注
479	谆元	患残恩	《易林》	姤之睽	
480	谆元	根连	《易林》	萃之大畜	
481	谆元	穿寒	《易林》	萃之家人	
482	谆元	门言存欢	《易林》	萃之兑	
483	谆元	孙丸	《易林》	井之蹇、艮之豫	
484	谆元	安奔瑰	《易林》	升之明夷	
485	谆元	栾门患	《易林》	艮之同人	
486	谆元	散军	《易林》	渐	
487	谆元	西丸	《易林》	归妹之豫	
488	谆元	山门残君	《易林》	旅之未济	
489	谆元	存患	《易林》	涣之否	
490	谆元	根瘝	《易林》	节之萃	
491	谆元	言患门	《易林》	小过之坤	
492	谆元	患荐吞	《易林》	小过之遁	
493	谆元	寒根患	《易林》	未济之遁	
494	谆元	门权孙	《易林》	未济之巽	
495	谆歌	多君	《易林》	师之坤	
496	谆脂	门微	《易林》	大有之复、升之临	
497	谆脂	悲门	《易林》	未济之蒙	
498	谆云	孙门	《易林》	恒之豫	
499	谆云	门治	《易林》	巽之升	
500	谆止	本殆	《素问》	廿二之廿三	
501	谆止	母免	《易林》	否之巽	
502	谆止	门喜	《易林》	随之观	
503	谆止	理免	《易林》	中孚之比	
504	元歌	祸全	《易林》	需之大有	
505	元歌	泉祸	《易林》	师之未济	

序号	韵目	韵例	书名	出处	备注
506	元歌	池患	《易林》	大畜之既济	
507	元歌	善过	《易林》	咸之升	
508	元歌	陂连	《易林》	明夷之中孚	
509	元脂	怨鸥患	《易林》	复之涣	
510	元脂	微患	《易林》	既济之蒙	
511	元	善惠	《易林》	节之同人	
512	元祭	散窜	《易林》	益之噬嗑	
513	元祭	乱顿殚	《易林》	渐之需	
514	元之	桦杯	《易林》	讼之晋	
515	元争	乱夫	《易林》	屯之升	
516	元争	去安	《易林》	无妄之巽	
517	元争	舆庐患	《易林》	恒之同人	
518	歌支	蘂系	《易林》	需之蛊	
519	歌支	随罢雌	《易林》	乾之涣、泰之复	
520	歌支	支危	《易林》	蒙之夬、蛊之艮	
521	歌支	珪河	《易林》	需之无妄、同人之晋	
522	歌支	枝离知	《易林》	讼之谦	
523	歌支	雌危	《易林》	履	
524	歌支	知离	《易林》	临之同人	
525	歌支	河涯他	《易林》	困之坎	
526	歌支	知颇	《易林》	艮之大有	
527	歌纸	堤离	《素问》	廿四之三	
528	歌纸	启解祸	《易林》	需之兑、同人之夬	
529	歌脂	衰移	《素问》	八之九	
530	歌脂	宜机	《素问》	廿二之三	
531	歌脂	机宜	《素问》	廿二之廿六	
532	歌脂	议科差怀随威	《新语》	下之四	

序号	韵目	韵例	书名	出处	备注
533	歌脂	隤疲归	《易林》	乾之革、师之临	
534	歌脂	飞池	《易林》	屯之旅、否之晋	
535	歌脂	夷资皮归	《易林》	蒙之需、兑之恒	
536	歌脂	离悲	《易林》	师之比、大有之大过	
537	歌脂	归悲离	《易林》	比之随、豫之大壮	
538	歌脂	飞池	《易林》	比之观、益之晋	
539	歌脂	蛇威	《易林》	履之升	
540	歌脂	脂宜	《易林》	同人之未济	
541	歌脂	微麇	《易林》	随之大有、睽之遁	
542	歌脂	离徊	《易林》	随之益、家人之无妄	
543	歌脂	危稽	《易林》	随之中孚	
544	歌脂	坨微离	《易林》	蛊之坎、大壮之大有	
545	歌脂	衣宜	《易林》	观之革	
546	歌脂	宜亏衰	《易林》	观之益	
547	歌脂	河衣他	《易林》	观之涣、贲之大过	
548	歌脂	师罢妻	《易林》	观之未济、贲之蛊	
549	歌脂	隤罢哀	《易林》	贲之小过	
550	歌脂	师危	《易林》	晋之未济	
551	歌脂	维危	《易林》	家人之蹇、旅之家人	
552	歌脂	衣池	《易林》	睽之乾、蹇之同人	
553	歌脂	陂哀	《易林》	益之旅	
554	歌脂	离哀	《易林》	睽之既济	
555	歌脂	离非	《易林》	井之姤	
556	歌旨	指坐祸	《易林》	小畜之益	
557	歌旨	水火祸	《易林》	泰之履、大有之谦	
558	歌旨	坐火祸	《易林》	大有之节	
559	歌旨	火褐	《易林》	颐之旅	

序号	韵目	韵例	书名	出处	备注
560	歌旨	水火鬼徙	《易林》	姤之旅	
561	歌旨	视化	《易林》	困之离	
562	歌旨	启解祸	《易林》	革之益	
563	歌旨	水火祸	《易林》	艮之坤、未济之渐	
564	歌旨	指倚祸	《易林》	渐之临	
565	歌	地内	《新语》	上之七	
566	歌	利义	《易林》	益之复	
567	歌之	裴离	《易林》	贲之巽	
568	歌之	时危	《易林》	剥之益	
569	歌之	医箠	《易林》	夬之井	
570	歌鱼	加多过无	《素问》	廿之十二	
571	歌鱼	哑家和	《易林》	师之萃	
572	歌鱼	家和	《易林》	蛊之解	
573	歌鱼	涂车家嗟	《易林》	复之蛊	
574	歌鱼	鱼馀嘉	《易林》	复之咸	
575	歌鱼	车箠	《易林》	夬之井、艮之夬	
576	歌鱼	虚危	《易林》	艮之蒙	
577	歌语	罢苦	《易林》	蹇之损	
578	歌御	度宜	《素问》	五之三	
579	歌御	嫁坐祸	《易林》	坤之晋、比之大有	
580	歌御	罢夜	《易林》	晋之蛊	
581	歌铎	跻堕作	《易林》	归妹之暌	
582	东冬阳	章中傍宗用	《新语》	下之一	
583	东冬阳	桑功宗	《易林》	恒之涣	
584	东冬阳	通中江邦亡	《易林》	晋之既济	
585	东冬耕	重中公宁	《易林》	讼之贲	
586	冬蒸鱼	登功凶去	《易林》	遁之暌	

序号	韵目	韵例	书名	出处	备注
587	东阳耕	通伤强生成乡梁	《新语》	下之一	
588	东厚黝	走恐后咎	《易林》	困之屯	
589	冬蒸阳	穷忘伤众崩长行光良祥强方商方匡殃兴	《新语》	下之七	
590	蒸阳耕	平明兴宁刑平清	《素问》	一之十二	
591	侵真谆	真神针闻先人	《素问》	八之四	
592	侵真元	冠廉贤烦	《易林》	解之贲	
593	阳语幼	女上土茂	《易林》	恒之晋	
594	耕真元	灵言天	《素问》	一之六	
595	耕真元	名身燕	《易林》	履之颐	
596	耕谆元	挛西刑	《易林》	解之渐	
597	真谆元	神神闻先言见昏云神原存	《素问》	八之八	
598	真谆元	寒温散润奥坚	《素问》	廿二之十五	
599	真谆元	贫挛神	《素问》	廿三之七	
600	真谆元	端颠西安患	《易林》	需之节	
601	真谆元	君邻存患	《易林》	大壮之履	
602	真谆元	前臣奔	《易林》	明夷之大畜、革之晋	
603	真谆元	伸云前	《易林》	姤之豫	
604	真谆元	桓臣孙	《易林》	兑之损	
605	真谆元	端颠西安	《易林》	兑之涣	
606	真谆元	邻云弦残	《易林》	小过之同人	
607	至职	围闭愦	《易林》	颐之大畜	
608	质缉毒	室合宿	《易林》	明夷之需	
609	质职屋	属室得	《易林》	蒙之泰	
610	质职屋	福屋食室	《易林》	大畜之坤	

序号	韵目	韵例	书名	出处	备注
611	质职毒	力毒室	《易林》	需之泰	
612	质职毒	宿室得	《易林》	豫之益、蛊之履	
613	质职毒	宿室直目贼	《易林》	恒之观、归妹之小过	
614	质职毒	北叔得室	《易林》	升之革、涣之临	
615	旨御侯	因去妪祝	《易林》	履之需	
616	月盍职	侧乏北绝	《易林》	恒之蛊	
617	缉职屋	给足息	《易林》	无妄之讼	
618	之鱼侯	庐驱尤	《易林》	豫之坎	
619	之鱼侯	虚雏来	《易林》	离之家人、涣之噬嗑	
620	之鱼侯	头家治	《易林》	恒之泰	
621	止语厚	附喜取许	《易林》	蒙之井	
622	止语厚	口止柱处子喜	《易林》	蛊之晋	
623	止语厚	苦口有	《易林》	涣之萃	
624	职铎屋	德逆足	《易林》	损之履、节	
625	职铎屋	食足薄	《易林》	节之屯	
626	职铎屋	石欲得	《易林》	小过之涣	
627	之鱼幽	之忧居	《易林》	蛊之巽	
628	之鱼幽	鸟邮家忧	《易林》	坎之涣	
629	止语黝	子好女与悔	《易林》	比之渐、泰之震	
630	止语黝	海咎在所	《易林》	剥之井	
631	止语黝	子扰苦	《易林》	剥之渐	
632	止语黝	马子咎	《易林》	复之既济、渐之晋	
633	止语黝	喜酒舞福	《易林》	无妄之履	
634	止语黝	虎殆处	《易林》	大过之革	
635	止语黝	喜酒舞福	《易林》	咸之剥	
636	止语黝	征起子咎	《易林》	涣之恒	
637	止语小	下女路兆始	《素问》	二之七	

序号	韵目	韵例	书名	出处	备注
638	止语小	下路兆始	《素问》	十九之二	
639	志御笑	祐到惧	《易林》	观之升	
640	志御笑	庙去事	《易林》	小过之坎	
641	职御笑	倒处国	《易林》	离之井	
642	职铎药	伯乐索得	《易林》	坎之兑、遁之未济	
643	之侯幽	台忧侯	《易林》	豫之屯	
644	之侯幽	雏采忧	《易林》	节之坤	
645	止厚黝	道纪母始府	《素问》	二之一	
646	止厚黝	道纪母始府	《素问》	十九之一	
647	止厚黝	海府聚有子受	《易林》	乾之观	
648	止厚黝	右遇聚咎母	《易林》	讼之咸、同人之旅	
649	止厚黝	老口考起	《易林》	萃之井	
650	止厚黝	子乳保	《易林》	中孚之观	
651	职屋黝	玉宝辱得	《易林》	蒙之临、需之坎	
652	职屋毒	肉食狱宿	《易林》	坤之既济、复之讼	
653	职屋毒	德族睦	《易林》	临之遁	
654	职屋毒	欲福辱覆国	《易林》	遁之解	
655	职屋毒	德禄福复	《易林》	晋之讼	
656	职屋毒	足肉粟得	《易林》	既济之讼	
657	职屋药	国乐玉息	《易林》	复之未济	
658	之幽宵	郊忧之	《易林》	大畜之夬	
659	之幽宵	荣恩忧	《易林》	井之家人	
660	止黝笑	呦少草子	《易林》	升之乾	
661	职毒药	熟乐福	《易林》	渐之损	
662	鱼侯幽	枢忧居	《易林》	乾之小畜、谦之观	
663	语厚黝	酒口苦	《易林》	归妹之兑	
664	语厚黝	弩道走	《易林》	兑之比	

序号	韵目	韵例	书名	出处	备注
665	语厚黝	旅走咎	《易林》	中孚之节	
666	语厚黝	后无柱咎	《易林》	既济之恒	
667	御侯幼	去遇救	《易林》	噬嗑之明夷	
668	铎屋毒	石轴足	《易林》	乾之谦、履之坎	
669	侯幽宵	羞头销	《易林》	泰之观、豫之涣	
670	侯幽宵	臊周烧诛	《易林》	睽之明夷、升之小畜	
671	厚幼药	乳孝乐	《易林》	小畜之巽、随之萃	
672	贤铎屋毒	落宿谷室	《易林》	晋之困	
673	缉职屋药	合跃屋辰	《易林》	坎之节	
674	止语厚黝	酒口酗怒悔	《易林》	大壮之家人	
675	止语厚黝	酒口苦有	《易林》	旅之蛊	
676	职铎屋毒	得泽缩从	《易林》	贲之涣	
677	之角侯宵	巢雏去姬	《易林》	讼之睽、观之屯	
678		处倒妪织	《易林》	夬之蹇、小过之讼	该页无韵目
679	止语黝小	稻玄有薁	《易林》	小畜之大壮、豫之师	
680	止语黝小	酒右搞所	《易林》	大壮之无妄	
681	之幽	调期	《素问》	八之十一	
682	之幽	流忧时	《素问》	十九之五	
683	之幽	衰欺治	《新语》	上之五	
684	之幽	鸠尤	《易林》	乾之蒙	
685	之幽	姬忧	《易林》	坤之无妄、升之谦	
686	之幽	仇邱	《易林》	坤之兑、复之小畜	
687	之幽	时忧	《易林》	屯之姤	
688	之幽	媒忧	《易林》	蒙之困	
689	之幽	忧灾	《易林》	讼之需	
690	之幽	忧笑	《易林》	师之涣	

续表

序号	韵目	韵例	书名	出处	备注
691	之幽	时忧	《易林》	小畜之大畜、艮之小畜	
692	之幽	来忧	《易林》	小畜之渐、晋之艮	
693	之幽	狸留	《易林》	履之贲	
694	之幽	时忧	《易林》	泰之大畜	
695	之幽	休时忧	《易林》	否之艮	
696	之幽	诗忧	《易林》	大有之贲	
697	之幽	骝休邱	《易林》	随之噬嗑、升之益	
698	之幽	时调	《易林》	临之噬嗑	
699	之幽	忧财	《易林》	临之无妄	
700	之幽	时忧休	《易林》	临之大畜	
701	之幽	时灾忧	《易林》	观之大畜	
702	之幽	骝叶	《易林》	噬嗑之升	
703	之幽	牛忧	《易林》	贲之恒	
704	之幽	鸠灾	《易林》	贲之归妹、归妹之节	
705	之幽	之忧	《易林》	剥之震	
706	之幽	调灾游仇	《易林》	无妄之既济	
707	之幽	牛忧治	《易林》	大畜之咸	
708	之幽	态忧	《易林》	颐之同人	
709	之幽	忧来	《易林》	颐之剥、小过之噬嗑	
710	之幽	怜忧	《易林》	坎之讼	
711	之幽	灾忧	《易林》	离之履	
712	之幽	忧财	《易林》	离之临、革之小过	
713	之幽	牛之时忧	《易林》	咸之小畜	
714	之幽	骸灾忧	《易林》	咸之夬	
715	之幽	忧来	《易林》	恒之屯	
716	之幽	忧灾	《易林》	恒之小畜	

续表

序号	韵目	韵例	书名	出处	备注
717	之幽	时忧	《易林》	遁之益	
718	之幽	时忧来	《易林》	大壮之艮	
719	之幽	忧灾	《易林》	家人之睽、艮之节	
720	之幽	时灾忧	《易林》	明夷之同人	
721	之幽	鸠尤	《易林》	晋之同人	
722	之幽	期忧	《易林》	家人	
723	之幽	来忧	《易林》	家人之大畜	
724	之幽	时忧	《易林》	睽之无妄	
725	之幽	能忧	《易林》	睽之兑	
726	之幽	时期忧	《易林》	蹇之随	
727	之幽	游来忧	《易林》	解	
728	之幽	忧袍财	《易林》	益之既济	
729	之幽	休忧财	《易林》	夬之坎	
730	之幽	丝媒忧	《易林》	夬之兑	
731	之幽	仇邱	《易林》	萃之需	
732	之幽	舞尤忧	《易林》	升之家人	
733	之幽	来之忧	《易林》	升之师、未济之临	
734	之幽	灾忧	《易林》	升之颐	
735	之幽	牛忧	《易林》	小过之蹇	
736	之幽	期游	《易林》	既济之益	
737	止幽	忧子喜	《易林》	乾之未济	
738	止幽	理调	《易林》	剥之离	
739	止幽	休悔	《易林》	明夷之观	
740	止幽	游忧喜	《易林》	蹇之萃	
741	止黝	守使	《素问》	二之七	
742	止黝	理道	《素问》	十四之一	
743	止黝	右里使市母咎	《素问》	十四之三	

续表

序号	韵目	韵例	书名	出处	备注
744	止黝	在道	《素问》	十五之一	
745	止黝	理事久殆宝	《素问》	廿三之一	
746	止黝	理道	《素问》	廿三之二	
747	止黝	道葆起咎理市巧道海晦	《素问》	廿三之十	
748	止黝	理久道理道	《素问》	廿四之七	
749	止黝	理道	《新语》	上之一	
750	止黝	道里殆使在	《易林》	乾之剥	
751	止黝	海母酒	《易林》	乾之复	
752	止黝	首宝子	《易林》	乾之渐	
753	止黝	好倍	《易林》	坤之坎、艮之涣	
754	止黝	己狩佑祉	《易林》	屯之大畜、姤之未济	
755	止黝	道祀	《易林》	蒙之蹇、同人之蹇	
756	止黝	海母酒	《易林》	蒙之升	
757	止黝	已亥止市咎	《易林》	需之晋、恒之谦	
758	止黝	母保	《易林》	讼之泰	
759	止黝	草友	《易林》	比、明夷之蹇	
760	止黝	里道母	《易林》	比之蹇	
761	止黝	谋保	《易林》	比之困、大畜之复	
762	止黝	喜在咎	《易林》	比之小过	
763	止黝	饵子母手	《易林》	小畜	
764	止黝	齿子道久	《易林》	小畜之大有	
765	止黝	酒喜	《易林》	小畜之艮	
766	止黝	抚友道	《易林》	履之随	
767	止黝	殆酒	《易林》	履之观	
768	止黝	母酒告	《易林》	履之既济	
769	止黝	母己保	《易林》	泰之否	

序号	韵目	韵例	书名	出处	备注
770	止黝	保咎悔	《易林》	否之比	
771	止黝	宝有喜	《易林》	否之履	
772	止黝	枣有	《易林》	否有渐、损之讼	
773	止黝	宝有喜	《易林》	同人之复	
774	止黝	起草	《易林》	大有之讼、大畜之泰	
775	止黝	有市咎	《易林》	大有之履、蛊之中孚	
776	止黝	茂酒老友	《易林》	大有之同人	
777	止黝	起咎	《易林》	谦之临	
778	止黝	喜茂有	《易林》	谦之解、中孚之随	
779	止黝	母咎久	《易林》	豫之否	
780	止黝	酒起草	《易林》	豫之大畜	
781	止黝	耳草	《易林》	临之益	
782	止黝	市宝有喜	《易林》	豫之损	
783	止黝	子手	《易林》	随之恒、睽之坤	
784	止黝	海殆子咎	《易林》	临之睽	
785	止黝	喜咎	《易林》	观之复	
786	止黝	酒纽祉	《易林》	噬嗑之离	
787	止黝	在咎	《易林》	噬嗑之姤	
788	止黝	殆保	《易林》	大畜之屯	
789	止黝	起骇时咎	《易林》	剥之小畜	
790	止黝	市宝咎	《易林》	剥之旅	
791	止黝	咎悔	《易林》	剥之既济	
792	止黝	殆咎	《易林》	大过之革	
793	止黝	保喜	《易林》	大畜	
794	止黝	牖母	《易林》	大畜之涣	
795	止黝	子喜咎	《易林》	颐之家人	
796	止黝	殆咎	《易林》	离之无妄	

续表

序号	韵目	韵例	书名	出处	备注
797	止黝	子母茂	《易林》	大过之需、离之大有	
798	止黝	悔咎	《易林》	坎之艮	
799	止黝	酒老有咎	《易林》	离之师	
800	止黝	负咎	《易林》	离之同人、旅之明夷	
801	止黝	咎子殆	《易林》	咸之同人	
802	止黝	手起咎	《易林》	咸之归妹	
803	止黝	老海	《易林》	恒之坤	
804	止黝	纪咎	《易林》	恒之萃	
805	止黝	起咎	《易林》	遁之家人、未济之随	
806	止黝	子理咎	《易林》	大壮之同人、渐之大有	
807	止黝	咎殆子手	《易林》	明夷之益、损之临	
808	止黝	齿咎	《易林》	大壮之离	
809	止黝	纪在咎	《易林》	晋之蹇	
810	止黝	海咎	《易林》	晋之姤	
811	止黝	妇酒里喜	《易林》	家人之渐、小过之益	
812	止黝	阜有	《易林》	睽之剥	
813	止黝	咎喜	《易林》	解之离	
814	止黝	扰起	《易林》	解之既济	
815	止黝	子喜饱	《易林》	损之贲	
816	止黝	瓴子	《易林》	损之剥、萃之随	
817	止黝	市宝信	《易林》	损之萃、姤之益	
818	止黝	海止市咎	《易林》	益之需、巽之谦	
819	止黝	咎喜	《易林》	益之渐	
820	止黝	草起	《易林》	夬之剥	
821	止黝	茂酒友	《易林》	夬之离	
822	止黝	子殆好	《易林》	夬之家人	

序号	韵目	韵例	书名	出处	备注
823	止黝	子考福	《易林》	夬之萃	
824	止黝	有宝	《易林》	萃之同人	
825	止黝	齿宝否起	《易林》	萃之中孚	
826	止黝	喜有寿	《易林》	升之屯	
827	止黝	狩喜	《易林》	升之睽	
828	止黝	道市信	《易林》	困之豫	
829	止黝	自咎	《易林》	困之贲	
830	止黝	芷好妇子	《易林》	井之艮	
831	止黝	在宝	《易林》	革之师	
832	止黝	牡起	《易林》	革之井	
833	止黝	右在咎	《易林》	升之睽	
834	止黝	手酒喜	《易林》	需之睽	
835	止黝	朽里市悔	《易林》	归妹之否	
836	止黝	守抱老祉	《易林》	归妹之遁	
837	止黝	手喜咎	《易林》	归妹之蹇	
838	止黝	市有贿宝	《易林》	益之贲	
839	止黝	保子久	《易林》	旅之艮	
840	止黝	牡母	《易林》	旅之渐、涣之复	
841	止黝	草殆	《易林》	涣之坤	
842	止黝	市子宝	《易林》	涣之同人	
843	止黝	齿起子舅	《易林》	涣之随	
844	止黝	咎倍里	《易林》	节之旅	
845	止黝	在咎	《易林》	中孚之乾	
846	止黝	首饱殆	《易林》	中孚之讼	
847	止黝	殆保	《易林》	小过之震	
848	止黝	妇酒喜	《易林》	小过之益、既济之中孚	

序号	韵目	韵例	书名	出处	备注
849	止黝	枭咎	《易林》	未济之解	
850	止黝	祀忧咎	《易林》	未济之中孚	
851	止幼	子孝喜	《易林》	随之震	
852	止幼	子戊	《易林》	家人之大壮	
853	志幽	宥周	《易林》	泰之大过	
854	志黝	佑咎	《易林》	大有之明夷	
855	志幼	就富	《易林》	乾之离	
856	志幼	牸舅	《易林》	讼之井	
857	志幼	狩佑	《易林》	噬嗑之解	
858	志幼	就好悔	《易林》	复之渐	
859	志幼	圉炽瑁富	《易林》	遁之涣	
860	志幼	悔臭	《易林》	损之大过	
861	志毒	圉逐得喜	《易林》	蒙之复	
862	职幽	国忧	《易林》	比之坤	
863	职幽	流伏	《易林》	归妹之屯	
864	职幽	周福	《易林》	小过之旅	
865	职黝	道国	《易林》	小畜之师	
866	职黝	饱得	《易林》	剥之恒	
867	职黝	极饱	《易林》	损之咸	
868	职黝	宝得	《易林》	渐之师	
869	职幼	就得	《易林》	谦之既济、涣	
870	职幼	就得	《易林》	井之夬	
871	职毒	肉黑	《素问》	八之二	
872	职毒	惑复贼	《素问》	八之十二	
873	职毒	复式	《素问》	廿二之廿三	
874	职毒	木曲黑	《新语》	上之十一	
875	职毒	逐息陆覆	《易林》	坤之泰、大有之豫	

序号	韵目	韵例	书名	出处	备注
876	职毒	服刀覆	《易林》	需之屯、益之同人	
877	职毒	肉得腹	《易林》	需之解、颐之坎	
878	职毒	宿腹稷	《易林》	履之益	
879	职毒	食宿	《易林》	履之睽	
880	职毒	食熟	《易林》	履之蹇	
881	职毒	国域腹德福	《易林》	泰	
882	职毒	食肉	《易林》	泰之睽	
883	职毒	穆域	《易林》	同人之蹇	
884	职毒	陆稷	《易林》	有人之渐、巽之师	
885	职毒	贼陆	《易林》	谦之渐、夬之明夷	
886	职毒	宿服	《易林》	随之损、巽之歌	
887	职毒	服测覆	《易林》	随之未济	
888	职毒	宿得臆	《易林》	临之大有	
889	职毒	北目得惑	《易林》	临之艮	
890	职毒	宿臆食	《易林》	观之豫	
891	职毒	国逐	《易林》	观之艮	
892	职毒	力服覆	《易林》	复之乾	
893	职毒	国域覆	《易林》	无妄之晋	
894	职毒	陆得	《易林》	大过之震	
895	职毒	麦告	《易林》	坎之萃	
896	职毒	国告	《易林》	离之贲	
897	职毒	食告	《易林》	恒之节	
898	职毒	目惑	《易林》	遁之需	
899	职毒	宿国	《易林》	家人之睽、艮之节	
900	职毒	宿北	《易林》	家人之小过	
901	职毒	稷食腹	《易林》	损之未济	
902	职毒	肉得	《易林》	萃之泰、涣之艮	

序号	韵目	韵例	书名	出处	备注
903	职毒	告福	《易林》	萃之噬嗑	
904	职毒	宿福	《易林》	萃之离	
905	职毒	宿食腹	《易林》	升是损	
906	职毒	六食	《易林》	升之萃	
907	职毒	北国腹	《易林》	井之遁	
908	职毒	育福	《易林》	升之否	
909	职毒	服覆	《易林》	益之屯	
910	职毒	目国	《易林》	益之同人	
911	职毒	毒贼	《易林》	益之大有	
912	职毒	食叔	《易林》	巽之遁、中孚之颐	
913	职毒	服力覆	《易林》	巽之家人	
914	职毒	贼腹	《易林》	中孚之萃	
915	职毒	德国穆匿	《易林》	未济之离	
916	之宵	棠灰	《易林》	需之否，咸	
917	之宵	旗郊之	《易林》	师之随、履之解	
918	之宵	妖苗	《易林》	比之蒙、革之大过	
919	之宵	朝裘	《易林》	蛊之小过	
920	之宵	鸮灾劳	《易林》	大学之蹇	
921	之宵	消尤	《易林》	解之中孚	
922	之宵	姬台逃	《易林》	损之恒、渐之恒	
923	之宵	来邱摇	《易林》	兑之否	
924	止小	纪兆	《素问》	廿之九	
925	止小	潦海	《易林》	随之临、渐之中孚	
926	止小	潦止有	《易林》	夬之大过	
927	止药	乐止有	《易林》	蒙之大过	
928	志宵	背摇	《易林》	震之比	
929	志宵	号笑耀意	《易林》	既济之兑	

序号	韵目	韵例	书名	出处	备注
930	志笑	笑富	《易林》	咸之升	
931	志笑	到晦	《易林》	明夷之屯	
932	志笑	载照富	《易林》	困之升	
933	职笑	食鹬	《易林》	大有之萃	
934	职药	乐福	《易林》	大有之噬嗑	
935	职药	得疟	《易林》	大有之升	
936	职药	跃食	《易林》	蛊之颐、临之贲	
937	职药	福国乐	《易林》	临之否	
938	职药	乐福	《易林》	离之无妄	
939	职药	跃食	《易林》	小过之井	
940	鱼侯	俱去	《素问》	一之七	
941	鱼侯	居濡	《新语》	上之三	
942	鱼侯	天隅如	《易林》	坤之井	
943	鱼侯	濡居	《易林》	屯之姤	
944	鱼侯	驹居	《易林》	蒙之解	
945	鱼侯	华家株	《易林》	蒙之兑	
946	鱼侯	车沟去庐	《易林》	蒙之既济、升之比	
947	鱼侯	家天头	《易林》	讼之坤	
948	鱼侯	肤侯	《易林》	师之井、大畜之剥	
949	鱼侯	鹩去天	《易林》	师之革	
950	鱼侯	鱼讴	《易林》	小畜之讼	
951	鱼侯	鱼奴车郁驹	《易林》	小畜之剥	
952	鱼侯	雏俱娱	《易林》	履之涣	
953	鱼侯	书侯	《易林》	泰之益	
954	鱼侯	凫雏逋	《易林》	泰之巽	
955	鱼侯	隅居家	《易林》	大有之巽	
956	鱼侯	头墟	《易林》	谦之蒙	

续表

序号	韵目	韵例	书名	出处	备注
957	鱼侯	雏俱诸	《易林》	谦之贲	
958	鱼侯	墟侯	《易林》	随之恒、睽之坤	
959	鱼侯	鱼居	《易林》	蛊之益	
960	鱼侯	符虚	《易林》	临之无妄	
961	鱼侯	胡头	《易林》	观之艮	
962	鱼侯	鱼株虚	《易林》	观之巽	
963	鱼侯	墟趋	《易林》	大畜之恒	
964	鱼侯	驹居	《易林》	大过之复	
965	鱼侯	楼居	《易林》	损之益	
966	鱼侯	驹车	《易林》	晋之遁、益之蒙	
967	鱼侯	瞿须	《易林》	蹇之旅	
968	鱼侯	去雏与	《易林》	解之比	
969	鱼侯	天隅	《易林》	解之家人	
970	鱼侯	雏去	《易林》	夬之谦	
971	鱼侯	虚濡	《易林》	萃之未济	
972	鱼侯	枢虚驱居	《易林》	升之临	
973	鱼侯	呼侯	《易林》	升之升	
974	鱼侯	雏驹居	《易林》	坤之颐	
975	鱼侯	鱼头居	《易林》	革之颐、渐之明夷	
976	鱼侯	偷珠去	《易林》	升之震	
977	鱼侯	鱼诸诛	《易林》	渐之睽	
978	鱼侯	雏居	《易林》	渐之姤	
979	鱼侯	头居	《易林》	小过之益	
980	鱼厚	走天孤	《易林》	节之离	
981	鱼侯	祛遇	《易林》	蹇之家人	
982	鱼侯	居具	《易林》	解之乾	
983	鱼侯	虚侯扶	《易林》	困之蛊	

续表

序号	韵目	韵例	书名	出处	备注
984	鱼屋	华夫禄	《易林》	观之恒	
985	语侯	雨俱	《易林》	同人之泰、明夷之升	
986	语侯	驱马	《易林》	蛊之家人	
987	语侯	武侯	《易林》	咸之井	
988	语侯	举俱	《易林》	渐之既济	
989	语厚	怒下取	《素问》	八之十	
990	语厚	取写	《素问》	八之十一	
991	语厚	写补取	《素问》	十二之十三	
992	语厚	部下	《素问》	十五之一	
993	语厚	女后	《易林》	屯之观、泰之豫	
994	语厚	聚语苦主	《易林》	屯之节、小畜之与	
995	语厚	虎体怒走所	《易林》	蒙之坎	
996	语厚	女后	《易林》	蒙之晋、谦之旅	
997	语厚	女耦	《易林》	履之无妄、姤之无妄	
998	语厚	聚处愈	《易林》	履之大壮	
999	语厚	聚处	《易林》	泰之益	
1000	语厚	走口下	《易林》	大有之晋、升之晋	
1001	语厚	庾取宇	《易林》	大有之升	
1002	语厚	兔腐去	《易林》	谦之益	
1003	语厚	走后处	《易林》	豫之渐	
1004	语厚	武口	《易林》	随之复、坎之明夷	
1005	语厚	呴处	《易林》	随之家人	
1006	语厚	偶所	《易林》	临之豫	
1007	语厚	口斧后	《易林》	临之坎、艮之颐	
1008	语厚	偶处	《易林》	观之乾	
1009	语厚	虎聚苦	《易林》	贲之讼	
1010	语厚	聚筥	《易林》	剥之屯	

续表

序号	韵目	韵例	书名	出处	备注
1011	语厚	辅舞偶	《易林》	剥之益	
1012	语厚	互走	《易林》	大过之大有	
1013	语厚	后所	《易林》	大过之巽	
1014	语厚	处楚圉主	《易林》	坎之屯	
1015	语厚	虎走	《易林》	坎之临	
1016	语厚	马主	《易林》	咸之同人	
1017	语厚	怒柱旅苦	《易林》	咸之豫、萃之咸	
1018	语厚	苦口	《易林》	遁之大过	
1019	语厚	庚取宇	《易林》	遁之咸	
1020	语厚	暑取	《易林》	晋之需	
1021	语厚	口处苦	《易林》	明夷之夬	
1022	语厚	下走	《易林》	家人之小畜	
1023	语厚	走口土	《易林》	蹇之晋、井之节	
1024	语厚	走俊野	《易林》	夬之大壮	
1025	语厚	语口户	《易林》	姤之咸	
1026	语厚	口许	《易林》	姤之损	
1027	语厚	户走	《易林》	萃之益	
1028	语厚	户后	《易林》	升之涣	
1029	语厚	走俊野	《易林》	困之震	
1030	语厚	主所	《易林》	井之贲	
1031	语厚	楚渚后	《易林》	升之小过	
1032	语厚	口处	《易林》	艮之家人	
1033	语厚	下舍后	《易林》	兑之革	
1034	语厚	野主处苦	《易林》	涣之损	
1035	语厚	下后	《易林》	中孚	
1036	语厚	旅聚腴	《易林》	未济之蛊	
1037	语侯	距斗	《易林》	乾之遁、讼之豫	

序号	韵目	韵例	书名	出处	备注
1038	语屋	怒午库谷拒野	《易林》	既济之家人	
1039	御侯	处度侯路忤布故去写	《素问》	八之十	
1040	御侯	处数	《素问》	十五之三	
1041	御侯	固仆	《新语》	上之七	
1042	御侯	树去仆	《易林》	屯之坎、噬嗑之否	
1043	御侯	树恶去	《易林》	屯之夬、巽之坤	
1044	御侯	乳故	《易林》	比之巽	
1045	御侯	固去树	《易林》	小畜之蛊、蹇之升	
1046	御侯	去柱仆	《易林》	观之需	
1047	御侯	步趋	《易林》	晋之泰	
1048	御侯	乳处	《易林》	姤之大畜	
1049	御侯	固去妪	《易林》	井之泰、渐之家人	
1050	御侯	夜书故	《易林》	井之涣	
1051	御侯	雨树稼	《易林》	益之未济	
1052	御侯	夜书惧	《易林》	涣之蛊	
1053	铎侯	雏郭	《易林》	贲之困	
1054	铎侯	廓树	《易林》	颐之无妄	
1055	铎屋	足着索逆	《素问》	廿三之四	
1056	铎屋	足格	《素问》	廿四之七	
1057	铎屋	狱客	《易林》	屯之家人大畜之临	
1058	铎屋	逆足	《易林》	蒙之乾节	
1059	铎屋	蠹络玉	《易林》	讼之蛊、晋之豫	
1060	铎屋	木获	《易林》	泰之蛊、渐之蹇	
1061	铎屋	络玉	《易林》	否之咸	
1062	铎屋	获狱释	《易林》	复之坎	
1063	铎屋	独薄	《易林》	坎之升、大壮之井	

续表

序号	韵目	韵例	书名	出处	备注
1064	铎屋	索东	《易林》	明夷之大过	
1065	铎屋	薄泽液縠	《易林》	益之大畜、艮之大过	
1066	铎屋	石欲	《易林》	升之未济	
1067	铎屋	木谷作	《易林》	困之大壮	
1068	铎屋	获足	《易林》	井之蹇、艮之豫	
1069	鱼幽	辜仇	《易林》	乾之临、谦之复	
1070	鱼幽	庐羔	《易林》	乾之蹇、家人之明夷	
1071	鱼幽	舆游	《易林》	屯之否、泰之晋	
1072	鱼幽	居庐忧	《易林》	蒙之屯、涣之师	
1073	鱼幽	牢忧居	《易林》	蒙之旅	
1074	鱼幽	锄收	《易林》	讼之履	
1075	鱼幽	虚仇	《易林》	比之夬、晋之升	
1076	鱼幽	居忧	《易林》	否之坤	
1077	鱼幽	呼周休	《易林》	同人之中孚	
1078	鱼幽	乌辜忧	《易林》	大有之比	
1079	鱼幽	游居忧	《易林》	大有之艮、益之讼	
1080	鱼幽	都虚忧	《易林》	豫之明夷	
1081	鱼幽	舆车忧	《易林》	豫之井	
1082	鱼幽	游家	《易林》	豫之升	
1083	鱼幽	乌都忧	《易林》	豫之既济	
1084	鱼幽	家车忧	《易林》	蛊之讼	
1085	鱼幽	虚居忧	《易林》	蛊之临	
1086	鱼幽	道居	《易林》	临之革	
1087	鱼幽	虚忧	《易林》	噬嗑之屯	
1088	鱼幽	乌御家忧	《易林》	噬嗑之升	
1089	鱼幽	居忧	《易林》	剥之节	
1090	鱼幽	庐居忧	《易林》	复之屯	

序号	韵目	韵例	书名	出处	备注
1091	鱼幽	车游	《易林》	颐之姤	
1092	鱼幽	华忧	《易林》	大过之比	
1093	鱼幽	舆忧	《易林》	坎之遁	
1094	鱼幽	徒求	《易林》	坎之明夷	
1095	鱼幽	鱼鲉 虚	《易林》	坎之鼎	
1096	鱼幽	忧家	《易林》	坎之未济	
1097	鱼幽	家忧	《易林》	离之无妄	
1098	鱼幽	居忧	《易林》	离之需	
1099	鱼幽	牢居	《易林》	咸之萃、姤之复	
1100	鱼幽	车初忧	《易林》	咸之涣、睽之遁	
1101	鱼幽	休馀	《易林》	恒之否	
1102	鱼幽	虚忧	《易林》	恒之贲	
1103	鱼幽	牙家储忧	《易林》	大壮之乾	
1104	鱼幽	忧居	《易林》	恒之坎	
1105	鱼幽	居忧	《易林》	恒之震	
1106	鱼幽	呱家忧	《易林》	遁之恒	
1107	鱼幽	且流	《易林》	大壮之豫	
1108	鱼幽	居忧	《易林》	明夷之谦	
1109	鱼幽	车游	《易林》	解之咸	
1110	鱼幽	居忧	《易林》	益之渐	
1111	鱼幽	留去	《易林》	益之渐	
1112	鱼幽	家游	《易林》	姤之兑	
1113	鱼幽	居忧	《易林》	困之蹇	
1114	鱼幽	家忧	《易林》	渐之大畜	
1115	鱼幽	都休	《易林》	节之否	
1116	鱼幽	囚诬	《易林》	中孚之比	
1117	鱼黝	牙家储咎	《易林》	渐之噬嗑	

序号	韵目	韵例	书名	出处	备注
1118	鱼幼	报居	《易林》	恒之大过	
1119	鱼幼	报牡	《易林》	中孚之复	
1120	语幽	苦忧	《易林》	师之大有	
1121	语幽	贾仇	《易林》	贲之大壮	
1122	语黝	绪女怒守语	《素问》	廿三之七	
1123	语黝	野下好	《新语》	下之一	
1124	语黝	丑处	《易林》	坤之家人	
1125	语黝	女道处	《易林》	屯之大过、塞之比	
1126	语黝	黍咎	《易林》	蒙之否	
1127	语黝	暑茂	《易林》	蒙之观	
1128	语黝	草处	《易林》	师之夬	
1129	语黝	哺就好	《易林》	履之咸	
1130	语黝	怒午距咎	《易林》	泰之坎	
1131	语黝	宇好	《易林》	泰之萃、升之大有	
1132	语黝	野咎	《易林》	否之解、无妄之小过	
1133	语黝	咎所	《易林》	否之升、同人之恒	
1134	语黝	草宝处	《易林》	同人之剥、益之家人	
1135	语黝	土保	《易林》	同人之井	
1136	语黝	杵道	《易林》	同人之升	
1137	语黝	弩道虎者	《易林》	豫之噬嗑	
1138	语黝	酒雨	《易林》	豫之升	
1139	语黝	禹道处所	《易林》	随之贲	
1140	语黝	草下所	《易林》	临之益	
1141	语黝	道苦	《易林》	观之家人、萃之观	
1142	语黝	处宝	《易林》	剥之夬	
1143	语黝	舞酒咎女	《易林》	复之明夷	
1144	语黝	女丑苦	《易林》	无妄之豫	

序号	韵目	韵例	书名	出处	备注
1145	语黝	辅咎	《易林》	大畜之渐	
1146	语黝	女许户处咎	《易林》	大过之小畜	
1147	语黝	马旅咎	《易林》	大过之归妹	
1148	语黝	土饱	《易林》	坎之大有	
1149	语黝	道苦	《易林》	离之巽	
1150	语黝	户道处	《易林》	遁之大有	
1151	语黝	马矩考	《易林》	遁之豫、节之归妹	
1152	语黝	社矩绪考	《易林》	大壮之涣	
1153	语黝	马保	《易林》	晋、升之豫	
1154	语黝	枣莽许	《易林》	明夷之家人	
1155	语黝	鲁楚宝	《易林》	家人之蛊	
1156	语黝	所咎	《易林》	家人之既济	
1157	语黝	与咎	《易林》	姤之震	
1158	语黝	苦宝	《易林》	萃之剥、萃之遁	
1159	语黝	狩所	《易林》	困之剥	
1160	语黝	户处保	《易林》	困之姤	
1161	语黝	保鲁	《易林》	困之小过	
1162	语黝	手予咎	《易林》	井之睽	
1163	语黝	父道	《易林》	震之蹇	
1164	语黝	野道咎	《易林》	震之兑	
1165	语黝	庑咎	《易林》	艮之谦	
1166	语黝	咎处	《易林》	渐之贲	
1167	语黝	圉咎	《易林》	旅之兑	
1168	语黝	暑保伍	《易林》	巽之震、中孚之晋	
1169	语黝	祖考	《易林》	小过之渐	
1170	语黝	老保旅	《易林》	既济之大畜	
1171	语幼	就舞	《易林》	蛊之节	

续表

序号	韵目	韵例	书名	出处	备注
1172	语毒	目怒	《易林》	家人之井	
1173	御幽	步舍惧忧	《易林》	解之升	
1174	御幽	处忧	《易林》	夬之晋	
1175	御幽	助玄忧	《易林》	节之家人	
1176	御幼	处臭	《易林》	随之乾	
1177	御幼	哺就好	《易林》	蹇之恒、困之乾	
1178	御幼	兔售	《易林》	萃之巽	
1179	御毒	墓舍觉	《易林》	屯之解	
1180	铎毒	泽毒螫	《易林》	噬嗑之蒙	
1181	铎毒	白逐	《易林》	离之解	
1182	铎毒	告恶	《易林》	损之兑	
1183	鱼宵	居朝	《易林》	屯之升、讼之恒	
1184	鱼宵	嚣家	《易林》	需之升	
1185	鱼宵	虚逃	《易林》	小畜之晋、豫之姤	
1186	鱼宵	居巢	《易林》	履之旅	
1187	鱼宵	狐笑	《易林》	大有之咸、涣之小畜	
1188	鱼宵	嚣家	《易林》	谦之萃	
1189	鱼宵	居扶巢	《易林》	随之无妄	
1190	鱼宵	车朝家	《易林》	随之涣	
1191	鱼宵	夫笑	《易林》	噬嗑之困	
1192	鱼宵	初郊	《易林》	剥之比	
1193	鱼宵	刀车臊	《易林》	无妄之艮	
1194	鱼宵	踞饕去	《易林》	无妄之渐	
1195	鱼宵	车朝庐	《易林》	大过之大壮	
1196	鱼宵	虚鱼饶	《易林》	遁之井	
1197	鱼宵	虚逃夭	《易林》	晋之大畜	
1198	鱼宵	涂到	《易林》	明夷之益	

序号	韵目	韵例	书名	出处	备注
1199	鱼宵	桃舒	《易林》	夬之剥	
1200	鱼宵	逃夭	《易林》	革之未济	
1201	鱼宵	鱼劳	《易林》	艮之姤	
1202	鱼宵	鱼郊庐	《易林》	归妹之坎、未济之既济	
1203	鱼宵	嚻居	《易林》	益之兑、旅之归妹	
1204	鱼笑	居到	《易林》	既济之坤	
1205	语小	雨潦	《易林》	谦之恒、升之随	
1206	语笑	教叙	《易林》	泰之随、塞之大过	
1207	语笑	渚倒	《易林》	同人之屯	
1208	御笑	处居倒	《易林》	屯之泰	
1209	御笑	猪到去	《易林》	师之旅、谦之艮	
1210	御笑	路到	《易林》	比之涣、革之坤	
1211	御笑	步御路到	《易林》	复之塞、艮之升	
1212	御笑	鹗噪射摇	《易林》	无妄之中孚	
1213	御笑	暮到夭赦	《易林》	遁之损	
1214	御笑	处倒	《易林》	夬之塞	
1215	御笑	笑夜	《易林》	震之巽	
1216	御笑	倒呼	《易林》	小过之旅	
1217	铎药	柏落乐	《易林》	需之坤、否之恒	
1218	铎药	凿白沃乐	《易林》	否之师、震之屯	
1219	铎药	凿白泽乐	《易林》	豫之大过	
1220	铎药	哑宅乐恶	《易林》	大畜之升	
1221	铎药	落乐	《易林》	离之比	
1222	铎药	泽乐	《易林》	家人之蒙	
1223	铎药	薄柏乐	《易林》	塞之讼	
1224	铎药	虐作	《易林》	井之益	

续表

序号	韵目	韵例	书名	出处	备注
1225	侯幽	枢浮	《素问》	一之十五	
1226	侯幽	隅忧	《易林》	乾之家人	
1227	侯幽	刍姝忧	《易林》	坤之巽	
1228	侯幽	殳休	《易林》	蒙之恒	
1229	侯幽	牢侯	《易林》	需之大壮	
1230	侯幽	踽隅侯忧	《易林》	同人之随	
1231	侯幽	隅朐曹	《易林》	大有之讼	
1232	侯幽	周侯	《易林》	大有之涣、升之姤	
1233	侯幽	隅流趋	《易林》	蛊之蒙、萃之师	
1234	侯幽	俱忧	《易林》	临之剥、观之剥	
1235	侯幽	隅忧	《易林》	大畜之蒙	
1236	侯幽	隅朐曹躯	《易林》	大畜之泰	
1237	侯幽	襦隅忧	《易林》	大畜之兑	
1238	侯幽	殳驱忧	《易林》	大过之讼	
1239	侯幽	襦忧	《易林》	恒之颐	
1240	侯幽	榆株忧	《易林》	晋之睽	
1241	侯幽	游忧驹	《易林》	蹇之豫	
1242	侯幽	忧侯	《易林》	震之颐	
1243	侯幽	游俱忧	《易林》	旅之小过	
1244	侯幽	头忧	《易林》	节之同人	
1245	侯幽	濡忧	《易林》	既济之贲	
1246	侯黝	濡咎	《易林》	益之剥	
1247	侯毒	沟襦轴	《易林》	需之革	
1248	侯毒	沟轴	《易林》	睽之履	
1249	厚黝	后道	《素问》	廿二之廿八	
1250	厚黝	主事道	《素问》	廿三之八	
1251	厚黝	走首	《易林》	同之比、益之比	

序号	韵目	韵例	书名	出处	备注
1252	厚黝	走道口	《易林》	乾之晋	
1253	厚黝	魄就取	《易林》	需之恒、观之无妄	
1254	厚黝	酒口	《易林》	讼之益、履之萃	
1255	厚黝	狗走咎	《易林》	讼之履、随之革	
1256	厚黝	伛宝	《易林》	同人之大壮	
1257	厚黝	枣聚	《易林》	谦之大过	
1258	厚黝	走扰	《易林》	豫之复、明夷之节	
1259	厚黝	具取道	《易林》	随之姤	
1260	厚黝	足取咎	《易林》	蛊之观	
1261	厚黝	柱道主咎	《易林》	临之革、咸之同人	
1262	厚黝	丑偶	《易林》	噬嗑之萃、革之升	
1263	厚黝	主饱	《易林》	复之观、夬之讼	
1264	厚黝	口宝	《易林》	复之损	
1265	厚黝	口主道	《易林》	咸之离	
1266	厚黝	丑咎后	《易林》	恒之临	
1267	厚黝	主扰走	《易林》	大壮之巽	
1268	厚黝	走首	《易林》	益之比	
1269	厚黝	主饱	《易林》	夬之讼	
1270	厚黝	酒口后	《易林》	姤之履	
1271	厚黝	窭好	《易林》	萃之家人	
1272	厚黝	手愈	《易林》	萃之节	
1273	厚黝	走草口	《易林》	井之兑、益之巽	
1274	侯黝	寇守	《易林》	大过之解	
1275	屋黝	足咎	《易林》	履之泰	
1276	屋黝	鹿屋咎	《易林》	噬嗑之兑	
1277	屋黝	好欲	《易林》	睽之姤	
1278	屋黝	里草	《易林》	归妹之姤	

序号	韵目	韵例	书名	出处	备注
1279	屋毒	足复	《素问》	十七之二	
1280	屋毒	瑁玉	《新语》	上之二	
1281	屋毒	足毒	《易林》	屯之贲、遁之艮	
1282	屋毒	蝮足复	《易林》	师之无妄、夬之革	
1283	屋毒	畜欲	《易林》	履之离	
1284	屋毒	足毒	《易林》	履之遁	
1285	屋毒	欲逐	《易林》	蛊之咸	
1286	屋毒	粟逐	《易林》	蛊之升、归妹之无妄	
1287	屋毒	目粟复	《易林》	观之同人	
1288	屋毒	木目	《易林》	离之损	
1289	屋毒	辱足复	《易林》	晋之离	
1290	屋毒	陆屋	《易林》	明夷之坎	
1291	屋毒	屋觉	《易林》	家人之旅	
1292	屋毒	狱腹	《易林》	睽之咸	
1293	屋毒	谷腹	《易林》	姤之比、萃之否	
1294	屋毒	簏蓄	《易林》	革之乾	
1295	屋毒	谷育	《易林》	震之中孚	
1296	屋毒	逐禄	《易林》	益之咸	
1297	屋毒	角续熟	《易林》	节之明夷	
1298	屋毒	木熟	《易林》	未济之升	
1299	侯宵	头摇	《易林》	比之震	
1300	侯宵	头妖	《易林》	比之兑	
1301	侯宵	隅劳头	《易林》	同人之震、贲之剥	
1302	侯宵	初郊	《易林》	剥之比	
1303	侯宵	头摇	《易林》	咸之坎、晋之噬嗑	
1304	侯宵	桥俱	《易林》	大壮之剥	
1305	侯宵	踰消	《易林》	升之井	

续表

序号	韵目	韵例	书名	出处	备注
1306	侯宵	珠烧	《易林》	小过之大过	
1307	侯宵	雏俱巢	《易林》	既济之小畜	
1308	厚小	乳厚	《易林》	颐之节、益	
1309	侯笑	寇盗斗	《易林》	豫之革、既济之井	
1310	屋药	乐欲	《易林》	师之萃、大有之归妹	
1311	屋药	玉凿	《易林》	睽之归妹、姤之大过、艮之明夷	
1312	幽宵	愁蒿忧	《易林》	乾之噬嗑、益之大过	
1313	幽宵	辽忧	《易林》	屯之兑	
1314	幽宵	馏郊逃	《易林》	同人之益	
1315	幽宵	巢州	《易林》	谦之革	
1316	幽宵	郊曹	《易林》	噬嗑之讼	
1317	幽宵	嘷遭逃	《易林》	噬嗑之履	
1318	幽宵	膘周	《易林》	噬嗑之巽	
1319	幽宵	要摇忧	《易林》	大过之遁	
1320	幽宵	摇忧	《易林》	大畜之旅、困之益	
1321	幽宵	休骄	《易林》	坎之夬	
1322	幽宵	巢州	《易林》	咸之随、晋之观	
1323	幽宵	坳咎	《易林》	家人之履	
1324	幽宵	号蒿忧	《易林》	解之夬	
1325	幽宵	膘周烧愁	《易林》	益之否	
1326	幽宵	休遥	《易林》	夬之解、升之困	
1327	黝小	道表	《新语》	上之十三	
1328	黝小	皎道	《易林》	乾之泰、坤同	
1329	黝小	稻造槁	《易林》	需之艮、晋之比	
1330	黝小	兆首	《易林》	同人之比	
1331	黝小	稻好槁	《易林》	剥之蛊	

续表

序号	韵目	韵例	书名	出处	备注
1332	黝笑	钓咎	《易林》	既济之明夷	
1333	幼宵	孝逃	《易林》	比之履	
1334	幼笑	到就	《易林》	小畜之颐、既济之坎	
1335	幼笑	孝召	《易林》	豫之益、临之坤	
1336	毒笑	肉笑	《易林》	履之大过、涣之姤	
1337	毒药	溺梏	《易林》	既济之观	
1338	屋毒	足复	《素问》	十七之二	
1339	幽宵	标调	《素问》	廿二之廿三	
1340	黝小	道要	《素问》	十九之六	
1341	锡质	责结	《易林》	震之既济、益之晋	
1342	支脂	维归知	《素问》	廿二之廿四	
1343	支脂	堤溪开蹊窥知	《新语》	下之一	
1344	支脂	衰枝陨	《易林》	蒙之讼、泰之咸	
1345	支脂	机知衣	《易林》	否之中孚	
1346	支脂	圭资	《易林》	同人之大畜、遁之谦	
1347	支脂	脂枝	《易林》	谦之遁、噬嗑之涣	
1348	支脂	堤泥妻	《易林》	临之讼	
1349	支脂	卑畏	《易林》	临之中孚	
1350	支脂	违知	《易林》	贲之旅、夬之升	
1351	支脂	微溪	《易林》	蹇之咸、未济之观	
1352	支脂	湄涯归迷齐	《易林》	解之无妄	
1353	支脂	卑衰	《易林》	升之巽、益之归妹	
1354	纸旨	累解	《易林》	坤之晋、比之大有	
1355	纸旨	火解	《易林》	噬嗑之大壮	
1356	纸旨	水尾蟹几	《易林》	无妄之归妹	
1357	纸旨	累解	《易林》	晋之家人	
1358	纸旨	尾枳	《易林》	损之大过	

序号	韵目	韵例	书名	出处	备注
1359	纸旨	履婢	《易林》	姤之需	
1360	纸旨	累罪解	《易林》	渐之震	
1361	忮脂	鸱跂	《易林》	大壮之归妹	
1362	忮	视避利嗜	《易林》	讼之益、鼎之解	
1363	忮	视避利	《易林》	晋之颐、艮之大畜	
1364	忮	驷辔易	《易林》	解之蒙	
1365	忮	视避利馁嗜	《易林》	中孚之咸、小过之豫	
1366	忮月	悦臂	《易林》	家人之巽	
1367	锡屑	害敌	《易林》	益之遁	
1368	锡月	刺敌缺	《易林》	需之同人	
1369	锡月	蜕阙	《易林》	师之恒	
1370	锡月	击敌缺	《易林》	同人之噬嗑、未济之谦	
1371	锡月	舌益	《易林》	蹇之未济	
1372	锡月	扈惕悦	《易林》	益之蛊	
1373	支之	嘻知	《素问》	廿二之廿三	
1374	支之	支疑	《易林》	否之夬	
1375	支之	雌嘻	《易林》	贲之颐	
1376	支之	枝滋有	《易林》	井之巽	
1377	支之	时知	《易林》	节之豫	
1378	忮志	赐意	《易林》	履之升	
1379	锡止	己击	《易林》	讼之损	
1380	锡止	耜易	《易林》	节之颐	
1381	锡职	极脉惑则得国	《素问》	四之四	
1382	锡职	脉息	《素问》	廿三之七	
1383	锡职	稷食扈	《易林》	困之解	
1384	锡铎	厄舍	《易林》	屯之需	

续表

序号	韵目	韵例	书名	出处	备注
1385	锡铎	厄易落	《易林》	萃之明夷	
1386	至脂	睽至	《易林》	益之井	
1387	至鞊	致利气	《素问》	十七之二	
1388	至鞊	至利	《易林》	师之晋	
1389	至鞊	至利	《易林》	同人之大有、震之夬	
1390	至鞊	颐崇	《易林》	睽之需、蹇之剥	
1391	至鞊	利至	《易林》	蹇之大有	
1392	至鞊	骥至	《易林》	损之蛊	
1393	质鞊	跌崇	《易林》	蒙之睽	
1394	质鞊	节类	《易林》	噬嗑之坤	
1395	质鞊	沸溃室	《易林》	大壮之益	
1396	质鞊	嫉遂	《易林》	蹇之旅	
1397	质术	骨密室	《素问》	五之四	
1398	质术	至失一物	《素问》	八之四	
1399	质术	橘栗	《易林》	履之大过、涣之姤	
1400	质术	屈逻去	《易林》	履之大过、涣之姤	
1401	质术	毕卒	《易林》	明夷之大过	
1402	至月	殪诀	《易林》	大畜之观、升之讼	
1403	质月	密绝	《素问》	一之十九	
1404	质月	热溢	《素问》	八之九	
1405	质月	溢热	《素问》	十五之九	
1406	质月	结炅	《素问》	廿三之八	
1407	质月	月室	《易林》	坤之随、大壮之革	
1408	质月	揭节愒	《易林》	需之小过、睽之大过	
1409	质月	橛质	《易林》	讼	
1410	质月	月室	《易林》	泰之临	
1411	质月	穴害	《易林》	同人之井	

序号	韵目	韵例	书名	出处	备注
1412	质月	结契	《易林》	颐之革、离之革	
1413	质月	决失	《易林》	坎之益	
1414	质月	说结雪	《易林》	蹇之困	
1415	质月	决泆	《易林》	归妹纸随	
1416	质月	缺失	《易林》	未济之恒	
1417	质缉	穴节入	《易林》	豫之兑、临之损	
1418	质缉	实邑室	《易林》	豫之兑、临之损	
1419	质缉	室邑	《易林》	恒指小过	
1420	质缉	日集	《易林》	晋之履	
1421	质缉	邑室	《易林》	明夷之益、益之观	
1422	质缉	室入湿	《易林》	睽之中孚	
1423	质缉	室邑	《易林》	姤之兑	
1424	质缉	急室	《易林》	困之旅	
1425	质缉	穴集室	《易林》	震之蹇	
1426	质缉	邑疾	《易林》	旅之蒙	
1427	质缉	室十邑	《易林》	涣之升	
1428	至志	秘治	《素问》	一之十九	
1429	至志	炽至	《易林》	震之萃	
1430	至职	踬得	《易林》	震之恒	
1431	质止	子士室	《易林》	小畜之既济	
1432	质志	实事	《易林》	明夷之豫、中孚之升	
1433	质职	食福室	《易林》	乾之损、革之节	
1434	质职	室福	《易林》	坤之讼	
1435	质职	得力疾	《易林》	坤之豫、比之大过	
1436	质职	室塞	《易林》	坤之颐、井之旅	
1437	质职	福室得	《易林》	需之旅	
1438	质职	实贼室	《易林》	屯之颐	

序号	韵目	韵例	书名	出处	备注
1439	质职	匿室食	《易林》	蒙之益	
1440	质职	室伏革	《易林》	需之蒙	
1441	质职	穴室侧	《易林》	需之观、离之艮	
1442	质职	疾国	《易林》	需之巽	
1443	质职	室食	《易林》	讼之否、大壮之升	
1444	质职	棘实塞	《易林》	师之中孚、泰之蒙	
1445	质职	伏得室	《易林》	比之同人	
1446	质职	翼室	《易林》	比之谦	
1447	质职	贼室	《易林》	否之益、晋之复	
1448	质职	极疾	《易林》	谦之明夷、无妄之小畜	
1449	质职	室缠得	《易林》	豫之同人、夬之履	
1450	质职	疾国	《易林》	豫之随、夬之咸	
1451	质职	国室	《易林》	随之晋	
1452	质职	得恤	《易林》	蛊之需	
1453	质职	息室福	《易林》	临之渐	
1454	质职	力至	《易林》	观之坎	
1455	质职	息食室	《易林》	噬嗑之颐	
1456	质职	息室	《易林》	噬嗑之益	
1457	质职	室匿得	《易林》	贲之大有、剥之家人	
1458	质职	至食	《易林》	复之师	
1459	质职	国室贼	《易林》	复之大畜	
1460	质职	德国疾	《易林》	复之大革	
1461	质职	匿日惑	《易林》	复之益	
1462	质职	服饰极室	《易林》	大畜之讼	
1463	质职	室服福疾	《易林》	大畜之比	
1464	质职	食室	《易林》	颐之畜	

序号	韵目	韵例	书名	出处	备注
1465	质职	息食室	《易林》	颐之履	
1466	质职	疾服贼	《易林》	大过之无妄	
1467	质职	国疾	《易林》	大过之离	
1468	质职	德室	《易林》	大过之益	
1469	质职	北室	《易林》	坎之咸	
1470	质职	室得	《易林》	离之兑	
1471	质职	室食	《易林》	咸之无妄、涣之泰	
1472	质职	德福实室息	《易林》	咸之既济、归妹之咸	
1473	质职	室直	《易林》	恒之乾	
1474	质职	棘疾	《易林》	恒之讼	
1475	质职	室邑	《易林》	恒之小过	
1476	质职	室革遁贼疾	《易林》	遁之明夷	
1477	质职	北得室	《易林》	大壮之蹇	
1478	质职	国息室	《易林》	明夷之比	
1479	质职	室食得	《易林》	明夷之否	
1480	质职	日德	《易林》	明夷之中孚	
1481	质职	日食	《易林》	家人之小畜	
1482	质职	得室	《易林》	家人之解	
1483	质职	室得	《易林》	睽之谦	
1484	质职	室食	《易林》	睽之姤	
1485	质职	极息室	《易林》	蹇之复	
1486	质职	室贼福	《易林》	蹇之大壮	
1487	质职	稷食疾	《易林》	蹇之革	
1488	质职	室息	《易林》	蹇之益	
1489	质职	室北国	《易林》	解之履	
1490	质职	国室	《易林》	解之睽	
1491	质职	实贼	《易林》	解之萃	

续表

序号	韵目	韵例	书名	出处	备注
1492	质职	翼国室	《易林》	损之观、旅之需	
1493	质职	日实福	《易林》	损之节	
1494	质职	福室	《易林》	益之离	
1495	质职	翼北国室	《易林》	益之明夷	
1496	质职	室食	《易林》	益之夬	
1497	质职	得疾	《易林》	益之姤	
1498	质职	四或室	《易林》	益之革	
1499	质职	服室德	《易林》	夬之大畜	
1500	质职	实食室	《易林》	姤之节	
1501	质职	国德室	《易林》	萃之临	
1502	质职	极食室	《易林》	升之讼	
1503	质职	伏室食棘	《易林》	升之旅	
1504	质职	国室	《易林》	升之咸	
1505	质职	伏室食	《易林》	艮之随	
1506	质职	室食	《易林》	艮之剥、益之损	
1507	质职	息室	《易林》	益之小畜	
1508	质职	室得	《易林》	兑之坎	
1509	质职	啬福室	《易林》	节之临	
1510	质职	翼国域食	《易林》	节之遁	
1511	质职	伏室	《易林》	节之艮	
1512	质职	福室忒	《易林》	既济之师	
1513	至御	至去	《易林》	咸之困	
1514	至铎	踬逆	《易林》	姤之解	
1515	质屋	木足玉室	《易林》	蒙之随、讼之艮	
1516	质屋	穀疾	《易林》	坎之蛊	
1517	质屋	室禄	《易林》	节之大壮	
1518	质屋	哭独室	《易林》	未济之剥	

序号	韵目	韵例	书名	出处	备注
1519	至黝	至咎	《易林》	渐之归妹	
1520	质黝	革疾	《易林》	归妹之姤	
1521	质毒	覆室	《易林》	需之谦	
1522	质毒	实覆	《易林》	豫之升	
1523	质毒	日目	《易林》	蛊之屯	
1524	质毒	室叔	《易林》	大过之损	
1525	质毒	目日叔	《易林》	坎之豫	
1526	质毒	复疾	《易林》	蹇之遁	
1527	质毒	同去	《易林》	夬之小畜	
1528	质毒	宿日	《易林》	夬之无妄	
1529	质毒	毒疾告	《易林》	升之复	
1530	质毒	目叔室	《易林》	中孚之需	
1531	旨祭	水尾几契	《易林》	蒙之师	
1532	鞊祭	鼻肺	《素问》	三之七	
1533	鞊祭	气卫会	《素问》	十五之九	
1534	鞊祭	会卫气败	《素问》	十五之九	
1535	鞊祭	隧卫	《素问》	十七之六	
1536	鞊祭	制害气	《素问》	廿之十六	
1537	鞊祭	疥害逮	《易林》	坤之大过、大有之大壮	
1538	鞊祭	贝位	《易林》	讼之大畜	
1539	鞊祭	带庆	《易林》	泰之遁、归妹之讼	
1540	鞊祭	蔽弃位	《易林》	蛊之坤、艮之履	
1541	鞊祭	制庆	《易林》	剥之大有、颐之损	
1542	鞊祭	带位吠蹶	《易林》	剥之随、大壮之屯	
1543	鞊祭	赖愦遂	《易林》	大畜之随	
1544	鞊祭	坏败	《易林》	颐之无妄	

续表

序号	韵目	韵例	书名	出处	备注
1545	鞈祭	愦折快	《易林》	大壮之渐	
1546	鞈祭	劓弃快	《易林》	睽之贲	
1547	鞈祭	辔制位	《易林》	蹇之姤、艮之泰	
1548	鞈祭	季制	《易林》	萃之损	
1549	鞈祭	季帅败	《易林》	困之恒	
1550	鞈月	月颈	《易林》	大过之损	
1551	鞈月	悖颖孽	《易林》	家人之咸、渐之升	
1552	术月	舌郁	《易林》	比之咸、否之井	
1553	术月	滑绝	《易林》	同人之既济、明夷之既济	
1554	术月	汩绝	《易林》	蛊之既济	
1555	术月	掇腈	《易林》	遁之坎、渐之豫	
1556	术月	屈脱	《易林》	渐之颐	
1557	术盍	法出	《易林》	观之临、既济之屯	
1558	术缉	蛰出	《易林》	屯之中孚	
1559	脂之	思悲	《易林》	小畜之归妹	
1560	脂之	乘之时	《易林》	姤之萃	
1561	脂之	齐师时	《易林》	萃之解	
1562	脂职	飞息哀	《易林》	蛊之离	
1563	旨之	龟火	《易林》	恒之大过	
1564	旨止	罪有	《易林》	泰之夬	
1565	旨止	济火恃	《易林》	坎之大壮	
1566	旨止	齿视子母	《易林》	恒之需	
1567	旨止	子毁	《易林》	艮之升	
1568	旨止	夕人鬼祀	《易林》	小畜之萃、夬之临、涣之大过	
1569	旨职	比息	《易林》	小畜之明夷	

续表

序号	韵目	韵例	书名	出处	备注
1570	鞨止	利海有	《易林》	师之复	
1571	鞨止	齿子殆利	《易林》	大有之寒	
1572	鞨止	利起	《易林》	夬之未济	
1573	鞨止	母喜利	《易林》	萃之大壮	
1574	鞨止	肄有	《易林》	巽之睽	
1575	鞨志	事位	《易林》	随之乾	
1576	鞨志	媚背	《易林》	复之蒙、明夷之艮	
1577	鞨志	视志	《易林》	节之巽	
1578	鞨职	德贼利	《易林》	大畜之豫	
1579	鞨职	气福德	《易林》	升之姤	
1580	术职	极饰出	《易林》	坤之否	
1581	术职	食出	《易林》	比之萃	
1582	术职	出国	《易林》	旅之坤	
1583	脂鱼	归家	《易林》	观之临	
1584	屋	利欲	《易林》	兑之益	
1585	术屋	卒束	《易林》	既济之大过	
1586	脂幽	忧肌	《易林》	泰之比	
1587	旨黝	尾兔指诱	《易林》	睽之升	
1588	旨黝	视轨姊	《易林》	中孚之履	
1589	旨黝	茂泥	《易林》	未济之噬嗑	
1590	黝	位咎	《易林》	艮之大有	
1591	笑	暴悖位	《易林》	既济之节	
1592	月盍	折缺悏	《易林》	旅之同人	
1593	祭之	袄卫尤	《易林》	无妄之遁	
1594	祭志	疥忌	《易林》	颐之咸	
1595	祭志	蓟意	《易林》	大过之小过	
1596	祭职	贼制	《易林》	同人之损、谦之小过	

续表

序号	韵目	韵例	书名	出处	备注
1597	祭职	岁息	《易林》	观之归妹	
1598	祭职	德带福国	《易林》	旅之升	
1599	月职	匿意得夺	《素问》	一之十二	
1600	月职	悦决得	《易林》	萃之夬	
1601	月铎	缺宅	《易林》	解之大过	
1602	月毒	睦渴	《易林》	讼之井	
1603	月毒	目月叔	《易林》	坎之豫	
1604	月药	缺凿	《易林》	渐之泰	
1605	盍缉	叶立	《易林》	履之噬嗑、泰之无妄	
1606	盍缉	急叶	《易林》	恒之节	
1607	盍职	食得乏	《易林》	蒙之艮	
1608	盍职	涉息	《易林》	噬嗑之复	
1609	盍职	乏得	《易林》	大畜之困	
1610	盍职	涉得	《易林》	大畜之震	
1611	盍职	叶德	《易林》	升之蹇	
1612	盍铎	薄怯鹊格	《易林》	乾之萃	
1613	盍铎	获妾	《易林》	坤之剥	
1614	盍铎	鹊怯格	《易林》	比之益	
1615	盍铎	妠业	《易林》	谦之屯、大壮之恒	
1616	盍铎	薄妾蚱	《易林》	临之未济	
1617	盍铎	作叶	《易林》	离之萃	
1618	盍铎	郭擭获	《易林》	蹇之坤。革之巽	
1619	盍铎	怯鹊格	《易林》	兑之随	
1620	盍屋	狱哭法	《易林》	复之升、升之履	
1621	盍毒	睦乏	《易林》	比、明夷之蹇	
1622	盍药	业爵	《易林》	升之泰	
1623	缉职	泣黑	《素问》	十五之三	

序号	韵目	韵例	书名	出处	备注
1624	缉职	菖答	《易林》	乾之坎、巽之豫	
1625	缉职	直入	《易林》	乾之丰、涣之否	
1626	缉职	德福立	《易林》	坤之遁	
1627	缉职	食入	《易林》	屯之归妹、否之蛊	
1628	缉职	集福	《易林》	比之讼、小畜之离	
1629	缉职	邑得	《易林》	小畜之革、大壮之震	
1630	缉职	国合	《易林》	履之困	
1631	缉职	福邑	《易林》	履之归妹、离之归妹	
1632	缉职	邑食国	《易林》	履之益	
1633	缉职	国饬邑	《易林》	豫之需、震之益	
1634	缉职	德合域	《易林》	复之履	
1635	缉职	急北	《易林》	复之否	
1636	缉职	国邑福	《易林》	无妄之益	
1637	缉职	集贼	《易林》	离之睽	
1638	缉职	域邑食	《易林》	恒之家人	
1639	缉职	国立	《易林》	遁之坎、渐之豫	
1640	缉职	塞答息	《易林》	晋之无妄、归妹之蛊	
1641	缉职	墨杂得	《易林》	明夷之蛊	
1642	缉职	会福	《易林》	睽之家人	
1643	缉职	邑得	《易林》	夬之归妹	
1644	缉职	粒食	《易林》	萃之小畜	
1645	缉职	千息	《易林》	萃之姤	
1646	缉职	食急贼	《易林》	革之蛊	
1647	缉职	福立	《易林》	震之坎	
1648	缉职	慢伏	《易林》	节之艮	
1649	缉职	急国得	《易林》	艮之巽	
1650	缉职	立职	《易林》	渐之未济	

序号	韵目	韵例	书名	出处	备注
1651	缉职	穑邑	《易林》	归妹之随	
1652	缉职	食邑翼得	《易林》	益之临	
1653	缉职	急息	《易林》	益之小过	
1654	缉职	德合德	《易林》	旅之巽	
1655	缉职	邑惑	《易林》	巽之萃	
1656	缉职	及特	《易林》	小过之明夷	
1657	缉铎	伯客宅急	《易林》	师之涣	
1658	缉屋	触急	《易林》	升之颐	
1659	缉毒	立入目	《素问》	八之二	
1660	缉毒	合宿	《易林》	泰之颐	
1661	缉毒	执合	《易林》	大过之豫	
1662	之鱼	居之	《素问》	十七之七	
1663	之鱼	有家	《易林》	蒙之坤	
1664	之鱼	鸟家灾	《易林》	坤之蒙、比之睽	
1665	之鱼	时居	《易林》	屯之乾、咸之大过	
1666	之鱼	除来	《易林》	小畜之井、蒙之咸、革之屯	
1667	之鱼	鸟邮家	《易林》	小畜之未济	
1668	之鱼	鸟车时	《易林》	履之井	
1669	之鱼	墟尤	《易林》	泰之未济	
1670	之鱼	牛居	《易林》	大有之颐	
1671	之鱼	如尤	《易林》	谦之损	
1672	之鱼	时车	《易林》	豫之震	
1673	之鱼	牛鱼	《易林》	随之颐	
1674	之鱼	时墟	《易林》	蛊之同人	
1675	之鱼	医治庐	《易林》	临之益	
1676	之鱼	车与期	《易林》	观之小畜	

续表

序号	韵目	韵例	书名	出处	备注
1677	之鱼	虚灾	《易林》	观之兑、睽之损	
1678	之鱼	灾除	《易林》	噬嗑之咸	
1679	之鱼	灾家	《易林》	噬嗑之渐	
1680	之鱼	都墟灾	《易林》	贲之无妄、剥之豫	
1681	之鱼	平家牛	《易林》	剥之咸	
1682	之鱼	驴时娱	《易林》	无妄之蛊	
1683	之鱼	来捂	《易林》	无妄之困	
1684	之鱼	家储忧	《易林》	大壮之乾	
1685	之鱼	裾尤	《易林》	晋之咸	
1686	之鱼	车颐	《易林》	明夷之咸、归妹之巽	
1687	之鱼	谋居	《易林》	家人之讼	
1688	之鱼	辜灾	《易林》	家人之谦、中孚之井	
1689	之鱼	医灾墟	《易林》	睽之大畜	
1690	之鱼	鸟来	《易林》	损之艮、涣之无妄	
1691	之鱼	鸟家灾	《易林》	益之坤	
1692	之鱼	夫治	《易林》	益之大有	
1693	之鱼	谋家	《易林》	姤之晋	
1694	之鱼	家谋	《易林》	萃之归妹	
1695	之鱼	平媒居	《易林》	困之艮	
1696	之鱼	家舞	《易林》	困之益	
1697	之鱼	尤家	《易林》	升之咸	
1698	之鱼	舞舆	《易林》	艮之萃	
1699	之鱼	家之	《易林》	渐之升、益之艮	
1700	之鱼	徐家时	《易林》	旅之井	
1701	之鱼	鱼财	《易林》	涣之需、节之中孚	
1702	之鱼	如灾	《易林》	中孚之益	
1703	之鱼	家财	《易林》	未济之履	

续表

序号	韵目	韵例	书名	出处	备注
1704	之语	舆时			无出处、书名
1705	止鱼	趾居	《易林》	小畜之咸	
1706	止鱼	居悔	《易林》	同人之坤	
1707	止鱼	妇姑	《易林》	颐之讼	
1708	止语	下右	《素问》	八之九	
1709	止语	止补	《素问》	八之十	
1710	止语	辅海处	《易林》	乾之随	
1711	止语	殆士处	《易林》	乾之贲	
1712	止语	女语喜	《易林》	坤之同人、临之大壮	
1713	止语	斧殆	《易林》	坤之遁、否之蛊	
1714	止语	宇止	《易林》	屯之萃，履之家人	
1715	止语	举海	《易林》	需之大畜	
1716	止语	野在苦	《易林》	需之益	
1717	止语	楠母父止	《易林》	讼	
1718	止语	户处有	《易林》	讼之噬嗑	
1719	止语	禹祖母者	《易林》	讼之家人、师之离	
1720	止语	距右处	《易林》	讼之节	
1721	止语	子脯处母有子	《易林》	师	
1722	止语	女子	《易林》	师之泰、姤之升	
1723	止语	子野母	《易林》	师之睽、观之升	
1724	止语	在辅久祉	《易林》	师之既济、革之中孚	
1725	止语	在去户	《易林》	比之坎	
1726	止语	黍齿	《易林》	小畜之升	
1727	止语	黍母	《易林》	小畜之益	
1728	止语	倍处否子	《易林》	履之比	
1729	止语	理雨有	《易林》	泰之困	
1730	止语	斧祀	《易林》	否之谦	

续表

序号	韵目	韵例	书名	出处	备注
1731	止语	举喜	《易林》	谦之师	
1732	止语	语舞喜	《易林》	否之损	
1733	止语	马鲁喜	《易林》	同人之需、临之升	
1734	止语	处否子	《易林》	同人之家人	
1735	止语	子反举	《易林》	同人之小过、咸之同人	
1736	止语	海里处喜	《易林》	同人之既济	
1737	止语	野喜	《易林》	谦之噬嗑	
1738	止语	海止者	《易林》	谦之无妄、剥之大过	
1739	止语	士父己母	《易林》	谦之归妹、小过之离	
1740	止语	处否子	《易林》	豫之家人	
1741	止语	舆悔	《易林》	豫之震	
1742	止语	子里自许	《易林》	随之否、涣之既济	
1743	止语	野有	《易林》	随之蛊	
1744	止语	里处	《易林》	蛊之既济	
1745	止语	止海子处	《易林》	临之节	
1746	止语	舞喜	《易林》	噬嗑之乾	
1747	止语	喜在处	《易林》	噬嗑之晋	
1748	止语	马上	《易林》	噬嗑之升	
1749	止语	耳怒骇	《易林》	贲之泰	
1750	止语	苦鲤	《易林》	贲之颐	
1751	止语	子野母许	《易林》	贲之艮	
1752	止语	舞处齿	《易林》	复之家人	
1753	止语	里处理喜	《易林》	无妄	
1754	止语	史苦	《易林》	无妄之离	
1755	止语	旅止	《易林》	无妄之损	
1756	止语	户处喜	《易林》	颐之家人	

续表

序号	韵目	韵例	书名	出处	备注
1757	止语	母所	《易林》	颐之归妹	
1758	止语	齿绪	《易林》	颐之益、家人之过	
1759	止语	母处	《易林》	坎之震	
1760	止语	处下起	《易林》	坎之渐	
1761	止语	祖起舞	《易林》	坎之巽	
1762	止语	处与悔	《易林》	离之节	
1763	止语	子脯处母	《易林》	咸之屯	
1764	止语	子野母	《易林》	恒之师	
1765	止语	海止苦	《易林》	损之旅	
1766	止语	氾子顾悔	《易林》	遁之巽、明夷之噬嗑	
1767	止语	里苦	《易林》	遁之节	
1768	止语	户止	《易林》	大壮之节	
1769	止语	辅母苦	《易林》	晋之蒙	
1770	止语	起理糈	《易林》	晋之渐	
1771	止语	已雨	《易林》	明夷之坎	
1772	止语	子在处	《易林》	家人之复、艮之噬嗑	
1773	止语	户子已	《易林》	家人之颐	
1774	止语	止女	《易林》	家人之蹇、旅之家人	
1775	止语	久野	《易林》	家人之升	
1776	止语	语市	《易林》	睽之观	
1777	止语	父起	《易林》	睽之恒、归妹之夬	
1778	止语	辅敏	《易林》	睽之节	
1779	止语	子苦殆使	《易林》	蹇之小畜	
1780	止语	起处	《易林》	蹇之履	
1781	止语	子处祉	《易林》	解之临、夬之随	
1782	止语	舞喜	《易林》	解之革	
1783	止语	妇女雨佑	《易林》	损之噬嗑	

序号	韵目	韵例	书名	出处	备注
1784	止语	骇止佑处	《易林》	损之震	
1785	止语	苦止	《易林》	姤之讼	
1786	止语	子女喜	《易林》	姤之既济	
1787	止语	士苦	《易林》	萃之贲	
1788	止语	马士起	《易林》	升之离	
1789	止语	敏举佑	《易林》	困之涣、既济之渐	
1790	止语	起祖祀	《易林》	井之无妄	
1791	止语	户处右	《易林》	井之大畜	
1792	止语	下在	《易林》	井之离、震之涣	
1793	止语	子起父母	《易林》	井之震	
1794	止语	野在	《易林》	井之渐	
1795	止语	虎殆辅	《易林》	革之小畜	
1796	止语	怒处有	《易林》	革之大壮	
1797	止语	敏举	《易林》	革之家人	
1798	止语	处下己	《易林》	革之渐	
1799	止语	骇苦	《易林》	革之兑	
1800	止语	下子	《易林》	升之否	
1801	止语	里处醢喜	《易林》	震之大壮	
1802	止语	举辅子	《易林》	艮之明夷	
1803	止语	负下理	《易林》	渐之兑	
1804	止语	辅子母	《易林》	归妹之家人	
1805	止语	妇好去土有	《易林》	益之比、益之大过	
1806	止语	贾有	《易林》	益之蛊	
1807	止语	社喜父	《易林》	益之大畜	
1808	止语	妇子处	《易林》	旅之大壮	
1809	止语	雨里	《易林》	巽之离	
1810	止语	殆所	《易林》	兑之蛊、小过之睽	

序号	韵目	韵例	书名	出处	备注
1811	止语	苦止	《易林》	兑之未济	
1812	止语	海所	《易林》	涣之贲	
1813	止语	马有	《易林》	涣之井	
1814	止语	起父	《易林》	涣之革	
1815	止语	子野母悔	《易林》	节之渐	
1816	止语	为户喜	《易林》	既济之临	
1817	止语	户觊在	《易林》	既济之损	
1818	止御	里捕	《易林》	遁之屯	
1819	止御	路悔恶	《易林》	明夷之小畜、归妹之艮	
1820	止御	哺母	《易林》	解之恒	
1821	志御	意处	《素问》	十五之二	
1822	志御	志处意	《素问》	同上	
1823	志御	怪去居	《易林》	坤之复、否之同人	
1824	志御	去思	《易林》	屯之涣	
1825	志御	忌语吏	《易林》	讼之巽	
1826	志御	试去	《易林》	履之剥、否之屯、噬嗑之归妹	
1827	志御	暮去佑	《易林》	坤之复、否之同人	
1828	志御	处佑	《易林》	豫之晋	
1829	志御	忌语吏喜剥	《易林》	中孚之震	
1830	志御	去惧喜	《易林》	坎之噬嗑	
1831	志御	卧恶悔	《易林》	离之震	
1832	志御	怪惧诲	《易林》	咸之坤	
1833	志御	度富	《易林》	家人之临、渐之节	
1834	志御	呼渡故悔	《易林》	姤	
1835	志御	姤事	《易林》	革之谦、兑之离	

序号	韵目	韵例	书名	出处	备注
1836	志御	去处悔	《易林》	小过之巽	
1837	职语	语德	《易林》	解之小过	
1838	职语	北马	《易林》	益之师	
1839	职语	下福处	《易林》	萃之颐	
1840	职语	处得	《易林》	震之离	
1841	职语	围国	《易林》	节之恒	
1842	职语	怒域	《易林》	中孚之革	
1843	职语	处所国	《易林》	既济之无妄	
1844	职御	服免得	《易林》	履之大有	
1845	职御	捕得	《易林》	咸之履	
1846	职御	怒居得	《易林》	小过之中孚	
1847	职御	免得	《易林》	既济之坎	
1848	职铎	柏福	《易林》	乾之蛊	
1849	职铎	恶伏郭获	《易林》	乾之艮	
1850	职铎	坏北得	《易林》	屯之大壮	
1851	职铎	泽射臆	《易林》	屯之旅、否之晋	
1852	职铎	恶息	《易林》	蒙之小过	
1853	职铎	客德	《易林》	师之益	
1854	职铎	国宅	《易林》	小畜之贲	
1855	职铎	泽贼	《易林》	同人之蒙	
1856	职铎	恶得	《易林》	蛊之姤	
1857	职铎	伏福作	《易林》	噬嗑之观、家人之中孚	
1858	职铎	德默德福作	《易林》	噬嗑之遁、无妄之咸	
1859	职铎	德泽得	《易林》	剥之小过	
1860	职铎	薄国	《易林》	复之泰	
1861	职铎	获职	《易林》	大畜之否	

续表

序号	韵目	韵例	书名	出处	备注
1862	职铎	泽北	《易林》	颐之归妹	
1863	职铎	逆息	《易林》	大壮之复	
1864	职铎	诸客福	《易林》	晋之师	
1865	职铎	戴恶服	《易林》	明夷之未既	
1866	职铎	作塞	《易林》	家人之履	
1867	职铎	恶惑	《易林》	家人之姤、渐之萃	
1868	职铎	客食	《易林》	益之蹇	
1869	职铎	落宅食	《易林》	姤之噬嗑	
1870	职铎	隙得	《易林》	升之大壮	
1871	职铎	石食	《易林》	升之家人	
1872	职铎	泽福	《易林》	益之否	
1873	职铎	得获	《易林》	旅之恒	
1874	职铎	客福	《易林》	节之贲	
1875	职铎	福侧宅德	《易林》	中孚之无妄	
1876	职铎	北服作	《易林》	中孚之既济	
1877	职铎	射获得	《易林》	既济之履	
1878	之侯	来侯	《易林》	屯之需、又需之比	
1879	之侯	雏姬	《易林》	讼之睽、革之复	
1880	之侯	愚谋	《易林》	比之家人、睽之师	
1881	之侯	头躯治	《易林》	比之归妹	
1882	之侯	头之	《易林》	小畜之复、归妹之萃	
1883	之侯	灾来讴	《易林》	小畜之旅	
1884	之侯	颐拘	《易林》	履之小畜	
1885	之侯	蹰隅侯忧	《易林》	同人之随	
1886	之侯	来驱舞趋	《易林》	大有	
1887	之侯	殳莱	《易林》	谦之师	
1888	之侯	侯时	《易林》	临之遁	

序号	韵目	韵例	书名	出处	备注
1889	之侯	襦午	《易林》	大过之节	
1890	之侯	襦拘灾	《易林》	坎之大有	
1891	之侯	思灾襦	《易林》	遁之泰	
1892	之侯	驹财	《易林》	蹇之未济	
1893	之侯	雏狸	《易林》	解之益	
1894	之侯	灾须之	《易林》	升之剥	
1895	止厚	府里	《素问》	十七之七	
1896	止厚	理里理殆理府	《素问》	廿三之八	
1897	止厚	狗母走	《易林》	坤之震、否之姤、又需之讼	
1898	止厚	起后	《易林》	屯之晋	
1899	止厚	敏愈	《易林》	需之无妄、同人之晋	
1900	止厚	海主倍	《易林》	需之益	
1901	止厚	乳厚有	《易林》	讼之乾、升之蒙	
1902	止厚	府聚止	《易林》	师之蹇、姤之升	
1903	止厚	里海柱	《易林》	小畜之损	
1904	止厚	乳理里聚	《易林》	泰之既济	
1905	止厚	浚右殆	《易林》	大有之需、震之归妹	
1906	止厚	海浚厚	《易林》	谦之颐、观之颐	
1907	止厚	走子	《易林》	豫之蹇	
1908	止厚	母走	《易林》	临之乾	
1909	止厚	市府	《易林》	无妄之大有	
1910	止厚	史起主	《易林》	大畜之离	
1911	止厚	子走	《易林》	颐之临。萃之复	
1912	止厚	后祀	《易林》	大过之坤、睽之颐	
1913	止厚	友起厚	《易林》	坎之乾、革之需	
1914	止厚	后有	《易林》	大壮之坎	

序号	韵目	韵例	书名	出处	备注
1915	止厚	走后有	《易林》	大壮之旅	
1916	止厚	厚子有	《易林》	晋之损	
1917	止厚	聚有	《易林》	家人之升	
1918	止厚	口走主涘	《易林》	睽之蹇	
1919	止厚	乳喜	《易林》	睽之未济	
1920	止厚	母子主	《易林》	损之巽	
1921	止厚	起走有	《易林》	夬之困	
1922	止厚	理主亥	《易林》	姤之颐	
1923	止厚	母耦	《易林》	井之讼	
1924	止厚	采主	《易林》	震之中孚	
1925	止厚	在聚	《易林》	益之咸	
1926	止厚	齿腐	《易林》	兑之履	
1927	止厚	厚喜	《易林》	兑之谦	
1928	止厚	耳喜取	《易林》	兑之益	
1929	止侯	仆悔	《易林》	师之明夷	
1930	止屋	祉欲	《易林》	家人之离	
1931	志侯	殊佑	《易林》	夬之乾	
1932	志侯	怪头	《易林》	震之蒙、渐之蒙	
1933	志侯	佑寇	《易林》	坎之巽	
1934	志侯	娶聚事	《易林》	归妹之泰	
1935	职厚	取得	《易林》	大畜之节	
1936	职屋	木曲黑	《新语》	上之十一	
1937	职屋	谷食息	《易林》	乾之睽	
1938	职屋	贼谷食	《易林》	坤之革、剥之睽	
1939	职屋	足息	《易林》	蒙之贲、损之困	
1940	职屋	贼谷食	《易林》	需之明夷	
1941	职屋	得足	《易林》	比之小畜	

序号	韵目	韵例	书名	出处	备注
1942	职屋	俗惑得	《易林》	小畜之履	
1943	职屋	碌木谷德	《易林》	小畜之震	
1944	职屋	庶得	《易林》	同人之讼	
1945	职屋	福触	《易林》	大有之既济	
1946	职屋	足域	《易林》	谦之大畜、萃之睽	
1947	职屋	足北贼	《易林》	谦之升	
1948	职屋	翼国欲	《易林》	随之小畜	
1949	职屋	息足	《易林》	随之同人	
1950	职屋	德麓福	《易林》	随之大壮、剥之复	
1951	职屋	阂足	《易林》	观之咸	
1952	职屋	木国	《易林》	颐之临、萃之复	
1953	职屋	翼足贼	《易林》	坎之颐	
1954	职屋	觳国	《易林》	咸之复、小过之小畜	
1955	职屋	翼足	《易林》	恒之解、涣之观	
1956	职屋	贼息续	《易林》	恒之损	
1957	职屋	庶足得	《易林》	遁之同人	
1958	职屋	德福欲	《易林》	晋之大壮、益之乾	
1959	职屋	粟食	《易林》	明夷之兑、艮之中孚	
1960	职屋	俗得谷	《易林》	家人之未济、夬之比	
1961	职屋	玉璞得	《易林》	解之否	
1962	职屋	木得	《易林》	解之恒	
1963	职屋	谷稷	《易林》	解之既济	
1964	职屋	德国福禄	《易林》	升之履	
1965	职屋	足国	《易林》	困之遁	
1966	职屋	匿玉哭	《易林》	困之损	
1967	职屋	足辱贼	《易林》	革之离	
1968	职屋	福欲	《易林》	艮之困	

续表

序号	韵目	韵例	书名	出处	备注
1969	职屋	福谷	《易林》	节之履	
1970	职屋	室禄	《易林》	节之大壮	
1971	职屋	贼足	《易林》	中孚之豫	
1972	职屋	食得谷	《易林》	小过之泰	
1973	职屋	食屋	《易林》	小过之升	

表8　《素问》合韵谱①

序号	韵目	韵例	出处	篇目序号	篇名	原文句子	备注
1	东蒸	容雄	廿四之三	79	《阴阳类论》	雷公曰：臣悉尽意，受传经脉，颂得从容之道，以合《从容》，不知阴阳，不知雌雄	
2	东阳	伤壅从	十四之一	50	《刺要论》	过之则内伤，不及则生外壅，壅则邪从之	
3	东阳	明聪	十五之三	58	《气穴论》	夫子之开馀道也，目未见其处，耳未闻其数，而目以明，耳以聪矣	
4	东阳	阳明工	廿三之八	77	《疏五过论》	粗工治之，亟刺阴阳，身体解散，四支转筋，死日有期，医不能明，不问所发，唯言死日，亦为粗工，此治之五过也	

---

① 姜燕注：这只是王念孙的一个读书笔记，没有封面。北京大学图书馆用铅笔在卷首写有"《新语》《素问》《易林》合韵"。本表是按照王念孙手稿的顺序整理出来的，其中"韵目"在手稿左上角，"韵例"是王念孙标出的押韵的韵脚字；"出处"是王念孙在韵脚字右下脚标出的出处，如"廿四之三"指《素问》第二十四卷第3页。王念孙所用的《素问》是明代顾从德本。"篇目序号"是为了检索方便单独列出的《素问》篇目序号；"原文句子"是补充的《素问》押韵文句。

序号	韵目	韵例	出处	篇目序号	篇名	原文句子	备注
5	东阳	通明	同上	77	疏五过论	凡此五者，皆受术不通，人事不明也	
6	冬蒸	降兴	廿之十六	70	《五常政大论》	凉雨时降，风云并兴	
7	冬侵	阴中	十七之四	62	《调经论》	气并于阴，乃为炅中	
8	冬耕	静宗	廿二之十五	74	《至真要大论》	各安其气，必清必静，则病气衰去，归其所宗	
9	蒸侵	胜沈	廿四之三	79	《阴阳类论》	三阳一阴，太阳脉胜，一阴不能止，内乱五藏，外为惊骇。二阴二阳，病在肺，少阴脉沉	
10	蒸阳	行胜	八之十二	27	《离合真邪论》	因不知合之四时五行，因加相胜，释邪攻正，绝人长命	
11	蒸阳	藏凝扬	廿之廿三	70	《五常政大论》	流衍之纪，是谓封藏，寒司物化，天地严凝，藏政以布，长令不扬	
12	蒸耕	应圣	廿二之廿六	74	《至真要大论》	余欲令要道必行，桴鼓相应，犹拔刺雪汙，工巧神圣	
13	阳耕	行形	二之三	77	《疏五过论》	厥气上行，满脉去形	
14	阳耕	生病	六之九	20	《三部九候论》	故人有三部，部有三候，以决死生，以处百病	
15	阳耕	生精行	六之九	26	《八正神明论》	月始生，则血气始精，卫气始行	

序号	韵目	韵例	出处	篇目序号	篇名	原文句子	备注
16	阳耕	行平	廿之十四	70	《五常政大论》	敷和之纪，木德周行，阳舒阴布，五化宣平	
17	阳耕	争明	廿之十五	70	《五常政大论》	审平之纪，收而不争，杀而无犯，五化宣明	
18	阳耕	生政扬平	廿之十六	70	《五常政大论》	委和之纪，是谓胜生，生气不政，化气乃扬，长气自平	
19	阳耕	长政衡生长藏	廿之十七	70	《五常政大论》	伏明之纪，是谓胜长，长气不宣，藏气反布，收气自政，化令乃衡，寒清数举，暑令乃薄，承化物生，生而不长，成实而稚，遇化已老，阳气屈伏，蛰虫早藏	
20	阳耕	彰整平	廿之十八	70	《五常政大论》	化气不令，生政独彰，长气整，雨乃愆，收气平	
21	阳耕	荣昌	廿之廿一	70	《五常政大论》	赫曦之纪，是谓蕃茂，阴气内化，阳气外荣，炎暑施化，物得以昌	
22	阳耕	阳行行情并	廿三之七	77	《疏五过论》	暴怒伤阴，暴喜伤阳，厥气上行，满脉去形。愚医治之，不知补写，不知病情，精华日脱，邪气乃并	
23	阳耕	阳并藏阳	廿四之三	79	《阴阳类论》	此六脉者，乍阴乍阳，交属相并，缪通五藏，合于阴阳	
24	阳耕	壮阳冥	廿四之四	79	《阴阳类论》	阴阳皆壮，下至阴阳，上合昭昭，下合冥冥	

序号	韵目	韵例	出处	篇目序号	篇名	原文句子	备注
25	耕真	精 真 神	一之七	1	《上古天真论》	以欲竭其精，以耗散其真，不知持满，不时御神	
26	耕真	陈 生 荣 庭 生	一之十一	2	《四气调神大论》	春三月，此谓发陈，天地俱生，万物以荣，夜卧早起，广步于庭，被发缓形，以使志生	
27	耕真	正命	八之十二	27	《离合真邪论》	因不知合之四时五行，因加相胜，释邪攻正，绝人长命	
28	耕真	平 形 人	十七之五	62	《经论》	阴满之外，阴阳匀平，以充其形，九候若一，命曰平人	
29	耕真	神圣	十九之一	66	《天元纪大论》	阴阳不测谓之神，神用无方谓之圣	
30	耕元	旦 散 盛 乱	五之一	17	《脉要精微论》	诊法常以平旦，阴气未动，阳气未散，饮食未进，经脉未盛，络脉调匀，气血未乱	
31	真谆	根 门 根 真	一之十四	2	《四气调神大论》	所以圣人春夏养阳，秋冬养阴，以从其根，故与万物沉浮于生长之门。逆其根，则伐本，坏其真矣	
32	真谆	满坚	八之五	26	《八正神明论》	月郭满，则血气实，肌肉坚	
33	真谆	门神	八之十	27	《离合真邪论》	外引其门，以闭其神	

续表

序号	韵目	韵例	出处	篇目序号	篇名	原文句子	备注
34	真谆	分天人	八之十二	27	《离合真邪论》	不知三部者，阴阳不别，天地不分。地以候地，天以候天，人以候人	
35	真谆	筋伸仁	十五之十	58	《气穴论》	卷肉缩筋，肋肘不得伸，内为骨痹，外为不仁	
36	真谆	云渊	十九之十七	68	《六微旨大论》	天之道也，如迎浮云，若视深渊	
37	真谆	渊云	廿三之五	77	《疏五过论》	闵闵乎若视深渊，若迎浮云	
38	真元	薪完坚	四之五	14	《汤液醪醴论》	必以稻米，炊之稻薪，稻米者完，稻薪者坚	
39	真元	完坚	同上	14	《汤液醪醴论》	此得天地之和，高下之宜，故能至完，伐取得时，故能至坚也	
40	真元	远瞋匀变	八之四	25	《宝命全形论》	人有虚实，五虚勿近，五实勿远，至其当发，间不容瞋。手动若务，针耀而匀，静意视义，观适之变	
41	真元	元天元旋	十九之三	66	《天元纪大论》	太虚寥廓，肇基化元，万物资始，五运终天，布气真灵，总统坤元，九星悬朗，七曜周旋	
42	谆元	倦顺愿	一之七	1	《上古天真论》	形劳而不倦，气从以顺，各从其欲，皆得所愿	
43	谆元	循散按	八之十	27	《离合真邪论》	必先扪而循之，切而散之，推而按之	

续表

序号	韵目	韵例	出处	篇目序号	篇名	原文句子	备注
44	谆元	还门散存	十七之七	62	《调经论》	热不得还，闭塞其门，邪气布散，精气乃得存	
45	谆元	顺问	廿二之廿三	74	《至真要大论》	明知逆顺，正行无问	
46	谆止	本殆	廿二之廿三	74	《至真要大论》	知标与本，用之不殆	
47	歌纸	堤离	廿四之三	79	《阴阳类论》	脘下空窍堤，闭塞不通，四支别离	
48	歌脂	衰移	八之九	27	《离合真邪论》	经言气之盛衰，左右倾移	
49	歌脂	宜机	廿二之三	74	《至真要大论》	谨候气宜，无失病机	
50	歌脂	机宜	廿二之廿六	74	《至真要大论》	审察病机，无失气宜	
51	歌鱼	加多过无	廿之十二	69	《气交变大论》	夫德化政令灾变，不能相加也。胜复盛衰，不能相多也。往来小大，不能相过也。用之升降，不能相无也	
52	歌御	度宜	五之三	17	《脉要精微论》	生之有度，四时为宜	
53	蒸阳耕	平明兴宁刑平清	一之十二	2	《四气调神大论》	秋三月，此谓容平，天气以急，地气以明，早卧早起，与鸡俱兴，使志安宁，以缓秋刑，收敛神气，使秋气平，无外其志，使肺气清	

序号	韵目	韵例	出处	篇目序号	篇名	原文句子	备注
54	侵真谆	真神针闻先人	八之四	25	《宝命全形论》	凡刺之真，必先治神，五藏已定，九候已备，后乃存针，众脉不见，众凶弗闻，外内相得，无以形先，可玩往来，乃施于人	
55	耕真元	灵言天	一之六	1	《上古天真论》	昔在黄帝，生而神灵，弱而能言，幼而徇齐，长而敦敏，成而登天	
56	真谆元	神闻言昏神 神先见云原存	八之八	26	《八正神明论》	请言神，神乎神，耳不闻，目明心开而志先，慧然独悟，口弗能言，俱视独见，适若昏，昭然独明，若风吹云，故曰神。三部九候为之原，九针之论不必存也	
57	真谆元	寒温散润奥坚	廿二之十五	74	《至真要大论》	治诸胜复，寒者热之，热者寒之，温者清之，清者温之，散者收之，抑者散之，燥者润之，急者缓之，坚者奥之，脆者坚之	
58	真谆元	贫挛神	廿三之七	77	《疏五过论》	始富后贫，虽不伤邪，皮焦筋屈，痿躄为挛。医不能严，不能动神	
59	止语小	下女路兆始	二之七	5	《阴阳应象大论》	天地者，万物之上下也；阴阳者，血气之男女也；左右者，阴阳之道路也；水火者，阴阳之征兆也；阴阳者，万物之能始也	

序号	韵目	韵例	出处	篇目序号	篇名	原文句子	备注
60	止语小	下路兆始	十九之二	66	《天元纪大论》	然天地者，万物之上下也；左右者，阴阳之道路也；水火者，阴阳之征兆也；金木者，生成之终始也	
61	止厚黝	道纪母府	二之一	5	《阴阳应象大论》	阴阳者，天地之道也，万物之纲纪，变化之父母，生杀之本始，神明之府也	
62	止厚黝	道纪母府	十九之一	66	《天元纪大论》	夫五运阴阳者，天地之道也，万物之纲纪，变化之父母，生杀之本始，神明之府也，可不通乎	
63	之幽	调期	八之十一	27	《离合真邪论》	审扪循三部九候之盛虚而调之，察其左右上下相失及相减者，审其病藏以期之	
64	之幽	流忧时	十九之五	66	《天元纪大论》	德泽下流，子孙无忧，传之后世，无有终时	
65	止黝	守使	二之七	5	《阴阳应象大论》	阴在内，阳之守也；阳在外，阴之使也	
66	止黝	理道	十四之一	50	《刺要论》	各至其理，无过其道	
67	止黝	右里使市母咎	十四之三	52	《刺禁论》	肝生于左，肺藏于右，心部于表，肾治于里，脾为之使，胃为之市。鬲肓之上，中有父母，七节之傍，中有小心，从之有福，逆之有咎	

续表

序号	韵目	韵例	出处	篇目序号	篇名	原文句子	备注
68	止黝	在道	十五之一	56	《皮部论》	左右上下，阴阳所在，病之始终，愿闻其道	
69	止黝	理事久殆宝	廿三之一	75	《著至教论》	上知天文，下知地理，中知人事，可以长久，以教众庶，亦不疑殆，医道论篇，可传后世，可以为宝	
70	止黝	理道	廿三之二	75	《著至教论》	阳言不别，阴言不理，请起受解，以为至道	
71	止黝	道葆起咎理市巧道海晦	廿三之十	78	《征四失论》	治数之道，从容之葆，坐持寸口，诊不中五脉，百病所起，始以自怨，遗师其咎。是故治不能循理，弃术于市，妄治时愈，愚心自得。呜呼！窈窈冥冥，熟知其道！道之大者，拟于天地，配于四海，汝不知道之谕，受以明为晦	
72	止黝	理久道理道	廿四之七	80	《方盛衰论》	不失条理，道甚明察，故能长久。不知此道，失经绝理，亡言妄期，此谓失道	
73	职毒	肉黑	八之二	25	《宝命全形论》	此皆绝皮伤肉，血气争黑	
74	职毒	惑复贼	八之十二	27	《离合真邪论》	诛罚无过，命曰大惑，反乱大经，真不可复，用实为虚，以邪为真，用针无义，反为气贼	

序号	韵目	韵例	出处	篇目序号	篇名	原文句子	备注
75	职毒	复式	廿二之廿三	74	《至真要大论》	明知胜复，为万民式，天之道毕矣	
76	止小	纪兆	廿之九	67	《五运行大论》	天地之动静，神明为之纪，阴阳之升降，寒暑彰其兆	
77	鱼侯	俱去	一之七	1	《上古天真论》	故能形与神俱，而尽终其天年，度百岁乃去	
78	语厚	怒下取	八之十	27	《离合真邪论》	弹而怒之，抓而下之，通而取之	
79	语厚	取写	八之十一	27	《离合真邪论》	止而取之，无逢其冲而写之	
80	语厚	写补取	十二之十三	45	《厥论》	盛则写之，虚则补之，不盛不虚，以经取之	
81	语厚	部下	十五之一	56	《皮部论》	别其分部，左右上下	
82	御侯	处度侯路忤布故去写	八之十	27	《离合真邪论》	其行无常处，在阴与阳，不可为度，从而察之，三部九候，卒然逢之，早遏其路。吸则内针，无令气忤，静以久留，无令邪布，吸则转针，以得气为故，候呼引针，呼尽乃去，大气皆出，故命曰写	
83	御侯	处数	十五之三	58	《气穴论》	目未见其处，耳未闻其数	
84	铎屋	足着索逆	廿三之四	76	《示从容论》	夫浮而弦者，是肾不足也。沉而石者，是肾气内着也。怯然少气者，是水道不行，形气消索也。咳嗽烦冤者，是肾气之逆也	

续表

序号	韵目	韵例	出处	篇目序号	篇名	原文句子	备注
85	铎屋	足格	十四之七	48	《大奇论》	脉至如丸泥,是胃精予不足也,榆荚落而死。脉至如横格,是胆气予不足也,禾熟而死	笔者校出"十四之七"当作"十三之七"。是
86	语黝	绪女怒守语	廿三之七	77	《疏五过论》	有知徐绪,切脉问名,当合男女。离绝菀结,忧恐喜怒,五藏空虚,血气离守,工不能知,何术之语	
87	侯幽	枢浮	一之十五	3	《生气通天论》	因于寒,欲如运枢,起居如惊,神气乃浮	
88	厚黝	后道	廿二之廿八	74	《至真要大论》	有毒无毒,何先何后?愿闻其道	
89	厚黝	主事道	廿三之八	77	《疏五过论》	毒药所主,从容人事,以明经道	
90	屋毒	足复	十七之二	62	《调经论》	移气于不足,神气乃得复	
91	幽宵	标调	廿二之廿三	74	《至真要大论》	察本与标,气可令调	
92	黝小	道要	十九之六	66	《天元纪大论》	谨奉天道,请言真要	
93	支脂	维归知	廿二之廿四	74	《至真要大论》	谨按四维,斥候皆归,其终可见,其始可知	
94	支之	嘻知	廿二之廿三	74	《至真要大论》	粗工嘻嘻,以为可知	

序号	韵目	韵例	出处	篇目序号	篇名	原文句子	备注
95	锡职	极脉惑则得国	四之四	13	《移精变气论》	治之要极，无失色脉，用之不惑，治之大则。逆从倒行，标本不得，亡神失国	笔者按，《黄帝内经太素》作"脉色"是
96	锡职	脉息	廿三之七	77	《疏五过论》	尝富大伤，斩筋绝脉，身体复行，令泽不息	
97	至	致利气	十七之二	62	《调经论》	按而致之，刺而利之，无出其血，无泄其气	
98	质术	骨密室	五之四	17	《脉要精微论》	冬日在骨，蛰虫周密，君子居室	
99	质术	至失一物	八之四	25	《宝命全形论》	经气已至，慎守勿失，深浅在志，远近若一，如临深渊，手如握虎，神无营于众物	
100	质月	密绝	一之十九	3	《生气通天论》	故阳强不能密，阴气乃绝	
101	质月	热溢	八之九	27	《离合真邪论》	天暑地热，则经水沸溢	
102	质月	溢热	十五之九	58	《气穴论》	荣卫稽留，卫散荣溢，气竭血著，外为发热	
103	质月	结臭	廿三之八	77	《疏五过论》	故伤败结，留薄归阳，脓积寒臭	
104	至志	秘治	一之十九	3	《生气通天论》	阴平阳秘，精神乃治	
105	祭	鼻肺	三之七	9	《六节藏象论》	五气入鼻，藏于心肺	

序号	韵目	韵例	出处	篇目序号	篇名	原文句子	备注
106	祭	气卫会	十五之九	58	《气穴论》	内为少气，疾写无怠，以通荣卫，见而写之，无问所会	
107	祭	会卫气败	十五之九	58	《气穴论》	溪谷之会，以行荣卫，以会大气。邪溢气壅，脉热肉败	
108	祭	隧卫	十七之六	26	《调经论》	刺此者取之经隧，取血于营，取气于卫	
109	祭	制害气	廿之十六	70	《五常政大论》	化而勿制，收而勿害，藏而勿抑，是谓平气	
110	月职	匿意得夺	一之十二	2	《四气调神大论》	使志若伏若匿，若有私意，若已有得，去寒就温，无泄皮肤，使气亟夺	
111	缉职	泣黑	十五之三	57	《经络论》	寒多则凝泣，凝泣则青黑	
112	缉毒	立入目	八之二	25	《宝命全形论》	能存八动之变，五胜更立；能达虚实之数者，独出独入，呿吟至微，秋毫在目	
113	之鱼	居之	十七之七	62	《调经论》	其病所居，随而调之	
114	止语	下右	八之九	27	《离合真邪论》	以上调下，以左调右	
115	止语	止补	八之十	27	《离合真邪论》	大气留止，故命曰补	

续表

序号	韵目	韵例	出处	篇目序号	篇名	原文句子	备注
116	志御	意处	十五之二	58	《气穴论》	因请溢意，尽言其处	
117	志御	志 处 意	同上	58	《气穴论》	然余愿闻夫子溢志，尽言其处，令解其意	
118	止厚	府里	十七之七	62	《调经论》	故得六府，与为表里	
119	止厚	理 里 理 殆 理 府	廿三之八	77	《疏五过论》	气内为宝，循求其理，求之不得，过在表里。守数据治，无失俞理，能行此术，终身不殆。不知俞理，五藏菀熟，痈发六府	

第四节 王念孙《〈新语〉〈素问〉〈易林〉合韵谱》书影

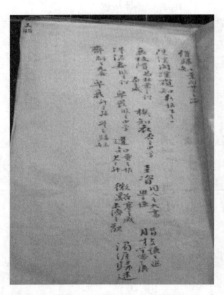

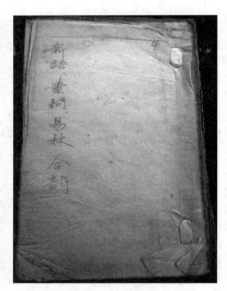

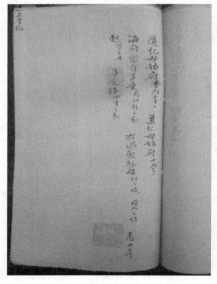

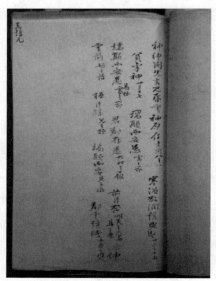

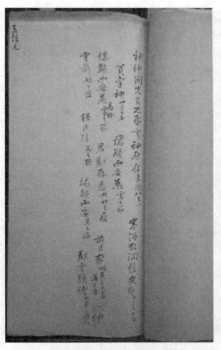

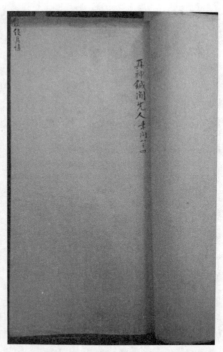

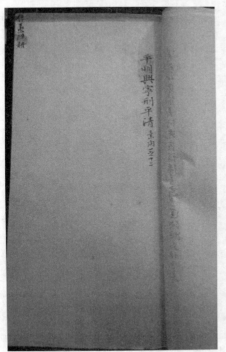

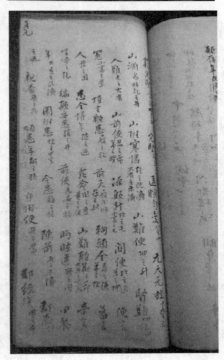

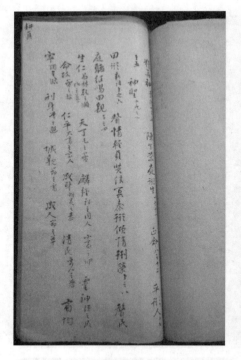
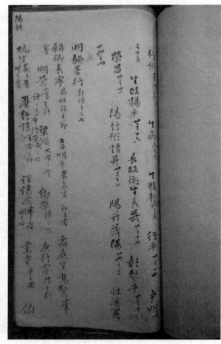
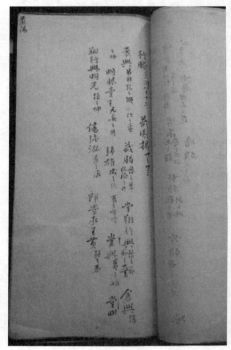
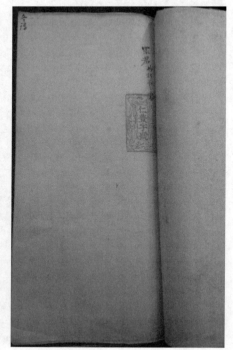

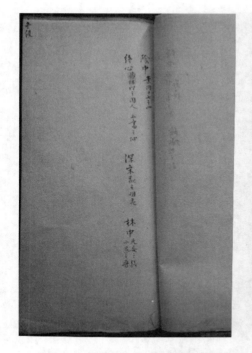

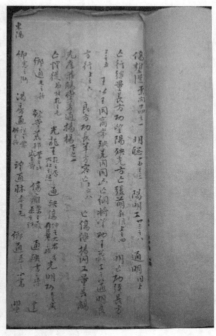

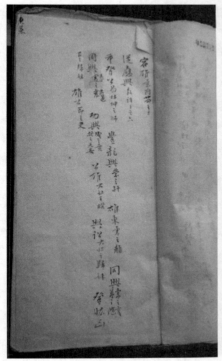

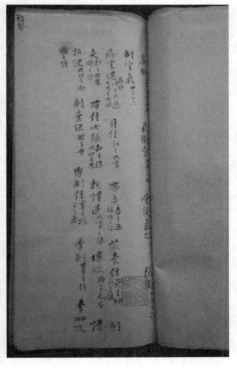

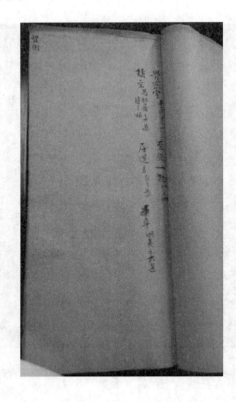

第五节 江有诰《先秦韵读》

《先秦韵读》作者江有诰（1773—1851），字晋三，号古愚，安徽歙县人。《清史稿》卷四百八十一有传。

江有诰二十二岁为学官弟子，无意举业，杜门读书写作。其得顾炎武《音学五书》、江永《古韵标准》，喜甚，废寝忘食，朝夕读之，发现江永古韵分部之缺漏，乃细分之。江永分古韵为十三部，江有诰分古韵为二十一部。所分韵部名称是：之、幽、宵、侯、鱼、歌、支、脂、祭、元、文、真、耕、阳、东、中、蒸、侵、谈、叶、缉。此分部与戴震、孔广森古韵分部暗合，深受段玉裁、王念孙关注。段玉裁序江有诰书云："古韵分部，肇于宋郑庠，分二百零六韵为六类，其入声三。近昆山顾氏更析为十部，其入声四。婺源江氏又析为十三部，其入声八。此余师休宁戴氏所谓古音之学以渐加详者也。""秋九月谒余枝园，出所著书请序，余谛观其书，精深邃密，盖余与顾氏、孔氏皆一于考古，江氏、戴氏则兼以审音。而晋三于二者，尤深造自得，据《诗经》以分二十一部，大抵述顾氏、江氏及余说为多。……皆择善而从，无所偏徇。又精于呼等字母之学，不惟古音大明，亦且使今韵分为二百六部者得其剖析之故。"江有诰认为古有四声之别，只不过古之四声与后世四声不同而已。王国维说，清代研究古音有重要发现、前无古人后无来者者，不过七人，江有诰是其中之一。

江有诰的朋友夏炘（1789—1871）所作的《〈诗〉古韵表二十二部集说》，被收入《江氏音学十书》中，这部书是采顾炎武、江永、段玉裁、王念孙、江有诰之说而成的。夏炘，安徽当涂人，字心伯，室名景紫堂，著有《景紫堂全书》。他在《〈诗〉古韵表二十二部集说》引言中说：

> 《二十二部集说》者，集昆山顾氏亭林、婺源江氏慎修、金坛段
> 氏茂堂、高邮王氏怀祖、歙江君晋三五先生之说也。自宋郑庠分
> 《唐韵》为《诗》六部，粗具梗概而已。顾氏博考群编，厘正《唐
> 韵》，撰《音学五书》，遂为言韵者之大宗。嗣后江氏、段氏，精益

求精，并补顾说之所未备。至王、江两先生出，集韵学之大成矣。王氏与江君未相见，而持论往往不谋而合，故分部皆二十有一。王氏不分东、中，未为无见，然细绎经文，终以分之之说为是。而至部之分，则王氏之所独见，而江君未之能从者也。今王氏已归道山，而江君与炘凤契，爰斟酌两先生之说，定为二十二部。窃意增之无可复增，减之亦不能复减，凡自别乎五先生之说者，皆异说也。癸巳（1833，道光十三年）孟春当涂夏炘撰于下斜街之寓室。

《〈诗〉古韵表二十二部集说》分上下两卷，上卷概述宋代郑庠古音六部，引戴震、段玉裁成说评述之。夏炘引江永之言评《音学五书》曰："近世音学数家，各有论著，而昆山顾氏亭林为特出。然细考其《音学五书》，亦多渗漏，盖过信古人韵缓不烦改字之说故耳。古音表分十部，离合处尚有未精，其分配入声多未当。此亦考古之功多，审音之功浅，每与东原叹惜之。"此外，夏炘对段玉裁十七部、江有诰二十一部、王念孙二十一部也各有评说。《〈诗〉古韵表二十二部集说》上卷是学习上古音基础知识、各家韵部特点当读之作。中医文献学家欲掌握古音学理论，尤当细读之。

《〈诗〉古韵表二十二部集说》下卷是之、幽、宵、侯、鱼、歌、支、脂、至、祭、元、文、真、耕、阳、东、中、蒸、侵、谈、叶、缉二十二部字表。江有诰未划分至部。依古韵各家研究成果，当有至部。明了夏炘《〈诗〉古韵表二十二部集说》，也就掌握江有诰古韵分部及其特点了。

王力先生《汉语音韵》（1963年，中华书局）说："江有诰（字晋三）的古韵分部，没有什么特点；但也可以说王念孙的四个特点中，有三个特点也是江有诰的特点，因为江有诰与王念孙不谋而合地都主张祭、叶、缉三部从平声韵部里分出来。江有诰没有采用王念孙的质部，但是采用了孔广森的冬部（改称中部），所以仍是二十一部。"

江有诰《先秦韵读》对《素问》的《上古天真论》、《四气调神大论》、《生气通天论》、《阴阳应象大论》、《脉要精微论》、《三部九候论》、《宝命全形论》、《八正神明论》、《离合真邪论》、《刺要论》、《刺禁论》、《调经论》、《天元纪大论》、《气交变大论》、《五常政大论》、《六元正纪大论》、《至真要大论》、《著至教论》（按，此篇原脱题名）、《示从容论》、《疏五过论》、《征四失论》（按，此篇原脱题名）、《阴阳类论》、《方盛衰论》等二十三篇做了分析；对《灵枢》的《九针十二原》、《邪气脏腑病形》、《根结》、《官针》、

《终始》、《经脉》、《营气》、《脉度》（按，此篇原脱题名）、《营卫生会》、《师传》、《决气》、《胀论》、《病传》、《外揣》、《五变》、《禁服》、《五色》、《论勇》、《官能》、《刺节真邪》、《卫气行》（按，此篇原脱题名）等二十一篇做了韵部分析。下面全文引证江有诰《素问》《灵枢》韵部分析。

本文所据《江氏音学十书》底本为《续修四库全书》经部小学类所载，《江氏音学十书》十二卷包括《〈诗经〉韵读》四卷、《群经韵读》一卷、《〈楚辞〉韵读》一卷、《宋赋韵读》一卷、《先秦韵读》一卷、《谐声表》一卷、《入声表》一卷、《等韵丛说》一卷、《唐韵四声正》一卷，另附夏炘《〈诗〉古韵表二十二部集说》二卷、邹汉勋《五韵论》等。

一、《〈素问〉韵读》

上古天真论

今时之人，以酒为(浆)，以妄为(常)，醉以入(房)阳部，以欲竭其(精)，以耗散其(真)，不知持满，不时御(神)真耕通韵。

虚邪贼风，避之有(时)，恬淡虚无，真气从(之)，精神内守，病安从(来)之部。是以志闲而少欲，心安而不惧，形劳而不(倦)，气从以顺，各从其欲，皆得所(愿)元部。故美其食，任其服，乐其(俗)，高下不相慕，其民故曰(朴)侯部。

四气调神大论

春三月，此谓发(陈)，天地俱(生)，万物以(荣)。夜卧早起，广步于(庭)，被发缓(形)，以使志(生)真耕通韵。生而勿(杀)，予而勿(夺)，赏而勿(罚)祭部。

夏三月，此谓蕃秀，天地气交，万物华(实)。夜卧早起，无厌于(日)脂部。使志无(怒)，使华英成(秀)幽鱼借韵，使气得(泄)去声，若所爱在(外)祭部。

秋三月，此谓容(平)，天气以急，地气以(明)叶音鸣。早卧早起，与鸡俱兴。使志安(宁)，以缓秋(刑)，收敛神气，使秋气(平)，无外其志，使肺气(清)耕阳通韵。

冬三月，此谓闭⟨藏⟩，水冰地坼，无扰乎⟨阳⟩。早卧晚起，必待日⟨光⟩阳部。使志若伏若⟨匿⟩，若有私⟨意⟩入声，若已有⟨得⟩之部。

生气通天论

阴不胜其⟨阳⟩，则脉流薄疾，并乃⟨狂⟩阳部；阳不胜其⟨阴⟩，则五藏气争，九窍不⟨通⟩。是以圣人陈阴阳，筋脉和⟨同⟩，骨髓坚固，气血皆⟨从⟩东侵借韵。

阴气者，静则神⟨藏⟩，躁则消⟨亡⟩。饮食自倍，肠胃乃⟨伤⟩阳部。

凡阴阳之要，阳密乃⟨固⟩。两者不和，若春无秋，若冬无⟨夏⟩音互；因而和之，是谓圣⟨度⟩鱼部。

阴阳应象大论

阴阳者，天地之⟨道⟩也，万物之纲⟨纪⟩，变化之父⟨母⟩，生杀之本⟨始⟩，神明之⟨府⟩也之幽侯借韵。

余闻上古圣人，论理人⟨形⟩，列别藏府，端络经脉；会通六合，各从其⟨经⟩；气穴所发，皆有定⟨名⟩耕部；溪谷属骨，皆有所⟨起⟩；分部逆从，各有条⟨理⟩；四时阴阳，尽有经纪；外内之应，皆有表⟨里⟩之部。

天地者，万物之上⟨下⟩也；阴阳者，血气之男⟨女⟩也；左右者，阴阳之道⟨路⟩上声也鱼部；水火者，阴阳之兆⟨征⟩音止也；阴阳者，万物之能⟨始⟩也之部。故曰：阴在内，阳之⟨守⟩也；阳在外，阴之⟨使⟩叶音溲也之幽通韵。

故天有⟨精⟩，地有⟨形⟩耕部，天有八⟨纪⟩，地有五⟨里⟩，故能为万物之父⟨母⟩之部。

故善引⟨针⟩者，从阴引阳，从阳引⟨阴⟩侵部；以右治左，以左治⟨右⟩；以我知彼，以表知⟨里⟩；以观过与不及之⟨理⟩，见微则过，用之不⟨殆⟩之部。

审其阴⟨阳⟩，以别柔⟨刚⟩；阳病治阴，阴病治⟨阳⟩；定其血气，各守其⟨乡⟩阳部。

脉要精微论

微妙在(脉)，不可不(察)支祭合韵；察之有(纪)，从阴阳(始)之部；始之有(经)，从五行(生)耕部；生之有(度)平声，四时为(宜)鱼歌通韵。补写勿(失)，与天地如(一)脂部；得一之(精)，以知死(生)耕部。

是故持脉有(道)，虚静为(保)幽部。春日(浮)，如鱼之(游)幽部在波二字衍；夏日在(肤)，泛泛乎万物有(余)；秋日下(肤)，蛰虫将(去)平声，鱼部；冬日在(骨)，蛰虫周(密)，君子居(室)脂部。知内者，按而(纪)之；知外者，终而(始)之之部。

三部九候论

余愿闻要道，以属子孙，传之后(世)，著之骨髓，藏之肝(肺)，歃血而受，不敢妄(泄)去声，祭部。令合天道，必有终(始)，上应天光星辰历(纪)之部，下副四时五(行)，贵贱更互，冬阴夏(阳)，以人应之奈何？愿闻其(方)阳部。

宝命全形论

问曰：天覆地载，万物悉备，莫贵于(人)。人以天地之气(生)，四时之法(成)。君王众庶，尽欲全(形)，形之疾病，莫知其(情)真耕通韵。对曰：夫盐之味咸者，其气令器津(泄)去声。弦绝者，其音嘶(败)；木敷者，其叶(发)；病深者，其声(哕)祭部。人有此三者，是谓坏(腑)方撫反，毒药无治，短针无(取)侯部。

帝曰：余念其痛，心为之乱(惑)，反甚其病，不可更(代)徒力反。百姓闻之，以为残(贼)之部。岐伯曰：夫人生于地，悬命于(天)，天地合气，命之曰(人)真部。人能应四时者，天地为之父(母)。知万物者，谓之天(子)之部。天有阴阳，人有十二(节)；天有寒暑，人有虚(实)脂部。能经天地阴阳之化者，不失四(时)；知十二部之理者，圣智不能(欺)也之部；能存八动之变，五胜更(立);能达虚实之数者，独出独(入)缉部。

木得金而(伐)，火得水而(灭)，土得木而(达)，金得火而(缺)，水得土而㉠绝，万物尽然，不可胜㉠竭祭部。

若夫法天则地，随应而㉠动叶音荡，和之者若㉠响，随之者若㉠影音养。道无鬼神，独来独㉠往阳东通韵。

凡刺之㉠真，必先治㉠神，五藏已定，九候已备，后乃㉠存针当作"针存"。众脉不见，众凶弗㉠闻，外内相得，无以形㉠先，可玩往来，乃施于㉠人文真通韵。人有虚实，五虚勿近，五实勿㉠远去声，至其当发，闲不容㉠瞚。手动若务，针惧而㉠匀，静意视义，观适之㉠变元真合韵，是谓冥㉠冥，莫知其㉠形耕部。

刺实者须其虚，刺虚者须其㉠实。经气已至，慎守勿㉠失；深浅在志，远近若㉠一；如临深渊，如握虎，神无营于众㉠物脂部。

八正神明论

请言形，形乎㉠形，问其病由，索之于㉠经，慧然在前；按之不得，不知其㉠情耕部。请言神，神乎㉠神，耳不㉠闻；目明心开而志㉠先，慧然独悟，口弗能㉠言；俱视独见，适若㉠昏；昭然独明，若风吹㉠云，故曰㉠神。三部九候为之㉠原，九针之论不必㉠存也元文真合韵。

离合真邪论

其行无常㉠处，在阴与阳，不可为㉠度，从而察之，三部九㉠候叶音互。卒然逢之，早遏其㉠路，吸则内针，无令气㉠忤。静以久留，无令邪㉠布，吸则转针，以得气为㉠故。候呼引针，呼尽乃㉠去，大气皆出，故命曰㉠写音絮，侯鱼通韵。

必先扪而㉠循叶随见反之，切而㉠散之，推而㉠按音宴之元文通韵，弹而㉠怒上声之，抓而㉠下之，通而㉠取叶趋女反之侯鱼通韵，外引其㉠门，以闭其㉠神文真通韵，呼尽内针。静以久留，以气至为㉠故，如待所贵，不知日㉠暮，其气以至，适而自㉠护。候吸引针，气不得出，各在其㉠处，推阖其门，令神气存，大气留止，故命曰㉠补去声，鱼部。

知其可取如发㉠机，不知其取如扣㉠椎脂部。知机道者，不可挂以㉠发；不知机者，扣之不㉠发祭部。

刺要论

病有浮(沉)，刺有浅(深)侵部，各至其(理)叶音柳，无过其(道)之幽通韵。过之则内(伤)，不及则生外(壅)叶音汪，壅则邪(从)叶音墙之阳东通韵。浅深不(得)，反为大(贼)之部，内动五(藏)，后生大(病)阳部。

刺禁论

藏有要(害)胡列反，不可不(察)祭部。肝生于左，肺生于(右)叶音酉，心部于表，肾治于(里)叶音柳，脾为之(使)叶音叟，胃为之(市)叶音受；膈肓之上，中有父(母)叶音牡；七节之旁，中有小心。从之有福，逆之有(咎)之幽通韵。

调经论

我将深之，适人必(革)，精气自(伏)；邪气散乱，无所休(息)；气泄腠理，真气乃相(得)之部。

气血以(并)，阴阳相(倾)，气乱于卫，血逆于(经)耕部，血气离(居)，一实一(虚)鱼部。血并于阴，气并于阳，故为惊(狂)阳部；血并于阳，气并于(阴)，乃为炅(中)中侵合韵；血并于上，气并于(下)，心烦惋善(怒)上声，鱼部；血并于下，气并于(上)平声，乱而善(忘)阳部。

夫阴与阳，皆有俞(会)，阳注于阴，阴满于(外)祭部，阴阳匀(平)，以充其(形)，九候若一，命曰平(人)真耕通韵。

针与气俱内，以开其门，如利其(户)；针与气俱出，精气不伤，邪气乃(下)鱼部，外门不闭，以出其(疾)去声，脂部，摇大其道，如利其(路)，是谓大(写)音絜，鱼部，必切而(出)，大气乃(屈)脂部。

天元纪大论

太虚寥廓，肇基化(元)；万物资生，五运终(天)；布气真灵，总统坤(元)；九星悬朗，七曜周(旋)元真合韵；曰阴曰(阳)，曰柔曰(刚)；幽显既位，寒暑弛(张)；生生化化，品物咸(章)阳部。

至数之(机)，迫迮以(微)；其来可见，其往可(追)脂部；敬之者(昌)，慢之者(亡)；无道行私，必得天(殃)阳部。

气交变大论

五运更(治)，上应天(期)之部；阴阳往复，寒暑迎(随)；真邪相薄，内外分(离)；六经波荡，五气倾(移)歌部；太过不及，专胜兼(并)；愿言其始，而有常(名)耕部。

五常政大论

太虚寥(廓)枯入声，五运回(薄)鱼部；衰盛不(同)，损益相(从)东部。

故生而勿(杀)，长而勿(罚)，化而勿(制)，收而勿(害)祭部，藏而勿(抑)去声，是谓平(气)脂部。

夫经络以(通)，血气以(从)，复其不足，与众齐(同)东部。养之和之，静以待(时)之部，谨守其气，无使倾移。其形乃(彰)，生气以(长)，命日圣(王)阳部。

六元正纪大论

木郁(达)之，火郁(发)之，土郁(夺)之，金郁(泄)之，水郁(折)之祭部。

至真要大论

夫标本之道，要而博，小而(大)，可以一言而知百病之(害)祭部。言标与(本)，易而勿(损)文部;察本与(标)，气可令(调)叶音苕，幽宵通韵，明知胜(复)，为万民(式)叶音叔，之幽通韵。

彼春之暖，为夏之暑；彼秋之忿，为冬之(怒)上声，鱼部。谨按四维，斥候皆(归)；其终可见，其始可(知)支脂通韵。

著至教论（原无，笔者补）

雷公对日：诵而颇能解，解而未能别，别而未能(明)，明而未能(彰)，足以治群僚，不足治侯(王)。愿得受树天之度，合之四时阴(阳)，别星辰与日月(光)，以彰经术，后世益(明)，上通神农，著至教拟于二(皇)阳部。

而道上知天文，下知地(理)叶音柳，中知人事，可以长(久)叶音九；以教众庶，亦不疑(殆)叶徒柳反。医道论篇，可传后世，可以为(宝)之幽通韵。

示从容论

夫浮而弦者，是肾不足也；沉而石者，是肾气内着也。怯然少气者，是水道不行，形气消索也。咳嗽烦冤者，是肾气之逆也侯鱼通韵。

今夫脉浮大虚者，是脾气之外绝，去胃外归阳明也；夫二火不胜三水，是以脉乱而无常也。四支懈惰，此脾精之不行也。喘咳者，是水气并阳明也。血泄者，脉急血无所行也。若夫以为伤肺者，由失以狂也。不引《比类》，是知不明也阳部。

疏五过论

若视深渊，若迎浮云文真通韵，视深渊尚可测，迎浮云莫知其极（按，顾从德本作"际"）。圣人之术，为万民式；论裁志意，必有法则；循经守数，按循医事入声，为万民副芳遍反。故事有五过四德，汝知之乎？雷公曰：臣年幼小，蒙愚以惑，不闻五过与四德之部，比类形名，虚引其经耕部。

尝贵后贱，虽不中邪，病从内生，名曰脱营；尝富后贫，名曰失精，五气留连，病有所并。医工诊之，不在藏府，不变躯形，诊之而疑，不知病名。身体日减，气虚无精，病深无气，洒洒然时惊。外耗于卫，内夺于营。良工所失，不知病情耕部。

饮食居处，暴乐暴苦，始乐后苦，皆伤精气，精气竭绝，形体毁沮鱼部。暴怒伤阴，暴喜伤阳，厥气上行阳部，消脉去形。愚医治之，不知补写，不知病情，精华日脱，邪气乃并耕部。

必知天地阴阳，四时经纪，五藏六府，雌雄表里，刺灸砭石，毒药所主，从容人事，以明经道。贵贱贫富，各异品理；问年少长，勇怯之理；审于分部，知病本始；八正九候，诊必副矣。治病之道，气内为宝，循求其理；求之不得，过在表里。守数据治，无失俞理，能行此术，终身不殆；不知俞理，五藏菀热

（按，顾从德本作"熟"），痈发六⟨府⟩之幽侯借韵。

诊病不审，是谓失⟨常⟩。谨守此治，与经相⟨明⟩，《上经》《下经》，《揆度》《阴⟨阳⟩》，《奇恒》《五中》，决以明⟨堂⟩。审于终始，可以横⟨行⟩阳部。

征四失论（原无，笔者补）

治数之⟨道⟩，从容之⟨葆⟩。坐持寸⟨口⟩，诊不中五脉，百病所⟨起⟩，始以自怨，遗师其⟨咎⟩。是故治不能循⟨理⟩，弃术于⟨市⟩；妄治时⟨愈⟩，愚心自⟨得⟩上声。呜呼！窈窈冥冥，孰知其⟨道⟩，道之大者，拟于天地，配于四⟨海⟩。汝不知道之谕，受以为⟨晦⟩之幽侯借韵。

阴阳类论

三阳为父，二阳为卫，一阳为⟨纪⟩；三阴为⟨母⟩，二阴为雌，一阴为独⟨使⟩之部。二阳一阴，阳明主病，不胜一⟨阴⟩，脉耎而动，九窍皆⟨沉⟩侵部。三阳一阴，太阳脉胜，一阴不能⟨止⟩，内乱五藏，外为惊⟨骇⟩之部。二阴二阳，病在肺，少阴脉沉，胜肺伤⟨脾⟩，外伤四⟨支⟩支部。二阴二阳皆交至，病在肾，骂詈妄⟨行⟩，巅疾为⟨狂⟩阳部。一（按，顾从德本作"绝"）阴一阳，病出于肾，阴气客游于心，腕（按，顾从德本作"脘"）下空窍⟨堤⟩，闭塞不通，四支别⟨离⟩叶音黎，歌支通韵。一阴一阳代纪（按，顾从德本作"绝"），此阴气至心，上下无常，出入不⟨知⟩，喉咽干燥，病在心（按，顾从德本作"土"）⟨脾⟩支部。二阳三阴，至阴皆⟨在⟩，阴不过阳，阳气不能⟨止⟩（按，顾从德本"止"字下有"阴"字），阴阳并绝，沉（按，顾从德本作"浮"）为血瘕，浮（按，顾从德本作"沉"）为脓⟨胕⟩之侯借韵。

方盛衰论

脉动无⟨常⟩，散阴颇⟨阳⟩；脉脱不具，诊无常⟨行⟩；诊必上下，度民君⟨卿⟩音羌；受师不卒，使术不⟨明⟩；不察逆从，是为妄⟨行⟩；持雌失雄，弃阴附⟨阳⟩；不知并合，诊故不⟨明⟩；传之后世，反论自⟨章⟩

阳部。

按脉动静，循尺滑涩，寒温之(意)，视其大小，合之病(能)奴吏反，之部。逆从以得，复知病(名)，诊可十全，不失人(情)耕部。故诊之或视息视意，不失条(理)叶音柳，道甚明察，故能长(久)叶音九。不知此道，失经绝(理)，妄（按，顾从德本作"亡"）言妄期，此谓失(道)之幽通韵。

二、《〈灵枢〉韵读》

九针十二原第一

余欲勿使被毒(药)，无用砭(石)宵鱼合韵，欲微针通其经(脉)音麻，调其血(气)支脂通韵，营其逆顺出入之(会)，令可传于后(世)。必明为之法，令终而不(灭)，久而不(绝)祭部；易用难忘，为之经(纪);异其章，别其表(里)；为之终(始)之部，令各有(形)。先立《针经》，愿闻其(情)耕部。

粗守形，上守神，神乎神，客在(门)，未睹其疾，恶知其(原)元文真合韵。刺之(微)，在速(迟)，粗守关，上守(机)脂部，机之(动)，不离其(空)上声，东部，空中之(机)，清静而(微)，其来不可逢，其往不可(追)脂部。知机之道者，不可挂以(发)；不知机道，叩之不(发)祭部。知其往(来)，要与之(期)，粗之暗乎，妙哉！工独有(之)之部。往者为逆，来者为(顺)，明知逆顺，正行无(问)文部。迎而夺之，恶得无虚？追而济之，恶得无(实)？迎之随之，以意和之，针道(毕)矣脂部。

凡用针者，虚则(实)叶食折反之，满则(泄)之脂祭通韵，宛陈则(除)之，邪胜则(虚)之鱼部。《大要》曰：徐而(疾)则(实)脂部，疾而徐则(虚)。言实与虚，若有若(无)鱼部；察后与(先)，若亡若(存)（按，顾从德本作"若存若亡"）文部；为虚为(实)，若得若(失)脂部；虚实之(要)，九针最(妙)宵部；补写之(时)，以针为(之)之部。

持针之(道)，坚者为(宝)幽部，正指直刺，无针左(右)。神在秋毫，

属意病(者)，审视血脉（按，顾从德本"脉"字下有"者"字），刺
之无(殆)之鱼借韵。

观其色，察其(目)，知其散(复)幽部。一其形，听其动(静)，知其
邪(正)耕部。右主推之，左持而(御)之，气至而(去)之鱼部。

今夫五藏之有(疾)也，譬犹(刺)入声也，犹污也，犹(结)也，犹(闭)
入声也。刺虽久，犹可(拔)也；污虽久，犹可(雪)也；结虽久，犹可
(解)音吉也；闭虽久，犹可(决)也。或言久疾之不可取者，非其(说)也。
夫善用针者，取其(疾)也，犹拔(刺)也，犹雪(污)也，犹解(结)也，犹
决(闭)也。疾虽久，犹可(毕)也；言不可治者，未得其(术)也支脂祭
合韵。

刺诸热者，如以手探(汤)；刺寒清者，如人不欲(行)阳部。阴有阳
疾者，取之下陵、三(里)，正往无(殆)，气下乃(止)之部。

邪气藏府病形第四

阴之与阳也，异名同(类)，上下相(会)叶音惠，脂祭通韵，经络之相
(贯)平声，如环无(端)元部。邪之中人，或中于阴，或中于(阳)，上下
左右，无有恒(常)阳部。

根结第五

阴阳相移，何写何(补)？奇邪离经，不可胜(数)，不知根结，五
藏六(府)，折关败枢，开阖而(走)，阴阳大失，不可复(取)。九针之元
（按，无名氏本作"玄"），要在终(始)之侯鱼借韵。故能知终始，一言
而(毕)；不知终始，针道咸(绝)叶全术反，脂祭通韵。

刺不知逆顺，真邪相(搏)布入声。满而补之，则阴阳四溢，肠胃
充(郭)，肝肺内膜，阴阳相(错)鱼部；虚而写之，则经脉空(虚)，血气
竭(枯)，肠胃偏僻，皮肤薄(著)平声，毛腠夭膲，予之死(期)之鱼借韵。
故曰：用针之要，在于知调阴与(阳)。调阴与阳，精气乃(光)。合神
与气，使神内(藏)阳部。

官针第七

凡刺之要宵部，官针最妙，九针之宜，各有所为。长短大小，各有所施也，不得其用，病弗能移歌部。疾浅针深，内伤良肉，皮肤为痛；病深针浅，病气不写，支为大脓东部；病小针大，气写大甚，疾必为害；病大针小，气不泄写，亦复为败祭部。失针之宜，大者写，小者不移。已言其过，请言其所施歌部。

终始第九

凡刺之道，毕于终始，明知终始，五藏为纪，阴阳定矣之部。阳者主府，阴者主藏二句据韵互易，阳受气于四末，阴受气于五藏阳部。故写者迎之，补者随之，知迎知随，气可令和歌部。和气之方，必通阴阳，五藏为阴，六府为阳。传之后世，以血为盟，敬之者昌，慢之者亡，无道行私，必得天殃阳部。

经脉第十

凡刺之理，经脉为始之部，营其所行，制其度量阳部，内次五藏，外别六府。愿尽闻其道幽侯合韵。

人始生，先成精，精成而脑髓生，骨为干，肉为营耕部，筋为刚，肉为墙，皮肤坚而毛发长。谷入于胃，脉道以通叶音汤，血气乃行阳东通韵。

营气第十六

营气之道，内谷为宝幽部；谷入于胃，乃传之肺叶音费；流溢于中，布散于外叶音魏；精专者，行于经隧脂祭通韵；常营无已，终而复始，是谓天地之纪之部。

脉度第十七（原无，笔者补）

气之不得无行也，如水之流，如日月之行不休幽部。故阴脉营其藏，阳脉营其府，如环之无端，莫知其纪，终而复始。其流溢之气，内溉五藏，外濡腠理之侯借韵。

营卫生会第十八（原为"营卫生会第十"，笔者改）

黄帝问曰：人焉受气？阴阳焉会叶音惠？何气为营？何气为卫叶音位？营安从生？卫于焉会？老壮不同气，阴阳异位，愿闻其会脂祭通韵。岐伯答曰：人受气于谷，谷入于胃，以传与肺，五藏六府，皆以受气。清者为营，浊者为卫；营在脉中，卫在脉外；营周不休，五十而复大会脂祭通韵。阴阳相贯平声，如环无端元部。卫气行于阴二十五度，行于阳二十五度，分为昼夜鱼部。故气至阳而起，至阴而止之部。

上焦如雾无昼反，中焦如沤，下焦如渎去声，侯部。

师传第二十九

余闻先师有所心藏，弗著于方。余愿闻而藏之，则而行之阳部；上以治民，下以治身；使百姓无病，上下和亲真部；德泽下流，子孙无忧；传于后世，无有终时叶音酬，之幽通韵。

决气第三十

两神相搏，合而成形，常先身生，是谓精耕部。

上焦开发，宣五谷味，熏肤充身泽毛，若雾露之溉音既，是谓气脂部。

腠理发泄，汗出溱溱，是谓津真部。

谷入，气满淖泽，注于骨，骨属屈伸泄泽，补益脑髓，皮肤润泽，是谓液豫入声，鱼部。

中焦受气取汁，变化而赤，是谓血鱼脂借韵。

壅遏营气，令无所避，是谓脉支部。

胀论第三十五

凡此诸胀者，其道在一，明知逆顺，针数不失。写虚补实，神去其室脂部，致邪失正，真不可定，粗工所败，谓之天命耕部；补虚写实，神归其室脂部，久塞其空，谓之良工东部。

行有逆顺，阴阳相随，乃得天和；五藏更始，四时有序，五谷乃(化)歌部。然后厥气在下，营卫留止，寒气逆(上)，真邪相攻，两气相搏，乃合为(胀)也阳部。

不中气(穴)，则气内(闭)入声；针不陷肓，则气不行上(越)叶音裔，脂祭通韵；中(肉)，则卫气相乱，阴阳相(逐)幽部。其于胀也，当写不(写)，气故不(下)；三而不(下)，必更其(道)；气下乃(止)，不下复(始)；可以万全，乌有(殆)者乎? 其于胀也，必审其脉，当写则写，当补则(补)，如鼓应桴，恶有不(下)者乎之幽鱼借韵?

病传第四十二

昭乎其如日(醒)，窘乎其如夜(瞑)。能被而服之，神与俱(成)耕部；毕将(服)之，神自(得)之。生神之(理)，可著于竹帛，不可传于孙(子)之部。

外揣第四十五

日与月焉，水与(镜)音锖焉，鼓与(响)焉。夫日月之(明)，不失其(影)阳部；水镜之察，不失其(形)；鼓响之应，不后其(声)。动摇则应和，尽得其(情)耕部。

五音不(彰)，五色不明，五藏波(荡)平声，阳部，若鼓之应桴，响之应(声)，影之似(形)耕部。故远者司外揣内，近者司内揣(外)，是谓阴阳之极，天地之(盖)。请藏之灵台之室，弗敢使(泄)也祭部。

五变第四十六

先立其年，以知其(时)上声；时高则(起)，时下则(殆)；虽不陷下，当年有冲通，其病必(起)。是谓因形而生病，五变之(纪)也之部。

禁服第四十八

凡刺之(理)，经脉为(始)之部；营其所(行)，知其度(量)平声，阳部；内刺五藏，外刺六(府)；审藏（按，无名氏本作"察"）卫气，为百病(母)；调其虚实，虚实乃(止)；写其血络，血尽不(殆)矣之侯借韵。

五色第四十九

察其浮(沉)，以知浅(深)侵部；察其泽天字误，以观成(败)祭部；察其散(扪)徒元反，以知近(远)平声，元部；视色上(下)，以知病(处)鱼部；积神于(心)，以知往(今)侵部。故相气不(微)，不知是(非)脂部；属意勿(去)，乃知新(故)鱼部。

论勇第五十

勇士者，目深以固，长冲直(扬)，三焦理(横)，其心端直，其肝大以坚，其胆满以(傍)。怒则气盛而胸(张)，肝举而胆(横)，眦裂而目(扬)，毛起而面(苍)阳部。

怯士者，目大而不减，阴阳相失，其焦理(纵)，髃骬短而小，肝系缓，其胆不满而(纵)平声，肠胃挺，胁下(空)，气不能满其(胸)东部，肝肺虽(举)，气衰复(下)，故不能久(怒)鱼部。

官能第七十三

余闻九针于夫子，众多矣，不可胜(数)；余推而论之，以为一(纪)。余司诵之，子听其(理)；非则语余，请正其(道)之幽候借韵。令可久(传)，后世无(患)；得其人乃传，非其人勿(言)元部。

用针之(理)，必知形气之所(在)，左右上(下)，阴阳表(里)，血气多(少)之宵鱼合韵，行之逆顺，出入之合。谋伐有过韵未详，知解(结)，知补虚写(实)脂部；上下气门，明通于四(海)，审其所(在)之部。寒热淋(露)，以输异(处)鱼部，审于调(气)，明于经(隧)，左右肢络，尽知其(会)叶音惠，脂祭通韵。寒与热争，能合而调之韵未详；虚与实邻，知决而(通)叶音汤之；左右不调，犯而(行)之阳东通韵。明于逆顺，乃知可(治)，阴阳不奇，故知起(时)之部。审于本(末)，察其寒(热)祭部，得邪所(在)，万刺不(殆)。知官九针，刺道毕(矣)之部。

明于所输，疾徐所(在)，屈伸出入，皆有条(理)之部。言阴与(阳)，合于五(行)，五藏六府，亦有所(藏)。四时八风，尽有阴(阳)，各得其位，合于明(堂)阳部。各处色(部)，五藏六(府)；察其所痛，左右上(下)；知其寒温，何经所(在)。审皮肤之寒温滑涩，知其所(苦)；膈有上(下)，知其气所(在)之候鱼借韵。先得其道，稀而(疏)之；稍深以留，故能⊙徐入字衍之鱼部。大热在上，推而⊙下之；从下上者，引而⊙去之；视前痛者，常先⊙取叶趋吕反之。大寒在外，留而⊙补之；入于中者，从合⊙写之侯鱼通韵；针所不⊙为，灸之所⊙宜歌部。上气不足，推而⊙扬之；下气不足，积而⊙从叶音墙之；阴阳皆虚，火自⊙当之阳东通韵。厥而寒甚，骨廉陷⊙下，寒过于膝，下陵三里。阴络所过，得之留⊙止之鱼借韵；寒入于中，推而⊙行之。经陷下者，火则⊙当之阳部；结络坚紧，火所治之韵未详。不知所⊙苦，两蹻之⊙下鱼部；男⊙阴女阳当作"男阳女阴"，良工所⊙禁侵部。针论毕矣。

用针之⊙服，必有法⊙则之部；上视天光，下司八⊙正；以辟奇邪，而观百⊙姓耕部；审于虚实，无犯其⊙邪。得天之露，遇岁之⊙虚鱼部，救而不⊙胜平声，反受其⊙殃阳蒸借韵。

乃言针意，法于往古，验于来⊙今；观于窈冥，通于无⊙穷中侵合韵；粗工所不见，良工之所⊙贵；莫知其形，若神⊙髣⊙髴去声，脂部。

刺节真邪第七十五

大风在身，血脉偏⊙虚；虚者不足，实者有⊙余鱼部。轻重不⊙得叶音笃，倾侧宛⊙伏叶音复；不知东西，不知南⊙北叶音卜；乍上乍下，乍反乍⊙覆；颠倒无常，甚于迷⊙惑叶音鹄，之幽通韵。

凡刺五邪之⊙方，不过五⊙章；瘅热消灭，肿聚散⊙亡，寒痹益温，小者益⊙阳，大者必去，请道其⊙方阳部。

凡刺痈邪无迎⊙陇平声，易俗移性不得⊙脓东部，脆道更行去其⊙乡，不安处所乃散⊙亡阳部。诸阴阳过痈⊙取叶趋吕反之，其输⊙写之侯鱼通韵。

凡刺大邪日以小字疑误，泄夺其有⊙余乃益⊙虚，剽其通，针其⊙邪鱼部，肌肉⊙亲，视之毋有反其⊙真真部。

凡刺小邪日以⊙大，补其不足乃无⊙害，视其所在迎之⊙界，远近尽至不得⊙外，侵而行之乃自⊙废祭部。

凡刺热邪越而⊙苍，出游不归乃无⊙病音旁，阳部，为开辟门⊙户，使邪得出病乃⑭之鱼借韵。

凡刺寒邪日以除，徐往徐来致其⑪，门户已闭气不⑪，虚实得调其气⑪文真通韵。

用针之⑪，在于调⑪。气积于⑪，以通营⑪叶音位，脂祭通韵，各行其⑪。宗气留于⑪，其下者注于气街，其上者走于息⑪。故厥在于足，宗气不⑪；脉中之血，凝而留⑪；弗之火调，弗能⑪之之幽侯鱼借韵。

用针者，必先察其经络之虚实，切而⑪叶音涎之，按而⑪之元文通韵，视其应动者，乃后⑪叶趋吕反之，而⑪之侯鱼通韵。

卫气行第七十六（原无，笔者补）

分有多⑪，日有长⑪，春秋冬⑪，各有分⑪。然后常以平旦为⑪，以夜尽为⑪之宵侯鱼借韵。是故一日一夜，水下百刻；二十五刻者，半日之⑪也鱼部。常如是毋⑪，日入而⑪，随日之长短，各以为纪而刺⑪。谨候其⑪，病可与⑪；失时反候者，百病不⑪之部。

细读以上韵部分析，确知《素问》《灵枢》是有韵之文，江有诰未分析全书，而是挑选篇章分析，有的分析与韵例不合，即不当押韵而指为押韵，当押韵而未指出等。这些不足之处，正待后人补足。

第六节　张琦《素问释义》

张琦（1764—1833）所撰《素问释义》是一部以校勘为主兼有释义的著作。《清史稿》卷四百七十八《循吏传》云："琦少工文学，与兄编修惠言齐名。舆地、医学、诗词皆深造。五十后始为吏，治绩尤著。"今传有《素问释义》十卷，刻于道光十年（1830）三月。《素问释义·自序》说："潜神竭虑，岁阅二十，成释义十卷。"张琦自述其撰书之缘起及宗旨：

> （《素问》）自汉以来，多所讹杂。隋全元起（按，称全元起为隋人之误来自林亿《素问序》）始作训诂，王冰继之，广为诠注，《素问》于是大著，学者皆宗之。然冰之注，得不偿失，托言藏本，多所改窜。又移其篇第，以意分合，于芜杂之文曲为解说，牵合附会，强以相通。宋光禄卿林亿等，校以旧本，晰其异同离合，《素问》之舛杂真伪于是乎见矣。……后之贤者，考其真伪，别其精粗，以明古圣之义。而又依文穿凿，无所抉择，反令先圣之道，晦而不彰。转相传述，异说蜂起，意旨乖谬，散乱而不可理，是又训经者之过也。琦少好是书，又病其杂，因求其宗旨，按其条理，重为诠释。疑者阙之，伪者乙之，合者存之，误者正之。潜神竭虑，岁阅二十，成《释义》十卷。其篇次仍王氏之旧，而以林氏校正分注，以存其真。

张琦《素问释义》与诸家《素问》注不同之处在于"伪者乙之"与"误者正之"，也就是说，校勘是该书最大特色。张琦校勘，除保留林亿重要校勘语外，大多采用理校之法而校之，对于被校的字、句、段，外面用方括号作为标志，下面用双行小注说明校勘理由。由于他的校勘是经精研覃思和审核文理、医理所得，尽管有时无别本为据，仍然颇有启迪和开拓思路之处。张琦之校勘，有以下几点颇值得注意。

第一，张琦指出原文中有衍文。张琦主要依据上下文意鉴别衍文。衍文插于一定的上下文当中，会使文意中断、不相连属，校勘家往往据此而判断其为衍文。如《素问·上古天真论》中"行不欲离于世，被服章，举不欲观于俗"之句，句中插进"被服章"三字，使前后对偶句不相协调，于是林亿指出："详'被服章'三字疑衍。此三字上下文不属。"张琦揭示衍文的原则与林亿相同。举例如下。

（1）《素问·阴阳应象大论》云："阳之汗，以天地之雨名之；阳之气，以天地之疾风名之。"张琦注："'疾'字衍。"

（2）《素问·五脏生成》云："五藏之气，故色见青如草兹者死，黄如枳实者死。"张琦谓"故"字衍。

（3）《素问·五脏生成》云："凡相五色之奇脉，面黄目青、面黄目赤、面黄目白、面黄目黑者皆不死。"张琦谓"之奇脉"三字衍。

这类例子甚多。虽无他本可据，但张琦指出之衍文，大多颇有参考价值。

第二，张琦指出某些句段是别篇之文误入此处，谓之"他经脱文"。举例如下。

（1）《素问·生气通天论》云："陷脉为瘘，留连肉腠，俞气化薄，传为善畏，及为惊骇，营气不从，逆于肉理，乃生痈肿。"张琦在"俞气化薄，传为善畏，及为惊骇"句下注云："按，文义不次，盖他经脱文。"他又在"乃生痈肿"句下注云："此通上'陷脉为瘘'二句为义。"其说可参。

（2）《素问·金匮真言论》云："夫精者，身之本也，故藏于精者，春不病温。夏暑汗不出者，秋成风疟，此平人脉法也。"张琦在"夏暑汗不出者，秋成风疟，此平人脉法也"下注云："此三句并他经脱文。"

张琦云"他经脱文"之处甚多，他认为《素问·阴阳别论》从开头"黄帝曰：人有四经十二从"至"脾至悬绝四日死"一大段，都是他经脱文："以上并他经重出脱简之文，古经久远残缺，后人转相增益，讹舛遂多。王氏既芟其芜秽，复不善持择，时有窜入，今悉分别正之。"但张琦无本可据，仅凭章法判断，恐有意必之言。

第三，张琦指出同一篇中之错简。举例如下。

（1）《素问·生气通天论》云："因于寒，欲如运枢，起居如惊，神气乃浮。"张琦注云："'因于寒'句误次，当在'体若燔炭'之上。"在"体若燔炭，汗出而散"句下，张琦指出："上'因于寒'句，当在此。"此说颇是。

（2）《素问·风论》云："风气藏于皮肤之间，内不得通，外不得泄。"张琦注云："此错简，当在'风气与太阳俱入'至'其道不利'之下。"在同篇"风气与太阳俱入，行诸脉俞，散于分肉之间，与卫气相干，其道不利，故使肌肉愤䐜而有疡，卫气有所凝而不行，故其肉有不仁也"下，张琦注云："前'风气藏于皮肤'十六字，当在此'其道不利'下。"

第四，张琦在文有讹误处注云"不可解"，以昭慎重。例如在《素问·皮部论》"其出者，从阴内注于骨"下，张琦注云："义未详，亦有讹误。"在《素问·脉解》"所谓盛则跃者，九月万物尽衰，草木毕落而堕，则气去阳而之阴，气盛而阳之下长，故为跃"下，张琦注云："此有误衍，不可读。"在《素问·著至教论》篇末，张琦注云："按，此篇词意芜杂缺落，不可读，阙之可耳。"

虽然张琦校勘不可尽从，但他能从多角度对经文提出疑问，对人们研究《素问》，确实很有裨益。

张琦主张扶阳抑阴，因此他对《素问·生气通天论》的注释尤较他篇为详，于此篇之末尤谆谆申论："案，篇中备陈阳气衰弱致病，申以固密阳气之义。盖百病之生，无不因阳虚而起者，后人泄火补水之说，离经畔道，岂未读此文乎？"

第七节 顾观光《素问》《灵枢》校勘记

顾观光（1799—1862）是清代《黄帝内经》校勘大家，字宾王，号尚之，江苏金山（今上海市）人，诸生。他是清代著名数学家，著有《算賸初编》《算賸续编》《算賸余稿》《九数存古》《九数外录》《六历通考》《回回历解》《新历推步简法》《周髀算经校勘记》等。他博通经、传、子、史，著有《古韵》《素问校勘记》《灵枢校勘记》等，主要著作收入《武陵山人杂著》。《清史稿》卷五百零七有顾观光传，言："顾观光……太学生，三试不售，遂无志科举，承世业，为医。乡钱氏多藏书，恒假读之，博通经、传、史、子百家，尤究极天文历算，因端竟委，能抉其所以然，而摘其不尽然……盖于学实事求是，无门户异同之见，故析理甚精，而谈算为最云。"张文虎著有《顾尚之别传》，此文附于《灵枢校勘记》后，可将之与《清史稿》合参。顾观光与校勘目录学家钱熙祚（约1801—1844，号雪枝，室名守山阁、式古居。辑刻《守山阁丛书》《式古居汇钞》，世称善本）同里。钱熙祚校《素问》《灵枢》，恐有讹误，请顾观光协助校勘。钱熙祚《灵枢·跋》附于顾观光《灵枢校勘记》后，谓："有谓《灵枢》之名自王冰始者，然《甲乙经》引'少阴终候'一条已称《灵枢》，则其名不始于王冰也。……细绎王注引《灵枢经》，又引《针经》，其为二书无疑。"又云："顾君博极群书，兼通医理，其所更正，助我为多焉。"此跋写于道光十四年（1834）。钱熙祚之子钱培杰、钱培荪在《素问校勘记·后记》中说："《素问》既刻成，恐犹有舛误，以属顾君。君益反复研审，叹曰：'向者于此书殊鲁莽，今始稍得其条理耳。'乃别为《校勘记》一卷，于王注及林氏按语，皆有所补苴纠正，或引旧说，或出己见，出于精当而后已。……顾君究极中西算术，又笃学嗜古，精求其理，此解实发千古之覆，是不可以自秘也。爰授诸剞劂，系于书后。甲寅（咸丰四年，1854）闰秋，钱培杰、荪附识。"钱培杰、钱培荪称顾观光《灵枢校勘记》《素问校勘记》"实发千古之覆"，此非溢美之词。综考《素问校勘记》，于林亿"新校正"多所补正，且在校正王冰注方面，远较林亿为详、为密。王冰注之讹衍倒夺，端赖顾观光校勘记以纠正。

《素问校勘记》中以下几处最有价值且富有启发。

一、对《素问》王冰序详加考证与校勘

王冰序是研究《素问》演变及追溯古本源流的极为重要的文章，特别是该序指出全元起《素问训解》谬误的一段文字，更为关键。然而由于文字精练简约，又未写出例证，所以理解此文深刻而丰富的内容，颇为不便。顾观光采用考据的方法，对"世本纰缪，篇目重叠"及"或一篇重出，而别立二名；或两论并吞，而都为一目；或问答未已，别树篇题；或脱简不书，而云世阙；重《经合》而冠《针服》；并《方宜》而为《咳篇》；隔《虚实》而为《逆从》；合《经络》而为《论要》；节《皮部》为《经络》；退《至教》以《先针》"进行详细考证，并举篇名以证实。如王冰序云："或问答未已，别树篇题。"顾观光注云："全本《著至教论》自'雷公曰：阳言不别'以下，别为《方盛衰篇》。《阴阳类论》自'雷公曰：请问短期'以下，别为《四时病类》。"考在《素问·著至教论》"雷公曰：阳言不别"下，林亿注云："按，自此至篇末，全元起本别为一篇，名《方盛衰》也。"在《素问·阴阳类论》"雷公复问"句下，林亿注云："按，全元起本自'雷公'已下，别为一篇，名《四时病类》。"顾观光根据这两条小注，确切地解释了"或问答未已，别树篇题"的具体含义。在"重《经合》而冠《针服》"句下，顾观光指出："《经合》原作《合经》（按，上海涵芬楼影印明代顾从德翻刻宋本正作《合经》，今1963年人民卫生出版社《黄帝内经素问》已据顾观光校勘作《经合》），按《离合真邪论》下'新校正'云：'全本名《经合》，在第一卷，又于第二卷重出，名《真邪论》，今据以乙转。'又本书无《针服篇》，唯《八正神明论》首有'用针之服'句，全本在第二卷，盖在《真邪论》前。而《真邪论》即《经合篇》之重出者，故云然。"非心细如发，读书得间，目光如电，罅漏毕照，不能有此精确之考证与校勘。

二、校勘经文讹衍倒夺

《素问·生气通天论》："其气九州九窍五藏十二节。"顾观光注："经言人气上通于天，不可连及地之九州。州可九亦可十二，非若九窍之一定不易。此二字盖衍文。"按，顾观光之说颇可参。对于"九州九窍"句，清代校勘家皆有疑义。顾观光谓"九州"为衍文，俞樾《读书余录》则谓"九窍"为衍文。俞樾说："按，'九窍'与'九州'初不相应，如王氏说将耳目口鼻各应

一州，能晰言之乎？今按'九窍'二字实衍文，'九州'即'九窍'也。《尔雅·释兽篇》曰：'白州驦。'郭注曰：'州，窍。'《北山经》：'伦山有兽如麋，其川在尾上。'郭注曰：'州，窍也。川即州字之误。'是古谓窍为州。此云九州，不必更言九窍。'九窍'二字疑即古注之误入正文者。味王注云云，似旧有九州九窍也之说，而王氏申说之如此。此即可推其致误之由矣。《六节藏象论》与此同误。"若勉为衡评，似正文为"九州"更为古味盎然。但考之全书，他处皆言"九窍"，如《素问·生气通天论》言"失之则内闭九窍""九窍气争"，《素问·阴阳应象大论》"九窍不利，上虚下实""九窍为水注之气"，《素问·六节藏象论》言"其气九州九窍"，《素问·玉机真脏论》言"其不及则令人九窍不通"。此外，《素问·太阴阳明论》《素问·针解》《素问·调经论》《素问·著至教论》中皆有"九窍"。"九窍"在《素问》中共出现十三次，若不把"其气九州九窍"句算在内，"九窍"共出现十二次。根据全书的语言习惯，认为"九州"为衍文更合理，更符合《素问》的语例。

《素问·宝命全形论》："刺虚者须其实，刺实者须其虚。"顾观光注："二句误倒。当依《针解》乙转，'实'字与下文'失''一''物'韵。"按，校语颇精。1963 年人民卫生出版社《黄帝内经素问》已依顾观光校改正。这段经文是："刺实者须其虚，刺虚者须其实，经气已至，慎守勿失，深浅在志，远近若一，如临深渊，手如握虎，神无营于众物。"这是一个押韵句，即"实""至""失""一""物"入韵，所以"刺实者须其虚"应置于首句。

《素问·八正神明论》："血气扬溢。"顾观光注："'扬'字误。《移精变气论》注引作'盈'。"按，顾观光之说是。考《素问·移精变气论》王冰注："月生而写，是谓藏虚；月满而补，血气盈溢，络有留血，命曰重实；月郭空而治，是谓乱经。"这段文字又见于《素问·八正神明论》。在王冰注中作"盈溢"，在《素问·八正神明论》中作"扬溢"，其中"扬"与"盈"必有一误。哪个字是正确的？在《素问·八正神明论》中王冰注以"血气盛也"解"血气扬溢"，而"盈"有"盛"义，所以可以肯定，"扬"是误字，"盈"为正字。

《素问·著至教论》："足以治群僚，不足至侯王。"顾观光注："'至'字误。当依《御览》作'治'。"按，当作"不足治侯王"。考《太平御览》卷七百二十一亦作"不足至侯王"，亦误。据文义，当作"治"字无疑。《素问·八正神明论》："故曰写必用方，其气而行。"顾观光注："'而'字文理不顺，《灵枢》作'乃'。"按，1963 年人民卫生出版社《黄帝内经素问》已据顾观光之说改为"乃"。

顾观光校勘经文，大多类此。顾观光未见杨上善《黄帝内经太素》，他在《素问·八正神明论》中注云："《太素》今不可见。"故顾观光参稽《针灸甲乙经》较多。顾观光所校，大多被 1963 年人民卫生出版社《黄帝内经素问》采用。《黄帝内经素问·出版说明》说："凡有存疑或改动之处，一般均注明出处（其中有"守"字标记者，即表示据出守山阁本及其校勘记）。"

三、校出王冰注讹误多条

林亿校勘《素问》时，已发现王冰注有不少讹误，且大多已随文校正。自北宋时期至清代末期，经数百年辗转传抄，《素问》讹夺脱衍更多，须加校勘。顾观光对音韵训诂之学颇为熟谙，且慧眼独具，能察人之所未察，所以顾观光对王冰注的校勘较前代任何注家都要详密而精审，举例如下。

《素问·生气通天论》："高骨乃坏。"王冰注云："高骨，谓腰高之骨也。"顾观光云："'高之'二字疑倒。此谓腰间脊骨之高者也。"按，"腰高之骨"句意不明，"腰高"连文亦不成词，当依顾观光校作"腰之高骨"。

《素问·阴阳别论·释音》："淖音淘，水朝宗于海。"顾观光云："用《说文》'潮'字解，谬甚。"按，《说文解字·水部》："潮，水朝宗于海也。"篆文"潮"字与篆文"淖"字形体相近，故作释音者误把"潮"义附会到"淖"义上。《说文解字》："淖，泥也。"

《素问·五脏生成》："得之沐浴清水而卧。"王冰注云："《灵枢经》曰：'身半以下，湿之中也。'"顾观光云："'之中'二字误倒。当依《灵枢·邪气藏府病形篇》乙转。"

《素问·调经论》："人有精气津液。"王冰注云："《针经》曰：'汗出腠理是谓津。'"顾观光云："'腠理'二字误。当依《灵枢·决气》作'溱溱'。"按，顾观光之说是。

四、考证古书逸篇，颇多启迪

《素问·病能论》："论在《奇恒》《阴阳》中。"王冰注云："《奇恒》《阴阳》，上古经篇名，世本阙。"按，王冰注是。顾观光考证更详："《奇恒》《阴阳》，当是二书。《玉版论要篇》云：'行《奇恒》之法，以太阴始。'

《方盛衰论》云：'《奇恒》之势，乃六十首。此单言《奇恒》者也。'《著至教论》云：'子不闻《阴阳》传乎？'《阴阳类论》云：'决以度，察以心，合之《阴阳》之论，此单论《阴阳》者也。'盖二书中并有其说，故兼举之。"顾观光举诸篇以证明《奇恒》《阴阳》为古书之名也。又如考证《金匮》《揆度》《奇恒》等古医经，亦颇详审。《素问·病能论》："《金匮》者，决死生也；《揆度》者，切度之也；《奇恒》者，言奇病也。"顾观光云："按，《史记·仓公传》云'臣意即避席再拜谒，受其《脉书》《上下经》《五色诊》《奇咳术》《揆度》《阴阳》'，则当时诸书尚存。"《素问·玉版论要》："余闻《揆度》《奇恒》，所指不同。"顾观光云："《揆度》《奇恒》，古经名也。"又《素问·玉版论要》："五色脉变，《揆度》《奇恒》。"顾观光云："疑《素问·奇病论》即《奇恒》书之仅存者。"考《史记·扁鹊仓公列传》论及仓公从公乘阳庆及公孙光学医，曾读过多种古传医经，如《上经》《下经》《五色诊》《奇咳术》《揆度》《阴阳》等，这些医经在《素问》中大多被提及，顾观光引用《史记·扁鹊仓公列传》考证《素问》及其他医籍，对于我们探讨汉代初期医学发展史颇有启发。

五、顾观光上承乾嘉之学，对音韵、训诂、考据尤为擅长

以训诂而论，《素问校勘记》有许多精辟的词义训诂。举例言之。

《素问·灵兰秘典论》："恍惚之数，生于毫厘，毫厘之数，起于度量。"顾观光云："言积恍惚而生毫厘，积毫厘而起度量也。于，语助词。文六年《谷梁传》曰：'闰月者，附月之馀日也，积分而成于月者也。'与此'于'字同义。"按，顾观光之说是。

《素问·汤液醪醴论》："亦何暇不早乎？""新校正"云："别本'暇'一作'谓'。"顾观光云："'谓'字是。"

《素问·解精微论》："有毚愚仆漏之问。""新校正"云："全元起本'仆'作'朴'。"顾观光云："'朴'字是。此雷公谦词也。'漏'即'陋'字。"古人说，读书有淹博难、精审难、识断难三难，其中以识断尤难。在校勘古书时，尽管客观列其异同不易，但判断是非更困难。顾观光对林亿校语，往往说明取舍，衡别是非，非具有深厚训诂功底，鲜能为之。

顾观光解释通假文字，颇有独到之处。《素问·四气调神大论》："夜卧早起，无厌于日。"王冰未注"厌"字。顾观光云："'厌'即'餍'字。"按，顾观光之说是。《说文解字·甘部》云："猒，饱也。"所谓"厌于日"，就是

贪睡，日头出来还不起床。顾观光训"厌"为"餍"与经义正合。

《素问·骨空论》："或骨空在口下当两肩。"顾观光云："沈果堂云：'《说文》或即域本字。'云'或骨'者，以其骨在口颊下，象邦域之回匝也。"顾观光引沈彤《释骨》极是。

《素问·调经论》："以开其门，如利其户。"顾观光云："如，而也。《春秋·庄七年》'星陨如雨'，亦以'如'为'而'。"按，顾观光之说是。

《素问·方盛衰论》："合之五诊，调之阴阳，以在经脉。"顾观光云："在，察也。"按，顾观光之说极是。古音"在"与"察"双声，两字常相假借。《素问·玉版论要》云"容（按，当作'客'）色见上下左右，各在其要"，"在"通"察"。《尚书·舜典》云"在璿玑玉衡"，注："在，察也。"

以上对顾观光《素问校勘记》的成就、价值从五个方面做了分析。自全元起以来，直至清代，《素问》注家迭起，可参者多，故顾观光博览而慎取者亦多，所以他校勘《素问》的成绩最突出。相比之下，《灵枢校勘记》稍逊于《素问校勘记》。

《素问》王冰注，是《素问》所有注的基石，虽然后贤之注有出乎其上者，但无一不受到王冰注的嘉惠与启迪。由于历时久远，辗转翻刻，讹误日增。如《素问·气厥论》云"浊涕下不止也，传为衄蔑瞑目"，王冰注："蔑，谓汗血也。"按，《说文解字》："蔑，污血也。"此为王冰注所本。今讹"污"为"汗"。涵芬楼影印明代顾从德翻宋本亦已讹为"汗"，顾观光未校出。考《素问·六元正纪大论》"少阴所至为悲妄衄蔑"，王冰注"蔑，污血"，不误。今后校勘《素问》王冰本，当详参顾观光《素问校勘记》，使《素问》王冰注本更臻完善。

第八节　胡澍《素问校义》

　　清代末年之学风又与乾嘉时期略有不同。乾嘉时期的学者以研究经学，对经学进行校勘、训诂、疏证为主要任务。这一时期的学者对儒家经典的研究，似乎没有给后人留下多少可以垦辟的余地。于是从道光、咸丰时期起，不少学者把精力投入到子书的研究上，他们在这个领域里又做出了很多成绩。

　　清代初期和乾隆、嘉庆时期，一些学者对《黄帝内经》的研究，只服从于文字、音韵、训诂、考据的目的，虽然也研究《黄帝内经》，但只是把它作为考证文字、音韵、训诂的素材，还没有对《黄帝内经》本身进行全面系统的研究。这种情况从顾炎武、段玉裁、朱骏声等人的著作中看得很清楚。到清代后期，情况却有所不同了。有些学者把《黄帝内经》作为子书之一进行专门研究，研究手段虽然一仍乾嘉朴学之旧贯，但对《黄帝内经》研究的深度与广度，要远超清代初期和乾嘉时期学者。其中佼佼者当推顾观光、胡澍、孙诒让和俞樾。

　　胡澍（1825—1872），字荄甫，一字甘伯，号石生，安徽绩溪人；咸丰九年（1859）中举，同治四年（1865）援例授内阁中书。胡澍精小学、经学，中年多病，留心医典，以文字、音韵、训诂、考据研治《黄帝内经》，每多超悟。胡澍偶于部肆得宋刊《素问》，以《正统道藏》本、熊宗立本、周曰校本校勘，成《黄帝内经素问校义》一卷。《胡荄甫事状》云："中年多病，因治医术，时有超悟。后于都肆得宋刻《内经》，乃以元熊氏本、明《道藏》本及唐以前古书，悉心校勘，发明古义，撰《内经校义》，草创未就，今存数十条，诂说精确，其义例略如王氏《读书杂志》。"胡澍在《黄帝内经素问校义·附记》（今存于天津中医药大学）中说：

　　　　同治三年（1864）甲子三月，借都门玉清观明正统间所刻《道藏》本详校一过。时馆西城瓜尔佳氏寿鸿堂。

　　　　　　　　　　　　　　　　　　　　　　　　　　　　　胡澍记

甲子（1864）长夏，借唐猷卿醮尹所藏元熊宗立刊本复校一过。

胡澍再记

戊辰秋（1868），从宝名斋书坊借得明万历甲申周曰校刊本，再校一过。以索还甚急，第二十卷以下，只校经文，其注未校。时寓京师宣武门外大吉巷。

胡澍

从上述三条附记中可以看出，胡澍博采众本，以宋刻《黄帝内经》为底本校之，历时多年，故《素问校义》每多精辟之论。从《黄帝内经》文献发展史上看，《素问校义》的出现，标志着《黄帝内经》校诂学派在清代末期已经发展到一个更高的、相对独立的阶段。

《素问校义》校勘训诂之条数不多，有"素问""人将失之邪""食饮有节，起居有常，不妄作劳""以耗散其真""不时御神""夫上古圣人之教下也，皆谓之""恬憺虚无""其民故曰朴""发始堕""发堕""须眉堕""此虽有子，男不过尽八八，女不过尽七七""真人""至人""使志若伏若匿，若有私意，若已有得""名木""故身无奇病""肺气焦满""肾气独沉""愚者佩之""传精神""因于湿，首如裹""因于气为肿""汗出偏沮""足生大丁""春必温病""筋脉沮弛，精神乃央""是以知病之在皮毛也""生长收藏""春必温病""水火者，阴阳之征兆也""阴阳者，万物之能始也""病之形能也""乐恬憺之能""与其病能""及其病能""愿闻六经脉之厥状病能也""病能论""合之病能""从欲快志于虚无之守"等，共计四十条。这些条文有的校勘经文，有的校勘并纠正王冰注，绝大多数都是精审的，为后世研究《黄帝内经》者所接受和采用。

胡澍对《素问》全书有许多精审的训诂和校勘。举例来说，关于"素问"的命名含义，他另辟新说。他不同意全元起和林亿的解释："全说固未甚明，林说亦迂曲难通。"他认为"素"当训"法"，所谓"素问"，就是黄帝向岐伯询问治病之法："今案，素者，法也。郑注《士丧礼》曰：'形法定为素。'《宣十一年左传》曰：'不愆于素。'汉博陵太守孔彪碑曰：'遵王之素。'素，皆谓法。'素'通作'索'《六节藏象论》注《八素经》，林校曰：'素，一作索。'《书·序》'八索'，《昭十二年左传》'八索'，《释文》并曰'索'本作'素'。《昭十二年左传》：'是能读三坟、五典、八索、九邱。'贾逵曰：'八索，三王之法。'《定四年传》：'疆以周索。'杜预曰：'索，法也。'黄帝问治病之法于岐伯，故其书曰'素问'。'素问'者，法问也。犹后世扬雄著书谓之《法言》矣。"历代解释"素问"命名含义者多人，胡澍之说，亦言之成理，录以备考。

又如《素问·四气调神大论》"名木多死"下，王冰注："名，谓名果珍木。"胡澍指出："案，注未达'名'字之义。名，大也。名木，木之大者。《五常政大论》：'则名木不荣。'《气交变大论》：'名木苍凋。'《六元正纪大论》：'名木上焦。''木'旧误作'草'，辨见本条。《至真要大论》：'名木敛生。''名木'皆谓'大木'。古或谓'大'为'名'。大木谓之名木。大山谓之名山。《中山经》曰：'天下名山，五千三百七十。盖其馀小山甚众，不足数云。'……高诱注《淮南·地形篇》亦曰：'名山，大山也。'大川谓之名川。《庄子·天下篇》曰：'名川三百，支川三千，小者无数。'大都谓之名都。《秦策》……《魏策》曰：'大县数百，名都数十。'大器谓之名器。《杂记》……《正义》曰：'若作名者，成则衅之。若细者，成则不衅。'大鱼谓之名鱼。《鲁语》：'取名鱼。'韦昭曰：'名鱼，大鱼也。'其义一也。"胡澍训诂极是。

又如《素问·阴阳应象大论》："是以圣人为无为之事，乐恬憺之能，从欲快志于虚无之守，故寿命无穷，与天地终。"王冰未解"虚无之守"的"守"字为何义。胡澍指出，"乐恬憺之能"的"能"通"態"（态），"守"是"宇"的讹字，当作"虚无之宇"。他是这样论证的："'守'字义不相属，'守'当为'宇'。《广雅》：'宇，屋也经典通作居。'《大雅·绵篇》：'聿来胥宇。'《鲁颂·閟宫篇·序颂》：'僖公能复周公之宇。'《周语》：'使各有宁宇。'《楚辞·离骚》：'尔何怀乎故宇？'《毛传》、《郑笺》、韦、王注并曰'宇，居也'。'虚无之宇'谓'虚无之居'也。'从欲快志于虚无之宇'与《淮南·俶真篇》'而徙倚乎汗漫之宇'，句意相似。高诱注亦曰：'宇，居也。''宇'与'守'形相似，因误而为'守'。《荀子·礼论篇》：'是君子之坛宇宫廷也。'《史记·礼书坛》'宇'误作'性守'。《墨子·经上篇》：'宇，弥异所也。'今本'宇'误作'守'。"按，虽无他本可据，但改"守"为"宇"是完全正确的。因而使我们联想到《素问·脉要精微论》"五藏者，中之守也"之"守"，亦当是"宇"字之讹。王冰注"身形之中，五神安守之所也"属于增字解经，就"守"字本身来说，没有处所之意。

胡澍校勘与训释的精审处，皆如上面所举。我们应该从胡澍校勘与训诂中学习研治古书的方法，以下几点颇有借鉴意义。

第一，从语言环境确定词义，也就是说，仔细揣摩上下文，根据这个词在句中的语言环境来确定它的意义或加以校勘。比如"从欲快志于虚无之守"

的"守"，在上下文中，词性是名词，才能接受"虚无"的修饰，而"守"是动词，不能接受"虚无"的修饰，可见"守"字在这里是有问题的。又考虑到古书往往把"守"字错成"字"字，于是提出此处的"守"是因形近而讹的误字，当改为"字"。又如《素问·上古天真论》云："不知持满，不时御神。"林亿"新校正"云："按，别本'时'作'解'。"胡澍指出："'时'字是，'解'字非也。时，善也。不时御神，谓不善御神也。《小雅·頍弁篇》：'尔殽既时。''毛传'曰：'时，善也。'《广雅》同。'解'与'时'，形、声均不相近，无缘致误，亦无由得通。盖后人不明'时'字之训，而妄改之。"古汉语的"时"字，常指时间、时时，也可以当"善"讲。在"不时御神"句中，"时"字显然不能指时间、时时，而作"善"讲则确切通顺，并且有书证可资证明。于是胡澍就训"时"为"善"，全句豁然贯通，怡然理顺。这是根据语言环境确定词义的第一个要求。

根据语言环境确定词义的第二个要求是，必须分析一个词在句中的语法地位和语法作用。例如，胡澍认为，"今时之人，年半百而动作皆衰者，时世异邪，人将失之邪"（《素问·上古天真论》）中的"将"字不是将要的意思。根据上下文的意思，"将"与选择连词"抑"（今天可以讲成连词"还是"）相同，应该作"将人失之邪"。他是这样论证的：

> "人将失之邪"，当作"将人失之耶"。下文曰："人年老而无子者，材力尽邪，将天数然也？""也"与"邪"古字通。……《货殖传》："岂所谓素封者邪，非也。"是也。《征四失论》曰"子年少智未及邪，将言以杂合邪"与此文同一例，"将"犹"抑"也。"时世异邪，将人失之邪"，谓"时世异邪，抑人失之邪"。"材力尽邪，将天数然也"，谓"材力尽邪，抑天数然也"。"子年少智未及邪，将言以杂合邪"，谓"子年少智未及邪，抑言以杂合邪"。注以"将"为"且"，失之。《楚策》曰："先生老悖乎，将以为楚国袄祥乎？"《汉书·龚遂传》曰："今欲使臣胜之邪，将安之也？""也"与"邪"通。《楚辞·卜居》曰："吾宁悃悃款款朴以忠乎，将送往劳来，斯无穷乎？宁诛锄草茅以力耕乎？将游大人以成名乎？"以上"将"字亦并为词之抑。

第二，利用本书以外的语言材料证明词义的内涵。有人把这种训诂方法叫作"外部求证法""书证法"，名称虽然不一样，所指的内容却是相同的。

我国清代训诂学家，都善于使用这个方法，王念孙、王引之父子运用得尤为纯熟。胡澍家学渊源，对这个训诂方法自然很熟悉。据《清史稿·儒林传》卷四百八十一《胡培翚传》说，胡培翚亦为安徽绩溪人。《清史稿》称："绩溪胡氏，自明诸生东峰以来，世传经学。"由于家学渊源和自身的刻苦努力，胡澍对经书、子书均极熟谙。俞樾致胡澍的信中称"阁下承累代传经之业，好学深思"，此亦是关于胡澍博洽之一证。正因为他具有深厚根底，所以取证丰而精。例如，《素问》"病之形能""乐恬憺之能""与其病能"等中的"能"字，胡澍认为均通"态"。他说：

> 《荀子·天论篇》："耳目鼻口，形能各有接而不相能也。""形能"亦"形态"。杨倞注误以"形"字绝句，"能"属下读，高邮王先生《荀子杂志》已正之。《楚辞·九章》："固庸态也。"《论衡·累害篇》"态"作"能"。《汉书·司马相如传》："君子之态。"《史记》徐广本"态"作"能"。今本误作"熊"。皆古人以"能"为"态"之证。

第三，就古音以通古义，破假借而读以本字。这个训诂方法王念孙用得最好，对清代学者的影响也最大。胡澍运用这个训诂方法，解决了《素问》中不少疑难字句。《素问校义》最突出的成就体现在"就古音以求古义"方面。例如，《素问·四气调神大论》"道者，圣人行之，愚者佩之"，王冰注："圣人心合于道，故勤而行之；愚者性守于迷，故佩服而已。"胡澍批评王冰注是对经文的曲解。胡澍认为"佩"是假借字，"倍"是本字。胡澍说：

> "佩"读为"倍"。《说文》："倍，反也。"《荀子·大略篇》："教而不称，师谓之倍。"杨倞注曰："倍者，反逆之名也。"字或作"偝"见《坊记》《投壶》、作"背"经典通以"背"为"倍"。"圣人行之，愚者佩之"，谓圣人行道，愚者倍道也。行与倍正相反。故下遂云："从阴阳则生，逆之则死，从之则治，逆之则乱。"从与逆亦相反。从即行。《广雅》："从，行也。"逆即倍也。见上《荀子》注。"佩"与"倍"古同声而通用。《释名》曰："佩，倍也，言其非一物有倍贰也。"是古同声之证。《荀子·大略篇》："一佩易之。"注曰："佩，或为倍。"是古通用之证。王注谓："圣人心合于道，故勤而行之；愚者性守于迷，故佩服而已。"此不得其解，而曲为之说。古人之文，恒多假借，不求诸声音，而索之字书，宜其拮鞠为病矣。

第四，运用音韵知识校勘《素问》。《素问》虽用散文体写成，但文中有许多押韵的句子与段落。用古韵知识校勘先秦两汉时期古籍，王念孙最善此法。他在《读书杂志·淮南子校后记》中总结了以古韵校古书的十八个条例，对我们整理校勘古书裨益甚大。胡澍沿用王念孙之法以校《素问》，创获颇多。例如，对于《素问·阴阳应象大论》"水火者，阴阳之征兆也；阴阳者，万物之能始也"，胡澍认为，"征兆"两字误倒，应作"兆征"。他说："'阴阳之征兆也'，本作'阴阳之兆征也'。上三句'下''女''路'为韵。'下'，古读若'户'。……不烦枚举也。下二句'征''始'为韵。'征'读如宫商角徵羽之徵。《文十年左传》：'秦伯伐晋，取北征。'……一音张里反。《洪范》'念用庶征'，与'疑'为韵。《逸周书·月篇》'灾咎之征'从《太平御览·时序部十三》所引，与'负''妇'为韵'负'古读若'丕'……《楚辞·天问》'滕有莘之妇'与'子'韵，是其证。蒸、之二部，古或相通。……《汉书》'橙'作'持'。今作'征兆'者，后人狃于习见，蔽所希闻而臆改，而不知其与韵不合也。凡古书之倒文协韵者，多经后人改易而失其读。"接着他又列举《诗经·大雅·皇矣》《逸周书·周祝解》《管子·内业》《庄子·秋水》《荀子·解蔽》《淮南子·原道训》等书中倒文协韵之句，说明后人传抄致误的现象在古书中时有所见。这个校勘方法，值得学习、掌握。

《素问校义》也有可议处，如其谓《素问·生气通天论》"高粱之变，足生大丁"的"足"当作"是"。他说："林氏驳注丁生不常于足，是矣。其云'足生大丁'为'饶生大丁'，辞意鄙俗，殊觉未安。'足'当作'是'，字之误也。《荀子·礼论》：'不法礼，不是礼，谓之无方之民。法礼是礼，谓之有方之士。'今本'是'并讹作'足'。是，犹则也。《尔雅》：'是，则也。'……韦昭曰：'更以君道导之则易取。'言高粱之变，则生大丁也。"按，"足"字不误。《荀子·礼论》之"是"讹为"足"，不足以证明《素问》之"足"亦是讹字。王冰、林亿所见本均作"足"，可见作"足"的历史悠久。所谓"足生大丁"，就是"多生大丁"。当代著名训诂学家陆宗达先生说："《素问·生气通天论》'高粱之变，足生大丁'，唐王冰训为'丁生于足'，解作脚上生疔疮。其实，足与多同义。《左传·桓公五年》：'社稷无陨，多矣！'《左传·成公十六年》：'我若退群臣辑睦以事君，多矣！'这两个'多'字，都作'足'讲。可见足生大丁，指恣食油腻厚味，多生疔疮。"（见陆宗达为钱超尘《中医古籍训诂研究》所作之序）

《素问校义》篇幅无多而启迪之功颇巨。

第九节 孙诒让《札迻》

孙诒让（1848—1908），字仲容，号籀庼。浙江瑞安人。清末著名经学家、文字学家。同治六年（1867）举人，官刑部主事。五试礼部不遇，引疾归里，专意著述。《清史稿》卷四百八十二有传。传承戴震、王念孙、王引之训诂考据之学。孙诒让著述极富，尤以《周礼正义》《墨子间诂》《札迻》等影响最大。孙诒让亦研究甲骨、金文。其《古籀拾遗》《古籀余论》《契文举例》《名原》是研究古文字奠基之作。

《札迻》是一部子书校勘著作，凡十二卷，每卷所收之书不等，总计校书七十七种。他在《札迻》自序中说，自己从十六七岁开始读江藩《汉学师承记》和阮元集刊之《皇清经解》，逐渐领悟乾嘉以来经学大师治学方法，特别是学习了王念孙、王引之、卢绍弓、孙星衍、顾涧蘋、洪筠轩、严铁桥、顾尚之、俞樾著作之后，对清代诸大师研治经史诸子之法与成就领会更深，并据以研究《周礼正义》《墨子间诂》和群经诸子。他在《札迻》自序中把自乾嘉时期至清代末期的学者的治学方法、治学精神、汉字演变过程、校雠方法、训诂原则等做了一次深刻总结。这篇序言对后来学者启悟多多，摘引如下。

年十六七，读江子屏《汉学师承记》及阮文达公所刊《经解》，始窥国朝通儒治经史、小学家法。既又随大人官江东，适当东南巨寇荡平，故家秘藏多散出，间收得之，亦累数万卷。每得一佳本，晨夕目诵，遇有钩棘难通者，疑悟累积，辄郁轖不怡。或穷思博讨，不见端倪；偶涉它编，乃获墙证，旷然昭窹，宿疑冰释，则又欣然独笑，若陟穷山，榛莽霾塞，忽觌微径，竟达康庄……凡所采获，咸缀识简端，或别纸识录，朱墨戢晋，纷如落叶。既又治《周礼》及墨翟书，为之疏诂，稽览群籍，多相通贯。应时槏（笺）记，所积益众。中年早衰，意兴零落，唯此读书结习，犹复展卷忘倦。缀草杂逯，殆盈篋衍矣！

窃谓校书如雠，例肇西汉都水《别录》，间举讹文，若以"立"为"齐"、以"肖"为"赵"之类，盖后世校字之权舆也。晋唐之世，束皙、王劭、颜师古之伦，皆著书匡正群书违缪，经疏史注，咸资援证。近代钜儒，修学好古，校刊旧籍，率有记述。而王怀祖观察及子伯申尚书、卢绍弓学士，孙渊如观察、顾涧蘋文学、洪筠轩州倅、严铁桥文学、顾尚之明经，及年丈俞荫甫编修，所论著尤众。风尚大昌，覃及异域。若安井衡蒲阪圆所笺校虽疏浅，亦资考证。

综论厥善，大抵以旧刊精校为据依，而究其微恉，通其大例，精研博考，不参成见，其谠正文字讹舛，或求之于本书，或旁证之它籍，及援引之类书，而以声类通转为之枢键，故能发疑正读，奄若合符。及其蔽也，则或穿穴形声。捃摭新异，凭臆改易，以是为非。乾嘉大师，唯王氏父子，郅为精博，凡举一谊，皆塙凿不刊；其馀诸家，得失间出。然其稽核异同，启发隐滞，咸足饷遗来学，沾溉不穷。我朝朴学，超轶唐宋，斯其一端与。

诒让学识疏谫，于乾嘉诸先生，无能为役。然深善王观察《读书杂志》及卢学士《群书拾补》。伏案研诵，恒用检核，间窃取其义法，以治古书，亦略有所悟。尝谓秦汉文籍，谊恉奥博，字例文例，多与后世殊异。如荀卿书之"案"，墨翟书之"唯""毋"，晏子书之以"敚"为"对"，淮南王书之以"士"为"武"，刘向书之以"能"为"而"，骤读之，几不能通其语。复以竹帛梨枣钞刊屡易，则有三代文字之通假，有秦汉篆隶之变迁，有魏晋正草之混淆，有六朝唐人俗书之流失，有宋元明校椠之屡改，遂径百出，多歧亡羊，非覃思精勘，深究本原，未易得其正也。

今春多暇（案，"今"指光绪十九年，即1893年）检理箧藏，自以卅年览涉所得，不欲弃置，辄取秦汉以逮齐梁故书雅记，都七十馀家，丹铅所识，按册迻录，申证厥谊，间依卢氏《拾补》例，附识旧本异文，以备甄考。汉唐旧注，及近儒校释，或有回穴，亦附纠正，写成十有二卷。其群经三史说文之类，谊证繁博，别有著录，以俟续订。凡所考论，虽复简丝数米，或涉琐屑，于作述闳恉，未窥百一，然匡违苃佚，必有谊据，无以孤证臆说贸乱古书之真，则私心所遵循，而不敢越者。

此序写于光绪十九年癸巳（1893）十一月，一百二十多年来，备受学者称赏，且受益者多，依法读书、校书者多，传承不衰。中华民族优秀文化就是这样一代一代传承下来的。学者应学习，并以此为依据而读书写作和磨炼性格。章太炎《章氏丛书·文录二·孙诒让传》谓："《札迻》者，方物王念孙《读书杂志》，每下一义妥聏宁极，淖入腠理。书少于《诸子平议》，校雠之勤，倍《诸子平议》。诒让学术，盖龙有金榜、钱大昕、段玉裁、王念孙四家。其明大义，钩深穷高过之。"

孙诒让校勘《素问》，见《札迻》卷十一，所据底本为明代顾从德翻宋本，同时参考顾观光《素问校勘记》、胡澍《素问校义》、丹波元简《素问识》、日本度会常珍《素问校讹》、俞樾《读书余录》诸书。在清儒《素问》校勘书中，孙诒让《素问》校注较为后出，借鉴的内容最为丰富。下面对其校注略加评按。

一、根据《素问》用词特点改正王冰之误注

根据《素问》用词特点改正王冰之误注即其自序中所说"求之于本书"，以下举例说明。

（一）"陈"字

《素问·四气调神大论》："春三月，此谓发陈。"王冰注："春阳上升，气潜发散，生育庶物，陈其姿容，故曰发陈也。"又《素问·五常政大论》云："发生之纪，是谓启陈。"注云："物乘木气以发生，而启陈其容质也。"孙诒让云："《针解篇》云：'菀陈则除之者，出恶血也。'注云：'陈，久也。'此'陈'义与彼同。发陈、启陈，并谓启发久故，更生新者也。王注失其义。"按，王冰训"发陈""启陈"之"陈"为陈列，视之为动词，孙诒让不以为然，认为此二"陈"字义为陈旧、久故，并引《素问·针解》为证，孙诒让之说极是。今考《素问》全书，"陈"字九见，义分三类。

1. 陈旧、陈腐

《素问·四气调神大论》："春三月，此谓发陈。"《素问·汤液醪醴论》："去菀陈莝。"王冰注"谓去积久之水物"，训"陈"为"久"。"陈莝"犹"莝陈"。《素问·奇病论》："治之以兰，除陈气也。"《素问·针解》："宛陈则除之者，出恶血也。"《素问·五常政大论》："发生之纪，是谓启陈。"以上五个"陈"字皆为陈旧之义。

2. 陈述

《素问·生气通天论》："圣人陈阴阳。"按，此"陈"字之义当为陈述。王冰训"陈"为"循"，谓"循阴阳法"，不知所据。张介宾训"陈"云"犹言铺设得所，不使偏胜也"，吴崐训为"陈，设也"，皆于义不协。《素问·六节藏象论》："大神灵问，请陈其方。"《素问·六元正纪大论》："臣虽不敏，请陈其道。"以上三篇之"陈"字均当"陈述"解。

3. 布列、散布

《素问·痹论》："荣者，水谷之精气也，和调于五藏，洒陈于六府，乃能入于脉也。"《素问》之"陈"字当"散布""布列"讲者，仅此例。

（二）"易"字

《素问·阴阳别论》："三阳三阴发病为偏枯痿易，四支不举。"王冰注："易谓变易，常用而痿弱无力也。"又《素问·大奇论》："跛易偏枯。"王冰注："若血气变易为偏枯也。"孙诒让认为王冰解释此两篇之"易"字为变易之义是错误的。他根据《素问》"易"通"弛"的用词惯例，认为上举两个"易"字当训为"施""弛"。孙诒让云："案，'易'并当读为'施'。《汤液醪醴论篇》云：'是气拒于内而形施于外。''施'亦作'弛'。《生气通天论篇》云：'大筋緛短，小筋弛长，緛短为拘，弛长为痿。'又云：'筋脉沮弛。'注云：'弛，缓也。'《痿论篇》云：'宗筋弛纵。'《刺要论篇》云：'肝动则春病热而筋弛。'《皮部论篇》云：'热多则筋弛骨消。'盖痿跛之病，皆由筋骨解弛，故云痿易、跛易。易即弛也。王如字解之，非经旨也。《毛诗·何人斯篇》：'我心易也。'《释文》：'易，《韩诗》作"施"。'《尔雅·释诂》：'弛，易也。'《释文》：'弛，本作"施"。'是'易''施''弛'，古通之证。"按，孙诒让训"易"字古与"施""弛"通用极为正确，可纠正王冰注及其后诸注的误训。张介宾训《素问·阴阳别论》之"痿易"为"痿弱不支，左右相掉易也"，马莳训之为"左右变易"。丹波元简云："按，俱非也。'易'是狂易之易，不如平常也。王注是。"丹波元简的训释亦非。《素问》之"痿易"即"痿弛"，"跛易"即"跛弛"。《素问·大奇论》："跛易偏枯。"张介宾注："或掉易无力，或偏枯不用，是皆肾经阻滞，不能运行所致。"张介宾之注亦误。考《素问》"易"字凡三十一见，分为如下义项。

1. 改变、变易

《素问·玉版论要》："易，重阳死，重阴死。"《素问·六元正纪大论》：

"令终不灭，久而不易。"《素问·至真要大论》："阴阳易者危。"

2. 容易

《素问·八正神明论》："故血易写，气易行。"《素问·平人气象论》："脉从阴阳，病易已。"《素问·标本病传论》："言标与本，易而勿及。"王冰注："标本之道，虽易可为言，而世人识见，无能及者。"

3. 亦

《素问·骨空论》："扁骨有渗理凑，无髓孔，易髓无空。"王冰注："易，亦也。骨有孔则髓有孔，骨若无孔，髓亦无孔也"。顾观光《素问校勘记》："依注则'易髓'二字当乙转。"马莳、张介宾、张志聪皆训"易"为"亦"。

4. "溢"字之讹

《素问·脉要精微论》："溢饮者，渴暴多饮，而易入肌皮肠胃之外也。""易入"之"易"，《针灸甲乙经》作"溢"，《脉经》亦作"溢"。滑寿注："易，当作'溢'。"又考《千金要方》卷十一第一"易"字亦作"溢"。林亿"新校正"云："按，《甲乙经》'易'作'溢'。"

5. 通"弛"

《素问·阴阳别论》："偏枯痿易。"《素问·大奇论》："跛易偏枯。""易"与"施""弛"古书常通用。于鬯《香草续校书》说《素问·汤液醪醴论》中"形施于外"之"施"通"易"："'施'当为改易之义。《诗·皇矣篇》，《郑笺》云：'施，犹易也。'《集韵·纸韵》云：'施，改易也。'《荀子·儒效篇》杨注，读施为移，释为移易，移易亦即改易也。施与易亦通用。《诗·何人斯篇》'我心易也'，陆《释》引《韩诗》'易'作'施'。《史记·韩世家》'施'作'川'。《战国·韩策》'施'作'易'。是也。'形施于外'者，谓形改易于外也。上文云'形不可与衣相保'，则信乎其形改易矣。下文云'以复其形'，既改易其形，故复还其形。'复'与'施'，义正相对，林校正谓'施'字疑误，非也。而如王注云'浮肿施张于身形之外'，以施为施张，则必增浮肿以成其义，乃真误矣。高世栻《直解》本改施为弛，犹可通。弛，亦改易之义。《尔雅·释诂》云：'弛，易也。'字亦通'驰'。《水经·河水》郦道元注引《竹书纪年》云'及郑驰地'，谓以地相易也。皆改易之义也。"按，古音"易"与"施""弛"相近，"易"在古音锡部，"施""弛"在歌部。

二、就古音以求古义

孙诒让说“以声类通转为之錧键”，但力避“穿穴形声”，每论音近义通，必举数证证明。这正是清儒以声音通训诂的真谛。仅凭声音相同或相近就说某字通某字，而不举出确切的书证，这就是孙诒让所批评的“穿穴形声，捃摭新异，凭臆改易，以是为非”。孙诒让在校勘诸子群书时，力避这种流弊。正如俞樾《札迻·叙》所说：“今年夏，瑞安孙诒让仲容以所著《札迻》十二卷见示，雠校古书共七十有七种，其好治闲事，盖有甚于余矣。至其精熟训诂，通达假借，援据古籍以补正讹夺，根据经义以诠释古言，每下一说，辄使前后文皆怡然理顺。阮文达序王伯申先生《经义述闻》云：‘使古圣贤见之，必解颐曰，吾言固如是。数千年误解，今得明矣。’仲容所为《札迻》，大率同此。”孙诒让依王念孙、王引之父子之法对《素问》原文和王冰注进行校释，有许多创获性的见解。下举几例。

《素问·阴阳应象大论》：“阴阳者，万物之能始也。”王冰注：“谓能为变化之生成、之元始。”孙诒让注：“元熊宗立本、明《道藏》本，‘化’下并无‘之’字，此衍。”每读明代顾从德本（孙诒让称“明仿宋嘉祐刻本”）此句王冰注，颇感不顺，孙诒让以他本校出衍字，文句乃畅，此即序言所谓“或旁证之他籍”校法之运用也。详王冰训“能始”之“能”为能够之义，乃不知假借，望文为训。孙诒让以古音通假借，指出“能”乃“胎”之假借。“能始”是同义词连用，其义仍为始。孙诒让云：“能者，胎之借字。《尔雅·释诂》云：‘胎，始也。’《释文》云：‘胎，本或作“台”。’《史记·天官书》‘三能’即‘三台’。是‘胎’‘台’‘能’，古字并通用。”按，古音“胎”从“台”声，“台”从“已”声，“已”在“台”字中是个音符，形体略有变化而写作“厶”，可见“胎”“台”都从“已”得声，古音相同。“能”字也从“已”声，左上角的“厶”字是它的声符。既然“胎”“台”“能”的声符都是“厶”，三字古音基本相同（“台”“胎”属于古韵之部透纽，古音相同，“能”属于之部泥纽，三字韵部同，声纽略异。然透纽、泥纽均属舌音，发音部位相同，是知“能”字与“台”“胎”古音微别大同），因而可以互相代替使用。在先秦和两汉时期，“能”与“台”经常通假。因此，孙诒让称“能始”即“胎始”。胡澍《素问校义》对此句亦有校勘：“注‘谓能为变化生成之元始’，乃曲为之说。”

此例虽简，启悟至丰。乾嘉诸老反复强调读古书必须通古音的重要性，于此例可见一斑。王念孙《广雅疏证》中段玉裁序说："窃以诂训之旨，本于声音。故有声同字异，声近义同；虽或类聚群分，实亦同条共贯。譬如振裘必提其领，举网必挈其网，故曰本立而道生、知天下之至啧而不可乱也。此之不寤，则有字别为音，音别为义，或望文虚造而违古义，或墨守成训而歫会通。易简之理既失，而大道多歧矣！今则就古音以求古义，引申触类，不限形体。"俞樾说，治经之道，大要有三：一在正句读；二要审字义；三要通古文假借。三者之中，通假借为尤要。孙诒让说："谠正文字讹舛，或求之于本书，或旁证之它籍，及援引之类书，而以声类通转为之辐键，故能发疑正读，奄若合符。"要而言之，通古音主要是熟悉古韵部，熟悉古声纽及古韵之间、古纽之间的联系分合，即孙诒让所谓"以声类通转为之辐键"。"就古音以求古义"是清儒一大发现，也是一大发明。运用此法整理研究先秦两汉时期古籍获得累累成果，此法嘉惠后世无穷。此法没有随着清灭而亡，它作为中华民族特有文化、特有治学手段，仍然具有强大生命力，具有重大实用价值，应该被积极继承与运用。

《素问·五脏生成》："徇蒙招尤。"王冰注："徇，疾也。蒙，不明也，言目暴疾而不明。招，谓掉也，摇掉不定也。尤，甚也。目疾不明，首掉尤甚，谓暴病也。"孙诒让云："滑寿云：'徇蒙招尤，当作眴蒙俞校"徇"字说同招摇。'《素问钞》丹波元简云：'《本事方》作"招摇"。'案，滑说是也。后《气交变大论篇》云：'筋骨繇复。'注云：'繇，摇也。'又《至真要大论》云：'筋骨繇并。''尤'与'繇''摇'字并通。"按，古音"繇""摇"音同义异，"繇"指徭役，"摇"指动摇，字虽异而音同，故可通用。此二字与"尤"音近（尤在古韵之部匣纽，繇、摇在古韵宵部喻纽。古韵之部、宵部很接近，喻纽、匣纽发音部位皆为喉音），故可通假。孙诒让《札迻·叙》云："谠正文字讹舛，或求之于本书……而以声类通转为之辐键。"此其例也。

《素问·诊要经终论》："十一月、十二月，冰复，地气合。"王冰注"阳气深覆"，解"复"为覆盖。孙诒让认为王冰注误，云："'复'与'腹'通。《礼记·月令》：'季冬，冰方盛，水泽腹坚。'郑注云：'腹，厚也，此月日在北，陆冰坚厚之时也。'今《月令》无'坚'。《释文》云'腹'又作'复'。《诗·七月》'毛传'云：'冰盛水腹，则命取冰于山林。'此云'冰复'，亦谓冰合而厚。明万历本作'水伏'，误。"按，"复""腹"古音同。《说文解字》："腹，厚也。"《素问·诊要经终论》："中心者环死。"王冰注：

"气行如环之一周则死也。正谓周十二辰也。"孙诒让驳之云："'环'与'还'通。《仪礼·士丧礼》：'布巾环幅。'注云：'古文"环"作"还"。'盖中心，死最速。还死者，顷刻即死也。《史记·天官书》云：'殃还至。'《索隐》云：'还，旋疾也。'《汉书·董仲舒传》云：'还至而立有效。'此篇说中脾肾肺藏死期，与《刺禁论》并不同，则此中心亦不必周一日也。彼言一日死，亦言死在一日内耳，非必周匝一日也。"按，"环死"者，非气行一周而死，谓立死也。

《素问·痹论》："凡痹之类，逢寒则虫，逢热则纵。"王冰注："虫，谓皮中如虫行。纵，谓纵缓不相就。"林亿"新校正"云："按《甲乙经》'虫'作'急'。"孙诒让驳之云："'虫'当为'痋'之借字。《说文·疒部》云：'痋，动病也。从疒，虫省声。'故古书'痋'或作'虫'。段玉裁《说文注》谓'痋'即'疼'字。《释名》云：'疼，旱气疼疼然烦也。''疼疼'即《诗·云汉》之'虫虫'是也。盖痹逢寒则急切而疼疼然不安，则谓之痋。巢氏《诸病源候论》云：'凡痹之类，逢热则痒，逢寒则痛。'痛与疼义亦相近。王注训为'虫行'，皇甫谧作'急'，顾校从之，并非也。"按，"顾校"谓顾观光《素问校勘记》。顾观光云："'急'字是。"于鬯《香草续校书》用孙诒让说。

三、辨析文字形体变化致讹之字

对于形近而讹之字，则当通晓汉字演变的历史以及碑帖的习惯写法，反复研究，方能改其讹字，得其正体。孙诒让深晓汉字演变历史，著有《古籀余论》《契文举例》《名原》等文字学著作。他应用字体流变知识审核形讹之字，纠正《素问》一些讹字。他总结上述两种校勘整理方法时说："诒让学识疏谫，于乾嘉诸先生，无能为役，然深善王观察《读书杂志》及卢学士《群书拾补》，伏案研诵，恒用检核，间窃取其义法，以治古书，亦略有所悟。"

《素问·玉版论要》："其色见浅者，汤液主治，十日已；其见深者，必齐主治，二十一日已；其见大深者，醪酒主治，百日已。"王冰注"必齐"云："色深则病甚，故必终齐（剂）乃已。"孙诒让认为王冰注有误，云："前《汤液醪醴篇》云'必齐毒药攻其中，镵石针艾治其外也'，'必齐'之义，王氏无注。盖以'必'为决定之辞，'齐'即'和剂'也。齐、剂古今字，俞读'齐'为'资'，未确。此常义，自无劳诂释。然止可通于《汤液醪醴论》，若此篇云'必齐主治'，于文为不顺矣。窃谓此篇'必齐'对'汤液''醪酒'为文，《汤液醪醴论》'必齐毒药'对'镵石针艾'为文，'必'字皆当为'火'。篆文二字形近，因而致误。《史记·仓公传》云：'饮以火齐汤。'火齐汤即谓和煮汤药。此云'汤液主治'者，治以五谷之汤液见《汤液醪醴论篇》；'火齐主治'者，治以和煮之毒药也。《移精变气论篇》云：'中古之治病，至而治之，汤液十日，以去八风五痹之病；十日不已，治以草苏草荄之枝。'此'火齐'即草苏之类。《韩非子·喻老篇》'扁鹊曰，疾在腠理，汤熨之所及也；在肌肤，针石之所及也；在肠胃，火齐之所及也'亦可证。"按，孙诒让称"必齐"当作"火齐"，颇可参。篆文"必"字与"火"的篆体相近，故讹"火"字为"必"。文字形体相近而致讹之例见下。

《素问·气交变大论》："木不及，春有鸣條律畅之化。"又云："土不及，四维有埃云润泽之化，则春有鸣條鼓坼之政。"孙诒让云："后《五常政大论篇》云，发生之纪，其德鸣靡启坼。《六元正纪大论篇》云：'其化鸣紊启坼。'与此'鸣條''鼓坼'三文并小异而义恉似同。窃疑'鸣條'当作'鸣璺'，'鼓'亦当作'启'。上文云：'水不及则物疏璺。'《六元正纪大论》又云：'厥阴所至为风府，为璺启。'注云：'璺，微裂也；启，开坼也。'然则鸣璺者，亦谓风过璺隙而鸣也。其作'條'、作'紊'、作'靡'者，皆讹字也。璺者，璺之别体。《方言》云：'器破而未离谓之璺。'郭注云：'璺音问，与"紊"音同，故讹为"紊"。'校写者不解'鸣紊'之义，或又改为'鸣條''條'俗省作'条'，与'紊'形近。'璺'俗又别作'璺'。钮树玉《说文新附考》云：'璺，璺之俗字。'……古书传写，展转舛贸，往往有此。参互校核，其沿讹之迹，固可推也。"按，"鸣條""鸣靡""鸣紊"皆不成词，作"鸣璺"则其义可知，"鸣璺"指风过璺隙而发声也。按，"璺"之讹为"紊"，又讹为"條"，复讹为"靡"，甚难推求。孙诒让《札迻·叙》所称篆隶之变迁、正草之混淆、六朝唐宋之俗书、宋元明校书之妄改等，造成许多讹字，需熟悉古今字体流变，方能措手。孙诒让在文字流变上提出许多值得注意的观点，此不详析，可参阅《周予同经学史论著选集》中《孙诒让与中国近代语文学》一文（1983 年，上海人民出版社，第 772—790 页）。

《素问·著至教论》："雷公曰：臣治疏愈，说意而已。"王冰注："雷公言，臣之所治，稀得痊愈，请言深意而已疑心。已，止也，谓得说则疑心乃止。"孙诒让云："王读'臣治疏愈'句断，非经意也。此当以'臣治疏'三字为句，'愈说意而已'五字为句。'愈'即'愉'字之变体。《说文·心部》云：'愉，薄也，假借为"婾"，俗又作"偷"。'《诗·唐风·山有枢篇》：

'他人是愉。'《郑笺》云：'"愉"读为"偷"。'《周礼·大司徒》：'以俗教安则民不愉。'《公羊·桓七年》何注：'则民不愉。'《释文》云：'"愉"本作"偷"。'是其证也。此'愈'亦当读为'偷'。《礼记·表记》郑注云：'偷，苟且也。'《史记·苏秦传》云：'臣闻饥人所以饥而不食乌喙者，为其愈充腹，而与饿死同患也。'《战国策·燕策》'愈'作'偷'。《淮南子·人间训》云：'焚林而猎，愈多得兽，后必无兽。'《韩非子·难一篇》'愈'亦作'偷'。《国策》《淮南》'愈'字之义，与此正同。盖雷公自言，臣之治疾，为术疏浅，但苟且取说己意而已。王氏失其句读，而曲为之说，不可通矣。"按，"臣治疏愈，说意而已"两句，自王冰以后，解释歧出，莫衷一是。张介宾《类经》注："言臣之治病鲜愈者，正如帝之所教，然愿言其意而已。"张志聪《黄帝内经素问集注》："治，理数也。言于天地阴阳之理甚疏，止可闻其大意而已。"丹波元简《素问识》："高云，'说'作'悦'。治，理也。疏，远也。谓理治其言，疏远愈甚，不过悦其大意而已。简案，疏王注为稀，诸家仍王意，今从之。"《黄帝内经素问校注语译》则从张介宾注。逵路多歧，各执一说。考其原因，不在"疏"字之难释，而在"愈"字之难解。"愈"可作"全愈"解，此为常训，亦可作"甚"解，亦为常训，但经文之"愈"与此两训无关。经文之"愈"变体作"偷"，取其苟且之意，孙诒让例证富赡，可怯诸疑。

《素问·征四失论》："帝曰：子年少，智未及邪？将言以杂合邪？"王冰注："言谓年少智未及而不得十全耶？为复且以言而杂合众人之用耶？"孙诒让云："注说迂曲不可通。以文义推之，'杂'（繁体为"雜"）当为'离'（繁体为'離'），二字（雜、離）形近，古多互讹。《周礼·形方氏》'无有华离之地'注，杜子春云：'"离"当为"杂"，书亦或为"杂"。'下文'妄作杂术'，《校讹》引古钞本、元椠本'杂'作'离'，是其证。'言以离合'谓言论有合有不合也。"按，孙诒让之说极是。古"杂"与"离"多互讹。例如《素问·征四失论》"妄作杂术"之"杂"，据郭霭春先生所考，元代读书堂本、明代吴悌校本、明代绿格钞本、万历四十三年朝鲜内医院本均作"离"，而明代顾从德本则讹为"杂"。

根据文字形体讹变以校勘文字之误，是校勘学中一个重要方法，乾嘉时代段玉裁、王念孙父子及其后之俞樾、孙诒让皆善用此法。孙诒让校勘《素问》十余条，为数虽少，而每说皆有确据，所使用之治学方法，既承乾嘉巨儒旧贯，又有所创新和发展。

《札迻》他卷偶涉医学资料，附录如下，可备中医文献研究之参考。

（1）"抟"讹为"博"。《札迻》卷二："至文王形体博长。"孙诒让云："按，'博'当为'抟'。《考工记·梓人》郑注云：'抟，园也。'上文云：'至汤，体长专小。'《周礼·大司徒》云：'丘陵，其民专而长。'注云：'专，园也。'专、抟字亦通。"古书"抟"时讹为"博""搏"。《伤寒论》《金匮要略》之"搏"皆为"抟"之讹。

（2）《史记》"五会"与《素问》"五俞"各有所指。《札迻》卷二："扁鹊入，砥针砺石，取三阳五输。"孙诒让云："《史记·扁鹊传》作'厉针砥石，以取三阳五会'。张氏《正义》云：'谓百会、胸会、听会、气会、臑会也。'此及《说苑·辩物篇》并作'五输'者，当为'五俞'之借字。《素问·痹论篇》云：'五藏有俞。'王注云：'肝之俞曰太冲，心之俞曰太陵，脾之俞曰太白，肺之俞曰太渊，肾之俞曰太溪，皆经脉之所注也。'与《史记》'五会'文异，而义两通。"按，《史记》"五会"所指见张守节《史记正义》，《素问》"五俞"见王冰注，且"五会"与"五俞"含义亦异。此亦中医基础理论与医史文献所当关注者。

孙诒让校勘疏释《素问》，给我们的启示如下。第一，校书必须"以旧刊精校为据依"，即今所称选择善本为底本、选择佳本为校本也。《札迻》校勘七十七种子书，所校每书标题下皆列举所据底本与校本，如"《战国策》高诱注"下小字注云："黄丕烈景刊宋姚宏校本、明刻鲍彪注本、元刻吴师道校注本、黄丕烈姚本札记校、王念孙《读书杂志》校。"其中"黄丕烈景刊宋姚宏校本"为底本，余为校本。第二，校勘的主要方法是"其谊正文字讹舛，或求之于本书，或旁证之它籍，及援引之类书"。例如，校勘《素问》，胸含全书，随时取证，旁证他籍，示非孤证。第三，"以声类通转为之輨键"，即通晓古音也。清儒对每字所属韵部，了然于胸，不需临时查阅韵表，这个功夫对校书家来说，非常重要。第四，熟悉汉字古今演变历史以及重要碑帖之写法。此意孙诒让在序中言之详矣。第五，实事求是，不参成见。不能预定成见选求语例以证成己说。第六，善于积累资料。凡读书所得，立即笔记，或缀简端，或记别纸。大学者著书，莫不如此。

第十节 俞樾医事录

　　俞樾（1821—1907），字荫甫，号曲园，浙江德清人。道光三十年（1850）进士，改庶吉士。咸丰二年（1852）授编修，五年乙卯简放河南学政，有诗纪行云："碧油幢引向中州，次日车前拥八驺。"自注云："余乙卯岁视学中州，内人偕往，自京师启行入豫境，则碧幢红旌，照耀长途，书生得此，亦云乐矣！"咸丰七年（1857）以御史曹登庸弹劾试题割裂罢职，是年俞樾三十有八，自此，他无意仕进，专心讲学著述。《清史稿·儒林传》卷四百八十二云："樾归后，侨居苏州，主讲苏州紫阳、上海求志各书院，而主杭州诂经精舍三十馀年，最久。课士一依阮元成法，游其门者若戴望、黄以周、朱一新、施补华、王诒寿、冯一梅、吴庆坻、吴承志、袁昶等，咸有声于时。东南遭赭寇之乱，典籍荡然。樾总办浙江书局，建议江、浙、扬、鄂四书局分刻《二十四史》。又于浙局精刻子书二十二种，海内称为善本。生平专意著述，先后著书，卷帙繁富，而《群经平议》《诸子平议》《古书疑义举例》三书，尤能确守家法，有功经籍。其治经以高邮王念孙、引之父子为宗。谓治经之道，大要在正句读、审字义、通古文假借，三者之中，通假借为尤要。王氏父子所著《经义述闻》用汉儒'读谓（为）''读曰'之例者居半，发明故训，是正文字，至为精审，因著《群经平议》，以附《述闻》之后；其《诸子平义》则仿王氏《读书杂志》而作，校误文，明古义，所得视《群经》为多。又取九经诸子，举例八十有八，每一条各举数事以见例，使读者习知其例，有所据依，为读古书之一助。"俞樾以著述为终身大业，著作极富，治经之余，兼治诸子，谓"治经之道，其道有三，曰正句读、审字义、通古文假借。治诸子亦然。治子难于治经。经自汉以来，经师递相传授，无大错误；子则历代虽亦著录，然视之不甚重，雠校不精，讹阙尤甚。凡诸子书之扞据为病者，皆由阙文讹字使然"，诸子之中，尤重医书，称"仲景叔和，圣儒辈出，咸有论著，各自成家，史家著录，富埒儒书矣"。医书之中，俞樾最重《黄帝内经》。

　　俞樾是清末儒学大师，对中医时有所论，留下许多可供后人思考、借鉴的文章。本文着重讲述三文：第一，《废医论》；第二，《枕上三字诀》；第三，《内经辨言》。

一、《废医论》

(一)《废医论》的成文背景

光绪四年（1878）八月，俞母病故，五年（1879）四月，俞夫人姚氏病故。不到一年，两位亲人相继离去，医药无效，俞樾哀痛异常。光绪五年（1879）八月，俞樾在悲痛中写《百哀诗》百首，表达对母亲、妻子的思念深情，对医药无效的无奈。《百哀诗》小序云：

> 己卯四月，内子姚夫人一病不起，停辛积苦，触□纷来，几于郁结成疾，自念非诗不足以达之。而时距太夫人之丧未逾年，且内子骨肉未寒，亦未忍握管也。是岁（笔者按，己卯）八月，太夫人小祥礼成，内子之殁，亦已百日，乃取胸中所欲言者，为七言绝句一百首。元微之云："贫贱夫妻百事哀。"因以"百哀"名篇。

俞樾与夫人姚氏伉俪深情，诗注多有回忆。这些小注亦是了解俞樾生活细节的可贵材料。下摘几首以示俞樾之哀痛及其对医药无效之无奈。

诗一：

> 临感难裁不自知，已将苦语写灵帷。回头多少伤心事，和泪为君更赋之。内人初就木，余即写二十八字于其灵帷。曰："四十年赤手持家，君死料难如往日，六旬人白头永诀，我生谅亦不多时。"

诗二：

> 小住西湖一月馀，精神翻觉胜家居。如何才返吴门棹，便与湖楼迥不如。内人于二月二十五日到湖楼，至三月二十四日适满一月，此一月中，精神兴会殊胜。二十四后，眠食稍减，然起居如故也。乃闰三月十五日还苏寓，次日即卧病，从此不起矣。论其十馀年积病之躯，诚不足怪。然以一月前湖楼光景而论则真变出意外也。

诗三：

> 听尽残更总不眠，拥衾重与坐灯前。自言吾病今休矣，珍重君家是暮年。内人素有气喘之病，至是大发，犹以为老病无妨也。然内人自知不起，每夜分不寐，拥衾而坐。余往视之，辄曰：吾不起矣，君亦暮年，善自

保重！

诗四：

　　杂进参苓总不灵，更无妙药可延龄。痴心欲乞观音力，日写高王一卷经。时医药杂进，讫无所效，余痴心欲仗佛力护持，日写《高王观世音经》一卷，亦归无济。《高王经》缘起出《冥祥记》，见《太平广记》一百十一，盖流传自北魏时也。

诗五：

　　语言从此日模糊，病到垂危不可扶。数日前头留片语，愿将遗蜕葬西湖。病势日益甚，面目浮肿，气息促数，其知不可为矣，至此亦不甚有言，惟临终前三日，顾余坐床头，有愿葬西湖之语。

诗六：

　　病状原知日日添，如无如有脉难参。可怜医去君犹问，能否重过六月三。临危之日，诸医并进。一医诊毕而去，内人犹问余曰："吾能过六月初三否？"是日乃内人生日也。

诗七：

　　一闭黄肠永不开，今朝真送到泉台。回思两月前头事，正在孤山拜佛来。四月二十四日为大殓之日，回思前三月二十四日，内人在西湖孤山寺拜佛，并乘舟至诂经精舍小坐，相距止两月耳。

诗八：

　　从今谁与共提携，自出中庭自入闺。此景是君先料定，如何度日只孤悽。内人年来自知寿命不长，每谓余曰："我死后，君一人孤孤悽悽，如何度日！"

　　姚氏长俞樾三岁，生于嘉庆二十四年（1819）六月初三，卒于光绪五年（1879）四月二十四。姚氏不得治而丧，俞樾抱恨终身。

　　光绪五年（1879）三月下旬，姚氏从杭返苏，感受风寒，本非不治，以医生不知病因，药不应病，一个月后病故。俞樾悲恨交集，愤而作《废医论》。光绪六年（1880），姚氏去世一周年之际，俞樾作《右台仙馆笔记》，序云："余自己卯夏姚夫人卒，精神意兴，日就阑衰，著述之事，殆将辍笔矣。其年冬，葬夫人于钱塘之右台山，余亦自营生圹于其左……余吴下有曲园，即有《曲园杂纂》五十卷；湖上有俞楼，即有《俞楼杂纂》五十卷；右台仙馆安得得无书？而精力衰颓，不能复有撰述，乃以所著《笔记》归之。《笔记》者，杂记平时所见所闻，盖搜神述异之类。"此序写于俞樾六十岁之时，此时他身体尚健，而称衰颓，心情烦恶故也。《右台仙馆笔记》中有一文，论述了《废医论》的写作理由即扁鹊脉法失传，《素问·三部九候论》不足信，时医不足恃。俞樾写此文时下定了决心，对此文充满信心，"虽害俗听，不顾也"。此文及《废医论》是研究俞樾医学思想的重要资料。下面是这则短文的全文。

"有病不治，恒得中医"，贾公彦引此入《周礼疏》，非惟古谚，直是经义矣。潘玉泉方伯尝为余言，有病者延医治之，医言宜用麻黄少许以发汗。持方至药肆，而肆中适缺麻黄，以伪品予之，服之无效。次日医至，诧曰：岂用麻黄太少，不足以发之乎？乃倍其数。而肆中已购得真麻黄，如方服之，大汗不止而死。然此药之误也。又有兄弟二人，庚申辛酉间（1860—1861），避乱于沪渎，同时而病，医者各授以方，且戒曰：病异药异，切勿误投。而其家止一爨婢，煎药竟误投焉。次日皆愈。设使不误，不将俱死欤？医之不足恃如此！

余谓医所凭者脉也，而脉之失传久矣。《史记·扁鹊传》言，扁鹊饮长桑君所与药，识见垣一方人，以此视病，尽见五藏癥结，特以诊脉为名耳。又曰：至今天下言脉者，由扁鹊也。夫扁鹊特以诊脉为名，则其精于医，非精于脉也。而至今言脉者宗之，则是扁鹊特以为名而后人乃真以治病，即此知其不足恃矣！

《素问》有《三部九候论》。所谓"三部"者，岂今所谓三部乎？所谓"九候"者，岂今所谓九候乎？脉法既已失传，医道亦可不讲。而悬壶之客，遍满通衢，衒推之名，被之屠酤，又以其书传自黄帝，其职列于周官，从古相承，莫之敢废。父母之于子女，子孙之于祖父，苟医药之不具，即慈孝之有亏，而人之不获终其年命者多矣。医师、卜师，并列周官，卜亦圣人之所重，而唐李华有废龟之论，小可废医，亦何不可？废之有余，曾有《废医论》刻入《俞楼杂纂》，虽害俗听，不顾也。

（二）《废医论》的错误观点

《废医论》写于姚氏殁后，收于《春在堂全书》之《俞楼杂纂》第四十五，文分七段，第一《本义篇》，第二《原医篇》，第三《医巫篇》，第四《脉虚篇》，第五《药虚篇》，第六《证古篇》，第七《去疾篇》，凡四千八百字。错误观点主要集中在《脉虚篇》。

《脉虚篇》七百七十九字。俞樾认为诊脉正法为三部九候法，独诊寸口是错误之法，称"古法之变坏，盖始于扁鹊"，扁鹊"厌古法之烦重，而专取之于手，此在古法，则中三部也。扁鹊以中部包上、下两部，今医家寸、关、尺三部所由始也"，故俞樾认为"扁鹊之功在一时，罪在万世"。俞樾云：

> 夫医之可废，何也？曰："医无所以治病也。"医之治病，其要在脉。考之《周官》疾医之职曰："参之以九藏之动。"此即所谓脉也。乃九藏之动，迄无正解。郑康成谓正藏五，又有胃、膀胱、大肠、小肠，是以肺、心、肝、脾、肾之外，取六府之四而为九也。吾不知何以舍胆与三焦而不数也。韦昭之说郑语九纪也，以正藏及胃、膀胱、肠、胆为九，盖合大小肠而一之，故胆得列于九者之中，而三焦则仍不数也。夫人有五藏六府，岂可以意为去取乎？然则《医师》所谓"参之以九藏之动者"，汉以后固不得其说矣！尚可与言脉乎？以《素问·三部九候论》考之，则知古人诊脉实有九处，分上、中、下三部。上部天，两额之动脉；上部地，两颊之动脉；上部人，耳前之动脉。天以候头角之气，地以候口齿之气，人以候耳目之气。此上部之三候也。中部天，手太阴也；中部地，手阳明也；中部人，手少阴也。天以候肺，地以候胸中之气，人以候心。此中部之三候也。下部天，足厥阴也；下部地，足少阴也；下部人，足太阴也。天以候肝，地以候肾，人以候脾胃之气。此下部之三候也。依此言之，则所谓参以九藏之动者，庶可得其梗概。然其文亦不能无误。夫下三部既为足厥阴、足少阴、足太阴，则中三部自当为手太阴、手厥阴、手少阴。何以中部地为手阳明乎？至于三部之所在，亦莫能质言。王冰解下部天则有男女之分，解下部人又有候脾、候胃之别。下之三部，化为五部，恐非古法也。古法之变坏，盖始于扁鹊。太史公曰："至今天下言脉者，由扁鹊也。"其上文言扁鹊饮长桑君药视见垣一方人，以此视病，尽见五藏癥结，特以诊

脉为名耳。盖扁鹊治病，初不以脉，故厌古法之烦重，而专取之于手，此在古法，则中三部也。扁鹊以中部包上下两部，今医家寸关尺三部所由始也。扁鹊本以此为名，而后人乃奉为定法，不亦慎欤？郑康成颇知此意，故其注《医师》"以五气、五声、五色视其死生"，则云"审用此者，莫若扁鹊、仓公"，而于"两之以九窍之变，参之以九藏之动"，则曰"能专是者，其为秦和乎"。是郑君之意，固谓扁鹊不知脉也。而言脉者率由扁鹊，则扁鹊之功在一时，罪在万世矣！呜呼，世之医者，莫不曰"吾知所以治病也"，问其所以治病者，曰"脉也"。然而今之三部，岂古之所谓三部乎？今之九候，岂古之所谓九候乎？吾不知其所以治病者何也。昔王充作《论衡》，有《龙虚》《雷虚》诸篇，曲园先生本此而作《脉虚》之篇。《脉虚》之篇成，而《废医》决！

章太炎于宣统二年（1910）撰《医术平议》，对《脉虚篇》予以批评，认为三部九候与寸口诊脉之法不能偏废，所驳深得脉法要领。俞樾及其弟子章太炎对中医理论研究及文献考证均有重要贡献，然醇驳瑕适亦判然有别。其论驳详述见第六章第一节中的"以《黄帝内经》理论为俞樾苏困解压"。

二、《枕上三字诀》

俞樾自丧母妻，有疾多委天命，称"窃思医学不明，为日已久，江浙间往往执不服药为中医之说，以免于中医之刃"。俞樾又云："今之世为医者日益多，而医之技则日以苟且，其药之而愈者，乃其不药而亦愈者也。其不药不愈者，则药之亦不愈，岂独不愈而已，轻病以重，重病以死。然而有病者无不求医，子孙之于父母，父母之于子孙，苟有病不为求医，则人且议其不慈不孝。不知慈孝之实在于适其寒暑，时其饮食，以致谨于未病之先，不幸有疾，则益加谨焉，如是而已，不宜妄进药物，欲益而反损也。"其说与"治未病"近。

俞樾通过自我保健，摸索出一套养生方法，并将其撰为《枕上三字诀》。居今视之，此方法仍为有效养生之术。俞樾云：

> 养生家之说，余未有闻焉。然尝服膺孟子之言，夫人之所以生者，气也。孟子曰："吾善养我浩然之气。"此有养生之大旨矣。然所谓养气者，岂必偃仰屈伸若彭祖、煦嘘呼吸如乔松哉？孟子言之

矣，曰："夫志，气之帅也。"故欲养其气，先持其志。何谓志？子夏曰："在心为志。"然则养气，仍在养心而已。孟子曰："养心莫善于寡欲。"余早谢荣利，于世味一无所好，似于养心之旨为近。然年来从事铅椠，亦不能无耗心神。藏穀亡羊，其归一也。程子《视箴》曰："心兮本虚，应物无迹。"又曰："制之于外，以安其内。"夫在内者，无形之物，虽欲致养，用力无由。而在外者，则耳目鼻口，及乎四体，皆有形之物，吾得而制之者也。制其外，斯可以养其内。此殆养生之捷径乎。余尝有三字诀，虽不足言养生，然当长宵不寐，行此三字，自入黑甜，是则延年却病，固未易言，以为安神闺房之一助乎可矣！因名之曰"枕上三字诀"。

其术有三：

一曰塑。

塑者何？使吾身耳目口鼻四体百骸，凝然不动，若泥塑然，斯谓之塑。其法无论或坐或卧，先使通体安适，血气和调，然后严自约束，虽一毫发不许稍动，制外养中，无先于此。

二曰锁。

锁者何？锁其口也。凡人之气，多从口出。气从口出，斯败矣！故必严杜其口，若以锁锁之者然。勿使有杪忽之气从口而出，则其从鼻出者，不待禁绝，而自微乎其微矣。

三曰梳。

梳者何？所以通发之具也。一塑二锁，皆是制外之法，此则由外而内矣。凡人之气，未得所养，猖狂外行，或至阻滞而不通。既塑既锁，乃理吾气，务使顺而弗逆，徐徐焉而下至于丹田，又徐徐焉而下至于涌泉穴。自上而下，若以梳梳发者然，故曰梳也。

按，此《枕上三字诀》核心之术，下有"说塑""说锁""说梳""塑字考""锁字考""梳字考""塑字赞""锁字赞""梳字赞"九段以解释三字诀。

俞樾守此三字诀甚严。

《枕上三字诀·说塑》云："东坡先生养生言曰：'不拘昼夜，坐卧自便，惟在摄身，使如木偶。常自念言："令我此身，若少动摇如毛发许，便堕地狱。如商君法，如孙武令，事在必行，有犯无恕。"'呜呼，塑字之诀，尽于此矣！"

《枕上三字诀·说锁》云："惟欲口鼻一时闭塞，则初学之士，固所不能。又所谓塞口者，非止不言而已，乃不使气从口出也。余锁字之诀严于口而姑息于鼻，然口严则鼻亦严矣。盖亦事之相因者也。"

《枕上三字诀·说梳》云："夫人之所以生死，未有不自坎离者也。坎离交则生，坎离分则死，自然之理也。心为离火，肾为坎水，夫人而知之矣。然足底有穴，是名涌泉。窃意肾水之源，当在于此。庄子曰：'众人之息以喉，真人之息以踵。'故愚谓养气者必导之使下，由丹田而下至涌泉穴，然后可望水火之交也。凡梳发必自上至下，而执梳者则一上一下相间焉。余即法之以行一呼一吸之气。言固有粗，而可以至精，浅而可以达深者也。"

俞樾丧妻，哀痛逾常，大殓之日，于灵帷书曰："我生谅亦不多时。"《百哀诗》之末首云"莫向空帷哀永逝，相逢地下料非迟"，自注："今内人先我而死，然则地下相逢，自当不远。内人病中谓余曰：'我死后，君亦恐不永年。'此语或非无因也。"俞樾五十七岁丧妻，八十六岁归道山，堪称高寿。俞樾起居食饮有节，"性雅不好声色，既丧母妻，终身不肴食，衣不过大布，遇人岂弟（恺悌），卧起有节，保真持满，故老而神志弗衰"。俞樾高寿与坚守三字诀密切相关。

俞樾自丧妻后，多年不服中药，晚年病笃，服浙江名医仲昴庭药而愈，乃逐渐改变《废医论》观点。章太炎于 1920 年所著《仲氏世医记》云："杭县仲右长，余中表弟也。父昴庭先生，清时以举人教于淳安。好明道、伊川之学，尤善医。是时，下江诸师皆宗苏州叶氏，顾忘其有禁方，习灸刺，以郛表钞撮为真，不效，则不知反求经训。观汉唐师法，夭枉日众。先生独祖述仲景，旁治孙思邈、王焘之书，以近世喻、张、柯、陈四家语教人，然自有神悟。处方精微絜静，希用骏药，而病应汤即效，人以为神。上元宗源瀚知宁波府，闻先生名，设局属主之，已而就征疗清慈禧太后归，又主浙江医局，所全活无虑数万人。先师德清俞君，恨俗医不知古，下药辄增人病，发奋作《废医论》，有疾委身以待天命，后病笃，得先生方始肯服，服之病良已，乃知道未绝也。"

三、《内经辨言》

俞樾不但力主多刻医书，以广流传，而且对《黄帝内经》也下过很深的功夫，俞樾所著《读书余录》内有四十八条是对《素问》的校释。《读书余录》校勘古书七十余种，《素问》仅是其中之一，故裘庆元于 1924 年刊《三三医书》时，将四十八条收入，并将其更名为《内经辨言》。

俞樾写《废医论》，考其初衷，出于哀愤，意在推动三部九候法之继承与实行，而非在消灭中医。他为中医著作之刊刻与推广做了许多有益工作。

《与刘仲良中丞》云：

> 窃谓诸子之中，有益民生日用者，莫切于医家。宋元后诸家，师心自用，变更古义，立说愈多，流弊愈甚。宜多刻古本医书，如《难经》《甲乙》《巢氏诸病源候论》《圣济总录》等书，俾学者得以略闻周秦以上之遗言，推求炎黄以来之遗法，或有一二名医出于世间，于圣朝中和位育之功，未始无小补也。

俞樾主讲诂经精舍，力主刻书，流布先哲遗训。在诸子书中，俞樾尤重视《黄帝内经》的奠基价值。他在《与杨石泉中丞》中云：

> 《四库全书》中，子书莫古于《黄帝内经》，而外间所有，不过马元台注本，于古义未通，故于经旨多谬。此书以王冰注为最古，而宋林亿、孙奇、高保衡等校正者为最善，鄂局未刻。窃思医学不明，为日已久，江浙间往往执"不服药为中医"之说，以免于庸医之刃，亦无如何之下策也。若刊刻此书，使群士得以研求医理，或可出一二名医，补敝扶偏，消除疹疠，亦调燮之一助乎！

俞樾依王念孙、王引之父子研究古书的方法校释《黄帝内经》。

比如"登天"一词，可以是死的婉辞，也可以指登帝位。当"登天"用在句子当中，它既不指死，又不指登帝位。《素问·上古天真论》云："昔在黄帝，生而神灵，弱而能言，幼而徇齐，长而敦敏，成而登天。"王冰注："以土德王，都轩辕之丘，故号之曰轩辕黄帝。后铸鼎于鼎湖山，鼎成而白日升天。群臣葬衣冠于桥山，墓今犹在。"如果按王冰注所说，"登天"指白日升天，那么，黄帝还怎么去询问岐伯呢？根据上下文考察，王冰注误。俞樾云："'成而登天'谓登天位也。《易·明夷传》曰'初登于天，照四国也'，可说此经登天之义，故下文即云'乃问于天师'。'乃'者，承上之词。见黄帝既登为帝，乃发此问也。王冰注'白日升天'之说，初非经意。"观下文"乃问天师曰"可知谓登君位。

《素问·上古天真论》："以欲竭其精，以耗散其真。"王冰注："乐色曰欲，轻用曰耗。乐色不节则精竭，轻用不止则真散。""新校正"云："按，

《甲乙经》'耗'作'好'。"俞樾指出："作'好'者是也。'好'与'欲'义相近。《孟子·离娄篇》'所欲有甚于生者',《中论·夭寿篇》作'所好'。《荀子·不苟篇》'欲利而不为所非',《韩诗外传》作'好利',是'好'即'欲'也。'以欲竭其精,以好散其真'两句文异而义同。今作'以耗散其真',则语意不伦矣。王注曰'乐色曰欲,轻用曰耗'是其所据本已误也。"按,俞樾之说甚是。胡澍《素问校义》亦有校勘与训释,所取书证与俞樾《内经辨言》同。

俞樾善考词语古义。《素问·脉要精微论》："反四时者,有馀为精,不足为消。"王冰注："夫反四时者,诸不足皆为血气消损,诸有馀皆为邪气胜精也。"按,此"精"字难解。王冰训为"精气",《类经》张介宾注语言不详："秋冬人迎当不足而反有馀。此邪气之有馀,有馀者反为精也。"《黄帝内经素问集注》张志聪注："有馀者为肾藏之精。"日本丹波元简《素问识》："按,此一项三十九字与前后文不相顺承,疑是它篇错简,且'精''消'二字,其义不大明。"其子丹波元坚《素问绍识》于"精""消"二字无说。俞樾云："'邪气胜精',岂得但谓之精?王注非也。精之言甚也。《吕氏春秋·勿躬篇》'自蔽之精者也',《至忠篇》'乃自伐之精者',高诱注并训'精'为'甚'。有馀为精,言诸有馀者,皆为过甚耳。王注未达古语。"

俞樾训释《素问》通假字有许多精辟之说。俞樾称《素问·上古天真论》"道者圣人行之,愚者佩之"之"佩"通"倍",与胡澍之说合。俞樾称《素问·生气通天论》"其气九州九窍五藏二十节"之"九窍"为衍文："'九窍'与'九州'初不相应,如王氏说将耳、目、口、鼻各应一州,能晰言之乎?今按'九窍'二字实为衍文。'九州'即'九窍'也。《尔雅·释兽篇》'白州驠',郭注曰:'州,窍。'《北山经》'伦山有兽如麋,其川在尾上',郭注曰:'川,窍也。'川,即'州'字之误。是古谓'窍'为'州'。此云'九州',不必更言'九窍'。'九窍'二字疑即古注之误入正文者。"俞樾称《素问·脉要精微论》"徇蒙招尤"之"徇蒙"为"眴矇"之假借："今按,徇者,眴之假字;蒙者,矇之假字。《说文》目部:'旬,目摇也;或作'眴'。矇,童蒙也,一曰不明也。'是眴矇并为目疾,于义甚显。注家泥徇之本义而训为疾,斯多曲说矣。"俞樾称《素问·阴阳离合论》"则出地者,命曰阴中之阳"句中的"则"是"才"的假借字："则,当为财。《荀子·劝学篇》'口耳之间,则四寸耳',杨倞注曰:'则,当为财,与才同,是其例也。''财出地者'犹'才出地者',言始出地也。与上文'未出地者'相对。

盖既出地，则纯乎阳矣，唯财出地者，乃命之曰阴中之阳也。"俞樾称《素问·平人气象论》"死心脉来，前曲后居"之"居"通"据"："居者直也，言前曲而后直也。《释名·释衣服》曰：'裾，倨也，倨倨然直。''居'与'倨'通。王注曰：'居，不动也。'失之。"所论诸通假字，皆确不可易。

俞樾训释，亦有不当者。俞樾谓《素问·五脏生成》"凝于脉者为泣"之"泣"是"沍"的讹字，误。俞樾云："字书'泣'字并无此义，'泣'疑'沍'字之误。《玉篇·水部》：'沍，胡故切，闭塞也。''沍'字右旁之'互'误而为'立'，因改为'立'而成'泣'字矣。"按，"泣"古音与"涩"相近，《素问》"荣泣卫除""人血凝泣""凝于脉者为泣"之"泣"皆"涩"之通假字。

俞樾治《黄帝内经》之时，胡澍亦撰《素问校义》。胡澍、俞樾所校《素问》，颇有相同之条，盖亦"英雄所见略同"，非有相袭之嫌。俞樾《与胡荄甫农部》手札，对于了解二人治学、交往等，颇有意义，谨录于下。

与胡荄甫农部

　　比年从事武林书局，得晤贵族子继广文，知阁下精研经学，具有家法，不胜钦佩！辄托瘦梅水部，致拳拳之私，而疏慵成性，未获奉尺书，达左右也。乃承不弃衰庸，远贻芳翰，雅许过当，非所克当，惭愧惭愧！伏念阁下承累代传经之业，好学深思，实事求是，岂鄙人所敢望欤！拙著《平议》中，有与高明吻合之处，不过千虑之一得而已。辱以《素问》见询，《素问》乃上古遗书，向曾浏览，惮其艰深，且医学自是专门，素未通晓，若徒订正于字句之间，无关精义，故未尝有所论撰。阁下为《校义》，未知所据何本？樾所见者，宋林亿、孙奇、高保衡等奉敕校定本，多引全元起注及皇甫谧之《甲乙经》、杨上善之《太素》，校正王冰之异同。如首篇《上古天真论》"食饮有节，起居有常"，全注云"饮食有常节，起居有常度"，则知原本是"食饮有节，起居有度"，故以"有常节""有常度"释之。而"度"字固与上句"和于术数"为韵也。又《六节藏象论》于肝藏云"此为阳中之少阳，通于春气"，全元起本及《甲乙经》《太素》并作"阴中之少阳"。据《金匮真言论》云"阴中之阳，肝也"，则自以"阴中"为是。凡此之类，禆益良多，想明眼人能别择之。樾年来苏杭往返，殊少暇日。若得数月之功，将此书再一玩索，或一知半解，尚可稍补高深也。

俞樾自谓"朝冠卸后一身轻"，自此专意读书写作。2010 年凤凰出版社（原江苏古籍出版社）出版《春在堂全书》，该书尽收俞樾所有论著。俞樾有许多考证中医的文章，当发掘研究之，以为中医文献研究之一助。

俞樾善读书，勤著书，勤做笔记积累资料以为撰文之用。所撰《著书余料》一书小序云："余以前读书，每有所得，辄书片纸夹书中，以备著书时采取。杜诗云：'山色供诗料。'余谓赋诗必有料，著书亦必有料，此吾书之书料也。因撮取录为一卷，附刻《俞楼杂纂》中，即题曰《著书余料》。"此语对读者当有许多启发。

第六章　《黄帝内经》近现代研究者举要

第一节　章太炎

章太炎（1869—1936），浙江余杭人，名炳麟，字叔枚。初名学乘，仰慕顾炎武（名绛），更名绛，别号太炎。著名民主主义革命家、思想家、小学家、著名学者。著作之富，等若海山；才大义高，臻俊抵极；学问渊博，堪称学海。健在时，为国内外推重数十载；其殁也，犹为后世敬仰思慕。关于章太炎经学、史学、诸子、小学成就与贡献，均有专著论及，唯其医学之成就与贡献鲜为人知。1994 年上海人民出版社出版的《章太炎全集》的第八集为章太炎的医论集，《章太炎全集·医论集》几乎收集了他于 1899 年至 1935 年所撰的所有医学论文，对研究章太炎中医学术思想并借以观其全人具有重要意义。章太炎研究中医最为推重《伤寒论》，关于他对《伤寒论》的文献考证与临床论述，见笔者的《章太炎先生论〈伤寒〉》。章太炎关于《伤寒论》的论述是研究中国医学史、中医文献史和中医临证的重要史料。本文重点研究章太炎关于《黄帝内经》的研究与论述。

章太炎论《黄帝内经》的资料主要见于《章太炎全集》第八集、《猝病新论》（章太炎的弟子孙世扬于 1938 年以章氏国学讲习会名义出版《猝病新论》，收文三十八篇。1957 年人民卫生出版社将其更名为《章太炎医论》）、《苏州国医杂志》第 10 期《章校长太炎先生医学遗著特辑》、《章太炎藏书题跋批注校录》（罗志欢主编，齐鲁书社 2012 年出版）之"郭雍《仲景伤寒补亡论》"及"论《素问·厥论》"条等，散见于《制言》杂志、《新方言》（如"臑，臂羊矢"条、"病能"条、"食㑊"条），《章太炎先生家书》亦偶及之。

一、《章太炎医学遗著特刊》的价值

《苏州国医杂志》初名《国医杂志》，民国二十三年春创刊，封面题有"民国二十三年三月三日呈请内务部登记"，民国二十四年该杂志刊登聘请章太炎为苏州国医学校校长的启事："聘请章太炎先生、谢立恒先生为名誉校长；添聘江苏省国医分馆馆长王硕如先生为校董。"章太炎为《国医杂志》题写刊名为《苏州国医杂志》，并以小篆体写校训"诚敬勤朴"，署名"章炳麟"，杂志特加十个铅字提示"太炎先生亲书本校校训"。民国二十五年章太炎逝世。《苏州国医杂志》刊发《章校长太炎先生医学遗著特辑》，陆渊雷、唐慎坊、王慎轩为此特辑撰序。

陆渊雷序（节录）云："馀杭章太炎，国学泰斗，文章巨宗，常以其绪馀治医，既博闻强记，识见卓绝，而游其门，相与上下议论者，又皆一时之俊。是以每发一论，足令越人却步，仲景变色。予少壮以后，弃文学教读而业医。业医有年，始得亲炙先生。每进谒，先生辄引医论，竟日不倦，时聆精义妙理，则退而震惊，以为中医之发明家，前无古人。顾先生之家人亲属，偶撄小疾，辄外召医，不自与药，与药亦不甚效。盖学问家之医学，固未可与临病之工较一日之短长也。学问家发明开创之所为，视临病之工，不啻云泥。而予何足以堪之。必也渊博深邃，冥悟精思，如章先生者，然后庶几耳。先生论医之文若干篇，及门谢诵穆尝裒集谋梓行，请于先生。先生汰去太半，仅存若干篇，将自点定。百六遭否，遽归道山，已失原稿所在。今王君慎轩，再裒集之，略以年月为次，不敢有所去取，悉校以寿梓。夫远西所谓学问家，穷毕生之力，仅乃立一义、创一术，其人已足千古。章先生经师硕学，医特其绪馀耳。其论医之文，虽先生自视若有可汰，然其发前古之奥义，开后学之坦途，数十篇中，启特一义一术而已？嗟乎，先生往矣，后起谁继？序先生之书，不知涕泗之何从也！丙子七月，问业弟子川沙陆彭年渊雷拜序。""丙子"，即 1936 年。章太炎于 1936 年 6 月 14 日溘然长逝，陆渊雷序成于 7 月间，距师逝或未足月也。尊仰深情，流溢字里行间。

唐慎坊序（节录）云："先生讲医学，略谓太阳、阳明六经，不过一代名词，有如甲乙丙丁之类耳。又谈用抵挡丸之验，凡此皆见于篇中者也。先生提倡国医之念颇挚，慨允担任吾校名誉校长。泰山北斗，众望所归。今岁创建研究院，又慨允为院长。先生者，天下之大老也。吾校之荣誉为何如耶！不意遽归道山，国家失此导师，全国人士，惊走相告，同声悲叹！吾校之不幸，诚卑卑不足道矣！兹汇集先生平日关于医学讲演之辞，发挥之论，凡已发表于篇牍，而为医林所欲先睹为快者，集腋成裘，刊为专号，虽零纨寸缣之微，要大有裨于后学，世之有心于先生之道德文章而习岐黄家言者，庶几有所启发与。民国二十五年七月。唐慎坊谨序。"

王慎轩序（节录）云："立言不务高远，文辞不尚绮丽，但求有裨实用。章先生太炎，人第知其博闻强识，文章惊世，足以流传不朽。余谓此不知先生者也。先生之学问，惟精惟一；先生之怀抱，利国济民。岂仅在区区文字哉？余羁迹吴下，徒负虚名。癸酉（1933）冬，奉先生召，谬承研询《中医心法》，始得亲炙道范。先生生平未尝学医，亦无暇深研医籍，聆其言论，于医理颇有心得，阐扬无遗。足见天地万物，浑然一体，非其真积力久，曷克臻此。先生任本校名誉校长，甫及三载，遽归道山，何胜痛悼！兹搜辑关于医学遗著若干篇，以授剞劂。东鳞西爪，不足以述先生学问之万一。第在医言医，聊志敬仰，昭示来兹云尔。中华民国二十五年七月。古越王慎轩谨序。"

三序载于《苏州国医杂志》第 10 期，民国二十五年夏季出版。

章太炎逝世后，苏州国医学校立即编辑《章太炎医学遗著特刊》，此特刊收文五十七篇，凡五万余言，为其后章太炎医学论文集之编纂奠定基础。孙世扬 1938 年编辑的章太炎《猝病新论》亦是在此特刊基础上完成的。

王慎轩是苏州国医学校教师，当时诸名医如余无言、沈仲圭、祝怀萱、秦伯未、曹颖甫、许半龙、陆渊雷、章次公、叶橘泉、谢利恒、谢诵穆都在该校供职，该校教师力量雄厚。王慎轩说"（太炎）先生生平未尝学医，亦无暇深研医籍"，其语不实。章太炎在《仲氏世医记》一文中说，他曾拜余杭钱塘名老中医仲昴庭为师且随诊。仲昴庭医术精湛，曾与薛宝田（1815—1885）进京为慈禧治病，疗效显著，受到嘉许。事见薛宝田《北行日记》。章太炎《仲氏世医记》说："取医经视之，余治经甚勤。"章太炎出身中医世家，祖父章鉴是当地名医。《光绪余杭县志稿·人物列传》云："章鉴少习举业，以妻病误于医，遍购古今医学书，研究三十馀年"，"自周秦及唐宋明清诸方书，悉谙诵上口"，"初仅为亲族治病，辄效"，"以家富，不受人饷糈，时时为贫者治疾，处方不过五六味，诸难病率旬日起"。章太炎之父章濬，字轮香，承父业，精医。《光绪余杭县志稿》记载："生平长于医，为人治病辄效。"章濬在《家训》中嘱子孙曰："吾家世授医术，然吾未能工也。"章太炎之兄章篯，尤精医，师从仲昴庭先生。章太炎说："吾家三世皆知医，至君（篯）尤精，其所师钱塘仲昴庭先生也。"1935 年《实报丛刊》所载《现代中国名人外史——章太炎》说："太炎先生于学术，以小学、子书、医理，堪称三绝。三绝之中，最喜谈医，尝谓平生心得在是。"弟子陈存仁在《章太炎先生医事言行》一文中说："余于民国廿三年间，时往请益，亲炙愈深，尝恭聆论学，滔滔不绝，如黄河远来天上，顺流而下，天地弗届，愈谈精神愈旺，娓娓竟日无倦容。"

　　《章校长太炎先生医学遗著特辑》载于《苏州国医杂志》第 10 期，于 1936 年夏刊出，距今八十余年，人们很难见到。我们从该特辑目录中可以看到章太炎研究中医学术之重点，据之可考章太炎治医之概况。谨将目录转录如下。

　　　　陆渊雷序

　　　　唐慎坊序

　　　　王慎轩序

　　　　一、医学讲演（序号为笔者所加）

　　　　（一）《伤寒论》演讲词

　　　　（二）对本校学生演讲词

　　　　二、医学论文

　　　　（三）伤寒误认风温之误治论

　　　　（四）论脏腑经脉之要谛

　　　　（五）论诊脉有详略之法

　　　　（六）论十二经与针术

　　　　（七）论十二经开阖之理

　　　　（八）论伤寒传经之非

　　　　（九）温度不能以探口为据说

　　　　（十）治温退热论

　　　　（十一）论肺炎病治法

　　　　（十二）阳明证变法与用麻桂二汤之正义

　　　　（十三）黄瘅论

　　　　（十四）论厥阴病

　　　　（十五）疟论

　　　　（十六）温病自口鼻入论

　　　　（十七）中土传染病论

　　　　（十八）论少阴病

　　　　（十九）论霍乱上

　　　　（二十）论霍乱中

　　　　（二十一）论霍乱下

　　　　（二十二）论湿瘟治法

（二十三）伤寒新论

（二十四）论医笔记

（二十五）桃仁承气及抵当汤之应用

（二十六）猩红热论

（二十七）劝中医审霍乱之治

（二十八）对于统一病名建议书

（二十九）时师误指伤寒小柴胡证为湿瘟辨

（三十）脚气论

三、论医书牍

（三十一）与天桐书

（三十二）答张破浪论误下救下书

（三十三）征求柯韵伯遗书启

（三十四）答张破浪论医书

（三十五）论中医剥复案与吴检斋书

（三十六）与恽铁樵书一

（三十七）与恽铁樵书二

（三十八）论骨蒸五劳六极与某君书

（三十九）与余云岫论脾脏书

（四十）答王一仁再论霍乱之治法

四、医学考证

（四十一）张仲景事状考

（四十二）古方权量之考证

（四十三）王叔和考

五、医学文苑

（四十四）拟重刻古医书目序

（四十五）题陈无择《三因方》五言一律

（四十六）防疫诗二首

（四十七）《保赤新书》序

（四十八）《伤寒论》单论本题辞

（四十九）仲氏世医记

（五十）《中国医药问题》序

（五十一）《伤寒论辑义按》序

该特辑目录显示，其中除有演讲词两篇外，还有临床论文二十八篇、通信及序言二十四篇、考证文章三篇，凡五十七篇。其通信、序言亦皆涉及《伤寒论》及临床。这些文章显示一个共同特点：章太炎最为信仰《伤寒论》，以《伤寒论》为诊病标准。民国十七年章太炎作《〈伤寒论辑义按〉序》云："前世医经猥众，《汉志》录《黄帝内经》而外，又有扁鹊、白氏二家，益以《旁篇》二十五卷，而黄帝复有《外经》。是数者仲景宜见之，按以五情归五藏，又以魂魄神智属之者，《素问》之恒论也；然又言'头者精明之府，头倾视深，神将夺矣'，此为自相舛驳。而与《说文》思字从囟、远西以神识属脑者相应。夫以一家之言，犹有同异，况于馀家旁篇？仲景虽言撰用《素问》《九卷》，然诸藏府、经脉之状，仲景不明言，安知其必与《素问》《九卷》同也……是故他书或有废兴，《伤寒论》者，无时焉可废也。观其纲领病状，包五种伤寒，正治、权变、救逆之术，靡有不备。违之分秒，则失以千里。故曰：寻余所集，思过半矣。宜奉其文以为金科玉条。举而措之，无不应者，固无以注释为也。"按，《黄帝内经》非一人、一时、一地、一家之言，当为以《黄帝内经》学派为主参合战国至秦汉时期别家观点的医学文集。《汉书·艺文志》医经学派凡七家："《黄帝内经》十八卷，《外经》三十七卷。《扁鹊内经》九卷，《外经》十二卷。《白氏内经》三十八卷，《外经》三十六卷，《旁篇》二十五卷。医经七家，二百一十六卷。"近年四川成都天回镇老官山出土大量竹简，经专家释文，可以确认其乃扁鹊学派医学文献，其中有些文句与《素问》同，如"风为百病之长"文句始见于《素问》，而为扁鹊学派吸收。章太炎说："古之医经，今存者唯黄帝书，而扁鹊、白氏悉亡，虽有会通之说，今则无以明也。"扁鹊学派竹简的发现，填补了医学史空白，我们可以从中分析它与黄帝学派互相汇通之处。我们期待竹简释文的面世。《素问》将喜、怒、忧、思、恐五种情志归于五脏，又将魂、魄、神、志归于五脏，又言头为神明之府，意指智慧出于头，这恰为不同学派医学观点同见于一书之证。章太炎视《黄帝内经》为一家之作，似非当也。章太炎认为《伤寒论》无互相牵绊、矛盾、瑕疵。他在《〈中国医药问题〉序》一文中说："余于方书，独信《伤寒》。其《杂病》之书，自《金匮》时复而下，率不敢一一保任！"观此特辑书目，论《伤寒论》者居多，可以为证。

1994 年 12 月上海人民出版社出版的《章太炎全集》第八集将此特辑文章、《猝病新论》三十八篇文章、1910 年发表于日本《学林》第二册的《医术平议》以及发表于其他杂志和报刊的文章，全部收入，集章太炎论医文章之大成，为研究章太炎医学成就及其中医学术思想提供了极大方便。

二、《黄帝内经》驳议多确论

《章校长太炎先生医学遗著特辑》无专论《黄帝内经》之篇，论医方及治验之文章中，时有论及《黄帝内经》者，驳议之辞较多。《章太炎全集》第八集收文倍于《章校长太炎先生医学遗著特辑》。今从两书摘取驳议句段如下。"驳议"者，批评而申己见也。

（1）《答张破浪论医书》称《医术平议》之说为不得要领："惠书询以医事，不佞于此，未尝三折肱也。家门师友，专此者多，故颇涉其厓略。《学林·医术平议》一卷，昔年妄作，是时犹信《灵》《素》《甲乙》所论经脉流注，以为实然，故所论不能得要领。"按，《医术平议》不见于《章校长太炎先生医学遗著特辑》，收于《章太炎全书》第八集，作于日本东京，发表于《学林》。《章太炎年谱长编》记载宣统二年（1910）"《学林》在日本出版"。于驳论之文，尤当静思慎考，得其智慧，切不可视为章太炎反对《灵枢》《素问》也。惟学深、思深者，方有驳议切要之论。

（2）《论脏腑经脉之要谛》批评《黄帝内经》"既知冲脉为十二经五藏六府之海，而反列之奇经，更以其所支分者为正经，此乃以孽夺宗"，《黄帝内经》之说误也。章太炎云："《灵枢》云，冲脉者，五藏六府之海也，五藏六府皆禀焉，其上者出于颃颡……其下者注少阴之大络，出于气街……其说最核。而《素问》所云，冲脉起于气街，挟脐上行至胸中而散者，特其别起之一支。"《灵枢》称冲脉"其上者出于颃颡"，"其下者注少阴之大络，出于气街"，而《素问》称"冲脉起于气街"，这种表述显然互相矛盾。

（3）《素问》《灵枢》《针灸甲乙经》对三焦的定义各异，三焦究为何物？章太炎于民国十二年秋在杭州中医学校做关于《伤寒论》的演讲，其演讲词云："三焦属手少阳经，《内经》言'上焦如雾，中焦如沤，下焦如渎'，是象其形。又曰'三焦者，决渎之官，水道出焉'，是指其用。《难经》则谓'三焦者，有名无形'。试问三焦究有物否？"今之研究《黄帝内经》者关于三焦的释义亦异。章太炎回答道："大概即西医之所谓淋巴腺者是。故《素问》称之曰'孤府'……总之，三焦是腺，似属可靠，故《内经》谓为决渎之官。"

（4）《〈伤寒论〉演讲词》称《灵枢》有臆想之谈。"十二经脉之说，《内经》云'心合脉'，又云'血皆属心'，此义中西本无异论。但《内经》谓藏府各自有脉，外通手足，则与解剖实验者迥异。盖血之流行，由心藏搏动，自大动脉出而分布各处，其头面手足之脉，与各藏府原不相干。如《灵枢》所说，手之三阴，从胸走手，足之三阴，从足走胸。手之三阳，从手走头，足之三阳，从头走足者，则恐当时臆想之谈也。"《章太炎全集·医论集·论三焦即淋巴腺》云："焦者，潐也，谓小水也。"又云："三焦为手少阳之府。《经》称'决渎之官'。《八十一难》以为原气之别使，所止辄为原。'原'即今'源'字，谓水源也。其内连藏府者，是即内之水源也。膈上、膈下、脐下各有水源，略举位次，分而为三，所谓'上焦如雾，中焦如沤，下焦如渎'者也。其布在躯壳者，亦通言三焦。……由今验之，三焦者，自其液言，则所谓淋巴液、淋巴腺；自其液所流通之道言，则所谓淋巴管。腺云、管云，犹血液之与脉管也。内之水源，即藏府间之淋巴腺与管；外之水源，即肌腠间之淋巴腺与管也。"

（5）《致钱玄同论医书》写于日本东京，寄至湖州钱宅。信称《黄帝内经》傅会五行，当置而不论。"置"者，放弃也。章太炎云："医书大抵上取先唐，兼存两宋、金、元、明诸家著述，略不必观。明末喻嘉言、近世柯韵伯、徐忠可之书，是所应览。叶天士、吴鞠通浅薄之言，不足尚也。自唐以前旧籍，不过十部，《灵枢》《素问》，诚是元龟，所重乃在经脉出入，疾病传变，其傅会五行，但当置之。《八十一难》，虽是古书，而妖妄之言甚众，亦当取其一二。近道者唯《伤寒论》《金匮要略》，语皆精审，绝少傅会五行之语。审证处方，非是莫赖。方有不足，则取之《千金》《外台》诸书（所存六朝人方甚多）。然二书疏方甚众，议病太少，非先知《伤寒》《金匮》之义，亦不能用也。"《章太炎全集·医论集·论中医剥复案与吴检斋书》又云："仆与余氏，往来频数，观其义，似以《伤寒》《金匮》《千金》《外台》为有用。而上不取《灵》《素》《难经》，以其言藏府血脉之多违也；下不取四大家，以其言五行之为辞遁也。剽剥太过，亦信有之。以仆所身验者，汉、唐、两宋之术，固视金之为有效。若乃不袭藏府血脉之讹，不拘五行生克之论者，盖独仲景一人耳。《平脉》《辨脉》五行是其《金匮要略》发端，涉及洮汰未尽者。"

（6）《〈伤寒论〉演讲词》为1923年秋在杭州中医学校所作。章太炎对《黄帝内经》热病日传一经之说予以批评，认为日传一经之说不能成立。章太炎云："昔人谓少阴病必由太阳传入者，则由叔和序例日传一经之说误之。按日传一经，义出《内经》，而仲景并无是言。且阳明篇有云：'阳明居中土也，无所复传。'可见阳明无再传三阴之理。更观太阳篇中，有云二三日者，有云八九日者，甚至有云过经十馀日不解者，何尝日传一经耶？盖《伤寒论》全是活法，无死法。阳明无再传三阴之理，而三阴反借阳明为出路，乃即《内经》所谓中阴溜府之义也。且伤寒本非极少之病，亦非极重之病。仲景云：'发于阳者七日愈，发于阴者六日愈。'足见病之轻者，不药已可自愈，更可见伤寒为常见之病。若执定日传一经者为伤寒，否则非是，不独与本论有悖，且与《内经》所谓'热病者伤寒之类也'一句亦有抵触矣！故六经递传之说，余以为不能成立。"《论伤寒传经之非》再论《黄帝内经》《伤寒论》传经之说非。1924年《三三医报》发表此文，将其载于《章太炎医学遗著特刊》。目前中医院校教学，仍以六经相传为主导观点。居今观之，章太炎此文仍有重大指谬正讹的意义，文如下。

> 《伤寒论》称，太阳病六七日，太阳病八九日，太阳病过经十馀日。又云，阳明中土也，无所复传。又云，少阴病得之一二日，少阴病得之二三日。是伤寒非皆传遍六经，三阴病不必自三阳传致，更无一日传一经之说也。
>
> 　　叔和序例引《内经》以皮傅，后人转相师法，遂谓一日太阳，二日阳明，三日少阳，四日太阴，五日少阴，六日厥阴。刘守真见世无其病，遂谓世无伤寒，一以温病概之。然如正阳阳明之非受传，少阴寒证之为直入，虽《活人》与成无己又不能有异言。柯氏《论翼》出，以为六经提纲，各立门户，而更豁然呈露矣！乃近世言温病者，犹谓伤寒传经，温病不传经。又变其说为伤寒传足不传手，温病传手不传足；伤寒自足太阳至足阳明，温病自手太阳至手厥阴。夫使温病不涉足经，则脾、胃、肝、肾皆不得受病，彼亦自知其难通也。至伤寒始足太阳，温病始手太阴说，则不能无辩矣！

此文三百五十四字，言犹未尽，同年章太炎又写《论太阳病非局指太阳》畅论之，文亦载于《章太炎全集·医论集》，此文称："《伤寒论》称，太阳病六七日，太阳病八九日，太阳病过经十馀日。又云，阳明中土也，无所复传。又云，少阴病得之一二日，少阴病得之二三日。是伤寒非传遍六经，三阴病不必自三阳传致，更无一日传一经之说也。……近代张令韶弥缝《素问》《伤寒论》之异，遂谓六经以气相传，非以病传。黄坤载、陈修园皆主之。……至《素问》所述六日病象，目有见证，何得以气言之？"六经病递传与否，是中医理论的重大问题，章太炎独抒己见，发覆而陈，中医学家当关注之。

（7）批判五运六气说。五运六气之说，《素问》"七篇大论"尤多言之。章太炎于1915年被袁世凯幽禁于北京，时住钱粮胡同。他在致女婿龚未生的信中云："五运六气，徒令人厌笑耳。"《章太炎全集·医论集·论五脏附五行无定说》称："自《素问》《八十一难》等以五藏附五行，其始盖以物类譬况，久之遂若实见其然者。然五行之说，以肝为木、心为火、脾为土、肺为金、肾为水，及附之六气，肝为厥风木，心为少阴君火，脾为太阴湿土，犹无异也。肺亦太阴湿土，肾亦少阴君火，则与为金、为水者殊，已自相乖角矣。……然则分配五行，本非诊治的术，故随其类似，悉可比附。就在二家成说以外，别为配拟，亦未必不能通也。今人拘滞一义，展转推演于藏象病候，皆若言之成理，实则了无所当，是亦可以已矣。"《五经异议》亦载五脏配五行之说，谓古文《尚书》云"脾，木也；肺，火也；心，土也；肝，金也；肾，水也"，而今文《尚书》之五行配五脏方式却是肝配木、心配火、脾配土、肺配金、肾配水。清末孙诒让《周礼正义》对古今文配伍不同引郑玄之说云："今医病之法，以肝为木，心为火，脾为土，肺为金，肾为水，则有瘳也。若反其术，不死为剧。"《黄帝内经》五脏五行配伍之法是今文配伍之法。

章太炎《论中医剥复案与吴检斋书》对五行配五脏之驳议尤为深刻简要。文如下。

> 检斋足下：
> 得某君中医剥复案，明中医不可废，是也。然谓中医为哲学医，又以五行为可信。其前者则近于辞遁，后者直令人笑耳。禹之六府曰水、火、金、木、土、谷。此指其切于民用者也。五行之官曰句

芒、祝融、后土、蓐收、玄冥，亦犹今世有盐法、电气、河道之官，因事而施，亦切于民用者也。逮《洪范》所陈，亦举五行之性耳，生克之说，虽《洪范》亦无其文。尤在泾《医学读书记》举客难五行义，语亦近实。在泾欲为旧说辩护，不得不文饰其辞，然亦可知在泾意矣。医之圣者，莫如仲景。《平脉》《辨脉》及《金匮要略》发端略举五行事状，而他篇言是者极少。今即不言五行，亦何损于中医之实耶！医者之妙，喻如行师，运用操舍，以一心察微而得之，此非所谓哲学医，谓其变化无方之至耳。五行之论，亦于哲学何与？此乃汉代纬候之谈，可以为愚，不可以为哲也。且五藏之配五行，《尚书》古、今文二家，已有异议。郑康成虽从今说，及注《周官·疾医》云，肺气热配火，心气次之配土，肝气凉配金，脾气温配木，肾气寒配水。则犹从古说也。以此知五行分配，本非一成。犹之天之赤道、黄道，及月行之九道，近代变九道称白道，于测天之实，不相干也。某君所持论，似皆不足以驳余氏。……五行之说，昔人或以为符号，久之妄言生克，遂若人之五藏，无不相孳乳，亦无不相贼害者。晚世庸医，借为口诀，则实验可以尽废，此必当改革者也。

《黄帝内经》驳议之重要观点如上。贤者视其大者。这些驳议都是关乎《黄帝内经》的大问题。章太炎驳议《黄帝内经》，不是否定《黄帝内经》，指出《黄帝内经》存有不足，不是反对《黄帝内经》，而是爱护《黄帝内经》，维护《黄帝内经》，表现的是对《黄帝内经》的大爱精神，章太炎与余云岫对待《黄帝内经》的态度是截然不同的。

三、以《黄帝内经》理论为俞樾苏困解压

俞樾是清末儒学大师，对中医时有所论，留下许多可供后人思考借鉴之文章，如《内经辨言》等。然《废医论》为时人惊骇，为后人诟病。章太炎据《黄帝内经》理论，解释《废医论》主旨与倾向，为师俞樾苏困释压，成为医林一则佳话。

章太炎于1910年作《医术平议》，回忆苏州医生治病常情云："先师俞君，侨处苏州，苏州医好以瓜果入药，未有能起病者。累遭母、妻、长子之丧，发愤作《废医论》。不怪吴医之失，而迁怒于扁鹊、子仪，亦已过矣。……以实校之。先师虽言废医，其讥近世医师，专持寸口以求病因，不

知三部九候，足以救时俗之违经，复岐雷之旧贯，斯起医，非废医也。"

《废医论》收于《春在堂全书》之《俞楼杂纂》第四十五，文分七段，第一《本义篇》，第二《原医篇》，第三《医巫篇》，第四《脉虚篇》，第五《药虚篇》，第六《证古篇》，第七《去疾篇》，凡四千八百字。错误观点主要集中在《脉虚篇》。

《脉虚篇》共七百七十九字。俞樾认为诊脉正法为三部九候法，独诊寸口是错误之法，称"古法之变坏，盖始于扁鹊"，扁鹊"厌古法之烦重，而专取之于手，此在古法则中三部也。扁鹊以中部包上下两部，今医家寸关尺三部所由始也"。俞樾云："扁鹊之功在一时，罪在万世。"章太炎《医术平议》对《脉虚篇》予以批评，认为三部九候诊脉法未曾失传，与寸口诊脉之法不能偏废，所驳深得脉法要领。章太炎左右采获，考证精审，确论凿凿，贯通古今医集，其医学功底之深令人惊叹，要点如下。

（1）俞樾《废医论·脉虚篇》的核心观点是医家凭脉知病，诊脉以三部九候诊法为正确大法，而三部九候原始诊法久已失传，故医可废也。章太炎认为俞樾误解了《素问·三部九候论》原文及王冰注。

俞樾云：

> 以《素问·三部九候论》考之，则知古人诊脉实有九处，分上、中、下三部。上部天，两额之动脉；上部地，两颊之动脉；上部人，耳前之动脉。天以候头角之气，地以候口齿之气，人以候耳目之气。此上部之三候也。中部天，手太阴也；中部地，手阳明也；中部人，手少阴也。天以候肺，地以候胸中之气，人以候心。此中部之三候也。下部天，足厥阴也；下部地，足少阴也；下部人，足太阴也。天以候肝，地以候肾，人以候脾胃之气。此下部之三候也。依此言之，则所谓参以九藏之动者，庶可得其梗概。然其文亦不能无误。夫下三部既为足厥阴、足少阴、足太阴，则中三部自当为手太阴、手厥阴、手少阴。何以中部地为手阳明乎？至于三部之所在，亦莫能质言。王冰解下部天则有男女之分，解下部人又有候脾、候胃之别。下之三部，化为五部，恐非古法也。

全元起《素问训解》名《三部九候论》为《决死生》，言三部九候诊脉法至关重要。王冰云："所谓三部者，言身之上、中、下三部，非谓寸、关、尺也。三部之内，经隧由之，故察候存亡，悉因于是。"鉴于三部九候之重要性，章太炎写了一段较详细的文字对其师之误解予以澄清：

> 按，《三部九候论》曰："三而三之，合则为九，九分为九野，九野为九藏。故神藏五，形藏四，合为九藏。"以此说《周礼》九藏，精审不可刊矣！先师又谓下三部既为足厥阴、足少阴、足太阴，则中三部自当为手太阴、手厥阴、手少阴。何以中部地为手阳明乎？此则非是。彼《经》（按，指《素问·三部九候论》）明言神藏五、形藏四。神藏即五藏。形藏四者，头角一、耳目二、口齿三、胸中四，皆不涉六府。手厥阴即心包络，与心同诊，不烦于心外别取，故无候法。若改手阳明为手厥阴，则为神藏六矣；不然则为神藏五、形藏三、府一矣。又九候所在，王冰注已明言之，多举腧穴为言。以《甲乙经》《千金方》校之，自可取足跗之上冲阳之分，穴中动脉，乃应手也，此即所谓跌阳，不在三部九候之列。王冰本别举说之，非谓下部人有脾胃二候。其解下部天曰："女子取太冲在足大指本节后二寸陷中。"盖以男子取于五里，地在阴股，近于私处，诊女子者不可去衣取之，故改诊于太冲。既同是足厥阴动脉，故可以相摄代。先师谓化三部为五部，恐非古法，亦失之。

（2）俞樾认为三部九候当以《素问·三部九候论》所解为正。章太炎认为《素问》及其他古医籍既有三部九候诊脉法，又有寸口诊脉法，俞樾摒弃寸口脉诊之法，既悖《黄帝内经》总体之论，又悖诊脉常理，非也。

章太炎《医术平议·平脉篇》云："质以王叔和《脉经》所引《扁鹊脉法》，曰：'脉洪大者，两乳房胡脉复数，加有寒热，此伤寒病也。'乳房之诊，即宗气应衣；胡脉之诊，即结喉人迎。此则扁鹊亦不专主寸口，虽然，主寸口者，亦不自《八十一难》始。《素问·经脉别论》曰：'气口成寸，以决死生。'《五藏别论》曰：'气口何以独为五藏主？曰：胃者，水谷之海，六府之大原也。五味入口，存于胃，以养五藏气，气口亦太阴也。是以五藏六府之气味皆出于胃，变见于气口。'"章太炎着重指出："《素问》切脉，故有二途。约则专于气口，广则三部九候，非后世变乱而然也。……夫身体动脉，率不过十馀处，而疾病之变万端，专候寸口，则简阅之道不尽。所候既多，参而伍之，情伪可以无失。故三部九候者，治之正也。……要之，持脉之则，以三部九候为正。"三部九候诊脉法载于《脉经·扁鹊脉法》，亦载于《素问》有关篇章，三部九候诊脉法未失传也。

章太炎认为中医亦将寸、关、尺三部依浮、中、沉诊称为三部九候。章太炎曰：

> 《灵枢·脉度》曰："经脉者，常不可见，以气口知之。"脉之见者，皆络脉也。夫于三部九候之中，独取寸口者，以其独为经脉，与他络脉有殊。且百脉皆朝于肺，故手太阴之诊，独为近真。自非众藏相失及疑病难知者，专候寸口，亦可以得之矣。尝试论之，《素问》既列二法，而近世独诊寸口者，斯亦有故。一以卒病暴至，死不旋踵，专候寸口，犹惧不及疏方，若遍诊九候者，汤药未成，其人既绝矣。

(3) 章太炎驳俞樾"古法变坏，盖始于扁鹊"说，认为扁鹊脉法未失也，公乘阳庆传其脉法。

章太炎《医术平议·平脉篇》云：

> 按，《八十一难》言："持脉独主寸口。"故先师以扁鹊为祸始，其实《难经》非扁鹊作见后。质以王叔和《脉经》所引《扁鹊脉法》曰："脉洪大者，两乳房胡脉复数，加有寒热，此伤寒病也。"乳房之诊，即宗气应衣；胡脉之诊，即结喉人迎。此则扁鹊亦不专主寸口，虽然，主寸口者，亦不自《八十一难》始。

《医术平议·平脉篇》又云：

> 扁鹊自言不待切脉，而阳庆传扁鹊之《脉书》。高后八年，阳庆年七十馀，则生在齐王建时。齐灭为郡，阳庆已三十馀岁，比秦之亡，年几五十矣。庆以《脉书》知生死、决嫌疑、定可治，是齐秦间已有切脉法。阳庆上去扁鹊才百五十馀年。扁鹊所治齐桓侯，即田和子桓公午。桓公午立六年卒。下尽王建四十四年。凡一百五十八年，时阳庆已长矣！自扁鹊死至阳庆生，则不过一百二十馀年耳。时代相接，知非假托其名。扁鹊已有《脉书》，而云汉以前不及脉法，何哉？

俞樾独以《史记·扁鹊仓公列传》为据依，谓扁鹊"不待切脉"凭"视见垣一方人"神技获效，且谓扁鹊既亡，托名脉法后世无传。扁鹊后脉法无传之说流传已久，并非自俞樾始，至今犹有信而言及者。章太炎博考群书，谓公乘阳庆之生距扁鹊之死不过一百二十余年，二人生活的时代相接，扁鹊之脉法由公乘阳庆受而传之，王叔和《脉经》所引《扁鹊脉法》是其明证。

章太炎此段考证，不仅可驳先师之误说，还有助于医学史之研究，其益多矣。此段考证非博考群集，贯通医书，左右采获，详密慎思者，不能为也。

　　章太炎在对《废医论》的核心篇章《脉虚篇》逐句批驳的同时，还对其合理部分予以肯定。他认为《废医论》的基本思想不是毁弃、消灭中医，而是"救时俗之违经，复岐雷之旧贯"，"以三部九候之术哗饬医师"。"哗饬"者，高声告诫也。《废医论》认为《周礼·天官》记载的疾医之职"参之以九藏之动"，郑康成（127—200）谓"九藏"指五正脏（肺、心、肝、脾、肾）加胃、膀胱、大肠、小肠，韦昭（207—273）谓"九藏"指五正脏加胃、膀胱、肠（合大、小肠）、胆，并指出："夫人有五藏六府，岂可以意为去取乎？然则医师所谓'参之以九藏之动'者，汉以后固不得其说矣！尚可与言脉乎？"俞樾因家人屡次遭受医家误治，痛切反思，认为古代中医许多宝贵认识后世不得其传，尤以三部九候古脉法为典型。诊断不明，何以论治处方，何来确切疗效？他提出脉法当以《素问·三部九候论》所述为正，认为中医生当全面掌握三部九候脉法之理论与方法，不要求便捷、图省事，只知寸口脉法而不知其他。他认为从医者应以提高疗效为根本目的，而提高疗效，务必求诸中医经典，这在客观上起到了促进中医生读中医经典的社会效应。

　　《废医论》引起时人惊讶，颇骇视听，俞樾亦知之，但他"不顾也"。章太炎《医术平议》之文，有为其苏困减压之效。

　　章太炎称，俞樾晚年病笃，服仲昴庭药而愈，故俞樾改变了之前《废医论》的观点，谓中医之道未绝。仲昴庭、薛宝田经宁波知府宗源翰推举进京为慈禧治病，疗效显著，受到嘉许，事见薛宝田《北行日记》俞樾序。章太炎及兄章篯早年皆拜仲昴庭为师学习医学经典和临床技能。1920 年章太炎撰《仲氏世医记》，回忆俞樾中医观点之变化及仲昴庭指导自己学习中医的情景。此文言及医师治疾无效当"反求经训，观汉唐师法"，"祖述仲景，旁治孙思邈、王焘之书"，以求神悟，不可以抄撮猬集杂方为事，凡此教诲，至今犹有指导开悟之功。《仲氏世医记》原文如下。

　　　　杭县仲右长，余中表弟也。父昴庭先生，清时以举人教于淳安。好明道、伊川之学，尤善医。是时，下江诸师皆宗苏州叶氏，顾忘其有禁方，习灸刺，以郭表抄撮为真，不效，则不知反求经训。观汉唐师法，天枉日众。先生独祖述仲景，旁治孙思邈、王焘之书，以近世喻、张、柯、陈四家语教人，然自有神悟。处方精微絜静，希用骏药，而病应汤即效，人以为神。上元宗源瀚知宁波府，闻先生名，设局属主之，已而就征疗清慈禧太后归，又主浙江医局，所全活无虑数万人。先师德清俞君，恨俗医不知古，下药辄增人病，发愤作《废医论》，有疾委身以待天命，后病笃，得先生方始肯服，服之病良已，乃知道未绝也。先生殁几二十年，而右长继其学。家所蓄方书甚众，右长发箧尽抽读之，尤精《伤寒论》，口占指数，条条可覆，故治病无犹豫。

民国九年春，余以中酒病胆，传为黄疸，自治得愈。逾二月，又病宿食，自调《局方》平胃散啜之，晡时即发热，中夜汗出止，自是往来寒热如疟，日二三度，自知阳明少阳病也。服小柴胡汤四五剂，不应，热作即愦愦，不可奈何，间以芒硝窜之，微得下，表证不为衰，乃遗力延右长至。右长视方曰："不误！"余曰："苟不误，何故服四五剂不效？其小柴胡加减七方，汤剂最神者也。余颇为人治疾，诸病在经府表里者，服此不过二三日而愈。今为己治，乃如啖朽木又不省也。"右长视方良久，曰："此病挟热，诊脉得阳微结，何乃去黄芩加芍药？此小误也。"余曰："病自宿食起，常欲得溲便解之，以黄芩止利，故去之耳。"右长曰："在小柴胡汤中勿虑也。"乃去芍药，还黄芩，少减生姜分剂，服汤二刻即热作，汗随之出，神气甚清，诘旦如疟者止。余曰："增损一味，神效至此乎！"右长犹谦让不自许。盖其识用精微，虽用恒法而奇效过于人也。方昂庭先生在时，于余为尊行，常得侍，余治经甚勤。先生曰："厉学诚善，然更当达性命，知天人，无以经术为至。"余时少年锐进，不甚求道术，取医经视之，亦莫能辨其条理。中岁屡历忧患，始悲痛求大乘教典，旁通老庄。晚更涉二程、陈、王师说，甚善之。功成屏居，岁岁逢天行疫疠，旦暮不能自保，于医经亦勤求之矣！今右长承嗣家学，条秩审谛，善决嫌疑，比于前人，故乐而道之。抑《记》云："医不三世，不服其药。"顾仲景又以各承家技为诮。今之称世医者岂少邪？本术已乖，后嗣转益诬陋，则误人也愈甚。必如仲氏父子者斯可也。民国九年八月。

俞樾改变《废医论》观点的文字论述，见于其为郑文焯所撰《医故》二卷序言之中。郑文焯（1856—1918），号小坡，又号大鹤山人，光绪元年中举，后屡试不中，精音律，善诗曲，兼善金石医学，晚岁以业医卖画为生。俞樾序文曰：

> 郑子以所著《医故》内外篇见示，属为之叙。余笑曰："吾故著《废医论》者，又何言？"受而读之，叹曰："得君此书，吾《废医论》可不作矣！"夫自太朴既散，众感交攻，真元内漓，庚气外輮，遂有痁疾，是天夭年。古之神圣，精与天通，乃假草木之华滋，以剂气血之盈亏。汉陆贾言神农尝百草之实，察酸苦之味，始教人食五谷。然则尝草之初，原非采药，但求良品，以养众生，果得嘉谷，爰种爰植，是称神农。既得所宜，兼求所忌，是以《汉志》有《神农食禁》之书。有宜有忌，而医事兴矣。本草一经，附托神农，良非蛮也。嗣是《素问》《灵枢》传一十八篇之《内经》，雷公、岐伯发《八十一难》之奥义，仲景叔和，圣儒辈出，咸有论撰，各自成家，史家著录，富埒儒书焉！吾友叔问以治经大例博考其原流，精别其真赝。六师九师，斥王勃《序》之诞语；外实内实，证《华佗传》之讹文。……昔魏宣武以经方浩衍，诏诸医寻篇推术，务存精要，此书殆近之乎！悬壶之士，得此一编，奉为绳墨，审于四然，察于二反，阳盛调阴，阴盛调阳，处方用意，务合古人，而医道自此尊矣，医道亦自此难矣！医道尊则不可废，医道难则不知而作者少，亦不待废。吾故曰："得君此书，吾废医之论可不作也。"

章太炎读其师此序，如骨鲠在喉，一吐乃快。《医术平议》云："郑文焯虽素治医，乃云：'古言视病，不言诊脉，惟欲按病检方，而不察起病之本，是亦徒知经方，不知医经者。'诚用其术，惧不可以应变，故特取俞、郑两家之说，匡其违误，举其正则。"俞樾序文称《医故》考医书之源流，别医书之真赝，斥诞语，弃讹文，可为悬壶者之绳墨，则其临证与文献价值，可谓至矣高矣。章太炎《〈医故〉眉批七则》一文对此予以尖锐驳正，下举三例。

第一，《医故》："汉以前但言视病，而不及脉法。"章太炎云："此说可笑。《素问》已有《三部九候论》，何得言不及脉法？史传虽多言视病，不详诊脉，彼本简略之辞，岂得执文为说？"

第二，《医故》："余考《汉书》既无仲景之名，《晋书》又阙叔和之传，隋、唐官志不载其书，晁、陈私录始论其世，方家依托，等诸无征。"此说乃否定仲景书之存在。按，章太炎引《太平御览》卷七百二十二之《何颙别传》《张仲景方序》《高湛养生论》以驳之，复归纳其说曰："以上所引四事，高湛著书，在《晋书》《隋书》前，愈征叔和撰次《仲景方论》之实。《何颙别传》之作与范晔先后虽不可知，要之，汉人《别传》作者必在魏晋，则仲景虽不见录于《后汉书》，其形迹自明白矣！"

第三，《医故》："余以张守节纂《史记正义》引王叔和《脉经》而不及仲景此论，是其书之晚出可证。"章太炎云："《辨伤寒》十卷见于《隋志》，张守节复在其后。儒者于方技诸书或未尽览，且《扁鹊仓公传》多言杂病，亦安用引征《伤寒论》为？以此疑其晚出，斯谬矣！"

观上举三例，足见郑文焯《医故》所考医书之源流真赝无别，俞樾之序颇有谀美失实。

章太炎因主张"恢复中华"，与其师政见大不合，于1906年在所主持的《民报》九号刊上发表了《谢本师》一文，表明自己的志向，原文如下。

> 余十六七岁始治经术，稍长，事德清俞先生，言稽古之学，未尝问文辞诗赋。先生为人岂弟（恺悌），不好声色，而余喜独行赴渊之士。出入八年，相得也。顷之，以事游台湾，台湾则既隶日本。归，复谒先生，先生遽曰："闻而（尔）游台湾。尔好隐，不事科举，好隐则为梁鸿、韩康可也。今入异域，背父母陵墓，不孝；讼言索虏之祸毒敷诸夏，与人书指斥乘舆，不忠。不孝不忠，非人类也，小子鸣鼓而攻之可也。"盖先生与人交，辞气凌厉，未有如此甚者！先生既治经，又素博览，戎狄豺狼之说，岂其未喻？而以唇舌卫捍之，将以尝仕索虏，食其廪禄耶？昔戴君与全绍衣并污伪命，先生亦授职为伪编修，非有土子民之吏，不为谋主，与全、戴同。何恩于虏，而恳恳蔽遮其恶？如先生之棣通古训，不改全、戴所操，以诲承学，虽杨雄、孔颖达何以加焉？

1907年2月俞樾过世，章太炎在给孙诒让的信中说："今夏见报，知俞先生不禄。向以戆愚，几削门籍，行藏道隔，无由筑场，悬斯心丧，幸在天之灵知我耳。"这表达了章太炎对老师俞樾的处于灵魂深处的敬重、思念。《章太炎文录》卷二收载有章太炎1909年在《国粹学报》上发表的《俞先生传》，这篇文章对俞樾清正朴素的人品、广博精深的学术给予了很高的评价，同时文章也实事求是地指出："既博览典籍，下至稗官歌谣，以笔札泛爱人，其文辞瑕适并见，杂流亦时时至门下，此其所短也。"1910年，章太炎于日本东京写《医术平议》，对其师因伤痛激愤而发的中医观点进行驳误反正，起到了为其师苏困减压的效果。

章太炎坚定民族气节，不因师生之谊而藏匿家国情怀、民族观念，其辞气之凌厉，不减乃师。他所撰《医术平议》，就文论文，辞气安雅，无杂意气，追求真理，重道第一，秉持正确信念，终究不悖尊师，非大学者不能为也。

回顾一百多年前俞樾、章太炎围绕三部九候诊脉法展开的论争，我们看到国学大师对中医基础理论的研究都非常认真和深入，他们研究的问题具有理论性和实用性，对今天仍然具有启发意义。近世中医对三部九候诊脉法大多知其名，鲜知其用。章太炎说："废堕旧法，是亦粗工之过也。"在当今振兴中医的伟大进程中，仁人志士应加强三部九候诊脉法的研究和运用。

四、章太炎论《黄帝内经》

章太炎论《黄帝内经》之文多散见于《苏州国医杂志》第 10 期、《章太炎全集·医论集》，专论《素问》《灵枢》者仅一。下分散论、专论述之。

（一）《黄帝内经》散论

（1）章太炎于 1899 年 5 月由中国台湾亡命日本横滨。1910 年《学林》杂志在日本创刊，社址在东京小石川区小日向台町一丁目四十六番地。《学林缘记》称："馀杭章先生以命世之才，旅居不毛，赫然振董，思所以延进后生，求一二俶傥者与之通道。……先生所为书，既章章有条牒矣，同人复请著《学林》，尽其广博，以诒逖近，先生则诺。且言一国之学，宜有十数大士，棋置州部，然后日给而德不孤。"《学林》每三个月刊行一册，共刊行两册。第一册除《学林缘记》外，皆为章太炎所撰文章。如《文始》《封建考》等文皆刊于第一册，署名皆为章绛。第二册发表《文始》续篇及《释戴》《非黄》及《医术平议》等文。《章太炎年谱长编》卷三"宣统二年庚戌（1910）"条简介此文曰："《学林》中另有医学论文《医术平议》，首为绪论，谓'余以浅昧，丁兹末流，精神遐漂，聊以医事乱思。伤外科之少效，念旧法之沉沦，以为黄帝、雷公之言，多有精义，犹时有傅会灾眚者。精而不迁，其为长沙太守。'并取俞樾、郑文焯'二家之说，匡其违误，举其正则，为书四篇'，即《平脉篇》《平六气篇》《平方药篇》（未完）。查章氏世传中医之学，对医案脉理时有札记，这是他较早的论医文篇。"《医术平议》多引《灵枢》《素问》，时将中医与西医对比，多为持平之论。云：

> 余宿尚方技，颇窥众家，闻有疑病，医师所不能疗，辄结轖无
> 与语。亦会道术衰微，西来奇法，投间而作。观其审辨藏府，形法
> 较然，谓必有以愈于旧术。涉历少久，知其鲜效。若夫患痎疟者，
> 以几那致胀；若伤寒者，以却热结胸。微者为剧，剧者致死，既数
> 数见之矣！以几那致胀者，腹胀则用理中及大小柴胡辈，肤胀则用越婢、防
> 己、黄芪辈，可救者多。以却热结胸者，其势非用白散不已。而此土医工，
> 选奭者众，遂终于束手待毙。五八之际（按，章太炎三十九岁时避难东
> 瀛，故云"五八之际"），婴戚于天，负羁东窜，延命海隅。东方医
> 事，多本日耳曼法，自谓圆舆之上，位在第二。

夫天覆地载，人居两间，谓之"第二"，实诩第一。自骄自傲，跃然纸
矣！然而疗效，远逊中医。章太炎云：

> 然有天行发班，而医云豌豆创旧称豌豆创，世俗称痘，偶触风寒而
> 以为发班者。夏人游学，先后一二万人，时有小病，委身医院，瘳
> 者绝少，而多不治自愈。去岁辽东有鼠疫。鼠疫者，此土所谓鼠
> 瘰。……中国、日本各遣医师治，远西术者设院疗治，终以无救，
> 捐瘠四万，医师二十馀人死之。躬为病工，不能使剧者愈，死者生，
> 而顾咄嗟自毙，将所谓以身殉道者非耶？死有馀责，乃归咎于防卫
> 不周。医师之能，本在疗治，非专在防卫也。防卫或疏，亦竟不能
> 起废，其所谓技能者云何？

章太炎对比中、西医治验，谓中医疗效高于西医。他认为《灵枢·经脉》
提到的马刀侠瘿与鼠疫相类，可循足少阳胆经治之。中药循足少阳经治疾之
方与药甚多，方多可选，药多可择，不必专求鼠毒为治："《灵枢·经脉篇》
曰：'胆足少阳之脉，所生病者，腋下肿，马刀侠瘿。'然则治此当责少阳，
不专求鼠瘰可知也。"这种思维方法正是中医辨证施治的方法。这则评按体现
的是章太炎对中医和西医两种医学理论、两种治疗方法的比较研究，他更加
信仰中医，同时不没西医之长。

（2）章太炎称《黄帝内经》时有傅会灾祥者。章太炎云："余以浅昧，
丁兹末流，精神遐漂，聊以医术乱思（按，乱，治也。章太炎《庄子解诂·
内篇·逍遥游》：'将旁薄万物，以为一世蕲乎乱。'乱，治也）。伤外术之少
效，念旧法之沉沦。以为黄帝、雷公之言，多有精义，犹时有傅会灾祥者。

精而不迁，其惟长沙太守。"

（3）章太炎评《汉书·艺文志·方技略》四家之历史演变。此四家指医经、经方、房中、神仙。章太炎谓医出于巫，其后知巫事不足信，医巫始分。章太炎云：

> 医之始，出于巫。古者，巫彭初作医。《移精变气论》曰："古之治病，可祝由而已。"《周礼》马医之官，以巫马名。其后智慧萌动，知巫事不足任，术始分离。其近于巫者，流而为神仙家；远于巫者，流而为医经、经方两家。自扁鹊、秦和，医术已不附鬼神事。仲景、叔和张之，益以清理。独晋世葛洪、唐世孙思邈，兼务神仙禁祝而传祝由者，至今不绝，然士大夫无信任者。巫与医皆出上古神圣，而今或信或不信，非今人好自用也。古之神圣，其性偏智偏愚，以其偏智之性作医，以其偏愚之性作巫。审所取舍，固在后人而已。近世医术虽敝，假有扁鹊、仓公，固当跪拜求之。至于巫，虽巫咸、箕子复生，则与张角、寇谦之等夷耳。其外复有房中一家，初亦与医事近。而汉世有妇人媚道，术复近巫。及魏伯阳作《参同契》，传及唐、宋，房中与神仙相厕，深讳其术，文之曰'性命双修'，斯皆巫蛊之伦，王政所绝。

《汉书·艺文志·方技略》是研究中国早期医学史的重要文献，章太炎以简洁的语言分析四家的产生、流变以及房中家之禁绝，论及以扁鹊、秦和为代表将医和巫彻底分开，张仲景《伤寒杂病论》及王叔和《脉经》进一步扫清巫术对医书的影响。孙思邈《千金翼方》卷二十九、卷三十列禁咒之术而士大夫等有文化者无信任者。这些论述对中国医学史之研究颇为有益。

（4）章太炎云，《汉书·艺文志》惟医经、经方家之书可用，需医经、经方并治，不可偏执其一。其云：

> 《素问·五藏别论》曰："拘于鬼神者，不可与言至德。"然则方技可用，独医经、经方两家。生生之具，王官之守，无时焉可弃者也。前世大儒，自向、歆父子始录方技……百年以来，文学之士，惟孙星衍、张琦好言医。星衍辑录《神农本草》，最为近真。然其持论，颇欲执守古方，无敢增损，知经方不知医经，则以热益热、以寒益寒者多矣。

（5）章太炎考证中国古代有解剖术。《章太炎全集·医论集·致钱玄同论医书》云：

> 至外人笑汉土医经不辨藏府位置，如肝左脾右等说，《难经》实发其端，《灵枢》《素问》尚无有也。解剖二字，即始见于《灵枢》，王莽亦尚为之，而宋人亦有剖视罪人者。纵未尽谛，剖豕观之，亦略近矣。

《医术平议·平脉篇》云：

> 《灵枢·经水篇》："天之高，地之广，非人力之所度量而至也。若夫八尺之士，皮肉在此，外可度量切循而得之，其死可解剖而视之。其藏之坚脆，府之大小，谷之多少，脉之长短，血之清浊，气之多少，十二经之多血少气，与其少血多气，与其皆多血气，与其皆少血气，皆有大数。"准此则古人所以知脉者，悉由解剖得之。王莽得王孙庆，使太医尚方与巧屠共刳剥之，量度五藏，以竹筵导其脉，知所终始。宋后废帝善诊，与徐文伯出乐游门，逢一娠妇。帝与文伯所断有异，便欲使剖，天性好杀。杀杜延载、杜幼文、沈勃，皆躬运矛铤，手自脔割。察孙超有蒜气，剖腹视之。其刳视死人重囚者，讫唐宋犹有其事。故明堂、孔穴、流注、虾蟆诸图传焉。今所见者，稍简有《素问》《灵枢》《八十一难》，最详则《甲乙经》。及其用之，察俞穴以施九针，按动脉以求病本，其术虽异，原于知脉则均。

（6）章太炎批判郑文焯"汉以前但言视病不明脉法"谬说。章太炎云："《素问·五藏别论》曰：'恶于针石者，不可与言至巧。'何者？针石既废，则不求十二经根结起止，徒持寸口，有不知为手太阴者，其焉能识病情哉？郑文焯曰：'汉以前但言视病，不及脉法。'若然者，秦缓知晋侯之疾在膏肓间，岂无缘而妄臆度之邪？"郑文焯（1856—1918），字俊臣，号叔向，又号小坡，晚号大鹤山人，有《大鹤山房全集》传世。他与俞樾有交往，《春在堂文集》收载有俞樾与郑文焯往还信。郑文焯自学知医，著有《医故》一卷，该书为考据之作，现存有 1891 年平江梓文阁刊刻书带草堂丛书本。"书带草堂"为郑文焯藏书室名。2014 年湖南科学技术出版社、岳麓书社联合影印出版郑文焯《医故》，南京中医药大学沈澍农教授标点校注。章太炎《医术平议》云："后有郑文焯者，作《医故》上下篇，无所发明，独尊奉《千金方》，以实校之。先师虽言废医，其讥近世医师，专持寸口以求病因，不知三部九候，足以救时俗之违经，复岐雷之旧贯，斯起医，非废医也。郑文焯虽素治医，乃云'古言视病不言诊脉'，惟欲按病验方，而不察起病之本，是亦知经方不知医经者。诚用其术，惧不可以应变，故特取俞、郑两家之说，匡其违误，举其正则，为书四篇。"则知《医术平议》有为而发也。章太炎另写有《〈医故〉眉批七则》，此文载于《章太炎全集·医论集》，当将之与此段文字合参。

（7）章太炎总结《素问》所载切脉方法有两种：一为专主寸口，一为遍诊三部九候。二者当并存，不可偏废。章太炎《医术平议·平脉篇》云：

> 《素问·经脉别论》曰："气口成寸，以决死生。"《五藏别论》曰："气口何以独为五藏主？曰：胃者，水谷之海，六府之大原也。五味入口，存于胃，以养五藏气，气口亦太阴也。是以五藏六府之气味皆出于胃，变见于气口。"《脉要精微论》曰："尺内两旁则季胁也，尺外以候肾，尺里以候腹，中附上，左外以候肝，内以候膈，右外以候胃，内以候脾。上附上，右外以候肺，内以候胸中；左外以候心，内以候膻中。前以候前，后以候后。上竟上者，胸喉中事也。下竟下者，少腹腰股膝胫中事也。"然则《素问》切脉，故有二途。约则专于气口，广则三部九候，非后世变乱而然也。

五脏六腑之气味出于胃，变见于气口，故能诊得病位病情。《素问·五脏别论》于气口诊病讲的较为清晰。《素问·三部九候论》对三部九候诊法有扼要叙述，对三部九候法所候病性、病位、脉象疾徐、寒热变化等均有较详叙述，是古代三部九候诊脉法的理论表述与实践总结。《素问·脉要精微论》文章较长，章太炎引用其中一段文字，意在证明三部九候法未失也。俞樾所说扁鹊的三部九候法失传和后世尚存的三部九候法不是扁鹊之法为无稽之说。章太炎肯定三部九候法是上古传下来的脉法，此法传授路径的关键人物是《史记·扁鹊仓公列传》所载公乘阳庆："扁鹊自言不待切脉，而阳庆传扁鹊之《脉书》。"怎能说三部九候诊脉法已经失传了呢？章太炎《医术平议·平脉篇》强调："故三部九候者，治之正也。"同篇又说："要之，持脉之则，以三部九候为正。故曰：'中部之候虽独调，与众藏相失者死。'明专候寸口者，有时不可以决死生。先师发愤作《论》（按，谓《废医论》），以三部九候之术哗饬医师。于《周礼》可以匡《郑注》，于方技可以得病情。……名曰废医，乃使医术增进。"章太炎称其师俞樾"排摈常法，以专候寸口为非，斯则《素问》故固有二术。《灵枢·脉度》曰：'经脉者，常不可见，以气口知之。'脉之见者，皆络脉也。夫于三部九候之中，独取寸口者，以其独为经脉，与他络脉有殊。且百脉皆朝于肺，故手太阴之诊，独为近真。……专候寸口，亦可以得之矣。尝试论之，《素问》既列二法，而近世独诊寸口者，斯亦有故。一以卒病暴至，死不旋踵，专候寸口，犹惧不及疏方，若遍诊九候者，汤药未成，其人即绝矣。一以下部天人二候，乃在五里、箕门之分，地迫毛际，相距不过数寸，其为女子诊者，足厥阴虽改诊太冲，足太阴犹不可改易。是以一切废弃也。"章太炎认为，俞樾、郑文焯对于三部九候及专候寸口二者"守其一隅，遂忘馀部"，在认识上发生偏执，应该加以揭示（"斯盖俞、郑之所未详，故揭著以示世"），以免误导后世。

（8）六气致病，乃至切之论；五行之于五脏，本非剀切之说。章太炎对于五行与五脏有生克关系，持严厉批判态度。章太炎云：

> 医家所持，素有六气、五行之说，皆见《素问·阴阳大论》。六气风、寒、燥、湿、热、火热即君火，火即相火，感于形躯，五藏六府应之，此论病至切者也。五行之于藏府，本非剀切，特拟议有相似者。校以六气，即实不过地、水、火、风四事。何者？热、火皆火六气之火，亦或言暑，以言暑为得，寒、水则水，风、木则风。湿土燥金虽殊，言五行者，肺为金，言六气者，复以肺为太阴湿土；言五行者，胃为土，言六气者，复以胃为阳明燥金。此则燥湿有异，金土无别也。……《素问》本以藏府、经脉、荣卫出入传化求得病情。其涉及五行者，若诸病从横逆顺之类，皆先得效验，次举五行为符，非先县举五行，然后责其效验。金元以降，医师拘于五行，转益傅会，其过弘多。

章太炎又云：

> 金元四大家皆好傅会五行，虽处方不无一得，而览之易入迷网之途。

（9）《素问》"七篇大论"论六气标本于医事最为切要，其论五行及司天在泉诸说亦傅会之言。章太炎云：

按六气之论，《天元纪大论》等七篇为详。此本不在《素问》，林亿以为《阴阳大论》之文，其间亦兼涉五行，惟六气、标本中见诸义，于医事最为切要。《伤寒论·序》曰："撰用《阴阳大论》。"盖即取其六气之义，若其司天在泉等说，亦傅会尔。

（10）《汉书·艺文志·方技略》所载各家或有汇通之说，但已无法证明。章太炎《医术平议·平六气篇》云："古之医经，今存者唯黄帝书，而扁鹊、白氏悉亡，虽有会通之说，今则无以明也。"

（11）医经、经方自古有别，《黄帝内经》详论病因，不涉汤剂，张仲景、王叔和之书病因及汤剂齐备，为辨证施治确立准则，为药味加减树标的。章太炎云：

> 医经、经方，自古有别。《素问》《针经》《甲乙》《八十一难》诸书，其论病因则详，不及汤剂。孙思邈、王焘之书，汤剂备矣，而论病亦已阔疏。兼综之者，其惟仲景、叔和邪？《平脉》所次，非独伤寒一端。《伤寒论》者，梁世名《辨伤寒》见《隋书·经籍志》，与张仲景方异录。盖《金匮要略》为经方，《伤寒论》即兼医经、经方二事。《脉经》亦略录方剂。书本医经，复兼经方之业。疾病之变万端，张（仲景）、王（叔和）虽贤，遍录则日不给。故《伤寒论》《脉经》者，犹法律之有名例，使人得准之而为加减者也。加减无法，则为毁则败度之言；不许加减，则不足以尽万变。

（12）《素问·阴阳离合论》中的"太阳为开，阳明为阖，少阳为枢"及"太阴为开，厥阴为阖，少阴为枢"的确切含义是什么？王冰有注而不易领会，章太炎《论旧说经脉过误》对心（手少阴）、肾（足少阴）、脾（足太阴）、肺（手太阴）、肝（足厥阴）、膻中（手厥阴）、三焦（手少阳）、胆（足少阳）、膀胱（足太阳）、小肠（手太阳）、胃（足阳明）、大肠（手阳明）十二脏腑的开、阖、枢做了简洁平易的解说：

> 问曰：《素问》称三阳之离合也，"太阳为开，阳明为阖，少阳为枢"；三阴之离合也，"太阴为开，厥阴为阖，少阴为枢"。何谓也？答曰：萦绕于人之一身，使营养不匮者，血与津液而已。空气、饮食，以助血液滋长，而皆自外至，所自有者，唯血与液也。手少阴心周注血液而为枢，手少阳三焦挽输津液而为枢，由是言之，三

阴之称枢、称开阖者，为血言；三阳之称枢、称开阖者，为液言。

　　心，手少阴也，以其筋力伸缩，使动脉、静脉贯注无已，是枢也。肾，足少阴也，分泌血中水液杂秽成尿，以注膀胱，而血得以鲜洁者返，是亦枢也。脾，足太阴也，分裂细胞以成白血，是开也。肺，手太阴也，以其呼吸，使血清洁而赤，是亦开也。肝，足厥阴也，处门脉、大静脉间，脾、胃、肠之血，自门脉而返，欲至大静脉之所，肝则间之，为其传舍，使其停蓄，故曰肝藏血，是阖也。膻中，手厥阴也，横膈心、肝之间，使肝不得膨胀逆满以犯心，是亦阖也。三焦，手少阳也，取诸液以注静脉，亦取动脉而渗以为液，斟酌饱满，相与转注，是枢也。胆，足少阳也，胆汁下注小肠，使饮食易化，是亦枢也。膀胱，足太阳也，肾已分泌水液而为尿，膀胱泻之，是开也。小肠，手太阳也，转化滋味，以其液归下焦，以其渣滓下大肠为溲便，是亦开也。胃，足阳明也，受纳水谷，是阖也。大肠，手阳明也，传泻溲便，近于开矣。然大肠特能吸收水分，故津液不与溲便同下，是亦阖也。此举平人大齐言之，及其为病，则变动相涉者多，其为枢与开阖者，又不专为血与液也。

　　（13）章太炎写《医术平议》驳斥郑文焯云："郑文焯虽素治医，乃云'古言视病不言诊脉'，唯欲按病检方，而不察起病之本，是亦徒知经方不知医经者。诚用其术，惧不可以应变。"在《〈医故〉眉批七则》中章太炎又加批驳。《医故》原文："汉以前但言视病而不及脉法。"章太炎眉批："此说可笑。《素问》已有《三部九候论》，何得言不及脉法？史传虽多言视病，不详诊脉，彼本简略之辞，岂得执文为说？"

　　（14）《章太炎全集·医论集·论微生菌致病之说》云："中土固有因菌致病之说。"章太炎云因菌致病之说非始于西方也："微生菌者，远西近代所发明也。旧时或言微生虫，则中土亦有之。按，诸书言五尸者，尸即虫尔。道书所谓三尸，本草所谓三虫、伏尸三虫体大易见，伏尸体小难见，故谓之伏，谓指微生虫为尸，可证也。……《素问·生气通天论》：'风者，百病之始也。清静则肉腠闭拒，虽有大风苛毒，弗之能害。'苛者，《说文》云：'小草也。'毒者，害人之草也。苛草与大风，大小相对，害人之小草，其为微菌，确然无疑。《礼记·内则》：'疾痛苛痒。'苛，疥也。名疥为苛，即以疥为微菌所成故尔。其后乃有'疴'字，直训为病，音义实自苛来。《春秋传》称'苛慝不作'，其字尚作'苛'也。《庄子·至乐篇》:'俄而柳生其左肘。'凡木惟柳易栽，横插、直插，皆能生。其所谓'柳'亦菌之异名，质言则肘发痈肿云尔。综上诸证，中土固有因菌致病之说，特不以遍笼诸疾耳。"

(二)《黄帝内经》专篇

章太炎专文论《黄帝内经》者仅一见，题为《论〈素问〉〈灵枢〉》，原文如下。

《素问》《灵枢》《八十一难》所说藏府部位、经脉流注，多与实验不相应，其以五行比傅者，尤多虚言，然遂欲弃如土苴则不可。其言藏府经脉最妄者，如以手足分十二经，谓自与藏府相连，与心合脉、冲脉为十二经之海之义自相伐；以任脉上至咽喉，上颐循面入目，与任脉通能有子之义自相伐。其馀则得失参半焉。若夫表里相应，与为开、为阖、为枢之说，临病验之，奄然如合符，而说病机传变，针药疗治，多由实验。是故其精者一字千金，其谬者粪土之不若，舍瑕取瑾，在医师自择耳。

仲景书不说经脉流注，《伤寒·太阳篇》有传经、再经等语，柯氏以为"经"指经界，不指经脉，实则"经"有多义，本非以一端尽也。五行之说，《脉法》及《要略》中时一见之，要其识病处方非以此为准枭，所以异于虚言。金元诸家喜以五行笼罩，正与仲景相反。要之，六气可凭，五行、五运不可据也。

远西医术，解剖至精，其治藏府积聚，胜于中土，而客邪时病，则不逮中土甚远。若夫上病下取、下病上取、中病旁取，与夫和、取、从、折、属诸法，域中技术，斯为善巧。西方虽有远达疗法，然工拙相悬矣。

《黄帝内经》之名，本出依托，宋人已知为七国时作。今按，《素问·宝命全形论》:"故针有县布天下者五，黔首共馀食'新校正'云'全元起本"馀"作"饱"，略从之'，莫之知也。"始皇更名民曰"黔首"。或有所承，要必晚周常语。《礼记·祭义》:"明命鬼神，以为黔首。"则亦七国人书也。观"饱"字之误为"馀"，则知本依古文做"餯"，故识者知为"饱"，不识者误为"馀"，是知《素问》作于周末，在始皇并天下前矣。《灵枢》旧称《九卷》，亦曰《针经》，亦曰《九灵》。黄以周云:"《素问·针解篇》之所解，其文出于

《九卷》，'新校正'已言之。又《方盛衰论》言：'合五诊，调阴阳，已在《经脉》。'《经脉》即《九卷》之篇目，王注亦言之。则《素问》且有出于《九卷》之后者矣。"黄说甚塙。由今案验，文义皆非淳古，《灵枢》前乎《素问》亦不远也。林亿校《素问》云："《灵枢》今不全。"《宋史·哲宗纪》："元祐八年，诏颁高丽所献《黄帝针经》于天下，则是时始有全帙也。"今本乃绍兴中史崧所进，自言家藏旧本，盖即林亿所见残帙，而以高丽所献补完尔。

此文撰于 1924 年，凡八百九十五字，文字虽短，不啻一篇大论文也。文分四段，前三段大意在散论中已有表述，第四段考证《黄帝内经》成书时间，是本文重点，其基本观点是《黄帝内经》"作于周末，在始皇并天下前"。

（三）章太炎考证《黄帝内经》成于战国时期

《论〈素问〉〈灵枢〉》云："是知《素问》作于周末，在始皇并天下前矣。""周末"指战国七雄秦、楚、齐、燕、韩、赵、魏混战时期。公元前380 年七雄局面正式形成，公元前 221 年秦统一全国，秦王嬴政定尊号为"皇帝"，自称始皇帝，统一度量衡，使车同轨、书同文，更民之名曰"黔首"，战国时期结束。可见《论〈素问〉〈灵枢〉》谓《黄帝内经》成于公元前 380至公元前 221 年。《医术平议》又谓："《八十一难》《素问》同出黄帝，周秦间诸良工述其大要，参以论难。"当以《论〈素问〉〈灵枢〉》说为是。章太炎使用的是文字考证法。"饱"字的古文形体作"餯"，为东方六国文字，"是知《素问》作于周末"。

人们习知称黎民为"黔首"出于秦始皇，事载《史记·秦始皇本纪》，许慎《说文解字》亦载之，鲜知"黔首"为晚周时期常语。《广雅》："黔首，氓，民也。"王念孙《疏证》云："黔首者，《说文》：'秦谓民为黔首，谓黑色也；周谓之黎民。'《史记·秦始皇本纪》：'更名民曰"黔首"。'按，《祭义》云'明命鬼神以为黔首'，则郑注：'黔首谓民也。'《魏策》云：'抚社稷，安黔首。'《吕氏春秋·大乐篇》云：'和远近，说黔首。'《韩非子·忠孝篇》云：'古者黔首悗密蠢愚。'诸书皆在六国未灭之前。盖旧有此称，而至秦遂以为定名，非始皇创为之也。"则"黔首"乃战国时期常语，《素问·宝命全形论》成于战国时期有征矣！清代姚际恒《古今伪书考》云："予按其中言'黔首'，当是秦人作。"当以王念孙、章太炎所说为是。

古文"饱"字通行东方六国，秦灭六国，施行车同轨、书同文，以秦隶为文字主体，"饱"字之古文形体与秦隶有别，古文形体人鲜识之，故妄改为"馀"，则称《素问·宝命全形论》为战国时期作品较称其成于秦代之说为近实。1935 年 9 月在章太炎主持下，《制言》杂志发行。《制言》第 10 期中章太炎《与黄侃书》云："求文字之根本，莫先于古文，故不得不尊；文字撰写谬误，亦莫甚于古文。"古文"餧"字讹为"馀"，是其例。

以词语使用最早时代考证作品成文时代是学者常用手段。明末清初著名文字学家及中医学家傅山亦以古文字学考证《素问·移精变气论》成书时代。《素问·移精变气论》："往古人居禽兽之间，动作以避寒，阴居以避暑，内无眷慕之累，外无伸宦之形。"宋代林亿于"伸"字下注云："按，全元起本'伸'作'臾'（按，音 guì，古文'贵'字）。"傅山云，作"伸"非，乃古文"臾"（guì）字也。"臾"（guì）见《说文解字·草部》"蒉"字的古文形体。"臾"（guì）与"宦"字组成的双音词"臾宦"，意为身份高贵的官宦，与上句"眷慕"正好构成对应之句。全元起《素问训解》尚作"臾（guì）宦"，读者不识"臾"（guì）字而妄改为"申"字（按，与"申"形近也），又改为"伸"字，以致"伸宦"一词终不可解。通过考证，发现"伸宦"当作"臾（guì）宦"，故傅山认为《素问·移精变气论》为战国时期作品。晚清时期训诂学家张文虎据《说文解字》"蒉"字之古文形体亦认为"伸宦"之"伸"当作古文"臾"（guì）字（见田晋蕃《内经素问校证》）。傅山、张文虎、章太炎诸家以古文字学考证《素问》成书时代，发现某些篇章成于战国时期，结论可以接受，方法值得学习。

至于《灵枢》成书时代，章太炎认为黄以周所说"《素问》且有出于《九卷》之后者"甚确。黄以周云："《素问·针解篇》之所解，其文出于《九卷》，'新校正'已言之。"考《素问·针解》"新校正"云："详自篇首至此，文出《灵枢经》，《素问》解之，互相发明也。"是《素问·针解》出于《灵枢》之后无疑也。黄以周又云，《素问·方盛衰论》"合之五诊，调之阴阳，以在《经脉》"之文出于《灵枢》，王冰注云："《灵枢经》备有调阴阳、合五诊，故引之曰'以（已）在《经脉》'也。《经脉》则《灵枢》之篇目也。"章太炎伸之曰："《灵枢》前乎《素问》亦不远也。"章太炎注曰："林亿校《素问》云：'《灵枢》今不全。'《宋史·哲宗纪》：'元祐八年，诏颁高丽所献《黄帝针经》于天下。'则是时始有全帙也。今本乃绍兴中史崧所献，自言家藏旧本，盖即林亿所见残帙而以高丽所献补完尔。"这段文字讲的是《灵枢》版本史，对研究《灵枢》版本的流传具有非常重要的意义。文虽简，含义丰。

笔者非常钦仰章太炎讨源纳流、磅礴贯通的学术功力。北宋校正医书局列有《灵枢》校订计划，当时全国所存《灵枢》尽为残帙，无法校定。《素问·调经论》林亿注："按今《素问》注中引《针经》者，多《灵枢》之文，但以《灵枢》今不全，故未得尽知也。"章太炎所引"《灵枢》今不全"，出此。章太炎读古书，同时细读经文古注。他目光如电，罅漏毕照。他综合全书，贯串错综而考之，这是古今大师人才成功之一端。《素问》古注今存最早者是唐中期王冰注。章太炎读书方法，于此可窥一斑。章太炎主编的《制言》半月刊第 25 期《记本师章公自述治学之功夫及志向》一文记录了他对黄侃、钱玄同、汪东、诸祖耿诸弟子所谈的治学方法，由诸祖耿整理成文。章太炎说："余常谓学问之道当以愚自处，不可自以为智，偶有所得，似乎为智矣，尤须自视若愚。古人谓既学矣，患其不习也；既习矣，患其不博也；既博矣，患其不精也。此古人进学之方法也。大抵治学之士，当如童蒙，务于所习，熟读背诵，愚三次，智三次，学乃有成。弟辈尽有智于余，功夫正须尔也。"《制言》第 25 期中章太炎《自述学术次第》又云："夫学术不在大小，要能精审，则可以成天下之亹亹。自百工技艺之微，所诣固有高下殊绝者，大方之粗疏，或不如小物之精理矣。"这里既有治学方法，又有治学精神，治学精神之高下，决定治学成就之高低。

五、创办"章氏国学讲习会"，师生共铸《制言》宏文

"章氏国学讲习会"的创办时间和《制言》半月刊杂志的创办时间均为 1935 年 9 月，距章太炎逝世仅九个月，有关"章氏国学讲习会"的资料和《制言》是了解章太炎革命生涯、学术生涯的重要资料，其中亦有不少与中医有关事迹。

"章氏国学讲习会"和《制言》的根本宗旨是发扬国学精神，培养国学人才，挽救民族危亡，光复民族大业。下分述之。

（一）"章氏国学讲习会"巨大成就

鲁迅先生《关于太炎先生二三事》和《因太炎先生而想起的二三事》说："以大勋章作扇坠，临总统府之门，大诟袁世凯的包藏祸心者，并世无第二人；七被追捕，三入牢狱，而革命之志，终不屈挠者，并世亦无第二人。这才是先哲的精神，后生的楷范。"景梅九《悲忆太炎师》说："民国成

立……（章太炎）隐窥袁氏抱帝制野心，一日予谒先生于客寓，先生拟效方孝孺故事，执丧杖，穿麻衣，痛哭于国门，以哀共和之将亡，为同人所劝阻，然章疯子之名，遂由此播露。"黄侃对章太炎四十余岁前的革命事迹做了概述，文见《太炎先生行事记》，其云：

> 先生初名学乘，字枚叔，后更名炳麟，慕昆山顾君，又易名绛，自署太炎。浙江馀杭人。家世儒修。先生生而徇敏，幼读《东华录》，愤异族之君中国，即立志不仕进。年十七八，从德清俞君受经学，又尝从仁和谭仲修游。文采斐然，有所述作。治《左传》，为《春秋左传读》数十万言，始显名于世。戊戌（1898）撰文于上海时务报馆，去之台湾，又游日本。闵中国之将亡，知清室不可为治，始昌言光复之义。浙自晚村、绍衣以来，明夷夏之防，志不帝清者，世未尝绝。晚近如戴子高、谭仲修，犹有微言，载于集录，传于乡之后进，先生受之，播诸国人，发聋振聩，蒙难艰贞，曾不渝改。今革命之功克成，推厥所元，孰非斯人之力乎？始先生为《訄书》数十篇，中多革命之论。又作《驳康有为非革命书》，又为巴县邹容序《革命军》行世，又撰文《苏报》，力主急激之说。清室既深忌之，癸卯（1903）乃以《苏报》事，逮之上海，将致诸大辟，而租界西人不肯移送清吏，卒以为文诋诽清室故，与邹容判系租界狱三年。邹容死狱中，先生以丙午（1906）出狱，东适日本。时革命党方撰《民报》于东京，先生至，遂主其事。《民报》之文，诸为先生所撰述，皆深切峻厉，足以兴起人。清室益忌之，然无可奈何。后革命党稍涣散，党之要人或他适，《民报》馆事独委诸先生。日本政府受言于清廷，假事封《民报》馆，禁报不得刊鬻。先生与日本政府讼数月，卒不得胜，遂退居，教授诸游学者以国学。睹国事愈坏，党人无远略，则大愤，思适印度为浮屠。资斧困绝，不能行。寓庐至数月不举火，日以百钱市麦饼以自度，衣被三年不浣，困厄如此，而德操弥厉。其授人以国学也，以谓国不幸衰亡，学术不绝，民犹有所观感，庶几收硕果之效，有复阳之望，故勤勤恳恳，不惮其劳。弟子至数百人，可谓独立不惧，闇然日章。自顾君以来，鲜其伦类者矣。先生懿行至多，著述尤富，文辞训故，集清儒之大成；内典玄言，阐晋唐之遗绪。博综兼擅，实命世之大儒。今年先生才

四十馀岁，造诣正未有极。仁民利物，事方在于后来。兹篇所述，但取其系于革命者，馀不赘焉。弟子黄侃记。（录自《神州丛报》一卷一期）

上述大事大节是章太炎中壮年前的事迹，虽然章太炎晚年匡时救世精神虽不若之前炽烈，时有"当世无可为"的悲痛，但是他从未颓唐，从未退出战斗，他与门徒开辟了另一个"战场"——讲授国学、宣扬国学，用国学精神培养人民的爱国情操，培养挽救民族危亡的国士。章太炎门生许寿裳在《纪念先师章太炎先生》一文中说，章太炎所说"用国粹激动种性，增进爱国热肠"，给他留下深刻印象。许寿裳引章太炎在日本的演讲词云：

次说国粹。为甚提倡国粹？不是要人尊信孔教，只是要人爱惜我们汉种的历史。这个历史是就广义说的，其中可以分为三项：一是语言文字，二是典章制度，三是人物事迹。

……第三要说人物事迹。中国人物，那建功立业的，各有功罪，自不必说。但那俊伟刚严的气魄，我们不可不追步后尘。与其学步欧美，总是不能像的，何如学步中国旧人，还是本来面目。……若要增进爱国的热肠，一切功业学问上的人物，须选择几个出来，时常放在心里，这是最紧要的。就是没有相干的人，古事古迹，都可以动人爱国的心思。当初顾亭林要想排斥满洲，却无兵力，就到各处去访那古碑古碣传示后人，也是此意。

章太炎先生创办"章氏国学讲习会"和创办《制言》时已经是临终之年，他的爱国家、爱民族的热情未曾少退，此热情与民族兴衰、民族文化的存亡密切相关。比如章太炎最崇爱《说文解字》，他认为《说文解字》不仅可传承文字学，还有更深刻的思想意义。如他所说：

《说文》之学，稽古者不可不讲。时至今日，尤须拓其境宇。举中国语言文字之全，无一不应究心。清末妄人，欲以罗马字易汉字，谓为易从。不知文字亡而种姓失。暴者乘之，举族胥为奴虏而不复也。夫国于天地，必有与立。所不与他国同者，历史也，语言文字也。二者国之特性，不可失坠者也。昔余讲学，未斤斤及此。今则外患孔亟，非专力于此不可。余意凡史皆《春秋》，凡许书所载及后世新添之字足表语言者皆小学。尊信国史，保全中国语言文字，此余之志也。弟辈能承余志，斯无愧矣！

上述文字由章太炎弟子诸祖耿记录："民国二十二年四月十八日，本师章公寓苏州十全街曲石精庐，为乘六、沄秋、仲荦、希泌诸兄道此，祖耿得从旁记之。二十二年八月十二日识。"

1935 年苏州国学会改称"章氏国学讲习会"，学制两年。"章氏国学讲习会"授课内容目录如下。

第一期，《小学略说》《经学略说》《历史学略说》《诸子略说》《文学略说》。

第二期，《说文》《音学五书》《诗经》《书经》《通鉴纪事本末》《荀子》《韩非子》《经传释词》。

第三期，《说文》《尔雅》《三礼》《通鉴纪事本末》《老子》《庄子》《金石例》。

第四期，《说文》《易经》《春秋》《通鉴记事本末》《墨子》《吕氏春秋》《文心雕龙》。

课程由章太炎主讲，门人朱希祖、汪东、孙世扬、诸祖耿、王謇、王乘六、潘承弼、王牛、王柏年、马宗芗、王绍兰、马宗霍、沈延国、金毓黼、潘重规、黄焯讲授。会务由章夫人、孙世扬负责。"章氏国学讲习会"对经学、史学、子学、文学进行系统的讲授。

从"章氏国学讲习会"之筹办至讲学终了，章太炎亲与其事。章太炎门生王基乾《忆余杭先生》说：

> 先生讲学，周凡三次，连堂二小时，不少止，复听人质疑，以资启发。不足，则按日约同人数辈至其私室，恣意谈论，即细至书法之微，亦无不倾诚以告，初不计问题之洪纤也。二十五年夏，先生授《尚书》既蒇事，距暑期已近，先生仍以馀时为足惜，复加授《说文》部首，以为假前可毕也。顾是时先生病续发，益以连堂之故，辄气喘。夫人因嘱基乾辈，于前一时之末，鸣铃为号，相牵出室外。先生见无人倾听，可略止。然馀时未满，诸人复陆续就座。先生见室中有人，则更肆其县河之口矣。以此先生病弥甚。忆最后一次讲论，其日已未能进食，距其卒尚不及十日，而遗著《古文尚书拾遗定本》亦临危前所手定。先生教学如此，晚近真罕有其匹也。先生病发逾月，卒前数日，虽喘甚不食，犹执卷临坛，勉为讲论。

夫人止之，则谓："饭可不食，书仍要讲！"

1936年6月14日章太炎因鼻衄和胆囊炎病逝于苏州。章太炎于国家、于民族、于革命、于国学有巨大贡献，旷代一人。吁！先生往矣，德泽犹存！

章太炎弘扬国学，心身以之，培养了大批国学人才。《太炎先生自定年谱》："弟子成就者，蕲黄侃季刚、归安钱夏季中、海盐朱希祖逖先。季刚、季中皆明小学，季刚尤善音韵文辞。逖先博览，能知条理。其他修士甚众，不备书也。"章太炎晚年所收最后一名弟子曰朱季海，苏州人。1935年6月16日《申报》记载，章太炎治丧委员会说，朱季海等十三人为接待员。《章太炎年谱长编》卷五同样记载朱季海为接待员之事。这使笔者想起1982年中国训诂学会在苏州举行全国训诂学研讨会的一则往事。先师陆宗达时任中国训诂学会会长，晚上先师率弟子到朱季海房间拜访，第二天早晨朱季海对笔者说，陆先生长我数岁，亲来看我，深深感动，章黄学风，至今犹存。1983年北京师范大学王宁请朱季海到北京师范大学讲学，时当夏天，笔者带一个西瓜看望他，他说："这是天然白虎汤。"他问笔者在看什么书，研究什么问题。笔者说在看《章太炎医论》里面的《伤寒论》部分。朱季海说，章太炎对《伤寒论》最为精熟，能用《伤寒论》方子看病，只有有眼力的人才知道看章太炎关于《伤寒论》的论述。回到家里，笔者把谈话内容做了记录。朱季海的话，对笔者投入张仲景《伤寒论》版本、训诂、校勘及《伤寒论》文献史研究，起到了很好的启示作用。1984年笔者有幸得到北京中医药大学《伤寒论》大师刘渡舟老师亲自指导，协助刘渡舟老师一起整理宋本《伤寒论》，这为笔者后半生治学方向的确定打下了基础。因此联想到，亲聆章太炎面授的先辈们，得益何其多也！人生得遇名师又何其重要也！

（二）《制言》以国学为主，时有中医论文

《制言》半月刊创刊于1935年9月。1935年8月16日《申报》披露消息："又闻该会自九月份起，将出版《制言》半月刊一种，专以阐扬国故为主旨，内容分类，暂定通论、专著、义林、文苑、别录、杂录等门。其有前贤遗著，未经印行者，以付该刊，可特为登载。刻已推定太炎先生主编，其弟子孙鹰若、葛豫夫、金东雷、王佩诤、诸佐耕、王乘六、潘景郑、吴得一等为理事会委员，分任编辑、发行等事。特约撰述人均海内名流，有黄季刚、邵潭秋、钱玄同、汪旭初等数十人。"

1935年9月《制言》正式创刊，创刊同时举办"章氏国学讲习会"。章太炎撰《发刊宣言》，有云：

> 余自民国二十一年返自旧都，知当世无可为，讲学吴中三年矣。始日"国学会"，顷更冠以"章氏"之号，以地址有异，且所召集与会者，所从来亦不同也。言有不尽，更与同志作杂志以宣之，命日《制言》，窃取曾子制言之义。先是集"国学会"时，余未尝别作文字，今为《制言》，稍以翼讲学之缺。曾子云："博学而孱守之。"博学则吾岂敢，孱守则庶几与诸子共勉焉。

《大戴礼记·曾子立事》："博学而孱守之。"注："孱，小貌。不务大。"其谓一点一滴积累不辍也。《制言》杂志是"章氏国学讲习会"的辅翼补充，其中有章太炎的许多论文。

1. 《黄季刚墓志铭》

《制言》第1期所刊《汉学论上、下》，对清儒汉学有深刻评价："清儒以汉学植名，薄魏晋经说不道……余弟子黄侃尝校注疏四五周，亦言清儒说经虽精博，其根柢皆在注疏，故无清人经说，无害也。无注疏，即群经皆不可读。其说视阎运为实。要之，清儒研精故训，上陵季汉，必非贾、孔所能并。"不意《制言》出刊一个月，而黄侃卒，章太炎大悲痛，为撰墓志铭，世人只知黄侃经学精深醇厚，而鲜知其"志行"，《黄季刚墓志铭》则就其鲜为人知之"志行"而说之。

> 季刚讳侃，湖北蕲春人也。余违难居东，而季刚始从余学，年逾冠耳。所为文辞，已渊懿异凡俗，因授以小学、经说，时亦作诗相倡和。出入四年，而武昌倡义。其后季刚教于北京、武昌、南都诸大学，凡二十年，弟子至四五传。余之学不能进以翻，而季刚芳颖骏发，所得视曩时倍蓰，竟以此终！世多知季刚之学，其志行世莫得闻也。黄氏出宋秘书丞庭坚，自徙蕲春至季刚如干世。考讳云鹄，清四川盐茶道，署按察使事，以学行著。所生母周。季刚生十三岁而孤。蕲春俗轻庶孽，几不逮学，故少时读书艰苦，其锐敏勤学亦绝人。既冠，东游学日本，慨然有光复诸夏之志。尝归集孝义会于蕲春，就深山废社说种族大义及中国危急状。听者累千人，环蕲春八县皆向之，众至数万，称曰"黄十公子"。清宣统三年，武昌倡义，季刚与善化黄兴、广济居正往视，皆曰"兵力薄，不足支北军"，乃返蕲春集义，故谋牵制，得三千人，未成军，为降将某所

袭,亡去,之九江。未几,清亡。季刚自度不能与时俗谐,不肯求
仕宦。尝一为直隶都督赵秉钧所迫,强出任秘书长,非其好也。秉
钧死,始专以教授自靖。民国四年秋,仪征刘师培以筹安会招学者
称说帝制。季刚雅与师培善,阳应之,语及半,即瞋目曰:"如是,
请先生一身任之!"遽引退。诸学士皆随之退。是时微季刚,众几不
得脱。初,季刚自始冠已深自负。及壮,学成,好酒,一饮至斗所,
俳倪调笑,行止不甚就绳墨。然事亲孝,丧生母,哀毁几绝,奉慈
母田如母。尝在北京召宾友会食,北方重蟹羹,季刚自垣一方问母
得蟹羹不,母无以应。即召庖人痛诃谴之,世以比茅容、阮籍云。
性虽傲异,其为学一依师法,不敢失尺寸。见人持论不合古义,即
眙视不与言,又绝类法度士。自师培附帝制,遂与绝,然重其说经
有法。师培疾亟,又往执挚称弟子。始与象山陈汉章同充教授,言
小学不相中,至欲以刀杖相决,后又善遇焉。世多怪季刚矜克,其
能下人又如是。为学务精习,诵四史及群经义疏皆十余周。有所得,
辄笺识其端,朱墨重沓,或涂剟至不可识。有余材,必以购书,或
仓猝不能具书籖,即举置革笥中,或委积几席皆满。得书,必字字
读之,未尝跳脱。尤精治古韵,始从余问,后自为家法,然不肯轻
著书。余数趣之曰:"人轻著书,妄也。子重著书,吝也。妄不智,
吝不仁。"答曰:"年五十当著纸笔矣。"今正五十,而遽以中酒死。
独《三礼通论》《声类目》已写定,他皆凌乱,不及第次,岂天不
欲存其学耶?于是知良道之不可隐也。配王,继娶黄。子男八:念
华、念楚前卒;念田、念祥、念慈、念勤、念宁、念平。女子子二,
长适潘。季刚以二十四年十月八日殁于南都,以十一月返葬蕲春。
铭曰:"微回也无以骨附,微由也无以御侮。繄上圣犹恃其人兮,况
余之癃腐?嗟五十始知命兮,竟绝命于中身!见险征而举翩兮,幸
犹免于逋播之民。"

《太炎先生自定年谱》云:"七月,筹安会起,劝进者日数百。"刘师培
其一也。黄侃拒绝乃师刘师培之邀,是为彪炳大节,与章太炎斥退劝进生徒
康宝忠全同。《制言》第 25 期所载刘禺生《章太炎先生在莒录》说:"洪宪
时,先生传经三大弟子皆在北京:曰黄侃,为赵智庵秘书长;曰钱玄同,教
授北京大学;曰康宝忠,则筹安会代表,陕西劝进重要人物也。先生居龙泉

寺及徐医生家，宝忠亦屡视起居。一日语宝忠曰：'我未教尔劝人家做皇帝，汝何故反背师说？'宝忠曰：'先生亦皇帝也。素王改制，加乎王心。先生执春秋之笔，行天子之事，项城不过僭周室天子位，以洪宪元旦为元年春王周正月耳。……仍属先生。'先生曰：'周家天子姓姬，洪宪天子姓袁，汝何不直称之曰袁术？……速去，勿多言！'"康宝忠是章太炎弟子，劝进要人，怙恶不悛，被章太炎斥退，逐出师门。

黄侃父名云鹄，字翔云。湖北宜昌杨守敬《邻苏老人年谱》有黄云鹄事迹。《邻苏老人年谱·编印说明》说："《邻苏老人年谱》系杨守敬先生晚年追记的生平。年谱从道光十九年杨守敬出生之日编起，到民国四年去世为止，前后总计七十七年。"关于黄云鹄事迹，《邻苏老人年谱》有如下记载。

> 戊辰，三十岁。三月应会试，仍荐而不售。是科首题为"畏大人畏圣人之言"二句。余文仅三百馀字，示同人，皆惊服，以元许之。时蕲州黄云鹄（翔云）、武昌范鹤生（鸣和）两先生见余文，叹为"高古绝伦"，已云："场中考官未能识，惟福建林天龄、江苏蒋彬尉二人能识之。若君卷落此二人手，则必出房。但总裁中有一旗人，若落此人手，恐亦未必赏之。"及榜后，知果在蒋公房中，而派于旗总裁分下，果不以为佳。……时云鹄先生每挟吾落卷到酒馆，出以示人，言"我湖北今年有此落卷"，观者皆大叹惋！
>
> …………
>
> 辛未，三十三岁。二月至都，寓铁香家。三月入场……及榜发，仍不中。……决意归。时在都中搜求汉魏六朝金石文字已略备，而无后魏卢无忌《修太公庙碑》。车过汲县北约数里，路旁有太公庙，碑在庙前田中，无碑亭。及车到站，月颇明，乃携毡墨，独自返太公庙拓之，并拓碑阴。及回店，则同行已鼾睡矣。次日得知，皆非笑之。此事载于《黄云鹄集》中。

观以上文字，知黄云鹄是一位通达国学、通晓世事、热爱学术、珍惜人才、学行皆佳的文人。黄侃之父若此，对其成长影响多矣。

2. 《题中央大学所刻黄先生纪念册》

《黄季刚墓志铭》就黄侃鲜为人知之"志行"而言，《题中央大学所刻黄先生纪念册》专就黄侃治学根底、方法而说，综合阅读，可知黄侃为人及治学概貌。此篇刊于《制言》半月刊第20期，为章太炎遗著。章太炎斥金甲之文，是为瑕疵。序称"说经独本汉唐传注正义，读之数周"铸就黄侃治学根底，于读《黄帝内经》者当有启悟。《黄帝内经》注释最古者为唐初期杨上善、唐中期王冰，今之治《黄帝内经》如黄侃之读汉唐传注数周者，有几人耶？《题中央大学所刻黄先生纪念册》云：

> 季刚既殁七月，其弟子思慕者为刻其遗著十九通，大率成卷者三四，其馀单篇尺札为多，未及编次者不与焉。季刚自幼能辨音韵，壮则治《说文》《尔雅》，往往卓跞出人虑外。及按之故籍，成证确然，未尝纵意以为奇巧，此学者所周知也。说经独本汉唐传注正义，读之数周，然不欲轻著书，以为敦古不暇，无劳于自造。清世说制度者，若金氏《求古录》，辨义训者，若王氏《经义述闻》，陈义精审，能道人所不能道，季刚犹不好也。或病其执守泰笃者，余以为昔明清间说经者，人自为师，无所取正。元和惠氏出，独以汉儒为归，虽迂滞不可通者，犹顺之不改。非惠氏之戆，不如是不足以断倚魁之说也。自清末讫今，几四十岁，学者好为傀异，又过于明清间。故季刚所守，视惠氏弥笃焉。独取注疏，所谓犹愈于野者也。若夫文字之学，以十口相授，非依据前闻不可得。清儒妄为彝器释文，自用其私，以与字书相竞，其谬与马头长、人持十无异。宿学如瑞安孙氏，犹云李斯作小篆，废古籀，为文字大厄。伏生、毛公、张苍已不能精究古文。《说文》以秦篆为正，所录古文，盖捃拾漆书及款识为之。籀文则出于史篇，仓颉旧文，虽杂厕其间，而巨复识别。观其意，直谓自知黄帝时书者，一言不智，索隐行怪乃如是。季刚为四难破之，学者亦殆于悟矣。十九通者，余不能尽睹，观其一节，亦足以知大体。愿诸弟子守其师说，有所恢弘，以就其业，毋捷径窘步为也。

民国廿年四月 章炳麟序

3. 幽禁北平，仍讲国学医学

《太炎先生自定年谱》云："八月，冒危入京师，宿共和党。戒严副司令陆建章以宪兵守门，余不得出。"章太炎被袁世凯监禁于共和党党部右院斗室中，不能与人交往，怒极，"乃狂饮，醉则怒骂，甚或于窗壁遍书'袁贼'字以泄愤，或掘树起，书'袁贼'无数纸，埋而焚之，大呼曰：'袁贼烧死矣！'骂倦则作书为遣，大篆、小楷、行草堆置案头，日若干纸。党中侪辈，欲得其书者，则令购宣纸易之"（见《制言》半月刊第 25 期吴蔼林《太炎先生言行轶录》）。

1914 年 1 月 20 日章太炎又被监禁于龙泉寺，监禁尤严。章太炎在致夫人汤国梨的信中说，袁世凯"欲縶维之，挫折之，而不令一死，以召谤议"，监守长陆建章说："太炎先生是今之郑康成，黄巾过郑公乡，尚且避之，我奉极峰命，无论先生性情如何乖僻，必敬护之，否则并黄巾之不如了。"章太炎乃进行绝食斗争。诸同仁牵挂不已，以为"穷愁抑郁，既已伤生，纵酒谩骂，尤非长局。党中同人，商允先生讲学。于是国学讲习所克期成立。……讲授科目，为经学、史学、玄学、子学。每科编讲义。党中此类书籍无多，先生亦不令向外间购借。便便腹笥，取之有馀。讲授时，原原本本，如数家珍，其于贯串经史，融合新旧，阐明其义理，剖析其精要，恒多独到创见之处。在讲学时，绝无政治上感情歧出之意义。不惟专诚学子听之忘倦，即袁之私人，无不心悦诚服，忘其此来本意矣。"

此是讲授经学之事，下为谈论中医学术之记录。

1914 年 6 月 16 日由龙泉寺移出。《太炎先生自定年谱》说："十六日，由彼处医生前往关说，即于是夕出龙泉寺，现寓东四牌楼本司胡同铁如意轩医院。医生姓徐。"章太炎长女到医院探视父亲，见状悲痛不能自已，乃自刭，章太炎大恸。

7 月 4 日章太炎被转移至钱粮胡同禁闭关押，他仍不忘治学阅读医书，嘱长婿龚未生从上海寄经、传、子、史若干，特别指出不可忘记《大观本草》《普济本事方》及《守山阁丛书》。钱熙祚《守山阁丛书》收录了清代顾观光《素问校勘记》《灵枢校勘记》。

章太炎被禁闭于钱粮胡同期间，"徐医生（不忆其名）偶为先生诊治，因互论中国旧医学，语甚洽。先生虽不能悬壶执业为良医，然于医理通博，如《黄帝内经》，修园、灵胎诸著作，咸能述其精要。徐极佩其记忆之强，先生亦赞徐之能明医理，故相得益彰焉"。

4. 人求寿考，鉴戒伐性

《制言》半月刊第 19 期启事："本刊主编章太炎先生于六月十四日逝世，本社同人，秉承顾命，继续发刊。特此通告。"此期首篇为《疑年拾遗》，遗作也。篇末依《黄帝内经》精神，论多寿须忌伐性。《素问·上古天真论》："今时之人不然也，以酒为浆，以妄为常，醉以入房，以欲竭其精，以耗散其真，不知持满，不时御神，务快其心，逆于生乐，起居无节，故半百而衰

也。"唐王冰注:"乐色曰欲,轻用曰耗。乐色不节则精竭,轻用不止则真散。"章太炎以历代帝王御嫔伐性而致短寿说明之:

> 帝王多不寿,皆以嫔御过多,自伐其性。唯梁武帝、宋高宗过八十。由武帝五十即断房室,高宗以疾熏腐故也。其次如汉武帝、唐玄宗,虽逾七十,盖以求仙为名,实授房中之术矣。汉文躬行玄默,近幸独一慎夫人,外有邓通、赵谈耳,而寿止四十六。是何故?读《外戚传》,文帝十五而生景帝,其先尚有长公主嫖,皆窦姬所生。则嫖生时,文帝年只十四。乃知文帝不寿,以御女过早尔。其尤缪者,昭帝十二纳上官后,后甫六岁,昭帝早天,盖亦以此。晋悼公称国君十五而生子,疑当时尝有其事,悼公因据为故实,必非典礼如是也。然悼公昏杞时,年只十四五,寿二十九而终。其鉴戒亦甚著矣!

谚云"皓齿蛾眉,伐性之斧",此其证也,故先哲多鉴戒之。

5. 张机、范汪之医,终身以为师资

章太炎自言心志曰:"张机、范汪之医,终身以为师资。"章太炎深入研究国学,与一般学者穷年读书、撰写著作、借以垂世、进求不朽大不相同。他通过国学研究与宣讲以启发民族意识、唤起民众、完成革命大业。他认为,中医学是国学的一部分,凝聚着中华民族优秀文化和健身强国的深刻内涵,所以他遍读中医书籍,尤其注重研究《黄帝内经》《伤寒论》《金匮要略》《神农本草经》及巢元方《诸病源候论》、孙思邈《备急千金要方》、王焘《外台秘要》等六朝隋唐古籍,对这些典籍具有深刻理解与评述。这些研究成果不仅是中医界的宝贵财富,也是中华民族传统文化中的宝贵财富。章太炎的中医论文集中见于《章太炎全集·医论集》,其零星议论散见于《菿汉微言》及《制言》半月刊第25期,该期刊载纪念文章十八篇,现列举如下。

(1)《章先生别传》　　　　　　　　但植之

(2)《余杭章先生事略》　　　　　　李　植

(3)《章先生学术述略》　　　　　　庞　俊

(4)《记凤凰山馆论学》　　　　　　沈瓞民

(5)《章太炎先生轶事》　　　　　　蒋竹庄

(6)《章太炎先生在莒录》　　　　　刘禹生

(7)《纪念太炎先生》　　　　　　　徐仲荪

（8）《吊太炎先生》　　　　　　　　　　　　冯自由

（9）《谈章太炎先生》　　　　　　　　　　　曹亚伯

（10）《纪念太炎先生》　　　　　　　　　　张仲仁

（11）《太炎先生言行轶录》　　　　　　　　吴蔼林

（12）《读蓟汉昌言》　　　　　　　　　　　王小徐

（13）《蓟汉大师颂》　　　　　　　　　　　居觉生

（14）《本师章太炎先生口授少年事迹笔记》　朱希祖

（15）《记本师章公自述治学之功夫及志向》　诸祖耿

（16）《悲忆太炎师》　　　　　　　　　　　景梅九

（17）《纪念先师太炎先生》　　　　　　　　许寿裳

（18）《謦咳小识》　　　　　　　　　　　　田　桓

《制言》第 26 期为章太炎挽联集，且收有诔一篇（徐震撰）。其中笔者老师陆宗达所作挽联为：

博学于文行己有耻亭林标其义先生植其躬三百年薪尽火传两汉微言今兹永绝

籀述古韵独崇许书馀杭钩其玄吾师昶其旨未半载山颓木坏九原不作小子安归

《制言》半月刊第 34 期《太炎先生著述目录后编初稿》（潘承弼、沈延国、朱学浩、徐复整理）刊登章太炎医学论文八十七篇，《章太炎全集·医论集》基本收录之。这些医学论文是章太炎绪余之作，是在主体学术工作以外的时间完成的。纪念文章的作者，对医学不甚了解，所以很少记录章太炎关于医学的话语。许寿裳《纪念先师太炎先生》引《蓟汉微言》的一段话，证明章太炎对中医学具有深厚感情和始终不渝的精神：

至于先师学术之大，前无古人，以朴学立根基，以玄学致广大。批判文化，独具慧眼。凡古近政俗之消息，社会都野之情状，华梵圣哲之义谛，东西学人之所说，莫不察其利病，识其流变，观其会通，穷其指归。"千载之秘，睹于一曙。""庄生之玄，荀卿之名，刘歆之史，仲长统之政，诸葛亮之治，陆逊之谏，管宁之节，张机、范汪之医，终身以为师资。""自揣平生学术……固足以雪斯耻。"（《蓟汉微言》）观此三段引文，语语核实，而先师之神解聪察，丰功伟绩可窥见一斑。若其闳眇之旨，精微之言，著于简策，长留天地，固非浅学如我者宜妄赞也。

章太炎以张仲景为师，屡屡言说之："余于方书，独信《伤寒论》，其杂病之书，自《金匮》时复而下，率不敢一一保任。"他对《伤寒论》总的印象是，"中医之胜于西医者，大抵伤寒为独甚"，"他书或有兴废，《伤寒论》者无时焉可废者也"。

范汪是晋代医家，字玄平，又称范东阳，撰有《范东阳方》（又名《范汪方》）一百七十卷，该书收集的民间单方、验方，疗效显著，时称神方，原书佚，其内容散见于日本《医心方》、唐代王焘《外台秘要》等书。章太炎《古方选注》手稿今藏于上海中医药大学图书馆，《章太炎全集·医论集》全部收录之。《古方选注》收古方三百余首，内有《范汪方》中十九首方剂。读《古方选注》，每被章太炎深入研究中医古籍之精神所感动。他从多种古方书中探寻秘方、验方，辑佚钩沉，嘉惠后世，足为治医者及治国学者效法、借鉴。这里抄录《古方选注》中收载的《范汪方》中的方剂，录其方名、主证，略去煎法、禁忌与方药，以便后人采录焉。

（1）《范汪》疗伤寒雪煎方。

（2）《范汪》疗天行热毒，下利赤白，久下脓血，及下部毒气，当下细虫如布丝缕大，或长四五寸，黑头锐尾，麝香丸方。

（3）《范汪》水导散，疗天行痛烦热如火，狂言妄语欲走方。

（4）《范汪》桂枝汤疗天行蛊病方。

（5）《范汪》疗留饮宿食桑耳丸方。

（6）《范汪》沃云汤，疗上气不得息卧，喉中如水鸡声，气欲绝方。

（7）《范汪》通命丸，疗心腹积聚，寒中疞痛，又心胸满，胁下急，绕脐痛方。

（8）《范汪》疗卒不得语方。

（9）《范汪》疗腰痛及积年痛者方。

（10）《范汪》疗大水肿，腹如鼓，坚如石方。

（11）《范汪》水瘕病，心下如数升油囊，㳠㳠作声，日饮三斗，不用食，但欲饮，久病则为瘕，坚有虾蟆鳖方。

（12）《范汪》疗发背及妇人发乳及肠痈木占斯散方。

（13）《范汪》内补散（一名排脓散），疗发痈疽及已溃方。

（14）《范汪》疗淋师所不能疗者方。

（15）《范汪》疗五淋方。

（16）《范汪》疗石淋方。

（17）《范汪》疗石淋又方。

（18）《范汪》疗在身白屑虚搔之，或呼作白癞方。

（19）《范汪》疗少小脑长头大，囟开不合，臂胫小，不能胜头，三岁不合，熨药方。

人们多关心章太炎是否会看病。这里回忆一则往事。1961 年笔者从北京师范大学中文系毕业，同年被录取为陆宗达的硕士研究生，学习以《说文解字》为中心的文字音韵训诂之学，陆宗达以章太炎《文始》《小学答问》《国故论衡》作为讲授重要资料。他有时把几位研究生叫到他家（玄武门外前青厂 52 号）授课，课间谈到他向章太炎问学事。黄侃曾让陆宗达到苏州面见章太炎，向章太炎请教学问。由于有这样的接触与学习，才有陆宗达这幅充满感情兼说师承的挽联。陆宗达说，章太炎给人看病，是把今人当作汉人治。这话给我留下非常深刻的印象。试看章太炎治病案例，大多按照张仲景《伤寒论》基本精神开方治病，少用时方治病，这应该就是"把今人当作汉人治"的意思吧。例如《章太炎年谱长编》卷二载，1904 年 3 月，宣判"章炳麟监禁三年，邹容监禁二年，许以羁系时日作抵，期满后不得驻上海租界"。"狱决，容、炳麟皆罚作。西人遇囚无状，容不平，又啖麦饭不饱，益愤激，内热溲膏。炳麟谓容曰：'子素不嗜声色，又未近女，今不梦寐而髓自出，宜惩忿自摄持。不者，至春当病温。'明年（1905）正月，疾果发，体温温不大热，但欲寐，又懊㤖烦冤不得卧。夜半独语骂人，比旦皆不省。炳麟知其病少阴也，念得中工进黄连阿胶鸡子黄汤，病日已矣。则告狱卒长，请自为持脉、疏汤药，弗许。请召日本医，弗许。病四十日，二月二十九日夜半卒于狱中，年二十一矣。"文中黄连阿胶鸡子黄汤即《伤寒论》卷六辨少阴病所载之方剂："少阴病，得之二三日以上，心中烦，不得卧，黄连阿胶汤主之。黄连四两、黄芩二两、芍药二两、鸡子黄二枚、阿胶三两。右五味，以水六升，先煮三物，取二升，去滓，内胶烊尽，小冷，内鸡子黄，搅令相得，温服七合，日三服。"又如，《仲氏世医记》云："民国九年（1920）春，余以中酒病胆，传为黄疸，自治得愈。逾二月，又病宿食……自知阳明少阳病也，服小柴胡汤四五剂，不应，热作即愦愦，不可奈何，间以芒硝窜之，微得下，表证不为解，乃遗力延右长至。右长视方曰：'不误。'余曰：'苟不误，何故服四五剂不效？'其小柴胡汤加减七方，汤剂最神者也，余颇为人治疾，诸病在经府表里者，服此不过二三日而愈。今为己治，乃如啖朽木又不省也。右长视方良久，曰：'此病挟热，诊脉得阳微结，何乃去黄芩加芍药？此小误也。'"这也是依仲景方稍加变化而治病的例证。章太炎多处说，对照病情，选用原方，不知化裁，是只知经方不知医经的错误治则："按病检方，而不察起病之本，是亦徒知经方，不知医经者。诚用其术，惧不可以应变。"(《医术平议》)中医学是在中医理论指导下，在长期历练、不断临床中发展起来的实践科学，在那个时代，章太炎不可能有充足时间投入临床，这可能是"把今人当汉人治"说法产生的原因。

章太炎治病所据之方，主要是《伤寒论》方剂，时奏大效。据方加减，一是加减药味，一是加减药量。就加减药味言，他曾请教名医（如仲右长），并且有理论之阐述。1935年秋章太炎在苏州国医学校作报告，讲稿今存，讲稿指出："余谓研究《伤寒论》，先须明其大意，不必逐条强解，死于句下。……要之，读《伤寒论》之法，贵乎明其大体。若陈修园之随句敷衍，强为解释，甚至误认伤寒自太阳病起，至厥阴病止，只是一种病之传变。如是死于句下，何能运用仲景之法，以治变化无穷之病乎？"关于"知其大意""不死句下"，章太炎举两例说明。第一，太阳病内容庞杂，应分三章："仲景《伤寒论》一书，包含甚广。惟太阳篇太无系统，使人读之，有望洋之叹。余意欲将本篇分三章，以桂枝、麻黄、栀豉、白虎、调味承气证为一章；小柴胡、泻心汤、抵当汤、桃核承气证为一章；其馀又为一章。如是分章，较易明瞭。"第二，《伤寒论》有误则需改之。他说："惟近世坊间流行之《伤寒论》，误将厥利呕哕列入厥阴篇中，殊失仲景立论之本旨。其实厥阴篇中，仅首条提纲及各条上著有'厥阴病'三字者，乃为厥阴病之本病。其馀厥利呕哕诸条，当照《金匮玉函经》与霍乱、劳复、阴阳易等另列一篇，庶几无误。盖凡读《伤寒论》之方法，贵乎得其大体，固不必拘泥于文句也。"

按，章太炎所说极是。《金匮玉函经》将厥阴病与厥利呕哕分为两节，合为一节始于北宋校正医书局。宋本《伤寒论》卷六《辨厥阴病脉证并治》题目下有林亿、孙奇等所加小注"厥利呕哕附"，意指厥利呕哕原为独立一节，现附于厥阴篇。

对于张仲景方剂药量之加减，章太炎尤为重视。业内人士皆知，药量加减，关乎疗效，为医家不传之秘。为了加减准确，必须确知汉代药量与当今药量之对应关系。章太炎不但自己进行古今药量对比实验，而且写文章探讨，如《章太炎全集·医论集》之《体积与重量之比例说》《伤寒论若干方重量与水之折合》《米与水之重量体积比例说》《论汤剂重轻之理》《古汤剂水药重量比例说》《论宋人煮散之得失》。

这些见诸文字记载的史料显示，章太炎治病有法有则，有理论，有治验，他不是食古不化、泥古守旧，惟因将主要时间精力投诸革命与经学研究，看病仅为绪余，故给人留下"把今人当汉人治"的印象。

（三）章太炎再传弟子孙世扬的医学成就

章太炎门下有不少有成就的名医，如恽铁樵（见《章太炎全集·医论集》之《与恽铁樵书》及《〈伤寒论辑义按〉序》）、徐衡之（见《章太炎全集·医论集》之《论医笔记》）、章次公（见《章太炎全集·医论集》之《上宗人太炎先生论王朴庄所说"古方两数说"按》）、余云岫（见《章太炎全集·医论集》之《与余云岫论脾脏书》《致余云岫信》）、陆渊雷（见《章太炎全集·医论集》之《伤寒今释序》）、陈存仁（见《〈中国药学大辞典〉序》）等。他们得到的是章太炎的学术思想和学术精神。

章太炎再传弟子中有一位与他过从甚密、一起研究整理《伤寒论》的青年弟子，鲜为大家所知，此人名孙世扬。孙世扬（1892—1947），字鹰若，浙江宁海人，拜黄侃为师。张舜徽《清人文集别录》下册《太炎文录初编》说："其再传弟子孙世扬。"章太炎文集中几次提到孙世扬。《章太炎全集·医论集》之《论霍乱证治》云："海宁孙世扬曰：'霍乱有里寒外热者，断无头痛、发热、身疼与吐利齐作之事，即使有之，则是时行感冒而致吐利，本与霍乱异病，仲景不应混之。'"又云："顷与弟子孙世扬详较篇文义，乃知发热、头痛、身疼，皆在利止以后。"。

章太炎逝世，各界敬呈挽联。孙世扬挽联云：

> 雅志在春秋九域腥膻公绝笔
> 大名垂宇宙十年覆帱我何从

孙世扬追随章太炎大约有十年光景。据现存材料，他在医学方面的成就主要有三。

1. 记录《蓟汉大师论生命》

这是章太炎的一篇讲话稿，由孙世扬记录。孙世扬在题目下注明："小门人孙世扬录。"所谓"小门人"者，谓章太炎是太老师也。孙世扬记录的章太炎讲话稿不止此一篇，而医学讲话稿则此一见，此文见于《制言》半月刊第28 期，刊首说明："整理先师遗著，由金毓黼、殷孟伦、潘重规、黄焯、童第德、孙世扬、钟歆龙、沐勋、朱羲冑、徐复分别工作，推定金毓黼总持其事。"半月刊有如下启事：

> 征求太炎先生著述佚目启事
>
> 同人等前编次《太炎先生著书目录初稿》，自知仓促，挂漏滋多，顷正从事搜集佚目，更编续稿。惟闻见未浃，尚望环海学人及同门诸君，凡见有先生著述未经刊入初稿者，务请录目惠示，俾得补刊，无任盼祷！
>
> 潘承弼　沈延国　朱学浩
> 徐　复　仝　启

从说明及启事可知，《蓟汉大师论生命》是孙世扬记录后收藏的，看来他是一位细心人。

2. 评陈邦贤《中国医学史》

陈邦贤（1889—1976），字冶愚，自号红杏老人，江苏镇江人，师从丁福保（1873—1950）学医，著有《中国医学史》，该书1919年初版，收入《中国文化史丛书》，1937年商务印书馆再版。该书序云："作者曾于民国八年著有《中国医学史》，颇引起中外人士注意。如美国杜威博士，朝鲜连山医学研究所……日本富士川游、市井瓒、内藤虎、廖温存诸博士，均颇重视此籍。国内外各大图书馆均藏有此书。"孙世扬对比初刻、再刻而评之，对再版删落"中国医事年表"（旧本第十一章列出此表，颇便于检阅）、"历代太医院职官表"颇感遗憾。孙世扬主要评论以下八事。①再版医史分期不若初刻合理。初刻分历代医学为十期，即太古、周秦、两汉、两晋至隋、唐、宋、金元、明、清、民国，谓"颇合于旧医源流，今本则以两汉至金元统称中古医学，以明清合为近世医学，中古复分为四期，合宋金元而居其一，颇嫌非类"。②北宋理学不可谓绝对阻滞医学之进步。③金元四大家之分与时代特征、饮食习惯有密切关系，"为知人论世之言，不可易也"。④初刻论清代医家分为七派，并各加考语："如于喻嘉言之率臆改编古籍者，谓之'崇正黜邪'；于柯韵伯之释《伤寒论》而变乱六经次序者，谓之'去伪存诚'；于叶天士之创立温热治法者，谓之'援古证今'，皆不切当。诸般考语，皆当削去。"孙世扬之说是也。⑤黄坤载悬解古籍，轻诋前贤，可谓小人而无忌惮者，不足列于医林。⑥考证古代医籍，详《本草》《素问》《难经》，不列《灵枢》《太素》，是为失考。原文云："本书考证古代医籍，详于《本草》《素问》

《难经》，而不及《灵枢》，疑为王冰假托（此杭大宗说）。按《灵枢》之名，虽始于王氏，然其书即张仲景、王叔和所称曰《九卷》者。皇甫谧又谓之《针经》，不当疑为晚出之书。宋元祐八年诏颁高丽所献《黄帝针经》于天下，南宋史崧作音释。然则《灵枢》即使是伪书，亦当列入中古书目。又隋杨上善撰《太素》三十卷，《旧唐志》已著录，今有浙西村舍刻本，而本书亦未列其目。"⑦不辨《伤寒论》《辨伤寒》为一书二名者，不辨《金匮要略》《金匮玉函经》为两书竟混而一之。⑧将日本医书之输入归功于丁福保一人，虽出于师生之谊，实有阿好之嫌。"至于佛学丛书、文学丛书、进德丛书以及《说文诂林》更不与医学相关，亦复牵连悉数，繁而不杀，斯无谓矣！"

孙世扬评文结语有两点当注意。①"综观此书，考据间有不确，详略亦有失当，然其大体完具，征引广博，在今日医林，固是宏著。"②中西医对比失当。孙世扬曰："唯陈君、丁仲祜之徒，宜其习于西医，故尚论古人，往往援西法以相比附，然旧医之能事，在审病形以知病能，西医之能事，在究形法而定病所，二家理论之殊途，治疗之异致，大抵皆由于此。今以西法为绳墨，而论旧术，则所见为精粗美恶者，或几乎相反矣！"按，中西医学理论大异，以西医理论为衡量中医标准，则所见皆非。"旧医之能事，在审病形以知病能，西医之能事，在究形法而定病所"之观点，得自其太老师章太炎。

3. 《〈伤寒论〉字诂》《〈金匮要略〉字诂》全文

《伤寒论》语言向称奥雅。"奥"，不仅指深奥，而且指某些字词古今意义不同；"雅"，不仅指文雅，而且指简洁。不明《伤寒论》语言特点，难免隔靴搔痒，似懂非懂。

古今学者早已注意及此。成无己固以阐述医理独步古今，然亦关注字词训诂。日本森立之《伤寒论考注》、山田正珍《伤寒论集成》、伊藤子德《伤寒论文字考》、山田业广《伤寒论释词》及《伤寒论私考》诸书皆以释诂为重点。中国《伤寒论》训诂之作罕见，医家以为此乃末节，不屑为也。20世纪章太炎再传弟子孙世扬撰《〈伤寒论〉字诂》《〈金匮要略〉字诂》两文，此二文载于1937年《制言》杂志第37、38期，今已罕见。《章太炎全集·与恽铁樵书》云："顷与弟子孙世扬详较霍乱篇文义，乃知发热、头痛、身疼，皆在利止以后。"按，孙世扬是黄侃弟子，章太炎再传弟子。张舜徽《清人文集别录·章太炎文录》云："其再传弟子孙世扬。"孙世扬，浙江海宁人，生于1892年，卒于1947年，文人而学医者，其治学重点是古典医籍的文字音韵训诂研究。章次公通过孙世扬介绍拜章太炎为师学习《伤寒论》。1936年

11 月《苏州国医杂志》刊登的章次公《章太炎先生之医学》一文说："因海宁孙世扬先生之介，执贽门下。"

章太炎与再传弟子孙世扬整理《伤寒论》所据底本为恽铁樵改造的日本安政本《伤寒论》，当时《伤寒论》白文本仅有日本安政本《伤寒论》，该书有日文返点符号，恽铁樵将返点符号抹掉，照相出版，称赵开美本《伤寒论》，章太炎写文称颂之，此文名《〈伤寒论〉单论本题辞》，于 1924 年 2 月刊于《华国月刊》第 1 卷第 6 期，后被多家报刊转载，今收于《章太炎全集》。日本安政本《伤寒论》所据底本为赵开美翻刻本之坊刻盗版本，有讹字，安政本《伤寒论》照摹误字，又增加新的误字，而且出现几处墨丁，删掉赵开美序，以丹波元坚序代之，删掉《伤寒论后序》。日本安政本《伤寒论》虽非赵开美本原刻，但在赵开美本刊行之前，是中日两国中医师学习《伤寒论》的唯一白文本著作，具有重要价值。1991 年北京中医药大学刘渡舟教授校注的《伤寒论》，以赵开美修刻本——改正初刻本误字之本为底本而校注的，国人第一次见到赵开美本真面。笔者《〈伤寒论〉文献新考》、《影印日本安政本〈伤寒论〉考证》（2015 年，学苑出版社出版）对安政本《伤寒论》有详考。

孙世扬承学章、黄，深得乾嘉章、黄义法，两篇字诂不仅对理解《伤寒论》《金匮要略》疑难字词颇有启发，其释诂方法亦足以启迪后学。他对《伤寒论·平脉法》"翕奄沉名曰滑"条、《伤寒论·辨厥阴病脉证并治》之"恐为除中"条的分析，显示了训诂之正法与重要性，对《伤寒论·平脉法》之古韵及《金匮要略》妇人篇"妇人之病因虚"一节之古韵的解释，颇具开创启示意义。指出《伤寒论》《金匮要略》有押古韵之段落，孙世扬之"字诂"是第一次。他的两篇字诂，文化开启之意义，大于具体解释之意义。1936 年《制言》杂志第 27 期载《菿汉大师语录》，该语录由孙世扬记录，这说明孙世扬与章太炎关系密切。"菿汉大师"指章太炎。

章太炎自己说，他最得意的成就是中医学方面的成就。他精于《伤寒论》，不但撰有大量研究《伤寒论》的论文，而且能用《伤寒论》的方剂治病，且效果很好，至今还有他的处方存世。他不是临床家，有人说他医疗水平不高，只知用汉代人的方剂治当世人疾病。虽然有些人对于章太炎的临床成绩评价不高，但是很少有人能够指出章太炎在中医文献研究方面的错误。他研究《伤寒论》有独到的方法，说："吾愿世之治《伤寒论》者，不蕲于为博士，而蕲于为铃医。大义既憭，次当谙诵《论》文，反复不厌，久之旁皇周浃，渐于胸次，每遇一病，不烦穷思而用之自合。治效苟著，虽樵采于山泽，卖药于市间，其道自尊。然则渔父可以傲上圣，漉盐之氓可以抗大儒矣，岂在中西辩论之间也？"这段文字，见于《〈伤寒论辑义按〉序》，原载于恽铁樵《伤寒论辑义按》，撰于1928年，距今近百年了，仍然具有生命力，给人以极大启发。仁人之言，其利博矣。

孙世扬的两篇字诂是八十余年前的文章，今天读来，仍然感到其有巨大的生命力，这与其中浸润着章太炎的学术智慧密不可分。

两篇字诂曾被全文收入《蓝泉谭丛》第二辑。为振兴中医事业，中华中医药学会为全国医古文研究会的六位教授成立了六个学术传承班，笔者主持的学术传承班面授国学和中医文献学，办内部刊物——《蓝泉谭丛》，该刊已出版两辑，每辑印刷五十本，考虑到这两篇字诂具有解疑释难的实用意义，于是将全文收录于第二辑《蓝泉谭丛》。笔者将《〈伤寒论〉字诂》《〈金匮要略〉字诂》全文照录，以保存难得之文献焉。

（1）《〈伤寒论〉字诂》原文。

1）《辨脉篇》：灑淅恶寒。

"灑"通作"洒"。双声言之，则《素问·调经论》云："洒淅起于毫毛。"重言之，则《金匮要略》云："洒洒然毛耸。"《本论》云："淅淅恶风。"单言之，则《风论》云："腠理开则洒然寒。"皆是。

2）又，脉瞥瞥如羹上肥。

"瞥"当作"瀺"。《文选·秋兴赋》注云："瀺瀺，游貌。"叠韵言之曰"瀺洌"。《琴赋》注云："水波浪貌。"

3）又，厥厥动摇。

《说文》："厥，发石也。"《脉经》云："掌上相击，坚如弹石。"（笔者按，厥厥，弹石动貌。弹石，园石也。）

4）又，四肢漐习。《本论》：漐漐汗出、濈然汗出。

《说文》："濈，和也。"微汗濈然，故为病解。漐习叠韵言之，漐漐重言之，一也。《说文》作"潗湆"，潗也。云："湆，雨下也。"《广雅》作"霅"，"霅，雨也。汗出如雨如霅"，故为病证。成注"漐习"为震动，若搐搦手足时时引缩，此泥于肝绝而为之说，不知厥阴之绝，未有不见少阴四逆亡阳证者。

5) 噫、饐、哕、呕、吐、唾。

《说文》："唾，口液也。""吐，写也。"此皆以出口言。故《本论》"吐脓血"与"唾脓血"互称，亦犹"清脓血"与"便脓血"互称耳。"呕"以胸喉言，故呕吐并举。又云："干呕吐涎沫。""噫，饱出息也。"故云："干噫食臭。""哕，气牾也。"故云"胃中虚冷"，攻其热，必哕。后世方书谓之呃逆。饐即噎，"饭窒也"。噎可致呃逆，大笑亦可致呃逆。此皆不为病证。其因于寒或因于食积或因于燥者，哕而不休，乃为病证。叔和以脉辨饐与哕，盖未谛。俗医以呃逆为噫气，而用旋覆代赭汤治之，大误。

6)《辨脉篇》：口烂食龂。

食，读若《春秋经》"日有食之"。本字作"饀"。

7) 又，客气内入，嚏而出之。

按，《素问·阴阳类论》云："先至为主，后至为客。"故《本论》以外感所传变者为邪气。如云"腠理开，邪气因入"，又云"胃中有邪气"，是也。以误发汗吐下而血气反应者为客气。如云"胃中空虚，客气动膈"，是也。此云"客气内入，嚏而出之"者，正当《本论》所称邪气。《金匮要略》云"客气邪风，中人多死"，则与此同意。

8) 又，声嗢咽塞。

《说文》："嗢，咽也。"段注云："咽，当作'噎'。骸，咽中不利也。与'嗢'音义同。"

9) 又，脐筑湫痛。

按，《霍乱篇》云："脐上筑者，肾气动也。"此即《太阳篇》"脐下悸，欲作奔豚"之类。《说文》："筑，捣也。"《诗·小雅·弁》："惄焉如捣。"《传》云："捣，心疾也。"颜师古云："捣，筑也。心疾曰捣，脐痛曰筑。"其为状同尔。"湫痛者"，《左传》云"壅闭湫底，血气壅闭"，湫底则痛，凡痛皆然。

10) 舌上胎。

"胎"当作"菭"。《说文》："菭，水衣也。"字亦作"苔"。

11)《平脉篇》韵。

乘、躬；中、通、容、洪、同；常、长、亡、昂、纲、明；源、关、铨、弦、分、旋、环、焉、千、坚、烦、缘、端、然、奸、看、神、人。

12）又，翕奄沉名曰滑。

《说文》："翕，起也。""沉，没也。"《方言》："奄，遽也。"此言脉遽起遽没，往来流利，是之谓滑。

13）又，肌肉紧薄鲜鞭。

《广雅》："薄，附也。"

14）又，肌肉甲错。

"甲错"即《易·象》"甲坼"也。《金匮要略》则云："肌若鱼鳞。"

15）《伤寒例》：翕习之荣。

《论语》："翕如也。"皇疏："习也。"《文选·鹪鹩赋》注："翕习，盛貌。"

16）《太阳篇》：啬啬恶寒、淅淅恶风、翕翕发热。

《大戴记·少间注》云："啬，收也。"《白虎通》云："瑟者，啬也。"今谚称"冷瑟瑟"。"淅淅"犹洒洒也。"翕"，《方言》云："炽也，炙也。"字亦作"熻"，双声言之，则《甘泉赋》作"翕赫"，《琴赋》作"翕虒"。

17）《太阳篇》：项背强几几。

成注："几几音殊殊，伸颈之貌。"馀杭章公云："当读若《诗·狼跋》'赤舄几几'。"按，《说文》引《诗》作"赤舄掔掔"。段注云："掔之言紧也。"

18）又，面色缘缘正赤。

按，"缘缘"，叠韵言之，则《庄子·渔父》作"延缘"；双声言之，则《广韵》作"夤缘"。"正"读若《论语》"正唯弟子不能学"，字亦作"政"。此言面色夤缘，边际都赤。章公云"巾车夏篆"，故书"篆"为"缘"。郑司农云："夏，赤也。""缘，缘色。"盖汉时有"缘色"之语。

19）懊恼。

《广韵》作"懊憹"。"憹"从"嚻"，"恼"从"农"，"农"与"嚻"同从"囟"，盖"囟"亦可读若"嚻"，故"农"以为声，而"恼"又读乃老切。

20）《太阳篇》：大便已，头卓然而痛。

《论语》"如有所立卓尔然"，"卓"有"立"义，故今谚称"几卓"。"大便已，头卓然而痛者"，起则头痛，卧则不必痛也。章公云："卓，高也。"谓痛在巅顶。

21）柴胡加芒硝汤，半夏二十铢。

杭县冯仲彬云："小柴胡汤用半夏半升，而此汤以小柴胡三分之一加芒硝二两，其中半夏用二十铢，可证半夏半升为六十铢，一升为五两。《千金方》云：'半夏一升，洗毕秤五两为正。'"

22）《太阳篇》：心下温温欲吐。《少阴篇》：心中温温欲吐，复不能吐。

《千金翼》引《少阴篇》文作"愠愠"。"温温""愠愠"皆《易·系》缊缊也。《说文》引《易》作"壹壹"，释之曰不得泄也。欲欲不吐是为壹壹。章公云："'温'与'嗢''歇'二字音并通。"笑曰嗢噱，在口为噱，在喉为嗢。歇者，咽中息不利也。

23）客热。

此与客气词例同。伤寒发热，由于胜复者，但谓之热，先至为主也。其在误治之后者，谓之客热。后至为客也。

24）《阳明篇》：奄然发狂。

"奄然"读若《说文》引《公羊传》"觌然公子阳生"，《吴都赋》作"奄欻"，《长笛赋》作"奄忽"，皆双声言之。

25）又，面合色赤。

按，下文："口不仁而垢。"林亿校正云："又作'枯'。一作'向经'。"盖古本"垢"省作"后"，后人不解，以意改之，此条亦本作"面后"而形近误作"面合"，如"謑诟"，《墨子·节葬》作"奚吾"，此以"謑"省作"奚"，"诟"省作"后"，乃以形近误作"吾"，可为旁证。

26）又，实则谵语，虚则郑声，郑声者，重语也。

"谵"，《素问》作"谵"，即"詹"之后出字。《论语》两言"郑声"。邢疏、皇疏并引《乐记》为说。然《乐记》于郑、宋、卫、齐四国之音皆讥，而孔子单称郑声，宜其有别。当据此以重语解之。

27）又，转失气。

成注："转气下失。"章公云："失气由于肠痛，见《风俗通》。

又宋人有《失气赋》，并可证作'转矢气'者误。"

28）又，胃中必有燥屎五六枚。有燥屎在胃中。

"屎"，《说文》作"菌"，《左传》《史记》借"矢"为之。恽先生曰："燥屎当结于肠间，而《本论》云'在胃中'者，以伤寒系在足经故也。其为病由胃及肠，故但言胃，不言肠也。"

29）《少阴篇》：下利清谷、下利清水。

"清"亦作"圊"，本作"瀞"。

30）《厥阴篇》：今反能食者，恐为除中。

按，《尔雅·释草》："蕳，荟中。"郭注："言其中空。""荟""除"声同，竹中空曰"荟中"，腹中空曰"除中"。

31）又，食以索饼。

按，束皙《饼赋》谓之"汤饼"，范汪《祀制》谓之"水饮饼"并见《初学记》引。合之扯面、切面是也。

(2)《〈金匮要略〉字诂》原文。

1）《藏府篇》：导引吐纳针灸膏摩。

按，"导引"即《扁鹊传》之"挢引案扤音玩"。《索引》以为按摩是也。"膏摩"即《扁鹊传》之"毒熨"，如今炀药之比。《医宗金鉴》以"膏摩"为按摩，误也。本书有摩散，《千金方》有摩膏，皆属膏摩。

2）又，腠者，是三焦通会元真之处，为血气所注；理者，是皮肤藏府之文理也。

元者，气之始。元真即《素问》所谓真气。真气者，经气也。武进恽先生云："肌肉各有薄膜裹之，其凑合也，薄膜相切，必有蠰隙，荣气于是乎流行。"以蠰隙言，谓之溪谷；以荣行言，谓之经气。皮肤藏府之相傅着，亦各有蠰隙，亦为荣气之道路。通言之，曰三焦；局言之，曰募原。关节之相入，亦有蠰隙，亦为荣气之道路，则谓之四肢八溪。文理犹分理也。

3）又，厥阳独行。

厥，《说文》作"瘚"，屰气也。《伤寒论》云："阴阳气不相顺接，便为厥。"是故六经有厥阴。此又云"厥阳"，其实一也。

4）又，檗饪之邪。

"檠"为"穀"字传写之误。《五藏篇》"檠气"，《千金》引作"穀气"。《腹满篇》《黄疸篇》及《伤寒论》皆云"穀气"。

5）又，风中于前，寒中于暮。

按，"前"当作"俞"。"暮"当作"募"。皆传写之误。"募"谓募原之间，"俞"谓五藏背俞也。中俞者，所谓伤卫也。中募者，所谓伤荣也。

6）《痓湿篇》：刚痓、柔痓一作"痉"。

成注《伤寒论》"痓"当作"痉"，传写之误。恽先生云："刚痓、柔痓以神经张弛为辨。"

7）又，其脉如蛇一云"其脉浛浛"。

《脉经》作"其脉浛浛如蛇"。按，"浛"读若"涵泳"之"涵"。《五藏篇》云："曲如蛇行。"

8）又，丹田有热，胸上有寒。

按，此湿温证淋巴吸收不健则渴不能饮，是之谓胸上有寒；血脉不足于水，则口燥烦，是之谓丹田有热。丹田者，动脉、静脉交会之枢也。丹波元简云"'寒''热'字当互易"，大误。

9）《百合篇》：声喝一作"嗄"。

《论衡·气寿》云："嘶喝湿下。""嘶"，《说文》作"癪"，散声；又作"謷"，悲声。嗄，所嫁切，即嘶之声转，今江浙读如沙。

10）《虐病篇》：牡虐。

《外台秘要》引作"牝虐"。

11）《中风篇》：汗出入水中，如水伤心。

按，《水气篇》云："汗出入水中浴，水从汗孔入。"可知此"如"字乃"浴"字之误。

12）又，四属断绝。

林亿注《平脉法》云："四属者，谓皮肉脂髓。"此承上文荣、卫、三焦而言，若解作四肢，则于病理不合。

13）《肺痿篇》：口中辟辟燥。

辟辟，口中燥相著也。《庄子·田子方》："口辟焉而不能言。"

14）《胸痹篇》：胁下逆抢心。

《伤寒论》云："气上撞心。""抢"与"撞"音义并近。

15）《腹满篇》：白津出。

《千金》《外台》并作"自汗出"。按，《淮南·修务训》亦云"白汗"。"白汗"即《素问》之魄汗。"魄"读若旁魄。

16)《五藏篇》：身运而重。

"运"读若"眩晕"之"晕"。如"月晕"亦作"月运"，是。

17) 又，浮之大坚，按之如覆杯，漯漯状如摇。

按，此当从林亿校《脉经》作"浮之大缓，按之中如覆杯，黐黐状如炙肉"。"漯"本作"絜"《千金方》引作"絜"，与"黐"形近而误。"摇"与"炙肉"亦形近而误。"如覆杯"谓动脉之形。"黐黐状如炙肉"，谓脉来之势。

18)《痰饮篇》：沥沥有声。

巢氏《病源》引作"漉漉"。按，"漉""沥"声义并通。

19) 又，支饮。

支犹拒也。支满、支结、支痛皆同义。

20) 又，目泣自出。

吴县汪旭初先生云，"泣"古"泪"字。

21)《水气篇》：水不沾流。

"沾"读若沾洽。《素问·经脉别论》云"水精四布，五经并行"，是沾流之义。

22) 又，气击不去。

按，下文"当先攻击冲气令止"，可知此处"击"字不误。"气击"者，谓气为下药所击也。徐本改作"繫"，魏本改作"气急"，并非是。

23) 又，气分血分。

"分"读若名分之分。《尹文子》曰："名宜属彼，分宜属我。"

24) 又，四肢聂聂动者。

《说文》："枫，厚叶弱枝，善摇，一名欇欇"。聂聂即欇欇之省。

25)《黄疸篇》：靖言了。

《脉经》《千金方》并作"靖言了了"。《外台》"靖"作"静"。按，"靖言"即《公羊传》之"靖言"也。此明其无热不谵语。金□改作"蠹言"，大误。

26)《妇人篇》妇人之病因虚节韵。

年、坚、涎"涎"字当在"唾"字下、分、疝、连、元、鳞、身、匀、寒、烦、癫、嚏、神、寒、端、弦、安、源、然。［笔者按，此论《金匮要略》古韵也。《伤寒论》《金匮要略》押韵句段很少，《金匮要略》尤少。谨将此段押韵之文全引如下，在韵脚处标以古韵部，外加括号，并据韵考证此段之写作时代。"妇人之病，因虚、积冷、结气，为诸经水断绝，至有历年（元），血寒积结胞门，寒伤经络，凝坚在上，呕吐涎唾，久成肺痈。形体损分（文），在中盘结，绕脐寒疝（元）。或两胁疼痛，与藏相连（元）；或结热中，痛在关元（元）。脉数无疮，肌若鱼鳞（真），时着男子，非止女身（真）。在下未多，经候不匀（真）。冷阴掣痛，少腹恶寒（元）。或引腰脊，下根气街，气冲急痛，膝胫疼烦（元），奄忽眩冒，状如厥癫（真），或有忧惨，悲伤多嚏（真），此皆带下，非有鬼神（真），久则羸瘦，脉虚多寒（元）。三十六病，千变万端（元），审脉阴阳，虚实紧弦（真），行其针药，治危得安（元），其虽同病，脉各异源（元）。子当辨记，勿谓不然（元）。"这是一段典型的真、文、元三个古韵部合韵的文章。段玉裁在《六书音韵表》里明确地说，真、文、元合韵是汉代文章的特点，此可以证明这段文章是汉代的文章。］

27）形体损分。

《素问·五常政大论》"分溃痈肿"注："分，裂也。"此论肺痈，故云。

28）又，在下未多。

"未"当作"沫"，莫割切。谓白物也。凡经水不利，必下白物。

29）《杂疗篇》：石寒食散方。

按，《千金翼》引此方有人参一两。沈存中云，乳石之忌参、术，触者多死。至于五石散，则皆用参、术，此古人处方之妙。然今见服钟乳而犯苍术、白术者，必头眩。

六、章太炎的医经训诂

章太炎读经史及医学典籍很重视训诂。《制言》第 25 期收录的诸祖耿《记本师章公自述治学之功夫及志向》说："年十六，当应县试，病未往，任意浏览《史》《汉》。既卒业，知不明训诂，不能治《史》《汉》，乃取《说文解字》段氏注读之。适《尔雅》郝氏《义疏》初刻成，求得之。二书既遍，已十八岁。读《十三经注疏》，闇记尚不觉苦。毕，读《经义述闻》，始知运用《尔雅》《说文》以说经，时时改文立训，自觉非当。复读学海堂南菁书院两《经解》皆遍。二十岁，在馀杭，谈论每过侪辈。忖路径近曲园先生，乃入诂经精舍。"关于医经之训诂，章太炎亦多言之。《致钱玄同论医书》云："医师多不明训诂文字，柯（韵伯）、徐（忠可）之说，亦往往有可笑者，所谓瑾瑜匿瑕，无足深责。"《〈伤寒论辑义按〉序》又云："东土训诂独详。"日本丹波元简《伤寒论辑义》详于训诂，恽铁樵加以按语，成《伤寒论辑义按》，章太炎序之。《论痉》一文批评曰："成氏以鸟飞几几之字当之，误矣！"但章太炎未为医经训诂专辑。今从《章太炎全集·医论集》《小学答问》《新方言》诸书中得医经训诂若干字如下。读这些文字训诂，宜得其方法要领。章太炎避难日本时，"日披大徐《说文》，久之，觉段、桂、王、朱见俱未谛，适钱夏、黄侃、汪东辈相聚问学，遂成《小学答问》一卷"。

（一）臑

《小学答问》曰：

> 问曰：《说文》"臑，臂羊矢也"，说者不得其训，或欲改为羊豕臂，或欲改为臂美肉，恐亦无当。不审羊矢何解？答曰：《甲乙经》云："阴廉在羊矢下。"《素问·三部九候论》注："肝脉在毛际外羊矢下一寸半陷中五里之分，卧而取之。"是股内廉近阴处曰羊矢，为汉晋人常语，移以言臂内廉，则曰臂羊矢矣。诸家纷纷改字，由平日疏于医经耳。

《制言》第25期所收诸祖耿《记本师章公自述治学之功夫及志向》一文亦载此说。

按，《素问·三部九候论》云"下部天，足厥阴也"，王冰注："谓肝脉也，在毛际外羊矢下一寸半陷中五里之分，卧而取之，动应于手也。"羊矢可卧取，有质感，其动应手。《针灸甲乙经》有两处言及羊矢。

《针灸甲乙经》卷三第三十一文末云："阴廉，在羊矢下，去气冲二寸动脉中，刺入八分，灸三壮。"

《针灸甲乙经》卷十二第十云："妇人绝产，若未曾生产，阴廉主之，刺入八分，羊矢下一寸是也。"

"羊矢"有具体形象，抚之有质感，"按之隐指坚然"。

字书"臑"之训释各异。《故训汇纂》云：

(1) 臑，臂羊矢也。《说文·肉部》。

(2) (臑)，盖骨形象羊矢，因名之也。《说文·肉部》徐锴系传。

(3) (臑)，此谓臂中小骨形似羊菌(即"屎")者，每食猪肘，多有此骨。《说文·肉部》桂馥义证。

(4) 臑，臂。羊豕曰臑。《说文解字注·肉部》。

(5) (臑)，臂上也。羊豕曰臑，在人曰肱。《说文·肉部》朱骏声通训定声。

《古汉语常用字字典》："臑，牲畜的前肢。"

综上所释，当以章太炎"股内廉近阴处曰羊矢……移以言臂内廉，则曰臂羊矢"为得。

章太炎此解得自幽禁于龙泉寺时，他苦读诸书，精密思考，而知"臂羊矢"之"羊矢"是借用股内廉近阴处之羊矢。《故训汇纂》当收章太炎此解。

（二）病能

《黄帝内经·风论》："愿闻其诊及其病能。""病能"即病态也。凡诸形状皆谓之态，亦谓之能。苏州问何如曰"那能"。"那"即"若"字，"能"即"态"字，犹通语言"怎么样矣"。

（三）潐

章太炎曰："焦者，潐也，谓小水也。"其谓三焦之"焦"通"潐"。《论三焦即淋巴腺》云：

《八十一难》以为原气之别使，所止辄为原。"原"即今"源"字，谓水源也。其内连藏府者，是即内之水源也。膈上、膈下、脐下各有水源。略举位次，分而为三，所谓"上焦如雾，中焦如沤，下焦如渎"者也。其布在躯壳者，亦通言三焦。……由今验之，三焦者，自其液言，则所谓淋巴液、淋巴腺；自其液所流通之道言，则所谓淋巴管。腺云、管云，犹血液之与脉管也。……藏府间略分三部，曰如渎者，则淋巴管之象；曰如沤者，则淋巴腺凝如大豆之象；曰如雾者，则淋巴腺凝如粟米丛集成点之象。此三象者，上焦、中焦、下焦所通有，特互言以相发明耳。焦者，潐也，谓小水也。……少阳本篇以口苦、咽干、目眩为主，口苦则足少阳胆汁上泄，咽干则手少阳三焦津液不布，廉泉渐涸为之，知三焦之为淋巴腺、淋巴管，则非有名而无形。

《论三焦即淋巴腺》主旨谓三焦为淋巴腺，与传统中医理论称三焦有名无形异，欲知章太炎说之详，宜读此文。此文成于 1924 年，1957 年人民卫生出版社出版的《章太炎医论》收之。

（四）食亦

《新方言·释言第二》："《说文》：'伿，隋也。隋即惰。以豉切。'《内经》有食亦病，亦即伿字。"按，《说文解字》段玉裁注："医经解㑊之㑊亦作此字。""解㑊"又作"解㑊"，表示一种懒惰无力无神的病态，非病名。

（五）几几

《素问》有"几几"一词，王冰无注，逢疑则默也。《伤寒论》太阳篇有"几几"，成无己训为短羽鸟飞翔貌，音殊，依此读音者，至今犹然。章太炎正之，曰："太阳病本有项背强几几状。按《诗》亦写'几几'。《毛传》：'几几，绚貌。'《士冠礼注》：'绚之言拘，以为行戒，状如刀衣鼻屦在头。'然则几几者，以绚交叉屦头，故足指受拘而屦不落，项背强几几，正状其牵绊也。成氏以鸟飞几几之字当之，误矣。"章太炎训以绚义，甚是，未说其音。考《说文解字》卷十四"丞"字下云："丞，谨身有所承也。从已丞。读若《诗》云'赤舄几几'。"段玉裁注："几，今居隐切。"则"几"字读为 jǐn。

"几"无拘紧、牵绊义，本字为"掔"（qiān）。几、掔双声（几，见纽；掔，溪纽。见、溪皆属喉音，是为双声）对转（几，脂韵；掔，真韵。是为脂、真对转）。《说文解字》卷十二上："掔，固也。……读若《诗》'赤舄掔掔'。"段玉裁注："'掔掔'当依《豳风》作'几几'。《传》曰：'几几，绚貌。'掔在十二部（按，真韵），几在十五部（按，脂部），云读若者，古合音也。"古音"几"与"掔"音近，故以"几几"代"掔掔"也，《毛诗》作"赤舄几几"，三家诗作"赤舄掔掔"，是"几"之本字作"掔"也。《说文解字》云"掔，固也"，谓拘紧、不灵活也。《伤寒论》"项背强几几"谓项背拘紧不灵活，非谓短羽之鸟飞翔自如也。

（六）本云

"本云"见《伤寒论》，《黄帝内经》无。附论于此。

章太炎称"本云"含义为张仲景原本，校勘用语。《金匮玉函经》改为"本方"，今人解释为"本来说"，皆误。章太炎借此考知王叔和未窜乱张仲景《伤寒论》，见《论〈伤寒论〉原本及注家优劣》。此文是考证《伤寒论》文献演变及版本优劣的至关重要的文章，幸中医学子精读之，节引如下。

> 明赵清常所刻《伤寒论》有二：一单论本，为林亿等校定者；一论注本，即成无己所注者。单论本方下时有叔和按语大字者，叔和按语；加注者，林亿校语也，而成注本多删之。如云"疑非仲景方""疑非仲景意"者，凡得四条。芍药甘草附子汤方下云："疑非仲景方。"（笔者按，见今本第68条）黄连汤方下云："疑非仲景方。"（笔者按，见今本第173条）蜜煎方下云："疑非仲景意，已试甚良。"（笔者按，见今本第233条）小青龙汤方下云："芫花不治利，麻黄主喘，今此语反之，疑非仲景意。"（按见今本第40条）亦有明源流、较同异者，凡得七条。柴胡桂枝汤方下云："本云人参汤，作如桂枝法，加半夏、柴胡、黄芩，复如柴胡法，今用人参作半剂。"（笔者按，见今本第146条）生姜泻心汤方下云："附子泻心汤，本云加附子。半夏泻心汤、甘草泻心汤同体别名耳。生姜泻心汤，本云理中人参黄芩汤，去桂枝、术，加黄连，并泻肝法。"（笔者按，见今本第157条）大柴胡汤方下云："一方加大黄二两，若不加，恐不名大柴胡汤。"（笔者按，见今本第103条）麻黄杏子甘草石膏汤方下云："温服一升，本云黄耳杯。"（笔者按，见今本第103条）去桂加白术汤方下云："附子三枚，恐多也。虚弱家及产妇宜减服之。"（笔者按，见今本第174条）桂枝二麻黄一汤方下云："本云桂枝汤二分，麻黄汤一分，合为二升，分再服，今合为一方。"（笔者按，见今本第25条）桂枝二越婢一汤方下云："本方当裁为越婢汤、桂枝汤，合之饮一升，今合为一方，桂枝汤二分，越婢汤一分。"（笔者按，见今本第25条）其称"本云"者，是仲景原本如此。……其云"疑"者，则不敢加以臆断。此等成本多删去之，唯存芍药甘草附子汤、大柴胡汤、麻黄杏子甘草石膏汤、桂枝二越婢一汤方下四事耳。假令叔和改窜仲景真本，疑者当直削其方，有大黄无大黄者，

当以己意裁定，焉用彷徨却顾为也？叔和于真本有所改易者，唯是方名如上所举生姜泻心汤等；有所改编者，为痉湿暍一篇，其文曰："伤寒所致太阳痉湿暍三种，宜应别论，以为与伤寒相似，故此见之。"此则痉湿暍等本在太阳篇中，叔和乃别次于太阳篇外……有所出入，一皆著之明文，不于冥冥中私自更置也。可与不可诸篇，叔和自言"重集"，亦不于冥冥中私自增益也。详此诸证，即知叔和搜集仲景遗文，施以编次，其矜慎也如此，犹可以改窜诬之耶！

章太炎训释《黄帝内经》《伤寒论》字词尚多，如训释《素问·生气通天论》"风者，百病之始也。清静则肉腠闭拒，虽有大风苛毒，弗之能害也"之"苛""毒"等，不枚举。章太炎释词的最大特点是以之阐释中医理论之重大问题。如释"濡"而知三焦为淋巴腺，释"本云"而知王叔和未窜乱张仲景《伤寒论》，释"臑"而知《说文解字》"臂羊矢"之确解等，与一般仅释字词不涉医经经文者异趣。此谓文以载道者也。

七、章次公评章太炎之医学

章次公（1903—1959），名成之，号之庵。因仰慕章太炎，取次公为字，后以字行。江苏镇江人。上海中医专门学校毕业，苏州国医研究院教师，师事经方大家曹颖甫（1866—1937），经孙世扬引见，拜章太炎为师。中华人民共和国成立后，任卫生部中医顾问兼北京医院中医科主任、中国人民政治协商会议第三届全国委员会委员、中国亚洲团结委员会委员。主张"发皇古义，融汇新知"。著有《中国医学史》《诊余抄》《杂病医案》《药物学》等。1936年6月14日章太炎逝世，苏州国医学院迅速编辑《章校长太炎先生医学遗著特辑》，其卷末云："本校此次编辑《章太炎先生医学遗著》，承沈仲圭、冯超人、谢诵穆、祝怀萱诸先生热心赞助并予指导，编者感激异常，敬表谢意！惟尚有章次公先生序一篇，因来稿较迟，未及排入，只得留待下期发表。谨请章先生与读者诸君原谅是幸。"这就是《章校长太炎先生医学遗著特辑》只刊陆渊雷序、唐慎坊序、王慎轩序而无章次公序的原因。《章校长太炎先生医学遗著特辑》刊章次公讲话稿一篇，名《章太炎先生之医学》。该文章对章太炎的医学成就、医学底蕴、中医造诣、中西医疗效审辨，以及章太炎对《黄帝内经》及张仲景书之高见诸端进行了分析评述，是一篇评述章太炎医学成就的重要论文。这篇文章今已难得一见，谨全文引录如下：

成之方冠，学于上海中医专门学校，读馀杭先生所述《伤寒论略说》，韪之，以为由此而出，国医其庶几可以发皇矣。顷之，因海宁孙世扬之介，执赟门下。言医药之学，启发恳至，采获实多，而诏示成之者三事：贯习群方，用资证验，一也；上不取《灵枢》《内》《难》，下不采薛、叶诸家，以长沙为宗师，二也；兼综远西之说，以资攻错，三也。自后讲习国医诸校，疏通滞义，不违家法，要令旧术之繁乱者，返诸正则，辨虚妄，审向背怀疑之论，分析百端，有所擿发，不避上圣。阔疏者，苟欲玄虚以自文，诋成之为左道；皮相者，微识新理以傅丽，訾成之为狂耀，丛举世之诟，故于中医专校中医学院，小子鸣鼓而攻，不以为悔，益自砥砺，行我素志。武进徐衡之（1903—1968）亦以启新复古为志，创上海国学院，成之助其成，乃敦请先生为院长，发凡起例，皆经先生所手订。规模始立，医药之书，亦渐推明。医林耄士，翕然从风，遂为全国斗杓。追惟创导，所以摩荡人心者，则民族革命之导师馀杭先生，亦即国医革新之导师。成之事先生也，所闻医药者多，故论医药之学，所谓不贤者识其小也。

太炎先生，讳炳麟，字枚叔，浙江馀杭人。慕昆山顾炎武之为人，更名绛，字太炎，学者称太炎先生。少恃异族，未尝应举，故得泛滥典文，谨守朴学。所疏通证明者，在文字器数之间。遭祸系狱，始专读《瑜伽师地论》及《因明论》，以为理极不可改，而应机说法于今又适，自揣平生学术，始则转俗成真，终乃回真向俗，观其汇通，时有新意。虽兼综故籍，得之精思者多。精要之言，而皆持之有故，言之成理。不好与儒先立异，亦不欲为苟同。若《齐物论释文》《尚书拾遗》诸书，所谓一字千金矣。尝谓学术无大小，所贵在成条贯，制割大理，不过二途。一曰求是，再曰致用。下验动物植物，上至求证真如，皆求是耳。人心好真，制器在理，此则求是致用，更互相为矣。

先生于医，是以不求遍物，立其大者立其小者，语必征实，说必尽理。所疏通证明者，而皆补前人所未举。若五藏配五行，旧有两说。古文家谓脾木、肺火、心土、肝金、肾水，今文家则曰肝木、心火、脾土、肺金、肾水，各自为说，不足以核实。今医家者流，导源今文，不知其说不足据，而谬执傅会，以为神理所在，沿至数千载而不悟。徐灵胎、喻嘉言心知其非，不能发其覆。先生始斥之曰："五行之说，昔人或以为符号，久之妄言生克，遂若人之五藏，无不相孳乳，亦无不相贼害者。晚世庸医，借为口诀，则实验可以尽废，此必当改革者也。"前人不知三焦有实体，王叔和谓三焦有名无形，金一龙又称三焦有前后之别，王清任则云三焦有有形有无形之分，陈无择、袁淳甫、虞天民之流，似知三焦为实体，亦皆随意所使，以为当然耳。独先生据远西新理以证三焦，则曰："《内经》所言'上焦如雾，中焦如沤，下焦如渎'，是象其形。"又曰："三焦者，决渎之官，水道出焉，是指其用。《难经》则谓三焦有名无形，试问三焦究有物否？大概即西医之所谓淋巴腺者是。故《素问》称之曰孤府，因其各处皆有。"又谓"半表半里"者何？盖半表者，则《金匮》所谓"腠理者，是三焦通会元真之处"，"半里"者，谓其内在胸腹之中也。今解剖学中言淋巴干，左曰胸管，由下而上；右曰淋巴管，由上而下，大约所谓胸管，即是上中二焦。其淋巴管之在下者，即是下焦。且经言下焦别回肠，则系淋巴管在下者无疑。总之，三焦是腺，似属可靠，故《内经》谓为决渎之官。

有清一代，医之所致力者，厥为伤寒温热之辨，而先生不为然，曰："湿温名见《难经》，为五种伤寒之一，但言其脉阳濡而弱，阴小而急，犹未志其症状。"《脉经》卷七云："伤寒湿瘟，其人常伤于湿，因而中暍，湿瘟相抟，则发湿瘟。病苦两胫逆冷，满腹叉胸，头目痛苦，妄言，治在足太阴，不可发汗，汗出必不能言，耳聋不知所在，身青，面色变，名曰重暍。如此者，医杀之也。"然则暍病有湿，名曰湿瘟，犹温病有风，则曰风温，状亦猛烈，非泛泛似阴阳两歧者。今之所谓湿瘟者，果两胫逆冷耶？果头目痛苦耶？病发十日以内，果已妄言耶？徒以其病在夏秋，身又有汗，遂强傅以湿温之名。夫病之治疗，古今或容有异，若以病状定病名，此不能违古而妄更者。夏秋间有此寒热往来，胸膈满闷症状，初不由太阳转入少阳，则正太阳伤寒也。凡胸胁满者，病必不能离于少阳。以三焦为津液之源，邪气袭入，则津液失宣，是以胸胁苦满，其由太阳转入少阳者固然，其列在太阳病中者，实亦太阳与少阳并病尔。大抵《伤寒·太阳篇》中，寒热往来，胸胁苦满者，宜用小柴胡汤。失此不治，则见太阳本府蓄血之候。自时师误认此为湿瘟，伤寒小柴胡汤之名遂以淹没，非徒识病施治不能得要领，而所谓太阳伤寒者，亦徒有对待少阴之假名，鲜见太阳真病矣。

霍乱无有不吐利，而吐利不必皆霍乱。长夏暴注泻泻乎不可止者，其剽疾亦与霍乱相似。医者狃于所见，遂一切以霍乱命之。先生辨之曰："严用和云，吐利之证，伤寒伏暑皆有之，非独霍乱，医者当审而治之。"夫常病之吐利者，自肠胃涌泄而出，是以利必有溏粪，吐必有馀食。霍乱之吐利者，自血液抽汲而出，是以溲如米汁，而溏粪馀食鲜见，且肠胃亦不与相格拒，无腹痛状。心合于脉，脉为血府，故血被抽汲则脉脱，脉脱而心绝矣。夫以血液循环，内摄水沴，其凝聚之力甚固，何为不能相保，使如悬霤奔瀑以去哉？此土则以为寒邪直中少阴，西人则以为血中有霍乱菌。二说虽殊，要之邪并血分，心阳挠败，力不能抗则无异。

近时日人谓肠窒扶斯之肠出血，为维他命 C 之缺乏，机械性刺激是副因，而非主因，故有下血而解者，若至肠穿孔则不免也。而先生已能明之，曰："远西谓肠窒扶斯，小肠黏膜、寄生微菌，渐至生疮，故肠部多雷鸣疼痛。病经二七日，则热渐张弛，脉亦微细，谵语昏聩，有下血而愈者，亦有肠中出血穿孔以至死者，故于下药畏之如虎。如彼所言，虽于湿温之义稍异，而于太阳病之名转为真切。其云小肠生疮者，即《大论》（按，《大论》即《伤寒论》，孙思邈称《伤寒论》为《伤寒大论》）抵当汤症以太阳随经郁热在里故也。太阳随经则小肠也，阳明蓄血则回肠也。抵当汤为下血最重之剂，仲景未尝避之不用。西人治此，昔亦主下，久之谓毒在血脉，下之无效。此但知有大黄，而未知有抵当汤也。故更谓二七、三七之间，脓已化成，或自下血，若下之则血不止，肠中穿孔，故反以止血为治，而取石灰为用。石灰本为疗疮止血之剂，崔氏治之十年血利，亦取石灰一味服之，彼以治肠窒扶斯，犹此义也。血则止矣，热毒在里，无可如何，乃云听其自愈。然则肠澼邪重者，悉将以涩药止之，而听其自愈也。按，二七、三七之间，脓已成，则不可下。仲景太阳病用抵当汤者，本在初七、二七之间（阳明病用抵当汤者，七八日下后，又六七日始用之，此本无发狂之候，盖化脓迟耳），脓未成也。"先生此论，足使西医骇怪却走，要非浮夸无据者，他日果验之于病确卓不拔者，亦治肠窒扶斯一大发明也。

世多以先生善言理，治病未必效。然先生尝述，有肺痿西医称不治者，仆以钟乳补肺汤为丸疗之，有里水，西医放水至三次不愈者，以越婢加术汤疗之，皆痊愈，岂规规而求之以察，索之以辨者欤？时有廖平（1851—1932），亦以经师治方术，略法今文，读王冰《素问》八篇，以此为孔门诗易诗说，举凡《鄘》《卫》《王》《秦》《陈》五十篇、《邶》《郑》《齐》《唐》《魏》《邠》七十二篇、大小《雅》、大小《颂》及《易》之上下经十首、六首诸义，皆能贯通联合，是不通其条贯，使方术为图书符命，视先生远矣。著《猝病新论》四卷，精要之言，则在考证。若《论三焦即淋巴腺》《张仲景事状考》《古今权量考》《湿温论治》诸篇，可悬之国门。宋元以来，依违于彼是之间，局促于一曲之内，盖未尝有也。

章次公是苏州国医学院教师，时聆章太炎中医学术之讲解。此篇所讲，有些见于章太炎所撰之文（如《三焦即淋巴腺》《五行配五脏之说不可从》等），有些则为亲耳所闻和亲身感受。章次公拜章太炎为师，受到某些人士讥讽。章次公是当时名医，竟到没有医疗经验只会口说的章太炎门下当弟子，图的是什么？当时诟言丛集（"诋成之为左道""訾成之为诳耀""丛举世之诟"），次公不为所动，"不以为悔，益自砥砺，行我素志"，遵循章太炎之家法，宣扬章太炎之理论。章次公是章太炎医学之嫡传。章太炎对章次公大尽导师之责，见《致章次公信》。

次公吾宗足下：

见惠汤本氏《皇汉医学》，观其议论痛切，治疗审正，而能参以远西之说，所谓融会中西，更造新医者，唯此，亦足以当之柯、尤胜矣。

今日欲循长沙之法，此公亦一大宗师也。有志者不妨径往求学，程以四年，所费不过四五千元，而利泽可以无既。东方明星独灼，然在人头上，此机恐不可放过。

尔至其所录，治效奇中者固多，然由东方专以仲景为法，而《千金》《外台》诸方置之不谈，有时病证为仲景书所未通者，则不得不用复方。约方如囊，古有明训。仲景诸方，固有可复者，亦有断不可复者，如葛根、术附合为一方，则奇觚不中于绳矣。又有《千金》正方俯拾即是者，乃不旨以《千金》为用，而必取仲景方复合之。如所录某氏治角弓反张证，以大承气汤与乌头汤合用，治虽有效，而约方尚非合法。承气之用，主在消黄；乌头汤之用，主在乌头、麻黄、黄芪，然《千金》现有三黄汤，即麻黄、细辛、独活、黄芪、黄芩五味，心热者可加大黄，内有久寒者可加附子。释此不用，而必迂回取经，亦见其隘也。

大抵自王叔和以至孙思邈、王焘诸公，所论病理不必皆合，而方剂则皆取于积验，非独孙、王也。即宋时《和剂》《圣济》，以及许叔微、陈无择之书，其同澄处方，亦多有可取者。但令不失仲景型模，亦无屏之不录之理。金元以后，乃当别论耳。此则吾人所当推论者也。

汤本书尚有中卷，钉成后，望即交下为荷。书肃。即问起居不具。

宗人炳麟顿首 六月十七日

此信反映出章太炎对唐代孙思邈、王焘方书同样重视，不独重视张仲景书也。章太炎对方剂化裁、复方制作药味加减，独有创见，此是研究章太炎医学思想颇当留意者。

《覆刻何本〈金匮玉函经〉题辞》是一篇考证《金匮玉函经》版本源流、《金匮玉函经》与宋本《伤寒论》异同、《金匮玉函经》与孙思邈本《伤寒大论》（孙思邈称《千金翼方》卷九、卷十之《伤寒论》为《伤寒大论》）异同、张仲景医踪、佛家"四大（地、水、风、火）"与《伤寒论》关系等的重要论文。该文文字简短，内容极富，文中有一段内容是对章次公、徐衡之主持刊刻《金匮玉函经》的历史意义的评述："叔和当魏晋间，释典虽已入中国，士人鲜涉其书，知是经（按，《金匮玉函经》）非叔和所集，而为江南诸师秘爱仲景方者所别编次。六朝人多好佛，故得引是以成其《例》（按，《例》指《金匮玉函经》之《证治总例》）耳。唐时独孙思邈多取是经，宋馆阁虽尝校定，传者已稀。元明以来，不绝如线，幸有何氏得宋本，写授其人刻之，下去乾隆校《四库》时才六十馀岁，而《四库》竟未列入，盖时校录诸臣于医书最为疏略，如《伤寒论》只录成无己注本，不录治平原校，而时程永培所为购得诸书，往往弃之不采，即其比也。余前得日本覆刻陈本，惊叹不已，后十馀岁，医师徐衡之、章成之又以陈氏初印本进，距其校刻时二百六十年矣！衡之等惧其书不传，将重为镂版以行，而质于余。余观陈刻亦间有不正者，如'駃'改为'驶'，'失气'改为'矢气'，皆由不达古字、古言以意点窜，因悉为校正，其馀俗字可通者皆仍其故，并列陈、何旧序于前，以志缘起。校成，授衡之等覆刻，内为题辞云尔。"《金匮玉函经》与《伤寒论》是同体别名之书，即一书二名，但结构大异。宋本《伤寒论》经宋代校正医书局重编修改，已非张仲景原书旧观，而此后改动更甚，随己意而臆改之者，时有所见。唯《金匮玉函经》相距不远矣。惜古今医家不关注《金匮玉函经》之学习，该书在北宋时期流传已稀，南宋时期晁公武《郡斋读书志》、陈振孙《直斋书录解题》混而一之，元代马端临、明代徐镕亦不能分辨《金匮要略》《金匮玉函经》之异同，章太炎曰《金匮玉函经》"元明以来不可见"。清代初期何义门得《金匮玉函经》北宋校定本，抄录之，授医家陈世杰，陈世杰刊刻之，《金匮玉函经》文脉乃未断绝。章次公、徐衡之将陈世杰刻本进献章太炎审定，此时距陈世杰刊刻《金匮玉函经》已一百六十二年矣。章太炎深知《金匮玉函经》镂版刊行具有存亡继绝的意义，乃写此题词。章太炎考证《伤寒论》版本流传的论文有两篇，一为《覆刻何本〈金匮玉函经〉题辞》，一为《〈伤寒论〉单论本题辞》，非融会贯通《伤寒论》文献史者断不能为也。两文皆见《章太炎全集·医论集》。

本部分主旨是章太炎论《黄帝内经》，而此处牵连言及章太炎有关《伤寒论》之论述，章太炎治医之核心在《伤寒论》，《伤寒论》与《黄帝内经》有密切关联，章次公论章太炎之医学时亦一同探讨章太炎研究《黄帝内经》《伤寒论》之成就，故本部分亦言及章太炎有关《伤寒论》之论。

《金匮玉函经》是研究《伤寒论》必须校读之书，如果对二者详加校读，将会发现大量相异之处，这些不同处，正是需要深入研究之所在。章太炎《覆刻何本〈金匮玉函经〉题辞》及 1924 年写就的《〈金匮玉函经〉校录》对重要区别处皆有提示。

八、章太炎医界弟子考论

北京中医药大学医古文教研室教授杨东方及其夫人周明鉴合作写成《章太炎医界弟子考论》，此文发表于《浙江中医药大学学报》。杨东方毕业于北京师范大学中文系古典文学专业，博士研究生，来北京中医药大学任教后，以中医目录学为研究重点，写有多篇论文，此篇专论章太炎在中医界之弟子传人。这是一篇具有开创性的论文，前人少有论及。章太炎一生爱好中医，时代没有给他这个机会，但是他的文章为中医界开辟了许多有待开发的领域。

章太炎说："从来提倡学术者，但指示方向，使人不迷，开通道路，使人得入而已。转精转密，往往在其门下与夫闻风私淑之人。"（《章太炎全集·医论集·与恽铁樵书》）中医界有这些传人，说明章太炎研究中医的火种还在燃烧，其文脉有人继承。2016 年中华中医药学会为全国医古文学会六名文科教授各成立一个师带徒班，笔者指导的师带徒班于同年 6 月 20 号揭幕，杨东方拜笔者为师。笔者的师带徒班面授国学（主要是《说文解字》及上古音韵学）与《黄帝内经》《伤寒论》文献史。今将此文收入，望杨东方继承章太炎文脉，写出更为优秀的文章。

章太炎是国学大师，经史子集无不涉及。其对医学也有相当研究，曾自称"医学第一"。其观点、功绩自民国至今天，学界研究颇多。但其医界弟子，学术界较少涉及，且语焉不详。实际上，研究这些医学弟子不但对研究章氏医学思想及功绩有重要意义，对鸟瞰整个民国医界也有重要意义。

1. 章太炎弟子考

1.1 陆渊雷 陆渊雷（1894—1955），现代著名医家，上海川沙人。著《伤寒论今释》《金匮要略今释》《陆氏论医集》等。陆渊雷在《墨沈五则》中回顾了成为章氏弟子的过程："余之初见先生，乃与恽先生（铁樵）同晋谒，其时先生招恽先生诊病，恽先生以耳聋故，病家告语必由学徒笔译，谓太炎先生国学大师，恐译者不能达意，特挈余偕。其后与衡之、次公办上海国医学院，请先生为院长，相见始数。先生高年硕学，后进晋谒者皆执弟子礼。先生向人齿及余与衡之、次公等，亦视为门人。"师徒之间经常讨论医学问题，陆渊雷《太炎先生论医集序》言："每晋谒，先生辄引与论医，竟日不倦，时聆精义妙理，则退而震惊，以为中医之发明家，前无古人。"

陆氏弟子甚多，其中谢诵穆时刻高举太炎先生大旗，发扬章氏学术思想和学术方法。谢诵穆（1911—1973），浙江萧山人。著有《温病论衡》《湿温论治》等。谢氏是陆渊雷最得意的门生之一。陆渊雷《墨沈四则》言："吾门擅文笔而长考据者，得二人焉，曰谢诵穆，曰范式……阅览之博，搜讨之精，谢不知范。取其大意，弃其饾饤，范亦不如谢。"谢诵穆注意搜集太炎先生的医学著述，尝整理《太炎先生论医集》，惜未成功。陆渊雷《太炎先生论医集序》言：

"先生论医之文若干篇，及门生谢诵穆尝裒集谋梓行，请于先生，先生汰去大半，仅存若干篇，将自点定，百六遴否，遽归道山，已失原稿所在。"除了重视太炎先生医学文献的整理，谢诵穆还非常重视太炎先生学术方法的总结。谢诵穆在《中医往何处去》中谈到应该用科学的方法整理中医，而科学的方法分为两种，"一曰考据之方法"，"一曰统计之方法"。章太炎先生之《王叔和考》就是考据之方法典范，谢氏全文迻录《王叔和考》并进行了分析。

1.2 徐衡之 陆渊雷所说的衡之即徐衡之。徐衡之（1903—1968），现代著名中医，江苏省常州市人。与陆渊雷、章次公等创办上海国医学院，聘请章太炎任院长。与姚若琴合作编有《宋元明清名医类案》6卷。徐衡之多次笔录太炎先生的讲座，发表在《上海国医学院刊》上。更与章次公广泛搜集散见各报刊的文章，辑成《章太炎先生论医集》，附在所编的《宋元明清名医类案》后。

1.3 章次公 陆渊雷所说的次公即章次公。章次公（1903—1959），现代著名中医药学家，江苏镇江人。名成之，出于对太炎先生的敬仰，取"次公"为字，后以字行。著有《药物学》等。章次公拜太炎先生为师，是追随陆渊雷、徐衡之两位。章次公《陆九芝论〈临证指南·温热门〉席姓七案书后》言："追随陆渊雷、徐衡之两先生问业于馀杭章太炎先生之门，倡言中医改进。"介绍他拜师的是孙世扬，"因海宁孙世扬之介，执贽门下"。章次公除了跟徐衡之合作整理太炎先生文献外，还多次与太炎先生书信探讨医学问题，并整理成文章发表。如1929年1卷4期《中国医学月刊》，就有《上宗人太炎先生论王朴庄所说古方两数书》一文。

1.4 陈存仁 陈存仁（1908—1990），著名中医，上海老城厢人。1929年3月17日被中医界选为赴南京请愿团五人代表之一，抗议"废止中医案"。1949年赴香港行医。1990年病逝于美国。陈存仁拜太炎先生为师的目的是学习国学："我拜识章太炎先生是在民国十七年（1928）……他起初以为我是公鹤先生的一个书童，后来经我说明，日间在丁甘仁老师处助写药方，晚间从姚老师学国文，他甚为激动，自称对中医很有研究，并且也能处方，所以对我大感兴趣，认为我要习国学，何不拜他为师？我听了这话，喜出望外，立刻对他三鞠躬，改称老师。"但师徒之间经常谈论医学："章师对医学方面，亦颇勤习，他开的都是仲景古方，可是他的药方，别人拿到了不敢进服，他知道我与次公都在丁甘仁办的中医专门学校就学，他常询问某病某症，应用何种时方，我们便把时方的用药告诉他，他有时认为也有相当有意义。"陈存仁辑录有《章太炎先生医事言行》，载香港 1953 年《存仁医学丛刊》第二卷。另外，太炎先生嫡孙章念驰在《从对章太炎的评价看文坛》一文中质疑了陈存仁拜师的时间，但并没有明确否认两者的师徒关系，该文发表于《书屋》2002 年第 9 期。

1.5 张破浪　张破浪，名祉浩，号春水，以字行。江苏松江人。关于其生卒年，学术界颇有争议。周家珍编著《20 世纪中华人物名字号辞典》著录为："张祉浩（？—1936 在世）。"陈玉莹编著《中国近现代人物名号大辞典（全编增订本）》著录为"张祉浩（？—1950 在世）"，并载 1950 年张氏曾将藏书设摊自卖，故此时应在世。至于其生年，张破浪癸亥年所撰《春雨杏花楼医学笔记叙》云"处世三十二年"，则张破浪应生于 1891 年。

张破浪学医源于太炎先生的引导。章念驰《章太炎先生和医学》载："张破浪先生在他的《春雨杏花楼笔记》中说：'太炎师医学湛深，人所不知。日间破浪到师处，师谓之曰：汝愿学医，能尽心研究否？余曰：愿之。师遂告以中医藏府，西医经脉，出新著《时病新论势》（即《猝病新论》）示余。'"张破浪多次整理太炎先生的著述，中医改进研究会主办的《医学杂志》登载了其整理的多篇文献，如 1924 年第 18 期有《章太炎论脏腑经脉之要谛》，1924 年第 21 期有《肺炎病治法》等。其所著的《春雨杏花楼医学笔记》更是处处发扬其师。张破浪曾协助太炎先生办学校，《医学杂志》记载了张破浪给中医改进会的信，云："兹奉敝师太炎先生之命，创设中医学社，除面授者外，特设函授部。"附录的《中医通函教授专门学社简章》云："特由当世儒学医学大家章太炎师鉴政课本，总干斯事。恽氏铁樵国学医学遐迩知名，推为编订讲义。张氏破浪为徐杭弟子，推为事务主任。"可见这所学校完全是破浪协助太炎先生而办。太炎先生也很倚重张破浪，多次通信与他讨论医学问题。

1.6 余云岫　余云岫（1879—1954），名岩，字云岫，号百之，以字行，浙江镇海人。与前面几个弟子不同，余云岫是西医，并且是反对中医的西医。1929 年，出席南京国民政府中央卫生委员会会议，提出全面废止中医。虽然太炎先生是中医的坚定支持者，但不妨碍余氏对恩师的感情。太炎先生逝世三年后，余云岫曾在 1939 年的《制言》月刊第 53 期上发表《余杭章师逝世三周年追忆》一文，记述追随恩师的经过："余始识馀杭章先生，在日本东京，正先生讲学之时，执经入座，毕讲而退，先生固不知也。旋去东京，学医大阪，相隔千里，惟得先生《訄书》《国故论衡》等读之而已。归国后，寓上海作内科医。时师母汤夫人有疾，友人张君伯岸介余视之。余以所著《灵素商兑》，就正先生，乃知余为居东时听讲弟子也。自此得时时往谒，益得窥先生之樊篱矣。"

1.7 孙世扬　孙世扬（1892—1947），字鹰若。浙江海宁人。众弟子中，孙世扬较为独特，他先师事太炎弟子黄季刚，后受业于章太炎。因体弱多病，又师事恽铁樵，得传恽氏衣钵。曾撰《恽先生传》，载于 1935 年的《光华大学》半月刊第四卷第 5 期，亦载 1939 年的《制言》杂志第 59 期。孙世扬医术颇为高超。章氏弟子沈延国在《章太炎先生在苏州》一文中说："孙君中医之术，有回天之工。延国在上海太炎文学院任职时，患胃疾，剧痛难忍，孙君为治一方，连服二十帖，大瘥。"孙世扬与太炎先生师生情深，曾协助章太炎主编《制言》，也帮助章氏整理医学文献。太炎先生《与恽铁樵书》就言："顷与弟子孙世扬详较《霍乱篇》文义，乃知发热头痛身疼，皆在利止以后。"章氏临终前，孙氏也在床前侍奉。任启圣《章太炎先生晚年在苏州讲学始末》言："先生精于医，其门徒孙世扬亦精医术，而皆不能治。"太炎先生过世两年后，即 1938 年，孙世扬以章氏国学讲习会名义，出版了太炎先生的《猝病新论》，共载医论 38 篇。

综上所述，章太炎先生的医界弟子较多，以江浙人士为主，且均取得很大的成就。

2. 章氏弟子对其师学术思想、学术方法的继承

太炎先生的人格魅力影响着整个民国医界，尤其是他的弟子们。章次公曾言太炎先生对他三方面的影响："贯习群方、用资证验，一也；上不取《灵枢》《内》《难》，下不采薛叶诸家，以长沙为宗师，二也；兼综远西之说，以资攻错，三也。"实际上，其他弟子也受到类似影响，只是程度不同而已。

2.1 贯习群方，用资证验　医学重实践，更需经验。如何获得更多的实践机会、更多的经验？那就要多多参考别人的经验，也就是太炎先生所说的"习群方"。章氏弟子都很重视这一点，甚至连反对中医的余云岫也认为，研究中药，要广泛寻查方子。他在《科学的国产药物研究之第一步》言："除了询问现在老名医之外，最好把我国有价值旧医书的古方汇在一起，大可以寻得头绪。"在与人合作的文章《研究中药的方向和顺序》中亦言："整理方药：摘录认为有治疗作用的单味或复方，作初步统计。它的来源：①从历传中医文献，像本草、医方、医案中摘出。②有系统的分区广征民间或中医的习用成方。"

"贯习群方，用资证验"最好的方式是学习别人的医案。《宋元明清名医类案·编辑大意》引太炎先生言曰："中医之成绩，医案最著。学者欲求前人之经验心得，读医案最有线索可寻。循此专研，事半功倍。"故章氏弟子也非常重视医案。徐衡之就与人合作编有《宋元明清名医类案》，其缘起言："研究中医之步骤，初则读书博采，继则临诊实验，两者兼重，不可偏废。医案者，古人读书临诊之心血结晶，研究中医者所必读也。"

2.2 以长沙为宗师　章太炎以长沙为宗，章氏弟子深受其影响。张破浪《春雨杏花楼医学笔记》第一则开首即言："仲景《伤寒论》注释者，自成无己以后，不下百馀家，而吾师馀杭章氏以明代注释家往往变易章句，加以注释，甚为不满，谓为自作聪明，胆大妄为，无所不至。"因为太炎先生推崇柯琴，张破浪就撰写了《论柯韵伯先生之医学》，讨论了柯韵伯的生平、著作及医界对柯韵伯之评价，最后言："章氏所说，源源本本，见解独到，说柯氏之书，当取其《论翼》，不当尽取其《论注》，确也。"陆渊雷也明确说其在《伤寒论》学习和研究上受到太炎先生影响。《伤寒论今释叙例》言："余少壮之年，弃儒学医，受《伤寒论》于武进恽铁樵先生，又请益于馀杭章太炎先生。"如太炎先生认为，在《伤寒论》的各个版本中，成无己注本删改较多，宋本则贴近原貌，但宋本流传较少，甚至可能已经失传，明代赵开美据宋本翻刻，基本逼近原书面貌。陆渊雷的《伤寒论今释》的正文，就用了赵开美本。其他弟子虽然没有直接说明，但受太炎先生影响是不言而喻的。如太炎先生推崇"同体而异名"的《金匮玉函经》，徐衡之、章次公就覆刻了《金匮玉函经》，太炎先生还为他们撰写了《覆刻何本〈金匮玉函经〉题辞》。

2.3 兼综远西之说，以资攻错　太炎先生拥护中医，但也反对部分中医过度保守的观点，主张积极借鉴西医，融会贯通。他的很多文章都呈现出这一点。主张衷中参西的张锡纯对此大为赞赏，在《章太炎先生肺炎治法书后》言："读本志二十一期《章太炎先生论肺炎治法》，精微透彻，古今中外，融会为一，洵为医学大家。"章氏弟子在这方面都很突出，如陆渊雷提出参照西医学，用近代科学的研究方法整理中医药学，是中医科学化的最重要代表性人物。徐衡之先生也认为："科学东来，西医学说之足以证明古训者甚多，沟通中西，自是医家要务。然沟通之法，须深求古书精义，参以临床经验，从学理上探讨而后可。"徐衡之、章次公、陆渊雷所办的上海国医学院，就非常重视"兼采远西之说，以资攻错"，其课程就包含大量西医内容。应该说，发皇古义，融会新知，是大部分章氏弟子的共识。连由文涉医的孙世扬，亦写有《西医所释伤寒论药品平议》一文，见1939年第50期的《制言》。当然，余云岫全盘否定中医，就不是太炎先生的"兼综远西之说，以资攻错"。

2.4 重视汉方医学，注重考据　太炎先生对弟子的影响不仅仅是上述三点，实际上重视汉方医学、注重考据也很明显。太炎先生注重日本汉方医学，谢诵穆《研究中医者必读之书》就言："太炎先生于清末亡命日本从事革命时，曾罗致日本汉医名著数种。民初袁世凯欲称帝，幽太炎先生于龙泉寺。先生于寺中，致汤夫人一书，犹语及其所藏之汉医书。"太炎《伤寒论今释序》亦言："自《伤寒论》传及日本，为说者亦数十人，其随文解义者，颇视中土为审慎。其以方术治病，变化从心，不滞故常者，又往往多效。令仲景而在，其必曰：'吾道东矣。'"陆氏受影响，取日本汉方医学论述较多。太炎《伤寒论今释序》："陆子综合我国诸师说，参以日本之所证明，有所疑滞，又与远西新术校焉，而为《今释》八卷。"陈存仁更主编了《皇汉医学丛书》，向中医界全面介绍皇汉医学。

太炎先生是国学大师，其考据方法对弟子影响很大。陈存仁言："我编纂《中国药学大辞典》，请章师做序，章师指示搜考方法很周详。"其他弟子也都有考据性文字。孙世扬更有《〈伤寒论〉字诂》

《〈金匮要略〉字诂》等训诂类的著作，见1937年第37、38期的《制言》。当然，太炎先生的考据方法全面发扬光大要等到其三传弟子钱超尘先生（其研究生导师陆宗达是黄侃的磕头弟子）。钱先生以文字学、音韵学、训诂学、目录学等传统考据方法研究中医文献，使中医考据学成为一个成熟的学科。钱先生对太炎先生有很深的感情，他曾说："如果说我在《伤寒论》方面有所体会做了一些工作的话，我首先要感谢章太炎先生。为什么这样说，我在80年代写了一部书，叫《伤寒论文献通考》，类似《伤寒论》文献史，是章太炎先生《〈金匮玉函经〉校录》这篇文章启发了我，指出了学习《伤寒论》文献的门径。"总之，医学界章氏弟子数量众多，且很好地继承了太炎先生的学术思想和研究方法。章氏师徒，为中医学的继承与发展做出了突出贡献。笔者希望以此文为契机，唤起学界对太炎先生及其医界弟子的功业、成就的关注，同时希望为梳理吴越医学发展史略尽薄力。

第二节 萧延平

中国国家图书馆藏傅山（1607—1684）手批《黄帝内经》全帙，20 世纪初为甘鹏云（1862—1941）购得。甘鹏云，湖北潜江县人，光绪二十九年（1903）进士，光绪三十二年（1906）留学日本早稻田大学，1908 年回国，1908 年至 1917 年任职支度部（财政部），继任工部主事，转任黑龙江省财政厅监理、吉林省财政厅监理、吉林省国税厅厅长、归绥省垦务总办、山西省烟酒公卖局局长兼清理官产处处长、北京古学院院长，当选为众议院议员。甘鹏云浮沉宦海十年，1917 年退出官场，居北京，建息园，以藏书、校书自娱。以甘鹏云经历观之，傅山手批《黄帝内经》当购于其任职山西时。

萧延平，湖北黄陂人，与甘鹏云为同乡。萧延平久居北京，潜心校雠《黄帝内经太素》，曾借阅傅山手批《黄帝内经》校雠之。其姻弟周贞亮（1867—1933）于萧延平所校《黄帝内经太素》卷末撰《校正内经太素杨注后序》云："延平久客京师，一旦书成，遂即南归，不肯复出，其自信也如此，即其书可知矣！"此文撰于"甲子冬十月"，时当 1925 年末月也。傅山手批《黄帝内经》所用底本为赵府居敬堂本（以下简称"赵府本"），傅山已校者萧延平不重校。

本节所用萧延平校勘资料取自中国劳动关系学院姜燕过录的傅山手批《黄帝内经》，谨致诚挚谢意！

傅山手批《黄帝内经》为国宝级中医文献。笔者与姜燕、赵怀舟合撰的《傅山手批〈内经〉启秘》连载于 2012 年《山西中医》第 1、2、3 期，该文对傅山手批《黄帝内经》有较详考证，对萧延平校语未暇顾及。后笔者又撰《萧延平〈灵枢校勘记〉启秘》一文，逐一校读萧延平所撰校记，列举所有校本文字异同，观一条校语可综览所有校本相关文字。

下面是对萧延平《灵枢校勘记》的研究与评述。文中方框为笔者所加，以提示萧延平注眼目。

（1）赵府本《灵枢·九针十二原》："经脉十二，络脉十五，凡二十七气以上下，所出为井，所溜为荥，所注为输，所行为经，所 以 为合。"

萧延平校："'所以为合'，吴本作'所入为合'。用吴勉学本校。"

按，古林书堂本、熊宗立本、詹林所本、吴悌本、吴勉学本（日本所载映旭斋藏版、步月楼梓行）、周曰校本《灵枢》及《正统道藏》本《黄帝素问灵枢集注》（以下简称"《正统道藏》本"）皆作"所以为合"，唯朝鲜刊活字本《灵枢》作"所入为合"。萧延平称吴勉学本"所以"作"所入"，与日本所藏吴勉学本异，不详萧延平所据吴勉学本所出。又《黄帝内经太素·缺卷覆刻》作"所入"，《针灸甲乙经》卷三第二十四作"所入"。《素问·咳论》："岐伯曰：治藏者治其俞；治府者，治其合；浮肿者，治其经。"王冰注："《灵枢经》曰：'脉之所注为俞，所行为经，所入为合。'此之谓也。"王冰所引《灵枢》文出自《灵枢·九针十二原》。是"以"字当作"入"也。"以"字讹。

（2）赵府本《灵枢·邪气脏腑病形》："愁忧恐惧则伤心，形寒寒饮则伤肺，以其两寒相感，中外皆伤，故 气道 而上行。"

萧延平校："'气道'，吴本作'气逆'。"

按，日本映旭斋藏版、步月楼梓行之吴勉学本亦作"气道"，不作"气逆"。吴悌本、周曰校本、古林书堂本、熊宗立本、詹林所本、朝鲜刊活字本、《正统道藏》本、日本藏明代无名氏本皆作"气道"，无作"气逆"者。按，依文意，当作"气逆"。不详萧延平所据吴勉学本何出。

（3）赵府本《灵枢·寿夭刚柔》："病在阳者命曰风，病在阴者命曰痹，病 阴阳俱病，命曰风痹。"

萧延平校："吴本'阴阳'上无'病'字。"

按，吴勉学本"阴阳"上有"病"字。古林书堂本、熊宗立本、周曰校本、朝鲜刊活字本作"病阳"，"阳"上夺"阴"字而有"病"字。詹林所本、《正统道藏》本"阴阳"上无"病"字。《针灸甲乙经》卷六第六亦无"病"字。"病"字衍。

（4）赵府本《灵枢·终始》："春气在毛，夏气在皮肤，秋气在分肉，冬气在筋骨。刺此病者，各以其时为齐。故刺肥人者，秋 冬之齐；刺瘦人者，以春夏之齐。"

萧延平校："吴本'秋'上有'以'字。"

按，吴勉学本"秋"上无"以"字。古林书堂本、熊宗立本、詹林所本、朝鲜刊活字本、吴悌本、周曰校本、《正统道藏》本、日本藏明代无名氏本"秋"上均无"以"字。不详萧延平所据吴勉学本何时何人所刻。考《针灸甲乙经》卷五第五、《太素》卷二十二《三刺》有"以"字。准下句，有"以"字为顺。

（5）赵府本《灵枢·经脉》："膀胱足太阳之脉，起于目内眦，上额交巅。其支者，从巅至 耳上循 。"

萧延平校："'耳上循'，吴本《灵枢》作'耳上角'，《甲乙经》《太素》均作'角'，'循'字恐误。"

按，吴勉学本作"角"。古林书堂本、熊宗立本、詹林所本、朝鲜刊活字本、吴悌本、周曰校本、《正统道藏》本、日本藏明代无名氏本均作"角"。又考《针灸甲乙经》卷二第一上、《脉经》卷六第十、《黄帝内经太素》卷八首篇、《素问·脉解》"所谓甚则狂颠疾者，阳尽在上而阴气从下"，王冰注："其支别者，从巅至耳上角。"唯赵府本讹为"循"。

（6）赵府本《灵枢·经脉》："其支者，从髆内左右别下贯 胛 ，挟脊内过髀枢，循髀外，从后廉下合腘中，以下贯踹内，出外踝之后，循京骨，至小指外侧。"

萧延平校："'贯胛'，《太素》'胛'作'肿'。杨注云：'肿侠脊肉也，似真反。'"

按，古林书堂本、詹林所本、熊宗立本、吴悌本、周曰校本、《正统道藏》本皆作"胛"。吴勉学本讹作"脾"。朝鲜刊活字本作"肿"。考《素问·厥论》"巨阳之厥则肿首，头重，足不能行，发为眴仆"，王冰注："其支别者，从髆内左右别下贯肿，过髀枢。"作"肿"是。

（7）赵府本《灵枢·经脉》："是动则病手心热，臂肘挛急，腋肿，甚则胸胁支满，心中憺憺 火动 ，面赤目黄，喜笑不休。"

萧延平校："'火动'，吴本作'大动'，《太素》同。"

按，吴勉学本作"心中憺憺大动"，"憺憺"下有注"徒淡切，又音淡"。赵府本作"火"，误。其余各本均作"大"。

（8）赵府本《灵枢·经脉》："三焦手少阳之脉，起于小指次指之端，上出两指之间，循手表腕，出臂外两骨之间，上贯肘，循臑外上肩，而交出足少阳之后，入缺盆，布膻中，散落心包 ，下膈 循 属三焦。"

萧延平校："'散落心包'，《甲乙经》《太素》'落'均作'络'，据上文胃络脾，膀胱络肾，小肠络心，均以府络藏，三焦为心包之府也，应作'络心包'为是，'落'字必误。"

按，古林书堂本、熊宗立本、吴悌本、吴勉学本、周曰校本、《正统道藏》本均作"落"，朝鲜刊活字本作"络"。考《针灸甲乙经》卷二第一上、《太素》卷八首篇、《脉经》卷六第十一均作"络"。《素问·缪刺论》"邪客于手少阳之络"，王冰注作"散络心包"。作"络"是。

萧延平校："'循属三焦'，《甲乙经》'循'作'偏'，《太素》作'徧'，考古文'徧''偏'通用。延平识。"

按，"循"字误。当作"徧"（同"遍"），形近致讹。《针灸甲乙经》卷二第一上、《脉经》卷六第十一、《太素》卷八首篇皆作"徧"。考古林书堂本、熊宗立本、詹林所本、吴悌本、吴勉学本、周曰校本、《正统道藏》本、朝鲜刊活字本、日本藏明代无名氏本皆误为"循"，赖《针灸甲乙经》《太素》《脉经》正之。

（9）赵府本《灵枢·经脉》："是肝所生病者，胸满，呕逆，飧泄，狐疝，遗溺，闭癃。"

萧延平校："'是肝'，吴本作'是主肝'。《甲乙经》《太素》同。"

按，"是肝所生病者"，古林书堂本、熊宗立本、朝鲜刊活字本、吴勉学本、吴悌本、周曰校本、日本藏明代无名氏本均同。詹林所本作"是肝所生者"，"生"下脱"病"字。《针灸甲乙经》卷二第一上、《脉经》卷六第一、《太素》卷八首篇作"是主肝所生病者"。赵府本"肝"上夺"主"字。

（10）赵府本《灵枢·经别》："黄帝问于岐伯曰：余闻人之合于天道也，内有五藏，以应五音、五色、五时、五味、五位也；外有六府，以应六律，六律建阴阳诸经，而合之十二月、十二辰、十二节、十二经水、十二时、十二经脉者，此五藏六府之所以应天道。"

萧延平校："'建阴阳'，《太素》作'建主阳'，杨上善注云：'内有五藏以应音、色、时、味、位等，主阴也；外有六府，以应六律，主阳也。建，立也。'《甲乙经》作'主持阴阳'。"

按，古林书堂本、熊宗立本、詹林所本、朝鲜刊活字本、吴悌本、吴勉学本、周曰校本、《正统道藏》本、日本藏明代无名氏本皆作"建阴阳"。萧延平《黄帝内经太素》卷九《经脉正别》校注云："《甲乙经》作'主持阴阳'。"1964 年人民卫生出版社出版的刘衡如《灵枢经》（校勘本）参考萧延平校注在"建"字下校注云:"建,《甲乙经》卷二第一下作'主持'二字。《太素》卷九《经脉正别》作'建主'二字。"按,《针灸甲乙经》作"主持阴阳",虽表义明确,然古语"主持"二字连文者少。《黄帝内经太素》作"建主阳",杨上善训"建"为"建立"之"立",然与"主"字义复。衡诸《灵枢》《针灸甲乙经》《黄帝内经太素》文句,作"建阴阳"不误,"建"字训"立"则全句皆通,怡然理顺矣。《说文解字》云"建,立朝律也",引申为"立"。是知校勘古书,既当参阅众本,亦当通训诂,勿轻改字。

（11）赵府本《灵枢·经别》:"足少阴之正,至腘中,别走太阳而合,上至肾,当十四 颐 出属带脉,直者系舌本,复出于项,合于太阳,此为一合, 成 以诸阴之别,皆为正也。"

萧延平校:"'颐',《太素》作'椎'。"

按,"椎"见《黄帝内经太素》卷九《经脉正别》。

萧延平校:"'或以诸阴','或'字《太素》作'成',《甲乙经》注引《九墟》亦作'或'。"

按,古林书堂本、赵府本、熊宗立本、詹林所本、朝鲜刊活字本、吴悌本、吴勉学本、周曰校本、无名氏本、《正统道藏》本均作"成",无作"或"者。《针灸甲乙经》卷二第一下作"或",此段文字北宋校正医书局注云:"《九墟》云:'或以诸阴之别者皆为正也。'"《黄帝内经太素》卷九《经脉正别》（1955 年人民卫生出版社影印兰陵堂本、1965 年人民卫生出版社铅字排印本）亦作"或",不作"成",不详萧延平何以云"'或'字《太素》作'成'"。萧延平《黄帝内经太素》注:"《甲乙》无'或以诸阴之别皆为正'九字。注云:'《九墟》云:"或以诸阴之别者皆为正也。"'"按,"或以诸阴之别皆为正也"之句既见于《灵枢》,又见于《九墟》,则《九墟》与《灵枢》异名同实无疑也。

（12）赵府本《灵枢·经别》:"足厥阴之正,别跗上,上至毛际,合于少阳,与别俱行, 此为一合 也。"

萧延平校:"'此为一合',《太素》作'为二合'。吴本《灵枢》及《甲乙经》均作'二合'。"

按,古林书堂本、朝鲜刊活字本、吴勉学本作"此为二合"。熊宗立本、詹林所本、吴悌本、周曰校本、《正统道藏》本、日本藏明代无名氏本皆作"此为一合"。遵前后文及杨上善注,作"二合"是。

（13）赵府本《灵枢·经别》："手太阴之正，别入渊腋少阴之前，入走肺，散之太阳，上出缺盆，循喉咙，复合阳明，此六合也。"

萧延平校："'散之太阳'，《太素》及《正统》本《甲乙经》均作'散之大肠'。按，大肠为手阳明，与手太阴为表里，从大肠为允。"

按，《黄帝内经太素》卷九《经脉正别》萧延平注："'散之大肠'，《灵枢》作'散之太阳'，《正统》本《甲乙经》作'散之大肠'。"未判定取舍，《灵枢校勘记》则显白言之。考古林书堂本、熊宗立本、詹林所本、朝鲜刊活字本、吴悌本、吴勉学本、周曰校本、《正统道藏》本、日本藏明代无名氏本、《四部丛刊》影印赵府本皆作"散之太阳"。刘衡如《灵枢经》（校勘本）云："太阳，形近而误。应据《太素》卷九《经脉正别》改为'大肠'。"是校雠医典不仅需要广罗善本、熟悉训诂，尚需衡之医理也。

（14）赵府本《灵枢·经水》："经脉十二者，外合于十二经水，而内属于五藏六府。夫十二经水者，其有大小、深浅、广狭、远近各不固，五藏六府之高下、小大，受谷之多少亦不等，相应奈何？"

萧延平校："'各不固'，吴本'固'作'同'。"

按，古林书堂本、朝鲜刊活字本、吴悌本、吴勉学本、周曰校本、《正统道藏》本、日本藏明代无名氏本皆作"同"。熊宗立本、詹林所本、《四部丛刊》影印涵芬楼本讹为"固"。《黄帝内经太素》卷五《十二水》作"同"。按，当作"同"，作"固"者，形近致讹也。

（15）赵府本《灵枢·经筋》："足阳明之筋，起于中三指，结于跗上，邪外上加于辅骨，上结于膝外廉，直上结于髀枢，上循胁，属脊，其直者，上循骭，结于其支者，结于外辅骨。"

萧延平校："'结于'下缺一字，吴本、顾本亦缺，《太素》作'膝'。"

按，《四部丛刊》影印涵芬楼本"结于"下亦缺一字。考古林书堂本、熊宗立本、詹林所本、《正统道藏》本均缺一字。朝鲜刊活字本、吴悌本、吴勉学本均在"结于"下刻一"缺"字。周曰校本于"结于"上下句有改动，作"其直者，上循髀，结之于尻"，改"骭"为"髀"，于"结"下增"之"字，"于"下增"尻"字，是为妄改。日本藏明代无名氏本"结于"下原缺一字，补刻一"膝"字，黑底白字，不相混淆。《黄帝内经太素》卷十三《经筋》"结于"下有"膝"字。刘衡如《灵枢经》（校勘本）所用底本为赵府本，赵府本"结于"下缺一字，而刘衡如《灵枢经》（校勘本）据《黄帝内经太素》直作"结于膝"而未出注，是为小疵。

（16）赵府本《灵枢·脉度》："黄帝曰：跷脉安起安止，何气 荣水 ？"

萧延平校："'荣水'，《太素》作'营此'，《甲乙经》作'营也'。"

按，《黄帝内经太素》卷十《阴阳乔脉》作"营此"。萧延平注："'营此'，《灵枢》作'荣水'，《甲乙经》作'营也'。""营也"见《针灸甲乙经》卷二第二。古林书堂本、熊宗立本、詹林所本、朝鲜刊活字本、吴勉学本、吴悌本、周曰校本、《正统道藏》本、无名氏本皆作"荣水"，与赵府本同。"荣"通"营"。作"荣水"不辞，"水"字误，当依《黄帝内经太素》作"营此"，与上句"止"字押韵，"止""此"皆在古韵之韵。《针灸甲乙经》作"营也"虽可通，然依韵校之，不若作"营此"与《灵枢》充满押韵句段之风格一致也。无名氏本《灵枢》为今存二十四卷本最古者，古林书堂本为今存十二卷本之最古者，二本皆讹，后之翻刻者相沿而误，是知校勘《黄帝内经》不但需网罗众本（尤其是元明时期诸本），而且须时与《针灸甲乙经》《黄帝内经太素》校读，鉴别文字正误以取舍。

（17）赵府本《灵枢·四时气》："故春取经血脉分肉之间，甚者深刺之，间者浅刺之；夏取盛经孙络，取分间，绝皮肤；秋取经腧，邪在府，取之合；冬取 并荥 ，必深之留之。"

萧延平校："吴本'并'作'芥'，《太素》亦作'并'。"

按，"并"字误，当作"井"。古林书堂本、詹林所本、朝鲜刊活字本、周曰校本、《正统道藏》本、日本藏明代无名氏本均作"井"。熊宗立本、吴悌本、吴勉学本讹为"并"，《黄帝内经太素》卷二十三《杂刺》作"井"。萧延平注："《甲乙》'冬取井荥'作'冬取井诸俞之分'。"《针灸甲乙经》卷五第一上"冬取井荥"两见。一字正误，当综考诸本，以见讹字初见之本及对此后之影响。萧延平云"吴本'并'作'芥'"，考《黄帝内经版本丛刊》第10册吴勉学本作"并"，不作"芥"，不详萧延平所据之吴本何氏所刻。

（18）赵府本《灵枢·四时气》："睹其色， 察其以 ，知其散复者，视其目色，以知病之存亡也。"

萧延平校："'察其以'，吴本同，《太素》'以'作'目'。"

按，赵府本"以"字讹。"以"，古文作"目"，与"目"形近，故讹为"以"。《黄帝内经太素》卷二十三《杂刺》作"察其目，知其散复者，视其目色以而知病之存亡"。萧延平校注："'以而知病之存亡',《灵枢》无'而'字,恐衍。"萧延平之校是。《灵枢·小针解》作"睹其色,察其目,知其散复","以"亦作"目"字。古林书堂本亦讹作"以"。南宋时期史崧本刻行于1155年（绍兴二十五年乙亥),已亡,较早据史崧本翻刻者为古林书堂本,古林书堂本改二十四卷本为十二卷本,以古林书堂本为底本再行翻刻者为熊宗立本（刊行于1474年）、吴悌本（刊行于1522年）、赵府本（刊行于1522年）、吴勉学本（刊行于1601年）,其皆为十二卷本。无名氏本为覆宋本,二十四卷,日本宽文三年（1663）覆刻之,1992年日本经络学会将《素问》顾从德本、《灵枢》无名氏本合订影印,末附《顾从德本〈素问〉及无名氏本〈灵枢〉考》。另周曰校本亦为二十四卷,刊行于万历二十四年（1584）。上述诸本及詹林所本、朝鲜刊活字本皆将"目"字讹为"以"。《灵枢》每篇皆有大量押韵之句,"目"与"复"古韵同部,若作"以"则失韵,与原句风格迥异矣。无名氏本及古林书堂本之误,使后世诸本一路错下来。校勘整理古书,岂敢不谨乎?

（19）赵府本《灵枢·寒热病》:"阳迎头痛,胸满不得息,取之人迎。暴瘖气鲠,取扶突与舌本出血。暴聋气蒙,耳目不明,取天牖。暴挛痫眩,足不任身,取天柱。"

萧延平校:"'阳迎',《太素》作'阳逆'。"

按,《针灸甲乙经》卷九第一作"阳逆"。《针灸甲乙经》卷十二第七"暴瘖内逆,肝肺相薄,血溢鼻口,取天府,此为胃之大腧五部也"句下注云:"五部,按《灵枢》云:'阳逆头痛,胸满不得息,取人迎。'"《黄帝内经太素》卷二十六《寒热杂说》作"阳逆头痛"。杨上善注:"足阳明从大迎循发际至额颅,故阳明气逆头痛也。"是当作"阳逆"也。日本藏明代无名氏本、周曰校本、古林书堂本、吴悌本、吴勉学本、《正统道藏》本、詹林所本、朝鲜刊活字本均作"阳迎"。"迎""逆"二字双声对转,读音极近,故可互训互用。《说文解字》卷二下云:"逆,迎也。……关东曰逆,关西曰迎。"段玉裁《说文解字注》:"逆迎双声,二字通用。如《禹贡》'逆河'今文《尚书》作'迎河'是也。今人假以为顺屰之屰,逆行而屰废矣。"《说文解字》"逆顺"之"逆"作"屰"。《说文解字》云"屰,不顺也",而"逆"的本义为"迎"。段玉裁注:"后人多用逆。"《左传·成公十四年》"宣公如齐逆女"谓迎女也。《墨子·鲁问》:"昔者楚人与越人舟战于江,楚人顺流而进，迎流而退……楚人迎流而进，顺流而退。"“迎流”即“逆流”。据此则知“阳迎头痛”之“迎”不误。后世文字分工日密，两字各有词义重点，《针灸甲乙经》《黄帝内经太素》将“阳迎”之“迎”改作“逆”则易读易晓。是知校《灵枢》当以《针灸甲乙经》《黄帝内经太素》为校本也。又按，本篇“暴瘖气鞕”之“鞕”，《黄帝内经太素》作“鲠”，杨上善注：“气在咽中，如鱼鲠之状，故曰气鲠。”萧延平注：“‘气鲠’，《灵枢》‘鲠’作‘鞕’，《甲乙》作‘硬’。”“鞕”系形讹之字，当作“鲠”，“鲠”通“哽”“梗”。萧延平《灵枢校勘记》未校“鞕”字而于《黄帝内经太素》校之。

（20）赵府本《灵枢·寒热病》：“足阳明有挟鼻入于面者，名曰悬颅，属口，对入系目本，视有过者取之，损有馀，益不足，反者 益其 。足太阳有通项入于脑者，正属目本，名曰眼系，头目苦痛，取之在项中两筋间，入脑乃别。”

萧延平校：“‘益其’，《太素》作‘亦甚’成句，‘足太阳’属下读。”

按，“其”字误。《针灸甲乙经》卷十二第四作“益甚”，《黄帝内经太素》卷二十六《寒热杂说》亦作“益甚”，杨上善注云：“取之失者，反益甚也。”日本藏明代无名氏本、古林书堂本、熊宗立本、詹林所本、朝鲜刊活字本、吴勉学本、《正统道藏》本皆讹作“益其”。周曰校本脱“反者益甚足”五字，脱误严重。

（21）赵府本《灵枢·癫狂》：“治癫疾者，常与之居， 察 其所当取之处，病至，视之有过者写之，置其血于瓠壶之中，至其发时，血独动矣。”

萧延平校：“‘祭’，吴本作‘察’。”

按，傅山手批《灵枢》在“祭”字右侧写一“察”字。无名氏本、周曰校本、古林书堂本、熊宗立本、詹林所本、朝鲜刊活字本、吴悌本、吴勉学本皆作“察”，唯赵府本讹为“祭”。

（22）赵府本《灵枢·杂病》：“ 岁 ，以草刺鼻，嚏，嚏而已，无息而疾迎引之，立已；大惊之亦可已。”

萧延平校：“‘岁’，吴本亦作‘岁’，《太素》及《甲乙经》均作‘哕’。”

按，“岁”字误，当作“哕”。《针灸甲乙经》卷十二第一及《黄帝内经太素》卷三十《疗哕》均作“哕”，是。无名氏本、周曰校本、古林书堂本、熊宗立本、吴悌本、吴勉学本、詹林所本、朝鲜刊活字本、《正统道藏》本、《四部丛刊》影印涵芬楼本均讹作“岁”。森立之称无名氏本最为佳善，亦不尽然，唯讹字略少而已。校勘《灵枢》除皆需校读元明时期古本外，还当参阅《针灸甲乙经》《黄帝内经太素》)。

(23) 赵府本《灵枢·周痹》："黄帝曰：善。余已得其意矣，亦得其事也。九者经 巽 之理，十二经脉阴阳之病也。"

萧延平校："'巽'，吴本亦作'巽'，《太素》作'络'。"

按，"巽"字误。当依《太素》作"络"。无名氏本、周曰校本、古林书堂本、熊宗立本、詹林所本、朝鲜刊活字本、吴悌本、吴勉学本、《正统道藏》本皆讹为"巽"。考其致讹之因，既非形近致讹，亦非音近通假，诸本皆误作"巽"字，难解其故。

(24) 赵府本《灵枢·五阅五使》："黄帝曰：以官何候？岐伯曰：以候五藏，故肺病者喘息鼻 胀，肝病者眦青，脾病者唇黄，心病者舌卷短、颧赤，肾病者颧与颜黑。"

萧延平校："'鼻胀'，吴本作'鼻张'。"

按，膨胀、腹胀之"胀"古只作"张"，后出字作"胀"。《左传·成公十年》："晋侯将食，张，如厕。"《释文》："张，中亮反，腹满也。"是"鼻张"无需改作"鼻胀"。《针灸甲乙经》卷一第四作"胀"。无名氏本、周曰校本、古林书堂本、熊宗立本、詹林所本、朝鲜刊活字本、吴悌本、吴勉学本、《正统道藏》本皆作"张"。作"张"古味盎然。

(25) 赵府本《灵枢·逆顺肥瘦》："黄帝曰：刺婴儿奈何？岐伯曰：婴儿者，其肉脆，血少气弱，刺此者以 豪刺，浅刺而疾发针，日再可也。"

萧延平校："'豪刺'，吴本作'豪针'。"

按，《针灸甲乙经》卷五第六作"毫针"，《黄帝内经太素》卷二十二《刺法》作"豪针"。古林书堂本、熊宗立本、詹林所本均作"豪刺"，此与《灵枢》同。吴悌本、吴勉学本、《正统道藏》本皆作"豪针"，改"刺"字为"针"字。周曰校本、无名氏本作"毫刺"。唯周曰校本"刺婴儿奈何"之"儿"字讹为"而"字。综上诸本，"豪"当作"毫"。

(26) 赵府本《灵枢·逆顺肥瘦》："黄帝曰：何以明之？岐伯曰： 以言导之，切而验之，其非必动，然后乃可明逆顺之行也。"

萧延平校："'以言导之'，吴本作'五官导之'。"

按，古林书堂本、熊宗立本、詹林所本、朝鲜刊活字本、吴悌本、周曰校本、《正统道藏》本、无名氏本均作"以言导之"，唯吴勉学本作"五官导之"。细审"五官"两字，似有剜补痕迹。当作"以言导之"。

（27）赵府本《灵枢·阴阳系日月》："其于五藏也，心为阳中之太阳，肺为阴中之少阴，肝为阴中之少阳，脾为阴中之至阴，肾为阴中之太阴。"

萧延平校："'肺为阴中之少阴'，吴本作'阳中之少阴'，《甲乙》《太素》同。按，《素问·六节藏象论篇》云'肺为阳中之太阴'，宋林亿等'新校正'云：'按，"太阴"，《甲乙经》并《太素》作"少阴"，当作"少阴"，肺在十二经虽为太阴，然在阳分之中，当为少阴也。'按，此则'肺为阴中之少阴'，当作'肺为阳中之少阴'。武湖渔隐萧延平校。"

按，"肺为阴中之少阴"，《黄帝内经太素》卷五《阴阳合》作"肺为阳中之太阴"，是。杨上善注："心肺居鬲以上为阳，肝脾肾居鬲以下为阴。"《针灸甲乙经》亦作"肺为阴中之少阴"，不详萧延平所据之《针灸甲乙经》为何本。考古林书堂本、熊宗立本、詹林所本、朝鲜刊活字本、吴悌本、吴勉学本、周曰校本、《正统道藏》本、日本藏明代无名氏本均作"肺为阴中之少阴"，此与《灵枢》之讹同。萧延平云"吴本作'阳中之少阴'"，不详萧延平所据之吴勉学本为何种版本。本节所据之吴勉学本为日本国立公文书馆内阁文库所藏《古今医统正脉》之影印本。据明代依宋版翻刻之《新刊黄帝内经灵枢》（无名氏本）及元代古林书堂本《新刊黄帝内经灵枢》观之，疑宋本已讹作"肺为阴中之少阴"，后世诸翻刻本一路相沿而误，唯《黄帝内经太素》不误，可正诸本之失。萧延平此段校语特题"武湖渔隐萧延平校"八字，萧延平又号"武湖渔隐"唯此一见，显示萧延平校《灵枢》此句一字之讹的振奋心情。古贤读书、校书，心潮起伏，每于笔端情不自禁荡漾而出，此八字属之。

（28）赵府本《灵枢·五变》："夫一木之中，坚脆不同，坚者则刚，脆者易伤，况其材本之不同，皮之厚薄，汁之多少，而各异耶。"

萧延平校："'材本'，吴本作'材木'。"

按，古林书堂本、吴悌本、吴勉学本、周曰校本、《正统道藏》本、日本藏明代无名氏本均作"材木"；熊宗立本、詹林所本、朝鲜刊活字本作"材本"。依文义当作"材木"。

（29）赵府本《灵枢·本脏》："是故血和则经脉流行，营覆阴阳，筋骨劲强，关节清利矣。卫气和则分肉解利，皮肤调柔，腠理致密矣。"

萧延平校："'清利',《太素》作'滑利'。"

按,《黄帝内经太素》卷六《五脏命分》作"滑利"。又,《灵枢》"分肉解利",《黄帝内经太素》作"分解滑利",萧延平在《黄帝内经太素·五脏命分》中注云："'分解滑利',《灵枢》作'分肉解利'。"他在《灵枢校勘记》中未涉及"分肉解利"之校勘。考古林书堂本、熊宗立本、詹林所本、吴悌本、吴勉学本、周曰校本、《正统道藏》本、日本藏明代无名氏本均作"关节清利"与"分肉解利",与赵府本皆同。细品文义,以《黄帝内经太素》作"滑利"与"分解滑利"词语明晰。当从。

（30）赵府本《灵枢·五色》："黄帝曰:其色粗以明,沉大者为甚,其色上行者病益甚,其色下行如云彻散者病方 以 ,五色各有藏部,有外部,有内部也。"

萧延平校："'方以',吴本作'方已'。"

按,作"已"是。"已",愈也。考日本オリエント出版社1993年1月《黄帝内经版本丛刊》第8、9、10册所收之古林书堂本、熊宗立本、朝鲜刊活字本、吴悌本、吴勉学本、《正统道藏》本均作"病方以",唯日本藏明代无名氏本、周曰校本作"病方已"。萧延平称"吴本作'方已'",不详萧延平所据之吴勉学本为何人所刻。

（31）赵府本《灵枢·背俞》："岐伯曰:胸中大腧,在杼骨之端,肺腧在三焦之间,心腧在五焦之间,膈腧在七焦之间,肝腧在九焦之间,脾腧在十一焦之间,肾腧在十四焦之间, 背 挟脊相去三寸所,则欲得而验之,按其处,应在中而痛解,乃其腧也。"

萧延平校："'背挟脊',吴本作'皆',《太素》亦作'皆'。"

按,"背"字形讹,当作"皆"。《黄帝内经太素》卷十一《气穴》作"皆"。古林书堂本、熊宗立本、詹林所本、朝鲜刊活字本、《正统道藏》本、吴悌本、吴勉学本、周曰校本、日本藏明代无名氏本作"皆"。唯赵府本讹作"背",《四部丛刊》影印涵芬楼赵府本亦讹为"背"。

（32）赵府本《灵枢·背俞》："灸之则可,刺之则不可,气盛则写之,虚则补之。以火补者,毋吹其火,须自灭也。以火写者,疾吹其火, 传 其艾,须其火灭也。"

萧延平校："'传其艾',吴本'传'作'傅',《太素》亦作'傅',杨上善注云,傅音付,以手拥傅,其艾使火气不散也。"

按，"传"字形讹，当作"傅"。《黄帝内经太素》卷十一《气穴》作"傅"。杨上善注："针之补写，前后数言，故于此中，言灸补写。火烧其处，令正气聚，故曰补也；吹令热入，以攻其病，故曰写也。傅音付，以手拥傅其艾吹之，使火气不散也。"《针灸甲乙经》卷三第八作"拊"，通"傅"。《集韵·遇》："以手着物也。或作'捬'。通作'傅'。"

（33）赵府本《灵枢·天年》："黄帝曰：人之寿百岁而死，何以致之？岐伯曰：使道隧以长，基墙高以方，通调营卫，三部三里，起骨高肉满，百岁乃得终。"

萧延平校："'起骨高肉满'，《太素》杨注云：'起骨，谓是明堂之骨。'则'起'字应属下'骨'字读。"

按，萧延平校句读也。刘衡如《灵枢经》（校勘本）云："起，明清注家多以属上，今据《太素》卷二《寿限》以之属下。杨注：'起骨，谓是明堂之骨。'"考古林书堂本、熊宗立本、詹林所本、朝鲜刊活字本、吴悌本、吴勉学本、周曰校本、《正统道藏》本、日本藏明代无名氏本、《四部丛刊》影印涵芬楼本此段文字与赵府本全同，而"起"字属上属下，明清注家不一。在"三部三里"句下杨上善注云："三部，谓三焦部也；三里，谓是膝下三里，胃脉者也。三焦三里，皆得通调，为寿三也。"在"起骨高肉满，百岁乃得终"句下杨上善注云："起骨，谓是明堂之骨。明堂之骨，高大肉满，则骨肉坚实，为寿四也。"在句段或句读划分处出注，为《黄帝内经太素》杨上善注通例，今在"三部三里"句下出注，表示"里"下应有句读，"起"字下属为句；又观"起骨高肉满"注，"起骨"连读，义为"明堂之骨"，则"起"字下属为句明矣。萧延平不仅校异文，且辨句读，《黄帝内经太素》校注亦多有之，乃沿用先贤校读惯例也。

（34）赵府本《灵枢·动输》："黄帝曰：经脉十二，而手太阴、足少阴、阳明独动不休，何也？岐伯曰：是明胃脉也。"

萧延平校："'是明'二字作'足阳明'三字。"

按，萧延平未言据何本校。今考《针灸甲乙经》卷二第一作"足阳明胃脉也"，《黄帝内经太素》卷九《脉行同异》亦作"足阳明胃脉也"六字，是赵府本此句有讹脱，当据《针灸甲乙经》《黄帝内经太素》正。萧延平在《黄帝内经太素》"足阳明胃脉也"句下注："'足阳明'，《灵枢》作'是明'二字。"其于《灵枢》赵府本校注云"'是明'二字作'足阳明'三字"，只言文字之异，不言正误之别，此谓之"死校"，为校书最要之法。考古林书堂本、熊宗立本、朝鲜刊活字本、吴悌本、吴勉学本、周曰校本、《正统道藏》本、日本藏明代无名氏本皆作"是明胃脉也"，无一作"足阳明"三字者。日本藏明代无名氏本据南宋本翻刻（见森立之《经籍访古志》），古林书堂本《素问》据北宋时期孙校正家藏善本翻刻（见古林书堂本《素问》总目木印题记）。"孙校正"即《素问序》署名之"朝奉郎守尚书屯田郎中同校正医书骑都尉赐绯鱼袋孙奇"。古林书堂本《素问》保留北宋校正医书局刊行的《素问》更多古貌。中华人民共和国成立后明代顾从德本《素问》被翻刻录排，未见古林书堂本《素问》被翻刻录排，盼望古林书堂本《素问》有面世之日。《灵枢》之刊行始于南宋绍兴二十五年乙亥（1155），古林书堂本《灵枢》未言版本所自，以古林书堂翻刻《素问》必求善本考之，其所据《灵枢》底本亦必为善本。由此可知，将"足阳明"讹为"是明"当出自宋本。校勘《灵枢》《素问》不仅必求元明时期相关古本，而且必参《针灸甲乙经》与《黄帝内经太素》。萧延平校注之《黄帝内经太素》网罗众本，言简意赅，为校《黄帝内经》必用之本。

（35）赵府本《灵枢·邪客》："岐伯曰：帝之所问，针道 乖 矣。黄帝曰：愿卒闻之。"

萧延平校："'乖'，吴本作'毕'。"

按，"乖"字误，当作"毕"。考古林书堂本、熊宗立本、詹林所本、朝鲜刊活字本、吴悌本、吴勉学本、《正统道藏》本均作"乖"，日本藏明代无名氏本、周曰校本作"毕"。萧延平称"吴本作'毕'"，日本所藏映旭斋藏版、步月楼梓行之吴勉学本，是吴勉学本之善本，亦讹作"乖"字，不详萧延平所据吴勉学本为何人所刻。

第三节　沈祖绵

在孙诒让之后，校《素问》有成就者，当推于鬯（1854—1910）和沈祖绵（1878—1969）。于鬯，江苏南汇（今属上海）人，原名惟澂，字醴尊，号香草、青草、南纪、东箱、二壶斋主，室名留香阁。于鬯著有《战国策注》《香草谈文》《读周礼日记》《读仪礼日记》《说文职墨》等，所校《素问》见《香草续校书》，其治学路数亦本王念孙与俞樾。

沈祖绵，浙江钱塘（今杭州）人，字迪民，又号颷民。1898 年戊戌变法失败后，沈祖绵遭到通缉。1897 年他亡命日本，留学早稻田大学，化名高山独立郎，其所撰《高山忆旧录》载于《苏州史志资料选辑》。他积极参加辛亥革命，1902 年在日本参与筹组光复会，后加入同盟会。他晚年被聘为中国科学院历史研究所特约研究员。沈祖绵著作宏富，著有《中国钱币史稿》《中国外患史》《（中等）本国地理教科书》《简明地理教本》《英文典》，散著大多刊于 20 世纪 30 年代章太炎主编的《制言》杂志。沈祖绵中晚年以较多精力从事《素问》《灵枢》研究，著有《读素问臆断》及《素问璅语》《医用阴阳五行浅说》等。据《素问璅语·序》云，沈祖绵于 1923 年撰《读素问臆断》《读灵枢臆断》各一卷，将其中一小部分内容发表于《制言》杂志，序云："时《制言》复刊，以《读素问臆断》付之，因印资奇绌，节去四分之三，且脱夺错乱，不可胜计。时甫来沪，疟疾大作，未能躬亲校勘，深愧贻误读者，至今心犹耿耿也。"

陈玉堂《中国近现代人物名号大辞典》（2005，浙江古籍出版社）有沈祖绵较详细资料，该书称沈祖绵为《梦溪笔谈》作者沈括后裔，云"早岁从陈兰甫学经史子集及史地"。陈澧，字兰甫，生于 1810 年，卒于 1882 年，沈祖绵降生方四岁而陈兰甫卒，不能从学也，或为私淑，或为再传，无考。

今所据《读素问臆断》《素问璅语》《医用阴阳五行浅说》，系北京中医药大学任应秋教授于 1959 年 8 月主持刊行的油印本，三书合订，字迹清晰，未见铅字排印本及电子录入本。刻印之本，今已罕见。

《读素问臆断·序》云：

尝读太史公书："始皇烧诗书百家语，所不去者，医书、卜筮、种树之书。"诗书百家燔而复出，医药诸家，虽未燔，而反见散佚者，何也？此无他，由于治之者，学力有高下尔。

医书莫古于《素问》。皇甫谧序《针灸甲乙经》，谓"《素问》原本《经脉》，其义深奥，不可容易览也"。以谧之博学，犹作斯语，复何望于世之医哉！其书诚难览矣。更以伪书目之，而不之治，于是知其理者益尠。《周礼》："疾医以五气、五声、五色脉其生死。"寥寥十三字，包括《素问》大义殆尽，则此书所载，与《周礼》合。其为古之遗书，可无疑义。

后世注家不下百种，王冰为善；林亿继之，无所创获；胡澍《校义》，采取较博，然均未能达其弘旨。余惧其理日暗，乃成《臆断》一卷，举纲要，辨是非，使学者借知梗概巳尔。至于训诂校雠，犹余事焉。

或谓此伪书，托名黄帝，不经之说，乌可治？不知此书开篇即云"昔在黄帝"，其为后人所作，复何疑？程子谓"出战国之际"，其说近是。细究全帙，知《五运行大论》下七篇，申明《天元纪论》，意复而辞杂，文气与战国时人相类。至《著至教论》以下，其意浅，其文亦异，则后学传授师说，各记其义，若谓出于一人之手，斯误矣。说虽纯驳不一，然其中有至理存焉。书出黄帝，未必其然，要亦先秦之遗也。

癸亥十二月冬尽日杭县沈祖绵祂民甫识于吴门书必读先秦以上室

按，此序写于 1923 年 12 月，《读素问臆断》不尽为训诂，亦讲医理与考证，对孙诒让《札迻》、俞樾《内经辨言》、胡澍《素问校义》、俞理初《癸巳类稿》等多有评说。如沈祖绵在《素问·平人气象论》"前曲后居"条下云："俞樾曰：'居者，直也。言前曲而后直也。'以'居'训'直'，不当。王冰注曰：'居，不动也。'考《吕氏春秋·圜道篇》：'人之窍九，一有所居，则八居。'高诱注：'居，犹拥塞也。'高注确。王注不动，虽未得真谛，而意犹拥塞也。俞训'直'，直则脉尚未流行，乃病脉，非死脉也。"

沈祖绵善用古音校《素问》。沈祖绵在《素问·移精变气论》"无失色脉"条下曰："此篇全系韵文，与上文'极'，下文'惑''则''得''国'

皆叶。此云'色脉'，承上《五藏生成论》'能合色脉'而言，不知'色'与'脉'为两事，故字可颠倒。《五藏生成论》以五色微诊，曰赤脉、曰白脉、曰青脉、曰黄脉、曰黑脉，而面与目亦分五色，是为'色'与'脉'可颠倒之明证。此作'脉色'，则全文皆叶。"按，《素问·移精变气论》相关段落云："治之要极，无失色脉，用之不惑，治之大则。逆从倒行，标本不得，亡神失国。"句中"极""惑""则""得""国"互相押韵（皆在段玉裁《六书音韵表》古韵第一部入声，王力古韵职部），惟第二句"无失色脉"之"脉"字不能与其余五字押韵，"脉"字与上五字不同韵因而不能相押（"脉"字在段玉裁《六书音韵表》古韵第十六部入声，王力古韵锡部），将"色脉"颠倒写为"脉色"则与上五字相押，"色"字亦在古韵职部。《黄帝内经太素·色脉诊》作"脉色"，尚保留此段原始古貌。综观沈祖绵《读素问臆断》《素问璅语》，鲜有引用《黄帝内经太素》者。校勘《素问》《灵枢》首选校本为《黄帝内经太素》与《针灸甲乙经》。

《素问璅语·序》称：

余非医工也，喜读医书，治《素问》《灵枢》二书，不以其词义深奥而废之，见有异义，前人所未校正，或已言之而义未妥，乃笔之于简端，成《读素问臆断》《读灵枢臆断》各一卷，附以《五运六气图》一卷，成于癸亥（1923）之冬，未敢以示人焉。迨丁丑（1937）倭奴侵国，流离至苏北泰县，携此书相随，以为其地外医尚未盛行，必有精研者，可与一商兑之。至其地，乃知号谓名医者，仅能读《医宗必读》《药性赋》《汤头歌诀》等俗本，未知有他籍也。泰县为陆莞泉氏之故里（莞泉名儋辰，又号养三轩学人，著《运气辩》及《证治赋》等二十一种。誉之者，谓张仲景后），初意以为陆氏之流风馀韵犹有存焉，岂知膏腴之壤已化隐土，实出于意料外也。

沈祖绵治《黄帝内经》从训诂入手。他说："《素问》所包者广，与《灵枢》仅言脉理针法者异。词句古奥，世人认为难治之书，其实非也。盖不得其门而入，即以难治二字为杜口。若先治训诂，次明章句，则真诠斯得，治之益易尔。"又说："读《素问》，当先熟读《史记·扁鹊传》，则事半功倍。手足三阴三阳，具见传中。世之著《素问》者，多未采之。"这是沈祖绵研读《黄帝内经》的路径与方法，有参考价值。

沈祖绵治《黄帝内经》之学，发心励志向熟知《黄帝内经》的国学大师学习，求得其指导开悟。下面一段文字，对于了解近代研治《黄帝内经》的国学大师，颇有价值。

余生以来，喜治《内经》者得数人，兹缕述如下。

德清俞曲园先生樾，为先祖同砚友，在杭、在苏，必随先子晋谒，谈《易》与《素》《灵》必累日。时年稚，未能致力焉。先生《读书余录》校《素问》四十八条。

定海黄元同先生以周，先子友也，为浙江书局校《素问》，后主讲南荆书院时，以前校未善，重校正之。先生多医说，在《儆季遗书五种》文钞中。后得《太素》经，与《素问》互校之。

慈溪冯一梅先生梦香，亦先子友也。喜治《灵》《素》，著医书颇多。其弟子张禾芬性如，著《伤寒论释》行世。余幼时见黄、冯二先生，道及医术，漠不关心焉，惜哉！

上海秦冬余先生绣平先生为上海医士秦伯未从叔曾祖。伯未著述亦多，有《素问》注释，晚年主我家，授我此术，未肯受焉。先生没后，遗著尽佚。

瑞安孙仲容先生诒让。余年三十，治《汉书·艺文志》，始知我国群籍中，方技诸书实可用，且有裨于经子。知先生治《素问》，倩其戚项君致书先生，既得先生书，谓治此学颇疏，以《札迻》惠我。后至北京就礼学馆，道出海上，一见先生，于经子两类，获益不浅，并自谓《札迻》所出《素问》，点缀品尔。

余杭章椿伯先生炳森，在浙江书局，校张志聪所著医书，在杭屡见之，挥谦万分，自云于刊时正其讹字，于真论实未有得也。

吴县曹揆一先生元忠，余寓居苏城，以其地为薛立斋、薛一瓢、叶天士、徐灵胎、江艮庭故里，必有能治《灵》《素》者。后遇先生，谓昔颇治之，略有所得，录成札记，稿在其弟子某所，未得一读。无何，先生逝世。

余杭章太炎先生炳麟，椿伯弟，后寓苏。渠治仲景《伤寒论》，著《猝病论》。知余喜读《内经》，每相见，经子之外，必兼及之。未几亦卒。草此编时，先生犹在，携此正之，眉批多则。（笔者按，《素问璅语》有"章炳麟曰'结论效《公羊》笔法'"的批语）一九五八年二月二十日重订。抄竟。祖绵又识。

《读素问臆断》《读灵枢臆断》成于 1923 年，观其后记，可知其抄定于 1958 年，未见刊行之本。任应秋主持刊行的油印本无《读灵枢臆断》。《素问璅语·序》云：

> 后将南归，以手稿分批寄上海，既至检点各书，失《读灵枢臆断》及《五运六气图》，赴邮局询之，云已为倭奴攘夺而去矣，幸残稿犹存，暇日当重录之。时《制言》复刊，以《读素问臆断》付之，因印资奇绌，节去四分之三，且脱夺错乱，不可胜记。时甫来沪，疟疾大作，未能躬亲校勘，深愧贻误读者，至今心犹耿耿也。而方剂之书，尤难之又难者也。以刘向父子之博学，校兵书术数方伎，未敢亲任，由任弘、尹咸、李柱国为之，可概其馀矣！

《素问璅语》云："德人花之安著《中国药学源流论》，谓：'《素问》《灵枢》二书，为全球第一奇书，而西籍言病理者，无此广大，当终身诵之不辍。'又谓：'中工挟术者，竞称岐黄，问岐黄之理，皆不知所云，并云"熟读王叔和，不如临诊多"语来搪塞。号为医师者，而未能细读《内经》，无乃数典忘祖乎？'花说如此，已在六十馀年前矣。今花说已陈腐，花以后泰西医界之发明，无可统计，愿治医者服膺花氏第二说，拔刺血污也可。"其"搪塞"云云者，今日读之，犹有针砭时弊意义存焉。

俞正燮（1775—1840）《癸巳类稿》十五卷，是研究脉学的重要著作。其中卷四为《持脉篇》，卷五为《持素篇》，卷六为《持素证篇》。沈祖绵云，此三卷"附以序，合《灵枢》《素问》二书言脉理者纂成之，加以按语，有条不紊，《类稿》十五卷，占三卷之多，为全书最精要之作。言'持'者，指切脉而言也，脉以外，皆不录。然亦有可议者。引书多节录，或前后调整文字，与原书违"。历来对《癸巳类稿》鲜有校勘者，沈祖绵乃"将俞氏所引《素问》其误引或误读句正之，不过言其大略，若夫一字一校，因限于篇章，由学者自为之可，至引《灵枢》，载《读灵枢臆断》"。沈祖绵发其端，启悟多多，必有后继者踵而成之。油印本《读素问臆断》封面云："《读素问臆断》，附《内经璅语》。北京中医学院教研班印。1959.8。"六十余年前旧物，纸张黄脆，稍一不慎，纸页断折，若不及时录印，亡无日矣！《读素问臆断》《素问璅语》对研究《黄帝内经》和国学颇有裨益，今刊行面世，则获益者多矣。

第四节　刘衡如

刘衡如（1900—1987），著名中医文献学家，对《素问》《灵枢》《针灸甲乙经》《黄帝内经太素》《类经》《本草纲目》《杂病广要》等的整理研究做出重要贡献。刘衡如是中国整理《黄帝内经》系列著作的大学者。读他的著作，每叹其记诵之博，义例之精，校勘之绵密，识见之宏远。他的著作皆为中医界有体有用之作。他在版本、句读、音韵、训诂、考据等诸多方面做出重要贡献，使中医古籍整理研究达到一个新的水准，在中国现代医学史上，刘衡如占有重要一页。

刘衡如生于四川成都，1923 年至 1927 年在南京内学院潜心研究佛学和中国古典文学。1927 年毕业后，他返回成都，任四川大学中国文学院教授。因母病为庸医误投药剂而亡，刘衡如心胆摧裂，痛不可追，复感朱丹溪因家人为庸医误治而亡而发奋自学医术，终成金元四大家之一，于是在任课之暇，研读中医经典著作，并经常给家人和亲戚朋友看病。1931 年以后，刘衡如任南京内学院教授、重庆大学中国文学系教授、西康省佛教整理委员会委员。1956 年，应《中国佛教百科全书》编纂委员会之聘，刘衡如到北京任专职编辑。《中国佛教百科全书》编讫后，刘衡如被安置在国务院参事室。从 1959年开始，刘衡如全力投入中医文献整理与研究工作。他博览群书，学识广博，对内学外典均有深厚修养，故整理医籍游刃有余，颇多卓见。1964 年人民卫生出版社出版刘衡如《灵枢经》（校勘本）。此版本是以明代赵府居敬堂本为底本，参阅数种版本及多种古书精审校勘而成的，校语中有许多精辟见解，刘衡如为进一步整理《灵枢》做出了巨大贡献。1985 年刘衡如被聘为中央文史馆馆员。北宋校正医书局林亿以十余年时间精密校定《素问》，对中医学术的发展起了不可估量的作用，但未校定《灵枢》，给后世留下许多遗憾。林亿为什么没有校正《灵枢》？他在《素问·调经论》"无中其大经，神气乃平"句下注云："按，今《素问》注中引《针经》者多《灵枢》之文，但以《灵枢》今不全，故未得尽知也。"林亿之所以未校正《灵枢》，是因为在他校理医籍的时代《灵枢》已成残卷。《灵枢》全帙的复得在北宋元祐八年（1093），此《灵枢》全帙由高丽所献，当时由"通晓医书官三两员"简加校勘，与林亿"《素问》新校正"不可同日而语。每卷之末所附释音，系史崧所写。南宋时期以后，虽有一些医家为《灵枢》作注，但其均重医理之阐发，略校勘与训诂，不可与林亿"《素问》新校正"比肩。也就是说，从北宋时期至刘衡如校注《灵枢》之前凡八百余年，从句读、音韵、训诂、版本诸角度校勘《灵枢》者几无。刘衡如仿林亿"《素问》新校正"体例，加详加密，利用他的知识底蕴，撰成《灵枢经》（校勘本），从而使《灵枢》的校勘、训诂工作达到一个新水准。

《素问》自王冰作注、林亿校正以后，元、明注家均从医理方面阐释之，各注家均得益于王冰注、林亿校，但《素问》经反复传刻，讹字日滋，亦有王冰注误训、林亿失校者多处。清代训诂考据之学最为鼎盛，顾观光受钱熙祚请托，详校《灵枢》《素问》，成《灵枢校勘记》《素问校勘记》。这两本校勘记的内容，可以毫不夸大地说，绝大部分都是正确的、可信的，它们代表了清代朴学在医经上的突出成就。《灵枢校勘记》的成果已被刘衡如吸收到他校注的《灵枢经》（校勘本）一书中，《素问校勘记》的成果则被刘衡如整理的《黄帝内经素问》（封面有梅花，故当今一些学者称此本为"梅花本"）所吸收。凡正文中引用顾观光校勘之处均用方括号标以"守"字。"守"字指《守山阁丛书》。顾观光《灵枢校勘记》《素问校勘记》均被收入钱熙祚的《守山阁丛书》。梅花本《黄帝内经素问·出版说明》说："为了适应当前中医教学工作和其他方面的需要，我们特以 1956 年由我社影印出版的明顾从德刻的《重广补注黄帝内经素问》为蓝本，参考清咸丰二年（1852）金山钱氏守山阁本和其校勘记，以及有关各书等，对全书进行了校勘。"又说："其中有守字标记者，即表示据出守山阁本及其校勘记。"《黄帝内经素问》由刘衡如标点、分段。这是一本十分普及的本子，在中医界影响极大。《黄帝内经素问·出版说明》没有说明此书由刘衡如分段、标点等，今在此加以说明。

人民卫生出版社于 1965 年 2 月出版的《黄帝内经太素》亦由刘衡如整理完成。在刘衡如点校的《黄帝内经太素》出版以前，最好的本子为 1924 年出版的萧延平兰陵堂本。刘衡如以兰陵堂本为底本参以他本校勘。他在《黄帝内经太素·出版说明》中说：

> 此次重印，是以我社一九五五年影印出版的萧延平兰陵堂本作底本，用北京图书馆藏日抄本进行互校。凡认为萧本有误，则据日

抄本改正，改动处用序码标出，在页末加注说明；如萧本和日抄本同样有问题的，为了保存经文和杨注原貌，暂不改动，仅用序码标出，在页末加注，提出存疑或拟改意见，以供读者参考。

这段文字反映了作者严谨的学风和认真的治学态度。刘衡如对《黄帝内经太素》所作校勘不多，但条条有据，语语有证，较萧延平之校注又提高了一步。此书出版时也没有说明这一标点本是由刘衡如整理的，今在此加以说明。

刘衡如在《针灸甲乙经》《灵枢》《素问》《黄帝内经太素》等书上下了很大功夫，但是，知晓人民卫生出版社出版的这几部原文标点本是由刘衡如整理的人现在已经很少了。过些年，知之者将更少。所以我们在这里把刘衡如的巨大功绩写出来，一方面不埋没他的贡献，另一方面也使后人了解史实。

人民卫生出版社建议刘衡如以明代赵府居敬堂本《灵枢》为底本，以元代古林书堂本为主校本。《灵枢经·校者的话》说："本书是以人民卫生出版社影印的明'赵府居敬堂'刊本作底本，用至元己卯（1339）胡氏古林书堂本（简称'元刊本'）作主要参考。另外，又参考了各种明、清刊本和两种日本刊本（田中清卫门刊本、风月庄左卫门刊本）。"因为前人对《灵枢》的校注工作做得很少，所以刘衡如对《灵枢》的校注远比对《针灸甲乙经》《素问》《黄帝内经太素》的校注要细密得多，取得的学术成就也最大，且对后来的《灵枢》校注工作产生的影响也最大。本文对刘衡如先生的《灵枢经》（校勘本）不做全面分析，只对所选底本及校本、以古音校勘这两点进行分析，以作为今后校注《灵枢》的参考。

一、底本与校本

赵府居敬堂本《灵枢》是明代赵康王主持刊刻之本，刊刻时间在明嘉靖年间（1522—1566），具体刊刻年份不详，品相在明代所有《灵枢》刊本中为第一。此本行距宽松，字距爽朗，书根书眉，宽裕汪汪，清爽悦目，便于阅读，所以 1956 年人民卫生出版社影印发行之，为此后所有使用、研究《灵枢》者奠定了文献基础。但赵府居敬堂本《灵枢》在明代刊本中不是佳本，其中的错字比明代任何《灵枢》刊本中的都多。20 世纪 20 年代中医文献学家萧延平在傅山批注的赵府居敬堂本《灵枢》原本上校勘出三十七个讹字，以墨书纸条贴于讹字上端书眉，现藏于中国国家图书馆；1956 年人民卫生出版社校勘出二十六个讹字，其中八字与萧延平校相重，减去相重讹字，共校出五十五个讹字。这五十五个讹字，不是赵府居敬堂本《灵枢》的全部讹字，还有些讹字尚未校出，笔者又校出几个讹字。判断古籍是不是善本，不仅要看它的品相——外观印象，更应该注重它的讹字多寡。品相初窥即知，而讹字多寡，只有经过认真校勘才能加以识别。笔者校读过赵府居敬堂本及明代所有刊本《灵枢》，发现赵府居敬堂本《灵枢》讹字数量最多。从刊刻的时代观之，元代古林书堂本《灵枢》刊于1339年，比赵府居敬堂本《灵枢》早约两百年，所据底本为南宋时期史崧本《灵枢》，讹字较赵府居敬堂本《灵枢》少。但是古林书堂本《灵枢》品相不佳，行密，字距紧，所以刘衡如把古林书堂本《灵枢》选为主校本完全合理。

校勘《灵枢》需要把《黄帝内经太素》《针灸甲乙经》作为重要校本。刘衡如将《灵枢》与《黄帝内经太素》《针灸甲乙经》详密对勘，改正《灵枢》脱文、衍文与讹字，俯拾皆是，不烦举例。1962年人民卫生出版社刘衡如校注的《针灸甲乙经》的校注方法亦如此。

二、以古音校《灵枢》

20世纪80年代以前以古音校《灵枢》者唯刘衡如一人。校勘是综合运用版本、文字、音韵、训诂的一门学问。音韵如同红线把文字、训诂串联在一起，它与训诂又如同纸的正反面互相依存。虽然《黄帝内经》是散文体著作，但是其中却充满押韵句段。刘师培《左盦集》指出："考《内经》一书，多属偶文韵语，唯明于古音古训，厘正音读，斯奥文疑义，焕然冰释。"研究《黄帝内经》，校勘《黄帝内经》，尤须古音知识。刘衡如抗战前在南京内学院研究佛经，抗战期间到四川大学教中国古典文学，对古音有深厚学养，所以他对运用古音知识校勘《灵枢》游刃有余，校出许多凭普通校本难以校出的讹误，举例如下。

（一）改倒文

文字颠倒之文曰"倒文"。

（1）《灵枢·九针十二原》："言实与虚，若有若无，察后与先，若存若亡，为虚为实，若得若失。"刘衡如注："'若存若亡'，据本书《小针解》篇应改为'若亡若存'，使'存'与'先'协韵。《素问·宝命全形论》'先'与真、神、针、闻、人等字协韵。"所校极是，当作"若亡若存"。原文

"虚""无"古音押韵，"实""失"古音相押，"先""存"亦当相押，今作"若存若亡"，使"存""亡"二字颠倒，这种现象叫作"失韵"。

(2)《灵枢·九针十二原》："补曰随之，随之意若妄之，若行若按，如蚊虻止，如留如还，去如弦绝。"刘衡如注："'弦绝'，应据《甲乙》卷五第四改为'绝弦'，与'还'协韵。"按，所校极是。"还"字古韵在元部，"弦"字古韵在真部，二字古韵相近，可以相押。段玉裁《六书音韵表》说，真部字与元部字相押，是汉代有韵之文常见现象。

（二）改讹字

(1)《灵枢·九针十二原》："补曰随之，随之意若妄之，若行若按，如蚊虻止。"刘衡如注："按，《甲乙》卷五第四同，训'止'，于义亦通。《素问·离合真邪论》王注引《针经》文作'悔'，与'止'协韵，尤为近古。"按，所校极是。"悔"与"止"古韵皆在之部，属于同部字相押。"按"字王冰注作"悔"，见梅花本《黄帝内经素问》第170页注⑤。

(2)《灵枢·九针十二原》："方刺之时，必在悬阳，及与两卫，神属勿去，知病存亡。"刘衡如注："'卫'，应据《甲乙》卷五第四改为'衡'，与'阳''亡'协韵。"按，所校极是。"阳""衡""亡"皆在古韵阳部，属于同部字相押，若作"卫"则失韵矣。"衡"与"卫"的繁体"衞"形近故讹为"卫"。

刘衡如以古音校《灵枢》之倒字、误字的例子甚多，此处仅示例而已。

刘衡如留给我们的重要启示是：校勘《灵枢》需要掌握古音知识。校勘《素问》《针灸甲乙经》《黄帝内经太素》亦需掌握古音知识。可惜掌握古音知识的人越来越少了。

刘衡如在医学文献整理方面的贡献不仅仅限于整理点校《灵枢》《素问》《黄帝内经太素》，他对李时珍《本草纲目》的点校，亦取得了更辉煌的成就。他的《本草纲目》（点校本）是当时最受欢迎的佳本。刘衡如深知他点校的1975年人民卫生出版社出版的《本草纲目》（校点本）受条件所限，未安之处颇多，又无法及时改正。刘衡如在校点至第三十八卷时，方找到金陵本《本草纲目》对勘，于是下定决心之后以金陵本《本草纲目》为底本对全书重新校勘。1981年，刘衡如启动重新校勘《本草纲目》的工作。此次校勘，以金陵本《本草纲目》为底本，其他需要查对的书籍甚多。刘衡如夜以继日地工作，积劳成疾，于1984年病发，后仍一边治病，一边校书。

刘衡如之子刘山永曾任职于北京市西城区厂桥医院。多年来刘山永协助父亲校勘、整理中医古籍。刘衡如先生整理点校《本草纲目》时，刘山永抽出很多时间协助其查阅资料，深得其真传。刘衡如沉疴卧床，以《本草纲目》（点校本）未尽与金陵本《本草纲目》对勘深感遗憾，乃嘱刘山永曰："吾不久于世矣，汝其继吾业，以金陵本详校之，则无恨矣！"刘山永深受震动。1987 年 1 月刘衡如逝世于北京大学第一医院，享年八十七岁。其年，刘山永辞职，专心校雠《本草纲目》。刘山永家无余资，生活之艰辛可以想见。为实现乃父临终嘱托，刘山永不仅阅遍北京图书馆、首都图书馆、中国中医科学院图书馆、北京中医药大学图书馆、中国医学科学院图书馆等著名图书馆所藏《证类本草》和《本草纲目》之珍贵版本，而且亲赴上海图书馆查阅金陵本《本草纲目》，历十二年艰苦努力终于完成。1998 年 10 月华夏出版社出版《本草纲目》（新校注本），由刘衡如、刘山永父子联名作为全书撰稿人。其实，此书系刘山永独撰，仅受其父之嘱托而为之耳。这种慎终追远的美德在刘山永身上表现得十分突出。《本草纲目》（新校注本）经稍加修订于 2002 年 1 月在华夏出版社再次出版。《本草纲目·出版人语》指出："本校注本是自初版金陵本问世至今 400 年来文字最准确、药图最精美、校注最详密、考证最详审的一部煌煌巨著，对于阅读、研究《本草纲目》具有不可替代的价值。为此，由本社出版的 16 开精装新校注本《本草纲目》荣获 1999 年度全国优秀科技图书奖、国家科技进步奖（著作类）和第四届国家图书奖提名奖。对于校注者刘山永先生继承父业十几年如一日潜心研究的感人事迹，已被中央电视台《东方之子》栏目播放。《人民日报》也发表了全国李时珍研究会会长钱超尘教授的长篇评论《十年寂寞注本草》以示褒奖。"笔者所写《十年寂寞注本草》一文被收入华夏出版社出版的《自强之歌》一书。

刘衡如、刘山永父子完成的《本草纲目》（新校注本）较原《本草纲目》（点校本）学术水准有很大提高，校注条数大大增多，以金陵本《本草纲目》为底本而以江西本及其他重要版本详校之。尤其重要的是，刘山永对金陵本《本草纲目》因误描误改而出现的大量讹字逐一予以纠正，功莫大焉。刘山永校注《本草纲目》所参阅书籍之广泛，令人惊叹赞佩。

我们应对《本草纲目》进行多层次、多角度的研究，近些年来，我们在《本草纲目》的研究方面已经取得许多成果，但对本草名物训诂之研究，投入的力量尚不够。笔者对我国本草名物训诂发展简史、《本草纲目》名物训诂特点及存在的缺点、错误做了初步研究。我们希望后继者续有所作，把我国本草名物训诂之学推进到一个新高度。研究本草名物训诂，除须认真研究《本草纲目》外，亦须认真研究《经史证类备急本草》，因《经史证类备急本草》中有许多名物训诂资料。唐慎微已经认识到经、史、子、集之书对研究本草学之重要意义，研究本草名物训诂更离不开有关经、史、子、集诸书的资料，其中对《毛诗故训传》、《毛诗传笺》、《左传正义》、陆玑《毛诗草木虫鱼疏》、王念孙《广雅疏证》、邵晋涵《尔雅正义》、郝懿行《尔雅义疏》、郑樵《通志·昆虫草木略》、王国维《王国维遗书·尔雅草木虫鱼鸟兽名释例》等尤当究心，因为这些书籍不但记载了较多名物训诂资料，而且揭示了研究本草名物训诂的大法，以及在研究中应该避免的错误。

刘衡如为中医文献之整理与研究做出了重要贡献，因此，收集关于他的学术资料，非常有意义。

刘衡如最大的学术成就主要体现在《针灸甲乙经》（1962 年，人民卫生出版社）、《黄帝内经素问》（1963 年，人民卫生出版社）、《灵枢经》（校勘本）（1964 年，人民卫生出版社）、《黄帝内经太素》（1965 年，人民卫生出版社）、《本草纲目》（校点本）（1975 年，人民卫生出版社）和《本草纲目》（新校注本）（1998 年，华夏出版社）等著作中。其中前四部著作为《黄帝内经》校勘和词义训释奠定了基础，第五部著作为《本草纲目》校勘和词义训释奠定了基础。据刘山永说，《本草纲目》（校点本）第三十八卷前以江西本为底本，三十九卷至五十二卷所据底本是金陵本，因为校完三十八卷时，才传出金陵本还存在的资讯。校勘《本草纲目》当以金陵本为底本，以金陵本为底本全面校勘《本草纲目》的任务由刘山永完成了。父子两代人完成《本草纲目》的校勘，是中医史上仅见的一件事。

关于刘衡如的事迹，笔者写有《刘衡如先生传》一文，此文被收于北京出版社出版的《黄帝内经研究大成》第一编，文中资料由刘山永提供，事实确切，可资后人参考研究。

笔者常常思考这样一个有趣的文化现象：我国许许多多重要医学典籍的整理，如标点、校勘、编纂、类编、研究、考核等，不少出于儒家或文人之手。如晋代皇甫谧之于《针灸甲乙经》、梁代全元起之于《素问训解》、唐初期杨上善之于《黄帝内经太素》、宋代林亿之于重要医籍之校勘、明代王肯堂之于《证治准绳》、清代顾观光之于《灵枢校勘记》《素问校勘记》等，以上诸家本身学术根底皆为儒学，但覃嗜医典，于是以儒家学问之根基，治医学文献之经典，硕果累累，嘉惠后世无穷。这是一个很值得重视的文化现象。

刘衡如是成就卓越的中医文献学家，1987 年 1 月病逝于北京。1986 年中秋节，其与友人相聚，作七律一首：

独卧高楼少客过，针砭药饵斗沉疴。

我忘明月几时有，人道清光今夜多。

妙手图成新气象，天香飘溢旧山河。

等闲不遣余生逝，代笔烦君写赞歌。

丙寅刘衡如力疾作　时年八十有六

据刘山永讲，当时刘衡如写毛笔字已感困难，便请他的好友——中央文史研究馆馆员萧劳先生代书。

这首七律是刘山永给笔者的，笔者将其抄在一个小笔记本上，之后将其过录下来。20 世纪 80 年代初，刘山永还送给笔者刘衡如的《康城十咏》，笔者读后爱不释手。这十首词油印在几页纸上。刘山永说，这是他父亲 20 世纪30 年代在西康写的，开始时在朋友间传抄，后来应朋友之请，油印若干份，现在还保存着几份油印件。笔者怕《康城十咏》丢失，于是把它附在笔者主编的《〈本草纲目〉详译》（1999 年，山西科学技术出版社）书末，《康城十咏》才第一次与读者见面。此后《江西中医药》杂志 2003 年 6 月第 6 期总 34卷第 246 期发表笔者的《倾情本草　寄意诗赋》一文，此文也谈到了《康城十咏》。《康城十咏》受到广大读者喜爱，有人为之作注，有人为之写评，中医界许多同志开始知道刘衡如还是一位著名词人。

下面是刘衡如的《康城十咏》。

贺新凉·温泉浴月（用东坡韵）

北关外二道桥以温泉著，泉上有楼台花木之胜，月夕花晨，裙屐纷往，水声山色，黧影钗光，令人有乐不思蜀之感。时西安事变之次年，金陵方为日寇所陷，每思往事，如梦如烟，哀乐靡常，凄然成词。

解珮羞金屋。露春痕，鸳鸯戏水，小蟾窥浴。浪蕊浮花堆池满，飞溅零珠碎玉。艳出水芙蕖初熟。散发纷披风裳举，趁新凉共倚阑干曲。无限意，寄霜竹。

东南半壁江山蹙。想秣陵汤山俊赏，顿成凄独。今古华清荒宴地，枉使痴龙被束。乍梦断江南新绿。一代兴亡浑难据，听胡笳塞上空怅触。家国泪，坠簌簌。

齐天乐·翠幕歌风

番俗暮春相率张幕柳林子，举家偕往，竟日踏歌，闻者留连，不忍遽去。

春风偷渡边关外，新声送来天半。曲换梁州，腔翻子夜，歌彻关山凄怨。飞蓬乱卷。看萦髻黄深，系腰红浅。倦解罗襦，路人微觉乳香散。

江南当日少小，玉楼曾惯听，吴曲娇软。守土无人，吾家帝子，空把风歌唱遍。年时嬛婉，算一片温柔，怎经离乱？望断神州，夕阳天外远。

西平乐·郭达停云

郭达山，俗传诸葛亮南征，遣将军郭达造箭于此，停云辄雨，土人以占气候焉。

万仞巉岩壁立，一片云停住。天末残阳欲尽，鸦背西风渐紧，林际霜红乱舞。番歌四起，回首乡关何处。认归路。心一点，愁万缕。

辜负黄花素约，凝盼红窗倩影，梦逐行云去。可念我，穷边吊古，英雄事往，云车风马，魂未返，恨难赋。寂寞天涯倦旅，那堪更忍，疏落黄昏细雨。

琐窗寒·雅加积雪

雅加埂位于康定之南，群峰积雪，终岁皑皑。居人偶一瞻望，凉意即悠然生于几席间，故康城无盛暑。

万里晴空，千山积雪，半天横素。天荒地老，冻结已从元古。日光寒，酸风射眸，乱鸦不敢轻飞度。想永埋雪里，唐时征骨，汉时金鼓。

哀楚。魂归处。正月下凄迷，乱山歧路。从来战久，壮士何人归去。漫思量，筹边代谋，倚天利剑今在否？更何时，请得长缨，直系天骄虏。

摸鱼儿·四桥雪浪

折多溪水，横贯康城，两岸居人，驾桥相过。桥凡四，曰将军桥及上、中、下三桥。霜天凉夜，款步桥边，风景依稀，悄然怀旧。

贯山城四桥流雪，溪中无限清泪。浪淘沙尽愁无尽，凄绝夜潮还起。蟾欲坠，流影荡，金波明灭寒光碎。凉砧韵里，听何处吹来，无情羌管，摇荡客心醉。

桥西畔，曾记当时拾翠，佳人堤上遗珮。留仙不住凌波去，唯剩月华如洗。霜满地，空叹息，兰桥梦醒人千里。秋花照水。正独立桥头，西风满袖，人影共憔悴。

霜叶飞·双寺云林

康定故多林木，百年内樵采略尽，今仅存者，南关外南无寺、多吉札寺各有数百株而已。

虏天秋早凉欺客，霜林黄叶多少。晚钟双寺近相闻，送断烟残照。听妙法灵山路杳，朱颜愁向穷边老。对落木萧萧，独立久，山河满目，寂寥怀抱。

门外偶遇番僧，人间因果，料他应是知道。甚缘沧海竟扬尘，谓境由心造。问永夜何时再晓。情根犹在终烦恼。暮色寒，浓云合，一片清愁，渐生林表。

法曲献仙音·乐顶梵呗

乐顶俗称跑马山，高不百寻，下临城市。大刚法师聚汉番僧修法其上，梵呗之声，隐约可闻。

如是我闻，法音仙曲，缥缈云中吹度。响逐霞飞，韵随风折，飘来翠楼竹户。看阵阵，飞红舞，天风散花雨。

果何语。似西方树禽池鸟，都演法齐唱无常空苦。甚处著尘埃，道菩提原本无树。万世知音，喜相逢犹似朝暮。看顽石点首，信受奉行而去。

塞垣春·子耳樵歌

番妇每日采樵子耳坡，夕阳西下，结队归来，引吭高歌，闻者愁绝。

塞雁南飞候，落木满，荒山岫。丹枫半醉，白杨新浴。来采番妇，正夕阳满地人归后。结巧伴，新腔斗。听边声，塞天地，出关人尽回首。

何事滞荒城，将腰折羞为升斗。直为是男儿，漫思显身手。正胸中万里勋业，人间已白衣成苍狗。怅望故乡远，客愁浓似酒。

宴清都·天都飞瀑

深航东，天都桥侧，有飞瀑如练，广数尺，长可十馀丈。初来康定时，曾盘桓其下。偶出东郭，旧地重游，抚景怀人，不胜怅触。

转过深航路，斜桥畔，仰天飞瀑如布。征鸿过尽，残阳欲坠，旧销魂处。山间说是天都，望不见霓旌翠羽，那更堪绝塞秋风，千山落叶红舞。

芳踪曾记来时，亲携玉手，偕彼仙侣。荒山伫立，飞湍湿透，翠鬟香雾。边城指点将到，黛蛾展吟吟笑语。叹只今晓角霜天，相思梦苦。

水龙吟·仙海澄波

北关外，头道桥城南，有一池在郭达山下，俗名仙海子。西番妇女，时于池畔嬉游，以寄无涯之思焉。

山戎未睹沧溟，一池堪寄无涯思。蘋风乍动，冰绡微绉，干卿何事。结伴西邻，踏歌芳岸，坠钗遗珮。映山花照脸，胭脂红绝，起多少，伤春意。

曾记东观海水，望洪涛浮天无际。鲛人泣玉，吴娃狎浪，人鱼双媚。水戏方酣，巨波掀起，神州腾沸。剩刘郎未老，投荒万里，洒沧桑泪。

旧作《康定十咏》词，忘之久矣。友人索稿，乃自败簏中检出，稍加点窜，使就声律，因附手民，籍省钞录之劳。忆赋此词，瞬经七载，河山未复，世乱方殷，余亦久戍穷边，一筹莫展，哀时感遇，书罢怆然。一九四四年甲申元夜。衡如再记。

观"衡如再记"，知《康城十咏》作于 1937 年，故词中每有"家国泪，坠簌簌""守土无人"之叹。刘衡如虽身在荒边，仍心系国事（"漫思量，筹边代谋，倚天利剑今在否？更何时，请得长缨，直系天骄虏"），每有壮志难酬之慨（"何事滞荒城，将腰折羞为升斗。直为是男儿，漫思显身手。正胸中万里勋业，人间已白衣成苍狗。怅望故乡远，客愁浓似酒""神州腾沸。剩刘郎未老，投荒万里，洒沧桑泪"）。1956 年刘衡如从康定调北京，乃一展才思，践其万里勋业，为中医药事业做出了巨大贡献。

第五节　任应秋

斯人往矣　德泽犹存

———怀念任应秋先生

　　任应秋是在中国医学史上占有重要地位的学者，他的学术思想需要被挖掘，他的学术理想需要被传承。2014 年 6 月 5 日是任应秋一百周年诞辰，怀念这样一位满腹经纶、德高望重的中医大师，对于鼓舞青年、培养贤才、步其芳躅、振兴中医意义十分重大。任应秋长笔者二十二岁，是引导笔者步入中医宏伟学术殿堂的恩师。他驾鹤西去整整近四十年了，他的音容笑貌，他的谆谆教诲，他的高风亮节，他对笔者的信任关怀，时时浮现在笔者的脑海。是他为笔者指明治学方向，是他给笔者科研勇气，是他使笔者懂得人生追求，是他给笔者做出笔耕不辍、精进不息的榜样。每当诵读傅山"人无百年不死之人，所留在天地间，可以增山岳之气、表五行之灵者，只此文章尔"及顾炎武"凡文之不关六经之旨当世之务者一切不为"等格言时，笔者必然将之与任应秋的治学精神及等身著作联系起来思考。笔者认为，任应秋的精神世界与文医皆精的傅山及清代学术开山顾炎武的精神世界是血脉贯通的，任应秋这种深厚的民族文化精神造就了他的重大学术成就。笔者已暮年，任应秋给笔者指出的研究《黄帝内经》音韵训诂的课题尚未完成，每思及此，深有愧意，笔者将咬牙励志，完成他留给笔者的学术课题，圆其学术之梦。关于任应秋的高尚道德，许多纪念文章和中医工具书都做过介绍。北京中医药大学李云编纂的《中医人名词典》以八百五十字的篇幅详细介绍了任应秋的生平事迹与学术成就，中国中医科学院李经纬主编的《中医人物辞典》以二百七十六字的篇幅概括了任应秋的生平学术。别人讲过的，本文不重复，笔者只说三件鲜为人知的事情，这对于全面了解任应秋的光辉事迹和重大成就，当有裨益。

一、任应秋让笔者写传略

为适应我国建设"四个现代化"强国的需要，1980 年 5 月《中国科技史料》杂志（季刊）创刊。该刊是国内唯一汇集我国科技史料的期刊，主要刊登我国各个历史时期特别是近代和现代科技领域具有重要影响的科学家、医学家的第一手史料，包括重要科技成就实录、科技工作者光辉业绩和治学方法等，以总结过去，展望未来，推进科技事业的发展。任应秋是国内外具有重要影响的中医学家，在中医基础理论研究和中医文献研究方面影响尤为巨大。因此，1983 年 1 月《中国科技史料》编辑部来人请任应秋写一篇传略在刊物上发表。他把笔者叫到他的办公室让笔者写。笔者说，自己不是中医出身，怕写不好。任应秋说，别怕，你看看我的书，从中国传统文化角度来写。他简要地介绍了他的生平事迹，尤其是他青少年时期的情况。笔者惴惴不安地接受了他的嘱托，先后写了三稿，这篇文章发表在《中国科技史料》第 3 期第 86—88 页，题目是《任应秋教授的治学方法与学术成就》。修改稿和誊清稿笔者还保存着，稿纸已微微发黄发脆，但字迹仍然清晰。

任应秋于 1914 年 6 月 5 日生于四川江津县油溪镇，四岁时他的祖父任益恒请来清末秀才为他开蒙，教他《三字经》《百家姓》《龙文鞭影》《幼学琼林》等。他十一岁时读《论语》《孟子》等，后来由家塾升到江津县国学专修馆，学习先秦两汉时期经史书籍（如《诗经》《左传》《国语》《史记》等），以及唐宋八大家的著作。在国学专修馆读书时，每逢假期他都与其兄一起到廖平家拜访请教。廖平（1851—1932），字季平，号六译，四川井研县人，是当时很有影响的今文经学家、小学家和中医文献学家。廖平《经学初程》说："予幼笃好宋五子书、八家文，丙子（1879）从事训诂文字之学，用功甚勤，博览考据诸书。……庚辰（1880）以后，厌弃破碎，专事求大义。"廖平的治学精神和方法对任应秋颇有影响。

十七岁时任应秋从江津县国学专修馆毕业，之后他选择将中医学作为一生奋斗的方向。他的第一位开蒙中医师叫刘有余。任应秋说："老师让我从《医学三字经》学起，接着学《时方歌括》《金匮歌括》《时方妙用》《医学实在易》《神农本草经》《伤寒论》《金匮要略》《灵枢》《素问》《脉经》等。《内经》看张、马注，《伤寒》《金匮》看'浅注'和'补正'。老师讲的不多，全凭十四年的古汉语基础来解决。这足以说明学习古汉语对学习中医的重要性。"

20 岁时任应秋出川赴上海中国医学院深造，这是他生命中的一个重要转折点。他在上海中国医学院不但进一步学到了系统的中医理论知识，而且在课余时间虔诚为上海著名中医丁仲英、谢利恒、曹颖甫、陆渊雷、蒋文芳、郭柏良佐诊，学到许多书本上学不到的知识。如曹颖甫善用经方起沉疴废疾，这给任应秋极大启发。任应秋说："曹颖甫是近代一个纯粹的经方家，凡从他学习的，多能以经方大剂起沉疴，愈废疾。"任应秋善用经方，这与他早年受名师熏陶有较大关系。

任应秋好学深思，手不释卷，治学非常勤奋。粗计从 1936 年至 1984 年他撰写中医理论、中医临床著作三十六部，发表的论文一百六十一篇，未发表的论文百余篇。他不但是多产的著名中医理论家，而且也是一位很好的临床家。他根据《金匮要略·中风历节病脉证并治》第 65、66、67、68 条的理论，创立豨莶至阳汤、豨莶至阴汤两方，以治疗阴虚中风和阳虚中风，疗效很好。

1982 年春节李先念同志邀请在京各界专家到人民大会堂团拜，他在讲话中勉励大家为祖国的社会主义建设事业做出新的贡献，其中有"人勤春来早"一句话，任应秋说："我听了以后，很有感触，随即对以下句，竟成一联（人勤春来早，年老志益坚），春节之晨，书以悬之座右，借以自励。'一年之计在于春，一生之计在于勤'，李副主席很巧妙地把'春'和'勤'联系在一起，说明美丽的春光，是从勤奋中得来，要想迎来祖国社会主义'四化'建设美好的春天，亦只有通过全国人民的辛勤劳动来创造。特别是在科学峰峦上攀登的科学家，眼前展示的只有那山巅绝顶的春光，因而科学家毕生的精力，可以说都是笼罩在探求的春光里，那永驻的春光却召唤科学家们向更加光辉灿烂的绝顶攀去，因此，这个'勤'字是我们生命中每一时刻都不可缺少的要素。但是，我年龄衰老了怎么办？还能攀上笼罩春光的科学顶峰吗？我肯定的答复是：能！……我有 50 多年的临床经验，有 30 多年的教学经验，中医现存的古典文献，凡力所能及的，我都有所涉猎。从这些工作经历来看，正好运用我较成熟的经验，从医疗、教学、科研几个方面，继续做出成绩来，为伟大的'四化'建设添砖加瓦，所以我虽年老而志益坚！"这铿锵有力、充满感情的话语，今天读来，仍然使人热血沸腾，深受感染。

任应秋对笔者写的初稿做了认真修改，之后，笔者又拿着稿子到北京师范大学中文系请许嘉璐修改，两天后，许嘉璐把稿子交给笔者，他用铅笔在任应秋说的话下面写了这样几句话："看到这两句话的人都说，这十个字正是任老当前精神的写照，也是党的关怀期望与任老心境的巧妙结合。祝愿他在这早来的春天里播下更多的种子，为民族、为时代收获更多的硕果。"笔者把这段话作为文章的结语。笔者的初稿近万字，限于篇幅，发表时将之大量压缩。

1985 年第 1 期《北京中医学院学报》发表笔者和任应秋的两个女儿任廷革、任廷苏联名发表的纪念文章，内容与《中国科技史料》发表的相同，题目仍然是《任应秋教授的治学方法与学术成就》，编辑部加有如下按语："我国著名中医学家任应秋教授因病不幸于 1984 年 10 月病逝，终年 71 岁。任应秋教授 1957 年调入北京中医学院后，历任中医系主任、学术委员会主任、学位评定委员会副主任、《北京中医学院学报》总编，并任全国政协委员、中国农工民主党中央委员会委员、国家科委技术委员会中医专业组成员、国务院学位委员会中医评议组召集人等。任应秋教授不仅有丰富的临床经验，而且是我国著名的中医理论家、教育家。五十年来，任老涉猎了六千多种古今医籍，先后著书 36 部，发表论文数百篇，在国内外中医界很有影响。为了创办中医高等教育事业，任应秋教授呕心沥血，培养了大批中医人才，桃李遍及全国，深受学生爱戴。任应秋教授为我国的中医事业贡献了他毕生的精力。本刊发表此文，以表达我们对任老的深切怀念。"

笔者在这篇文章的开头增加了下面一段文字，说明任应秋的离去给中医药事业造成的不可弥补的损失：

> 历史往往有这样一种现象，一个人当他健在的时候，人们或许还不能认识他在某一领域里具有的卓越价值和重要意义，而一当他离开这个世界的时候，人们才一下醒悟过来：他的永远离去，给这个领域造成的损失是多么巨大，以致在一个历史时期内无法弥补这一领域的空白。任应秋教授的离去，正是如此。任应秋教授学识渊博，集文、史、哲、医于一身，以执医为终身之业。他长于临床，而以著述与研究冠冕当代。他不以学者自限而终日伏案于窗下，而以振兴中医为己任，为此而奔走呼号。呜呼，斯人之陨，痛何如之！谨撰此文，以志哀思。

任应秋在东直门医院陨落，弥留之际，他对女儿说："有人了解我的学术思想，找钱超尘。"当他的女儿把这话转告笔者时，笔者的眼泪忍不住扑簌簌滚落下来。任应秋的学术成就，如高山，如大海，臻俊抵极，弥望无涯，笔者何能了解他老人家的学术思想呢？惟将此语作为鞭策自己的力量而已。

二、黄山会议任应秋所写诗文及发表的讲话

1981 年 5 月 18 日至 25 日，中华全国中医学会医古文研究会在黄山宾馆举行，我至今还保存着会上刻印的两张油印《简报》。5 月 19 日会议开幕，任应秋致开幕词。任应秋说："我代表中华全国中医学会热烈祝贺大会胜利召开。医古文研究会是中华全国中医学会第一个分科学会，这次会议，也是全国二十多个中医学院医古文专业首次大联合会议。因此，这次会议在中国医学史上具有非常重要的意义。这次会议的召开，卫生部、中医学会的领导同志非常关怀，我代表全国中医学会致以衷心的祝贺。同志们，安徽省在医学方面，从历史到现在，都很有代表性，杰出的医学家是很多的。尤其是明清以来，徽州地区更是名医辈出。所以我们在这里召开这次会议，更有其不平凡的意义。医古文是中医基础的基础，没有这个基础，肯定是学不好中医的。历代名医对医古文都有很高的修养。医古文关系到祖国医学多出人才、快出人才、出好人才的最根本的问题。希望这次会议，通过交流二十多年的经验总结，进一步挖掘潜力，通过招收研究生培养文医结合的师资队伍，以更有利于今后的医古文教学和科研。最后，预祝大会圆满成功！"讲话虽然简短，但是指示的科研教学方向极为明确，如研究中医必须具有很好的医古文基础，必须积极广泛地培养医古文人才、招收医古文研究生，医古文教师要做到文医结合并深入研究整理中医古典文献等，任应秋的这些期望，后来都逐步实现。

5 月 22 日全体代表游览黄山，任应秋和上海中医药大学医古文教研室年过七旬的袁昂走到慈光阁小憩，回到宾馆，他们各写五律一首。

慈光阁道中 （任应秋）
拽杖寻山趣　朝暾染翠林　迂回盘磴道　俯仰荡层云
绮竹撑天碧　流泉澈底清　慈光阁小驻　定息又登临

慈光阁 （袁昂）
崎岖山径行　平坦登慈光　阁迎群峰秀　云傍绿竹彰
右瞻千僧灶　左眺万木苍　游览寻名胜　徘徊弥久长

任应秋诗书皆佳，他的许多诗作见于《任应秋医论集》。他的书法临摹汉隶，大气磅礴。河南南阳市医圣祠的一副署名对联，显示着他深厚的书法

功底。

5 月 24 日下午，中华全国中医学会医古文研究会成立，大会选举任应秋为医古文研究会主任委员，他在闭幕会上做了重要发言。摘录一段如下：

> 有的同志说，医古文这根"毛"是附在"医"这张"皮"上的，我说，从本质上看，是"医"这根"毛"附在"文"这张"皮"上的。"文以载道"呀。医学是门科学，没有文化能学得进去吗？所以我和上述同志的看法正相反。北京的四大名医之一肖龙友并不曾拜师，而是自己看书学出来的，就因为他文化底子好，是清朝最后的拔贡。上海名医恽铁樵也是自己看书学成的，因此，我认为医古文是中医的基础，是无可非议的，决不是可有可无。大家知道，1962 年的"五老上书"五条，其中一条就是强调中医学院要加强医古文课程，234 个课时就是"五老上书"提出来的。我现在继续坚持这个观点。

他还在《文学与医学的关系》一文中说：

> 考据学包括训诂与校勘两个方面，是读古籍不可缺少的重要手段。明代方以智的《通雅》、清代王念孙的《广雅疏证》，是读汉以前先秦诸子古籍最好的工具书。同时，先秦古籍多有韵语，在古典医籍中《内经》尤为突出。《素问·八正神明论》说："神乎神，耳不闻，目明心开而志先，慧然独悟，口弗能言。俱视独见，适若昏。昭然独明，若风吹云，故曰神。三部九候为之原，九针之论不必存。"《灵枢·刺节真邪》说："凡刺寒邪日以温，徐往徐来致其神，门户已闭气不分，虚实得调其气存。"顾炎武谓前者绝似《荀子·成相篇》，后者为七言之祖。因此音韵学亦是阅读古籍必需的一门知识，有一不备，在阅读时都可能遇到困难。

任应秋的讲话及文章，给我的触动和启发很大。方以智（1611—1671）《通雅》、顾炎武（1613—1682）《日知录》、王念孙（1744—1832）《广雅疏证》是文人常读之书，医家诵览者极少，而任应秋博览详记，将其运用于医书考证之中，把国学与医学结合起来，这正是任应秋高人一筹之处。任应秋对清儒考据之学非常重视，《内经十讲》第五节列举清儒多位校勘考据之作，如顾炎武（1613—1682）《日知录》、胡澍（1825—1872）《素问校义》、俞樾

（1821—1907）《读书余录》、孙诒让（1848—1908）《札迻》、江有诰（1773—1851）《先秦韵读》、周学海（1856—1906）《内经评文》、冯承熙《校余偶识》、沈祖绵《读素问臆断》和《读灵枢臆断》。《内经十讲》虽然是考证《黄帝内经》之书，但是它的内容处处闪烁着国学和中国传统文化的光辉。沈祖绵《读素问臆断》《读灵枢臆断》是用经学、音韵学、训诂学研究《黄帝内经》的书，未曾出版，有北京中医学院 1956 年油印本，任应秋在油印本上有许多红笔批注。这反映了任应秋的学术观点和研治《黄帝内经》的方法。深厚的国学根底是任应秋学术思想的极为重要的组成部分，任应秋在黄山会议上反复强调振兴中医必须加强国学教育。任应秋总结清儒研究《黄帝内经》的成果，回顾过去，展望未来，开拓新路，启迪无穷，今人当继承之、发展之。

在任应秋的启发教诲下，笔者按照任应秋指示的方向，写了《中医古籍训诂研究》（1988 年，贵州人民出版社）、《内经语言研究》（1990 年，人民卫生出版社）、《黄帝内经太素研究》（1997 年，人民卫生出版社）。章太炎说："从来提倡学术者，但指示方向，使人不迷，开通道路，使人得入而已。转精转密，往往在其门下与夫闻风私淑之人。"（《章太炎全集·与恽铁樵书》）任应秋指引后学，导夫先路，谆谆教诲，培育了无数学子，功德无量！

三、研究《黄帝内经》古韵，任应秋如是说

任应秋在江津县国学专修馆受到的国学教育影响他一生。从《任应秋医论集》所引清代学者的著作可以看出，他对清代以考据学为核心的学问十分重视。他阅读过顾炎武（1613—1682）、江永（1681—1762）、沈彤（1688—1752）、戴震（1724—1777）、段玉裁（1735—1815）、钱大昕（1728—1804）、王念孙（1744—1832）、王引之（1766—1834）、江有诰（1773—1851）、顾观光、孙诒让、俞樾、章太炎等学者的著作。这些学者是清代考据学的开创者、发展者、运用者。许慎《说文解字·序》说"盖文字者，经艺之本，王政之始，前人所以垂后，后人所以识古"，指出识别文字之重要，而古代著作，假借字非常多，若按假借字的字面意思解释，必然曲解其义，只有熟悉古音，才能破假借而得本字。戴震为其弟子段玉裁《说文解字注》作序说："夫六经字多假借，音声失而假借之意何以得？训诂音声，相为表里。训诂明，六经乃可明。"所以清代学者无不研究上古音韵学，从而造成有清一代小学与经学的繁荣，为国学的进一步发展奠定了坚实基础。上古音、中古

音、今音三者之中，与中医古籍关系最密切的是上古音。先秦两汉之音称为上古音。《素问》《灵枢》《伤寒论》《金匮要略》《针灸甲乙经》《神农本草经》所使用的字音都是上古音。古人写书的习惯是，凡声音相同甚至相近的字皆可以通用，比如"早"与"蚤"同音，"早起"也可以写作"蚤起"。读古书最大的障碍是假借字太多，要想破其假借而得其本字，就必须学习上古音，不得古音而望文生训必然出现错误。任应秋举了一个例子来说明这个问题。口头语说"画虎不成反类犬"，"犬"是一个误字。《尔雅·释兽》："熊虎丑，其子狗。""丑"义为类。"熊虎丑，其子狗"的意思是，熊和虎生的幼崽叫作"狗"。《玉篇》即作"豿"。"豿"与"狗"同音，所以写作假借字"狗"，于是形成"画虎不成反类狗"，后人又改"狗"为"犬"，大失古人原意。

《黄帝内经》中的假借字很多。笔者于 1972 年 11 月进入北京中医学院（今北京中医药大学）医古文教研室，对《黄帝内经》王冰本下了较多功夫，从训诂、音韵、语法三个方面进行研究。特别是看了《内经十讲》以后，笔者找到了门径，对清儒研究《黄帝内经》的著作几乎着迷，日所思、夜所想者都是清儒的东西，后来笔者将研究的内容整理成书并出版，书名为《内经语言研究》和《中医古籍训诂研究》。清代曾文正公这样指导子侄读书："诸子百家，汗牛充栋，或欲阅之，但当读一人之专集，不当东翻西阅。如读《昌黎集》，则目之所见，耳之所闻，无非昌黎，以为天地间，除《昌黎集》而外，更无别书也。此一集未读完，断断不换他集。此'专'字诀也。"现在回想起昔日读《黄帝内经》岁月，深感以专一之心读书而不分其志的方法非常可取。笔者把《素问》《灵枢》两书的古韵全部加以分析，写了《上古天真论古韵研究初稿》交给任应秋审阅指导，大约过了一周，他给笔者写了一封信，指导笔者如何研究《黄帝内经》古韵。原信如下。

《日知录》卷二十一有一篇《五经中多有用韵》的文章，我以为对您当前的工作有一定的帮助，全录于下。

古人之文，化工也，自然而合于音，则虽无韵之文，而往往有韵，终不以韵而害意也。三百篇之诗，有韵之文也。乃一章之中，有二三句不用韵者。如《瞻彼洛矣》"维水泱泱"之类是矣。一篇之中，有全章不用韵者，如《思齐》之四章五章，《召旻》之四章是矣。又有全篇无韵者。《周颂》《清庙》《维天之命》《昊天有成命》《时迈》《武》诸篇是矣。说者以为当有馀声，然以馀声相协而不入正文，此则所谓不以韵而害意者也。

　　孔子赞《易》十篇，其《彖》《象》《传》《杂卦》五篇用韵，然其中无韵者，亦十之一。《文言》《系词》《说卦》《序卦》五篇不用韵，然亦间有一二，如"鼓之以雷霆，润之以风雨，日月运行，一寒一暑，乾道成男，坤道成女""君子知微知彰，知柔知刚，万夫之望"，此所谓化工之文，自然而合者，固未尝有心于用韵也。《尚书》之体，本不用韵，而《大禹谟》"帝德广运，乃圣乃神，乃武乃文，皇天眷命，奄有四海，为天下君"，《伊训》"圣谟洋洋，嘉言孔彰，惟上帝不常。作善降之百祥，作不善降之百殃。尔为德网小，万邦惟庆。尔为不德网大，坠厥宗"，《泰誓》"我武惟扬，侵于之疆，取彼凶残，我伐用张，于汤有光"，《洪范》"无偏无陂，遵王之仪。无有作好，遵王之道。王道平平，无反无侧，王道正直"，皆用韵。又如《曲礼》："行前朱鸟，而后玄武，左青龙而右白虎。招摇在上，急缮其怒。"《礼运》："玄酒在室，醴盏在户，粢醍在堂，澄酒在下，陈其牺牲，备其鼎俎，列其琴瑟，管磬钟鼓，修其祝嘏，以降上神，与其先祖，以正君臣，以笃父子，以睦兄弟，以齐上下，夫妇有所，是谓承天之祜。"《乐记》："夫古者天地顺而四时当，民有德而五谷昌，疾疢不作，而无妖祥，此之谓大当。然后圣人作，为父子君臣，以为纪纲。"《中庸》："故君子不可以不修身，思修身不可以不事亲，思事亲不可以不知人，思知人不可以不知天。"《孟子》："师行而粮食，饥者弗食，劳者弗息，睊睊胥谗，民乃作慝，方命虐民，饮食若流，流连荒亡，为诸侯忧。"凡此之类，在秦汉以前，诸子书并有之。太史公做赞，亦时一用韵，而汉人乐府诗，反有不用韵者。

　　《灵枢》《素问》，本非有韵，其体颇同于五经，故亦有间用韵者。非特有韵，如《灵枢·刺节真邪篇》"凡刺小邪日以大，补其不足乃无害，视之所在迎之界"，又"凡刺寒邪日以温，徐往徐来致其神，门户已闭气不分，虚实得调其气存"，顾亭林以之为七言之始。但是，毕竟如《日知录》所云皆属于"化工之文，自然而合于音，固未尝有心于用韵"。因此，不能一律皆以大韵叶之。亦正如《日知录》所云，三百篇犹有不用韵者，何况《灵枢》《素问》？如江氏

《先秦韵读》强以《灵枢·决气》"谷入气满"一段叶古韵，连句读都没有了，何以言韵呢？《日知录》说："不以韵而害意。"这很关重要。如为了叶韵，不惜害意，便失去读韵的意义了。

基于以上见解，采用整篇注韵的方式，恐怕难度甚大，即以《上古天真论》开头一段为例，本是无韵之文，强以"衰、衰、异、之"相叶，读之便有非韵文之感。

校正秦汉以上之古籍，凡校勘、诂训、音韵等，皆属校雠之学，缺一不可，它们往往是相辅相行相互为用，甚至音韵本身也存在训诂、校勘等问题，因此，不能片面强调某一端。

以上统属外行话，阅后覆瓿可也。

任应秋
1978 年 9 月 12 日

这是一篇论《黄帝内经》古韵的重要文章，由于是私人信件，以前从未发表过。据我所知，这是中华人民共和国成立后，第一篇从音韵学史角度论述《黄帝内经》古韵特点的文字。任应秋表达了如下两个重要学术观点。

第一，《黄帝内经》用韵体例与五经大体相同。他说："《灵枢》《素问》，本非有韵，其体颇同于五经。"也就是说，《灵枢》《素问》大量押韵句段不是作者搜索枯肠刻意找出来的，而是按照当时文风习惯信笔写出来的不期押韵而自然押韵之文，此之谓"化工"。

第二，验之唇吻，前人对《素问·上古天真论》《灵枢·决气》的押韵分析，今日读之，有非韵文之感。

明代末期著名学者冯舒说："《素问》全书，通篇有韵。"冯舒（1593—1649），字己苍，号默庵，江苏常熟人，虞山派诗人，藏书家，少为诸生，明亡不仕，从钱谦益学诗。其弟冯班（1602—1671），字定远，号钝吟老人。两兄弟被称为"海虞二冯"。其藏书质量上乘，多异本。他常以抄书为乐，即使在战乱中亦抄写不辍，所抄书被称为"冯钞本"，为藏书家所钟爱。明崇祯二年（1629）隆冬，冯氏兄弟得知隐居寒山的赵灵均处有一部宋刻《玉台新咏》，约同乡藏书家何大成等，冒着朔风飞雪，乘船前往，连续四昼夜抄成。冯舒著有《空居集》《空居阁杂文》《诗纪匡谬》，编有《历代诗纪》。冯班著有《钝吟集》《钝吟杂录》和《钝吟诗文稿》等。冯舒以此学力，才能发现"《素问》全书，通篇有韵"。

　　研究《素问》《灵枢》音韵，不仅可以考其语言特点，而且可以考证其成书时代，校勘讹文，所以清代学者对《黄帝内经》音韵训诂都有深入考证。顾炎武《音学五书》几乎逐篇摘录《黄帝内经》押韵句。王念孙写有《〈新语〉〈素问〉〈易林〉合韵谱》，其手稿藏于北京大学图书馆。江有诰写有《先秦韵读》，此文收于《音学十书》。朱骏声写有《说文通训定声》，详密研究《黄帝内经》韵脚字。顾观光《素问校勘记》《灵枢校勘记》运用古音校勘两书讹字。胡澍《素问校义》、俞樾《读书余录》、孙诒让《札迻》、于鬯《香草续校书》等运用古音学校勘《素问》大量讹衍倒夺之文。回顾有清一代运用古音学校正《黄帝内经》历史的情况，蔚为大观。以古音学研究《黄帝内经》这门学问较枯燥，民国年间尚有人熟悉，如刘师培（1884—1919）写有《黄帝内经素问校义跋》，此文收于《左盦集》中。20 世纪 50 年代以后，以古韵校《黄帝内经》者，在中医界基本上已成绝响，幸好任应秋博学之、畅发之、提倡之，寄希望于后学，他写给笔者的信就是证明。

　　笔者体会到任应秋对笔者的期望，他希望笔者在上古音韵学与《黄帝内经》之间架起一座桥梁，不使这门濒于垂绝的学问中绝，所以才写了一千五百余字的信件认真地予以指导。在任应秋指导、引领下，笔者对《黄帝内经》古韵研究投入了较大力量。1986 年笔者主编的《古代汉语》（光明日报出版社）收入笔者写的上古音基础知识及其与《黄帝内经》的关系。1990 年出版的《内经语言研究》（人民卫生出版社）列"音韵"专章总结《黄帝内经》古韵史并将之运用于校勘中。1997 年《黄帝内经太素研究》（人民卫生出版社）运用上古音韵学校出《黄帝内经太素》《素问》《灵枢》讹字百余个。2014 年 1 月 23 日北京社会科学界联合会通过了笔者申报的科研课题，此课题运用上古音韵学逐篇分析《灵枢》的古音状况，并以通俗的语言说明学习掌握上古音韵学的方法与必读书目，同时对《伤寒论》《金匮要略》的押韵段落予以分析说明，以回报任应秋对笔者的培育之恩。

　　老一辈专家对后学的指导作用重大。他们的一句话、一封信、一篇文章，可能改变后辈的人生。任应秋的这封信就对笔者具有这样的启迪作用。

　　笔者深深知道，没有勇气和决心，就不会掌握这门学问。不是说上古音知识多么难学，而是学习上古音知识者要具有专心和耐心，专心励志，不纷其志，乃能学好。笔者有责任和义务把这门学问传授下去，以圆任应秋学术传承大梦。笔者的传承工作已经开始，并已初步收效。

　　学术发展如传薪。任应秋经常说，他甘愿当"人梯"。这是一种多么可贵的精神！在物欲横流的时代，"人梯"精神多么可贵，多么光辉！我们纪念任应秋，不仅要学习他的学术成就，更重要的是继承他的光辉精神！

"春风大雅能容物，秋水文章不染尘"，这是对他高尚道德的概括。

第六节 郭霭春

出身文史、著述等身、彪炳当代、影响来今、示人大法、后世遵循的中医文献大师郭霭春，是笔者仰慕和尊敬的老师。郭霭春长笔者二十四岁，笔者向他老人家问安的时候称他为"郭老"，他总是颔首微笑。

1981 年 5 月，中华全国中医学会医古文研究会在黄山宾馆举办，全国中医界著名专家、学者汇聚一堂。笔者现在能回忆起来的到会专家有北京中医药大学任应秋、上海中医药大学金寿山、天津中医药大学郭霭春等。由于是几十年前的往事，还有一些参加会议的著名专家笔者回忆不起来了。那时郭霭春年近七十，中等身材，不蓄发，面容红润光泽，戴一副老式圆眼镜，双目炯炯有神，给人留下慈祥、博学的大儒印象。还有一个突出的印象：郭老身边总跟着一位青年，青年待人彬彬有礼，和郭老住同一个房间，无微不至地侍奉郭老，时常见他双手捧书，认真阅读。他就是郭老的硕士研究生高文柱。他给笔者留下的美好印象一直保留到今天。

黄山的五月是美丽的，气候宜人，适合旅游。会议结束后，笔者问郭老是不是再住一两天旅游一下。郭老用右手习惯地轻轻抚摸头顶，微笑着说："没有时间旅游了，回去还要整理《内经》。"听完这句话，笔者油然升起一种敬佩的心情。成功的学者心中想到的始终都是学术，尺璧非宝，寸阴是竞，分分秒秒都要充分利用在学术上。几十年过去，郭老的音容笑貌还生动地闪现在笔者的面前。笔者从这句再普通不过的话里，看到郭老珍惜时光、潜心治学的可贵精神，正是这种精神，使他成为一位著名学者。当时买返程卧铺车票非常困难，高文柱想尽各种办法，给郭老买到一张硬卧下铺票。在火车上，笔者找到郭老所在的卧铺车厢，坐在郭老身边向他请教："王冰《素问序》说，他重编《素问》时，曾'削去繁杂，以存其要'，怎样才能找到他删削的文字呢？"这是笔者多年四方求解而没有解开的疑团。郭老说，张守节《史记正义·扁鹊仓公列传》中有些材料。笔者回到学校查阅，果然见到张守节《史记正义》中引用了不少《素问》中的文句。《史记正义》成于 734 年，王冰注成于 762 年，《史记正义》比王冰注早二十八年。当时笔者对《素问》

学养不深，对这些引文出自《素问》何篇，不甚清楚。后来看到1981年12月天津科学技术出版社出版的郭老编著的《黄帝内经素问校注语译》，才对王冰"削繁存要"的情况有了深入理解。郭老对王冰"削繁存要"颇为重视，把张守节《史记正义·扁鹊仓公列传》中引录的《素问》所有文句逐一摘录（凡十五条）。在《黄帝内经素问校注语译·序例》里郭老用较长的一段文字做了考证分析，指出除"病在心愈在夏甚于冬……"条四十五字见于今本《素问·脏气法时论》以外，其余十四条文字均不见于今本《素问》，可见王冰删削《素问》文句之多。如果不博极群书，精熟《素问》，是很难有如此深入考证的。《素问》经王冰大量改动、删削、重新编次，已非原貌，因此从古书中发掘、辑佚被王冰删削的文句，对于考察《素问》古貌，具有重大意义。

郭老对《素问》的研究非常深入，他搜罗多种版本，会同校勘。这种严谨精神，值得我们继承和发扬。现存最古老的《素问》传本是金刻本《素问》，该版本《素问》比较接近北宋校正医书局校定的《素问》的原貌，现藏于中国国家图书馆，惜已残缺，仅存十二卷，缺十二卷。该版本《素问》虽不全，但在校勘和版本考证上具有重要意义。据郭老《黄帝内经素问校注语译·本书校文所用善本简目》载，金刻本《素问》被列为首选校本。21世纪初，日本大阪オリユント出版社从中国国家图书馆得到金刻本《素问》照相件而影印发行，出版社社长野濑真先生送给笔者一部金刻本《素问》，请笔者写《素问金刻本解题》。笔者通读金刻本《素问》，颇感震撼。此书释文之繁简与后世诸本（如元代读书堂本、元代古林书堂本、明代顾从德本等）有较大不同。金刻本《素问》释文多于后世诸本，"七篇大论"释文甚至多于现行本几倍，经文与他本亦偶有不同。笔者通读金刻本《素问》，知其价值，看到郭老以金刻本《素问》为首选校本，深为赞叹，唯大学者方有此学术眼力取而用之。郭老引用的校本还有读书堂本，此本亦人罕知见。读书堂本与顾从德本有别。读书堂本王冰序全称是"黄帝内经素问序"，顾从德本在"黄帝"二字上增"重广补注"四字；读书堂本王冰序结尾只有"将仕郎守殿中丞孙兆重改误"十二字，顾从德本增高保衡、孙奇、林亿三人职衔共七十字；读书堂本在"黄帝内经素问"上面有"新刊"二字，如卷一作"新刊黄帝内经素问卷第一"，顾从德本"新刊"二字改为"重广补注"四字。这些细微差别在考证《素问》版本传承史上具有很大价值。郭老选用读书堂本和金刻本为校本，大大提高了《素问》校勘质量和水平。

　　校本的选择显示的是一种学识范围的宽窄和自我的学术规范。有高要求才有高水平的著作。《黄帝内经素问校注语译》是 20 世纪 80 年代研究《素问》的翘楚之作。那时"文化大革命"刚刚结束不久，中医文献界学术著作一片荒芜，郭老将他多年研究成果公布于世，犹如异军突起，一时洛阳纸贵，郭老的学术声望与学术影响更上层楼。

　　鉴于郭老的学术贡献之丰美，天降大任于斯人，国家中医药管理局于 20 世纪 80 年代中期将"中医古籍整理丛书"中《黄帝内经素问校注》的编写任务交给郭老领衔的学术团队。这部书在《黄帝内经素问校注语译》基础上又有发展提高。其中该书后记尤见学术功力，它虽名为后记，但实际讲的是《素问》版本、校勘、训诂、辨伪学术史。后来听说此后记由郭老弟子高文柱主要执笔。这使笔者想起一件印象深刻的往事。20 世纪 80 年代中期初冬，郭老带领高文柱到中国中医研究院查阅《素问》材料，住在中国中医研究院地下室招待所。一天傍晚笔者去拜访，敲门进去，看见狭小的房间中，两张单人床几乎把屋子占满，师生二人正坐着啃凉烧饼，每人面前放着一杯白开水，口干了就喝一口。这种情景令笔者感动，笔者当时想，郭老这么大岁数了，为什么不到门前小饭馆吃碗热面呢？为什么不住一间稍大一点的房子呢？孔子说："君子谋道不谋食。君子忧道不忧贫。"郭老和弟子正在践行这种人生修养吧。事如昨日，历历在目，时光没有使它褪色，这种人格修养感染着笔者、激励着笔者。吃完烧饼郭老对笔者说，学《素问》要看沈彤的《释骨》。沈彤，字果堂，是用训诂学方法研究《素问》中骨骼专题的清代学者。郭老的话对我有重要启发。后来笔者研究沈彤的《释骨》，撰写了论文并将之发表在杂志上，这得益于郭老的教诲矣！左丘明说："仁人之言，其利溥哉。"郭老是博学的大仁大智者，对青年人随时随地加以引导，指出读书门径和书目，这对后学的成长极为有益。《释骨》是好书，段玉裁《说文解字注·骨部》引用《释骨》内容较多，段玉裁引书严格而苛刻，水平不合格的绝对不能进入他的笔端。

　　郭老不仅是中医文献学家，而且是历史学家，尤其精熟《清史稿》。高文柱几次托笔者询问中国人民大学清史研究所能不能出版郭老的《清史稿艺文志补编》。笔者到中国人民大学清史研究所询问，所里人回答说他们不办理出版业务。后来这部重要著作由中华书局出版，补足了《清史稿·艺文志》书目的缺失。

　　郭老亦长于写诗。20 世纪 80 年代中期，任应秋病故，追悼会在北京八宝山举行，当时有很多挽联，其中郭老所写的挽联感情深沉，令人哀痛，诗法也令人敬佩，可惜因笔者当时未带纸笔而未能将其抄录下来，至今仍感遗憾！

郭老学术底蕴深厚，著作丰富，他的著作是中医文献界极为宝贵的文化遗产。傅山说："小书不屑读，小文焉足营？凌云顾八荒，浩气琅天声。"郭老的著作都是大题目、大学问，都是"浩气琅天声"的大著作，给后人留下无穷的思考与启发。傅山又说："人无百年不死之人，所留在天地间，可以增光岳之气、表五行之灵者，只此文章耳。"郭老用奋斗不息的一生展现了他的"增光岳之气、表五行之灵"的生命价值。

虽然郭老离开我们多年了，但是他一直活在我们的心中。

第七章　日本及韩国《黄帝内经》研究鸟瞰

第一节　日本金滢七朗《素问考》

《素问考》，金滢七朗撰，手写本，不分卷，书口下端钤盖"集成堂藏"章，日本武田科学振兴财团杏雨书屋藏。该书首页书名下注"鳌城公观辑"，旁注"后改姓名为金滢七朗"，后人多以金滢七朗称之。作者生卒之年与生平事迹不详。小曾户洋《日本汉方典籍辞典》云：

> 《素问考》金滢七朗（生卒年不详）所撰《素问》注释之作。全五册。宽政四年（1792）成书。未刊。写本一部现藏于杏雨书屋。本书对丹波元坚续编《素问绍识》、森立之撰著《素问考注》产生一定影响。七朗字公观，号鳌城。生平不详。此书弘化三年（1846）由关宿藩针医榎本玄仙传授与元坚，自此始为世人所知。

《素问考》撰成于1792年，至1846年丹波元坚写短跋，中间相隔五十四年，观全书字体，非一人所抄。

《素问考》曾以钞本形式在小范围内流传。丹波元简（1755—1810）以之为教材讲授《素问》，学生笔录而成《素问记闻》。丹波元坚（1795—1857）《素问绍识》引用之。森立之（1807—1885）在《素问考注·平人气象论》"脉尺粗常热者谓之热中"条下注云："宽政四年鳌城公观后改姓名称金滢七朗，著有《素问考》五册，其说云'脉尺粗常热'当作'脉粗尺常热'。"伊泽棠轩（1834—1875）《素问释义》亦引金滢七朗说。《素问考》对日本《黄帝内经》文献学家产生了重要影响。

金滢七朗所据之《素问》非顾从德翻宋本《素问》，故时时以顾从德翻宋本《素问》校所用之本。

《素问考》是一部校勘、训诂、考据著作，引用经、传、子、史及多种字书，证明训释一词一义必有文献语言为依据，校勘一句一节之衍文错简绝不凭胸臆。《素问考》引证文献资料之丰富，令人骇目。金滢七朗是一位博学多知、熟悉中国文史与中医经典的学者。他精熟《素问》《灵枢》，互相参证，考其篇段时代先后与字词正误。他融会贯通《素问》而不拘于《素问》，多引先秦两汉时期及其后相关著作，证明《素问》语言的社会基础及其对后世的影响。《素问考》是研究《素问》成书时代、文字、训诂、语源、校勘、中国《素问》诸家注释成就及日本某些《素问》注释者的学术成就的重要著作。

金潗七朗对明清时期《素问》注家之医理解说与字词训释详加辨析，择其善者而从之。《素问》多通假字，金潗七朗时以声音通训诂而得其本字，考证字词出处与推寻语源，每多精深见解。他还考《尔雅》《说文解字》《方言》《释名》《玉篇》《广韵》等古代字书而求其本字，使读者不但可以了解破假借而得其正诂的结论，而且可以学习到研究《素问》语言文字的方法。文字明则医理明，不至于郢书燕说矣。

《素问考》辨析文字训诂亦有失当处。《素问考·长刺节论》"刺腰髁骨间"条："按，炅，离呈切，音陵。小热貌。非也。《直解》云：'炅炯同，小热貌。'可从。"按"炅"字字书有两音：jiǒng、guì。医家又有音陵者。《说文解字》训"炅"为"见也"，《玉篇》训"炅"为"烟出貌"，二者均与《素问》音义不谐。《马王堆帛书》《居延汉简》均有"炅"字，如《居延汉简》云"四月八日病头痛，寒炅，饮药五斋（剂）"，"炅"为"热"字无疑。此字形声兼会意，从火日声。《素问·调经论》《素问·阴阳类论》均有"炅"字，王冰释为"热也"。王冰训释词义，皆无反切，每有借释义而说明读音者，训为"热也"，不但"炅"的词义为热，其音亦读为 rè。金潗七朗认为"炅"读音为炯可从，失当也。

王冰编次注释《素问》，对全元起《素问训解》多加调整改动，多有失当处，金潗七朗既网罗诸本而校之，又以涵泳"文脉"（又称"语路""文法""从文会意"）之法校勘衍文错简。所谓"文脉""语路""文法""从文会意"等指撰文思路（又称思想脉络），反映在文章上就是文章结构。以"文脉"校雠之，每有可从处。

从《素问考》引用丹波元简语考之，金潗七朗与丹波元简同时而稍长。丹波元简号桂山，《素问考》以"桂山"称之，似为朋友辈。

《素问考》与丹波元简《素问识》均为研读《素问》的重要工具书。对比考之，可知丹波元简《素问记闻》《素问识》之基本结构、词条设立、词语解释与《素问考》多同。《素问记闻》《素问识》是在《素问考》基础上增删条文补以己意而成的，如《素问识·上古天真论》"昔在"条之解释出自《素问考》。《素问考·阴阳应象大论》"九窍为水注之气"条，金潗七朗以

"愚按"二字为提示语撰写了一段长长的按语；《素问记闻》将"愚按"二字改为"因窃意之"，提示出于己意而注释多同。《日本汉方典籍辞典》在"喜多村直宽《素问札记》"条云："《素问识》《素问绍识》所收录的内容，本书皆略而未收。书中于接受同仁启示处均记其人名姓氏，显示其优于多纪父子之磊落气概。"

《素问考》未考释"七篇大论"，丢失《逆调论》《疟论》《刺疟论》《气厥论》《咳论》《举痛论》《腹中论》《刺腰痛论》《风论》凡九篇，《素问记闻》有之，然不可据补。《素问记闻》对《素问考》每有删节，偶有增补条目，即使补之，亦非《素问考》旧貌矣。

《素问考》卷末有两条文字应加注意。

一条为"宽政四年庚戌之夏集之"。

另一条为"是书《平人气象论》下云'尺脉缓涩'当作'尺缓脉涩'；'脉尺粗常热者'当作'脉粗尺常热'。此前人之所未言及，甚叶于古脉法之旨。先兄柳沜先生所见亦相近矣。鳌城公观不知何许人。此本盖其底稿，榎本玄仙持来见示，因浏览一过，题数言以还。丙午岁首夏望三松拙者元坚"。

考宽政四年为壬子，即1792年，庚戌为1790年。有谓"庚戌"当为"壬子"之误者。余谓此句当如此句读："宽政四年。庚戌之夏集之。"其意为庚戌之夏始编集之，宽政四年而完成。

丹波元胤、丹波元坚以父为师，《素问识》每参考《素问考》之说，而二者均不知鳌城公观为何许人，颇费解。

《素问考》《素问记闻》可互相参证，《素问记闻》多讹字、日本自造俗体字，如有疑义，可以《素问考》校读之。

第二节　清代朴学与丹波氏父子

　　1644 年爱新觉罗·福临称帝，建元顺治，开始了清朝二百六十多年的统治。随着政权的更替，学术风气也发生了很大的变化。清代以前的学者大都喜欢讲论心性顿悟、先天象数，对于经学不甚重视。清代初期学者黄宗羲曾批评明代空洞虚浮的学风，《清史稿·儒林传一》云："尝谓明人讲学，袭语录之糟粕，不以六经为根柢，束书而从事于游谈。"顾亭林也说，理学家"不习六艺之文，不考百王之典，不综当代之务，举夫子论学、论政之大端一切不问，而曰'一贯'、曰'无言'，以明心见性之空言，代修己治人之实学"。这些批评都切中了清代以前学风的弊害。在夷狄入侵中华、明清鼎易之际，仁人志士思考明亡的教训，使学风逐渐转变。从顾亭林开始，凡一流的大学者都把精神心力用到经学与考据学上去了。顾亭林、阎若璩等成了清代经学与考据学的开山。为了与宋明理学相区别，清代的经学又称"汉学"或"朴学"。清代学者苏惇元（1801—1857，安徽桐城人）说："乾嘉间学者崇尚考证，专求训诂名物之微，名曰汉学。"从清代初期顺治（1644—1661），中经康熙（1662—1722），到雍正（1723—1735）初年，朴学酝酿成长，到了雍正之末，又经乾隆（1736—1795）、嘉庆（1796—1820）到道光（1821—1850）之初，朴学有了更大的发展。尤其到了乾嘉时期，以文字、音韵、训诂、考证著称的学者成批涌现，巨著相继问世，形成了一个很强大的学术体系，因此，人们又把这个时期的朴学称为"乾嘉之学"。

　　到了乾嘉时期，清朝进入了全盛阶段，同时也隐伏着严重的危机。统治者为了巩固政权，一方面对知识分子给予官禄的诱惑，一方面对知识分子实行严厉的思想控制，大张文网，大兴文字之狱。许多学者为了避免被罗进文网之内，不得已才沉浸于训诂、考据之中。虽然这造就了一代之学，但是付出的代价是沉重的。因此，当我们谈到清代朴学或乾嘉之学的某些可以借鉴的东西时，不能不认识到这种学风本身给学术带来的缺陷，比如烦琐、哲学思想贫乏等。清代有一位扬州学者焦循（字里堂，1763—1820），他有一段话，多多少少已触及朴学的一些严重缺陷："据守者，信古最深，谓传注之言，坚确不易，不求于心，固守其说，一字句不敢议，绝浮游之空论，卫古学之遗传。其弊也，局踏狭隘，曲为之原，守古人之言，而失古人之心。""绝浮游之空论"，不信口开河，当然是好事，但是，迷信株守，"曲为之原"，替古人圆谎，就要不得了。清代经学家、文字训诂学家段玉裁生当乾嘉之世，著有《说文解字注》，从最初著述五百卷，至最终提炼为三十卷，按说做到精益求精了。可是他在七十五岁时，仍说"所读之书又喜言训故考核，寻其枝叶，略其本根，老大无成，退悔已晚"。这种"退悔"心情，又何尝不是文网给他造成的心理创伤呢？

上面简括地说明朴学产生的社会环境，在于着重说明它不可避免地存在着保守、烦琐、思想贫乏的缺陷。但是，作为清代两百多年的学术思想和治学方法，清代朴学特别是乾嘉之学，又在历史上产生过深远而巨大的影响，因此它又有可以肯定与借鉴之处。

清代朴学不但对我国近代学术产生了很大影响，而且对日本学术界，尤其是对江户后期的考证学派，也产生了显著影响。日本哲学家永田广志在《日本哲学思想史》里也扼要地提及了这个问题。作为日本考证学派的中坚人物之一，丹波元简把清代朴学的治学方法运用到古典医籍的考证、训释中去，并且取得了卓著成就。他的两个儿子——丹波元胤、丹波元坚，克绍父业，酷嗜乾嘉之学，在古典医籍的考证与研究上，同样取得了巨大成就。为了探讨清代朴学对我国学者考证、研究、整理古典医籍所产生的影响，特别是对丹波氏父子在治学方法上所产生的重大影响，下面将首先分析一下清代朴学尤其是乾嘉之学在治学方法上的特点，然后再着重讨论清代朴学与丹波氏父子学术成就的联系。

一、清代朴学治学方法的特点

清代朴学治学方法有三个最引人注目的特点：一是重视小学和考据学的研究和运用；二是重视材料的搜集和归纳；三是以戴震为首的乾嘉时期的不少学者大都不墨守，有一定的创新精神。

（一）重视小学和考据学的研究和运用

我国有句成语："工欲善其事，必先利其器。"清儒心目中的"事"，就是明道。"器"是明道的工具。工具中最重要的是考证和小学。小学包括文字、音韵、训诂。关于小学的重要性，顾炎武曾说："愚以为读九经自考文始，考文自知音始，以至诸子百家之书，亦莫不然。"欲"考文"则必先明《说文解字》，所以他又说："论字者必本于《说文》，未有据楷隶而说古文者也。"

治文字之学，清儒首先紧紧抓住了东汉时期许慎的《说文解字》。几乎可以这么说，清儒没有一个人未在《说文解字》上下过一番苦功。这期间产生了许多研究《说文解字》的重要著作，如段玉裁《说文解字注》、桂馥《说文义证》、王筠《说文句读》、朱骏声《说文通训定声》、钱坫《说文解字斠诠》等，都是研究文字训诂之学必读之书。

由于"考文自知音始"，所以清代的音韵学也有了重大发展与突破。顾炎武的《音学五书》为清代的古音学奠定了基础。自此以后，音韵的研究日益深入，成就极大。清儒之所以如此重视音韵学的研究，是因为他们深深地知道"夫六经多假借，音声失而假借之意何以得？故训声音，相为表里"。不明音韵之学，也就不可能真正懂得训诂。这期间，除《音学五书》外，江永《古韵标准》、戴东原《声韵考》、孔广森《诗声类》、段玉裁《六书音韵表》、王念孙《古韵谱》、江有诰《音学十书》等，都是音韵学方面的杰出著作。

有了《说文解字》和音韵学作底子，训诂学自然就可以长足地发展了。训诂固然不是清代学者独有的学问，但是清代学者的训诂却有独到之处。虽然汉代的训诂很发达，出现了马融、贾逵、服虔、郑玄等兼通古文经与今文经的训诂大师，以及"五经无双"的许慎，但是，由于汉代阴阳谶纬之说曾盛极一时，训诂中掺杂了谶纬的臆说。唐代初期的孔颖达就批评过郑玄（"木落不归其根，狐死不首其丘"），但唐代人过分株守汉儒之曲说，未曾别开生面。宋代人却又把训诂扔到一边，任意穿凿，钱大昕批评宋儒的学风说："宋贤喜顿悟，笑问学为支离，弃注疏为糟粕。谈经之家，师心自用，乃以俚俗之言，诠说经典。"清代的训诂则不同，清代的训诂取得了不可比拟的成就，它比以往任何一代的训诂都高明，这不但因为清儒有所借鉴，而且是因为清代文字学、音韵学都很发达。

清代的训诂巨著很多，就乾嘉时期来说，有戴震的《方言疏证》、钱大昕的《潜研堂文集》、段玉裁的《说文解字注》、郝懿行的《尔雅义疏》、王念孙的《广雅疏证》、王引之的《经义述闻》等。特别需要指出的是，乾嘉后期有一位学者阮元，他做过几省的学政，长期巡抚浙江，后又做江西河南巡抚，升湖广总督，继总督两广十年之久，后为云贵总督亦近一年。他利用身居要职之便，在浙江设立"诂经精舍"，在广州设立"学海堂"，用清代朴学的方法督导学生，以小学为治学门径。一时门生故吏多出其门下，他的门生几乎遍布全国，于是更造成了一个朴学学风靡满全国的形势。他集合学子，编写《经籍籑诂》，汇刻《皇清经解》等，对于普及小学知识，发扬乾嘉学风，起了很大作用。他撰写的著作和他汇编的著作，在他活着的时候，就传到了日本，给丹波元胤、丹波元坚等日本学者以很大影响。

从乾隆年间到道光年间，学术领域以小学鸣世的一流人物，像灿烂的群星出现在学界了。我们观察一下他们的时代，更可看出当时的学风之盛：戴震（1724—1777）、孔广森（1752—1786）、钱大昕（1728—1804）、钱大昭（1744—1813）、桂馥（1736—1805）、段玉裁（1735—1815）、郝懿行（1755—1823）、王念孙（1744—1832）、王引之（1766—1834）、阮元（1764—1849）、王筠（1784—1854）、朱骏声（1788—1858）。在一个世纪左右的时间里，竟出现了这么多小学专家，这在历史上也是极为少见的。这不是偶然的现象，而是与当时的社会环境和学术风气有密切关系的。

考据之学也是清代朴学的一大成就。清代初期考据学大家阎若璩（1636—1704）说："疏于校雠，则多脱文讹字，而失圣人手定之本经。昧于声音诂训，则不识古人之语言文字，而无以得圣人之真意。"

阎若璩用考证的方法写出《尚书古文疏证》，该书排抉隐奥，驳正谬误，是考据学上少见的大著作。

段玉裁给他的老师戴震的文集作序，说自己的老师之所以有那么大的学问，"薄海承学之士，至于束发受书之童子，无不知有东原先生"，是因为其考核"超于前古"，"由考核以通乎性与天道。既通乎性与天道，而考核益精，文章益盛"。可见清儒是多么重视考据工作了。

清代学术靠着小学与考证的发达，取得了很大成绩。他们又把这些方法运用到医学著作的研究中去，从而为我国医学著作的研究开辟了一个新的领域。比如顾炎武研究《灵枢》，他说《灵枢·根结》的"窗笼"一词，其实相当反切的上下字，两字相拼，拼出一个"聪"字来，"聪"字当"耳朵"讲。他说："古人谓'耳'为'聪'。《易传》：'聪不明也。'《灵枢经》：'少阳根于窍阴，结于窗笼，窗笼者，耳中也。''窗笼'正切'聪'字。"

清代初期姚际恒（1647—约1715）在《古今伪书考》中，杭世骏（1696—1773）在《道古堂文集》及《经史质疑》中，用考据学的方法，对《黄帝内经》均有较中肯的论述。到了乾嘉时期，清儒对医籍的研究范围更大了。《扬州画舫录》载：

戴震，字东原，休宁人，为汉儒之学，精于音韵、律算，乾隆壬午（1762）举于乡，奉诏重辑《永乐大典》，与邵晋涵、周永年、杨昌森、余集同入馆，分纂《四库全书》，尝注《难经》《伤寒论》《金匮》诸书，亦未卒业。

真是太可惜了，只是因为"未卒业"而使戴震所注之古医书没有流传下来。日本丹波元胤对《扬州画舫录》这段话予以足够的重视，他在疏证《难经》《伤寒论》《金匮要略》时，曾三出戴震之名。后来，戴震的弟子以及他这一学派的其他学者，都曾花费许多心力对《黄帝内经》进行考证与训释。比如段玉裁《说文解字注》、王念孙《广雅疏证》、王引之《经义述闻》、阮元《经籍籑诂》、朱骏声《说文通训定声》，均论及《黄帝内经》训诂或者王冰注，并提出异议。朱骏声熟悉古韵学，对《黄帝内经》的音韵做了初步的分析。江有诰在《先秦韵读》里，对《素问》《灵枢》的音韵做了进一步研究，注出其韵脚。这都是前人从来没有认真做过的工作。明代崇祯末年有个学者叫冯舒，他说："《素问》一书，通篇有韵。"朱骏声、江有诰的书，更证明冯舒的话没有错。

（二）重视材料的搜集和归纳

清儒极其重视广泛收集资料，并据以研究。谈"资料"问题，实际上也就涉及了"观点"问题。无论从事哪一类科学研究，首先遇到一个问题就是如何处理"观点"与"材料"的关系。清儒认为，研究经学是为了明道，而明道则要求真。戴震指出："经之至者，道也；所以明道者，其词也；所以成词者，未有能外小学文字者也。由文字以通乎语言，由语言以通乎古圣贤之心志。"因此，掌握小学就成了关键。研究小学，必须有实事求是的态度。在研究过程中，是否广泛地占有第一手材料，具有决定成败的作用。比如段玉裁在研究先秦两汉时期的韵脚时，发现《广韵》里之、支、脂三个韵部所收的字在隋唐时期以后互相押韵，而在之前却绝对不互相押韵。于是他产生疑问了：难道之、支、脂在隋唐时期之前不读成同一个声音吗？他带着这个问题对古书进行有目的的阅读和分析，在经过收集和分析极为丰富的资料后，终于得出了结论：之、支、脂在隋唐时期之前根本不读成相同的声音，因此也就不能互相押韵。对于这个学术问题，从顾炎武到段玉裁的太老师江永（江永是戴震的老师）都不了解。戴震听说自己的学生取得了这么大的成绩，高兴地说："余闻而伟其所学之精，好古有灼见卓识。"王引之在读《素问·

阴阳类论》的时候发现王冰说："志心，谓小心也。《刺禁论》曰：'七节之傍，中有小心。'此之谓也。"又发现林亿对王冰的训诂持批评态度："王氏谓'志心'为'小心'，义未通。"究竟谁说的对呢？他带着这个问题广泛读书，深入思考，发现《礼记·玉藻》把"小步走"叫作"志趋"。通过研读、分析这些资料，他得出了结论："是古人谓微小为志也。"王冰之注没有错。通过对大量的感性资料进行归纳、比较，去粗取精，最后形成观点，得出结论，这是清代朴学治学方法的一个突出特点。由于时代背景和科学发展水平的限制，清代朴学在小学上所形成的观点和得出的结论，无疑还存在着缺点或错误，但是他们在治学的时候，不凿空向壁，不信口开河，努力用丰富的资料证明自己的观点的做法，却是很可取的。

（三）以戴震为首的乾嘉时期的不少学者大都不墨守，有一定的创新精神

在清代朴学的阵营里，不是所有的学者都有创新精神。当时影响很大的惠士奇（1671—1741）及其子惠栋（1697—1758）就一切以汉儒为宗，认为说经能够回到汉人那里去就是登峰造极了。有人为惠士奇写了一副楹联来概括他的治学态度和行为准则，楹联云："六经尊服郑，百行法程朱。"

"服"指汉代服虔，"郑"指汉代郑玄，"程"指北宋时期程颢和程颐，"朱"指南宋时期朱熹。在惠氏学派看来，汉代的经学是难于企及的，后人做学问只要向他们看齐就够了。这种墨守的思想，束缚了他们。

与墨守相对的就是创新，即在学术上敢于提出新的见解。姚际恒《古今伪书考》把辨伪之学向前推进了一步。到了乾嘉时期，作为经学家兼朴素唯物主义哲学家的戴震，对程朱理学发动了攻击，而且批评了汉儒。当时"桐城三祖"之一的姚鼐骂他："生平不能为程朱之行，而其意乃欲与程朱争名，安得不为天之所恶？故毛大可、李刚主、程绵庄、戴东原率皆身灭嗣绝，此殆未可以为偶然也。"桐城派的另一学者方东树（1772—1851）与戴震所倡者针锋相对。

> 顾（按，指顾亭林）黄（按，指黄宗羲）诸君虽崇尚实学，尚未专标汉帜。专标汉帜则自惠氏始。惠氏虽标汉帜，尚未厉禁言理。厉禁言理则自戴氏始。自是宗旨祖述，邪诐大肆，遂举唐宋诸儒已定不易之案，至情不易之论，必欲一一尽翻之。

从对立面的一片诅咒和责骂声中，不是已经可以看到以戴震为首的一些学者不墨守、敢创新的学风了吗?

戴震曾说:

> 治经先考字义,次通文理,志存闻道,必空所依傍。汉儒故训有师承,亦有时傅会。晋人傅会凿空益多。宋人则恃胸臆为断,故其袭取者多谬,而不谬者在其所弃。我辈读书,原非与后儒竞立说,宜平心体会经文,有一字非其的解,则所言之意必差,而道从此失。……宋以来儒者以己之见,硬坐为古贤圣立言之意,而语言文字,实未之知。其于天下之事也,以己所谓"理"强断行之,而事情原委隐曲,实未能得,是以大道失而行事乖。

戴震从汉儒批评起,又直捣宋明理学老巢,斥责他们"硬坐"古贤,不懂语言文字,这无异于刑之以鞭笞了。那么应该怎么做学问呢?大致可归结为两句话:一是"必空所依傍",就是说,只要掌握了明道的工具,就不必依傍在哪个偶像身上来说话;二是"平心体会经文",就是说,不必先存成见,要在博览深思中形成自己的判断,不管是服、郑,还是程、朱,只要说得不对,照样批评。

戴震的弟子段玉裁、王念孙,以及私淑他的阮元等人,大都继承了他的不墨守、敢创新的治学精神,只不过没有他那么大的气魄罢了。

以上三点是对于清代朴学(包括乾嘉之学在内)的治学方法的探讨,虽然不能说已概括全面,但基本上已得其肌理与精神了。

清代朴学的治学方法对我国学者研究古典医籍也产生了很大影响。例如胡澍《素问校义》、陆心源《仪顾堂题跋》、潘祖荫《滂喜斋藏书记》及钱熙祚关于古医籍的诸跋语等,均以文字、音韵、训诂、考据为手段,对古医籍的研究与考证做出颇多贡献。其后,俞樾《读书余录》、孙诒让《札迻》、于鬯《香草续校书》、沈祖绵《读素问臆断》等,实质上都沿用着朴学的治学方法。当我们研究清代以来医学家的学术思想和他们的学术成就的时候,关于清代朴学治学方法对他们所产生的影响,是应当予以认真考虑的。

二、清代朴学与丹波氏父子学术成就的联系

丹波元简(1755—1810)、丹波元胤(1789—1827)、丹波元坚(1795—1857)在日本医学史上占有重要的地位。日本医史专家富士川游在他的巨著《日本医学史》里,对丹波氏父子在学术上的贡献给予了很高的评价。我国研

究古典医籍的人，对丹波氏父子学识之博洽、治学之严谨，也表达了由衷的景仰之情。杨守敬先生曾访书于日本，写了一部很有名的书，名《日本访书志》。此书曾述及丹波元胤的《医籍考》。20世纪20年代，叶恭绰很想亲眼看一看这部著作，他托赴日本的朋友苏曼殊求访，但因当时该书还没有印行，所以叶恭绰没有看到这部书。后来富士川游按照丹波氏家藏之原本影印这部书，公之于世。20世纪30年代，上海世界书局印行《皇汉医学丛书》，把丹波氏父子的重要著作，如丹波元简的《素问识》《伤寒论辑义》《金匮玉函要略辑义》《脉学辑要》《救急选方》《医略抄》《医賸》，丹波元胤的《医籍考》《难经疏证》，丹波元坚的《素问绍识》《伤寒广要》《伤寒论述义》《金匮玉函要略述义》《药治通义》等，介绍到国内，这些书才开始和我国读者见面。现在，凡研究古典医籍的人，对丹波氏父子的这些著作，都是要经常参阅的。丹波氏父子在学术上能够取得巨大成就的原因，我们认为主要有三个：一是日本江户时代特定学术气氛的熏陶；二是家学和师承的影响；三是清代朴学的治学方法和治学精神的影响。

下面我们分别进行探讨。

（一）日本江户时代特定学术气氛的熏陶

自从日本丰田氏亡，德川家康于日本元和元年（1615）年执掌政柄，在江户（东京）设立幕府以来，直到庆应三年（1867）江户德川幕府崩溃为止，称为江户时代。前八十年左右，叫作江户前期。这一个时期，中国的朱子（朱熹）之学和阳明（王阳明）之学，对日本思想界和学术界以及医学界都产生了深远的影响。中间的七十余年，从享保元年（1716）开始，至天明八年（1788）为止，称为江户中期。这一时期日本的学术界非常活跃，乾嘉之学对日本学者的影响是十分明显的。在日本儒学领域里，出现了以井上金峨（1732—1784）和山本北山（1752—1812）为代表的考证学派。丹波元简曾拜井上金峨为师，尽得其真传，儒家的考证学风直接影响着日本医学领域的考证学派。后八十年左右，从宽政元年（1789）开始，至庆应三年（1867）为止，称为江户末期。丹波氏父子的学术活动，主要是在江户中期和末期开展的。

日本江户时期的文化在许多方面受中国文化的影响，特别是自江户中期以来，这种影响更加直接而明显。

清朝初年，政府解除海禁，中日间的贸易和文化往来十分频繁，比如贞享二年（康熙二十四年，1685）在日之清船多达七十三艘，运载之品物繁多，其中对日本影响最大的就是中国典籍。日本学者木宫泰彦在《中日交通史》下卷中说：

> 是等输入品，年年为数颇多，不仅为上流社会所喜，即普通人亦爱用之，直接间接对于日人生活上与以多大影响。尤以唐本书籍之输入，影响于日本文化者最大，幕府于长崎奉行之下，置书物目利之官，以精识唐本者充之，使司检阅。
>
> 据长崎向井氏之记录，与近藤正斋之《好书故事》《古文故事》，太田南畝之《琼浦杂缀》《琼浦又缀》等书，可以推知当时输入之唐本，与学界之倾向矣。又长崎县立图书馆中，藏有书籍元帐，记载输入唐本之书名并其销路，亦最有兴味，武藤长平氏曾介绍于学界。惜其记录仅存天保、弘化、嘉永、安政十三册耳。长崎输入唐书之一部分，称为御文库御用，藏于枫山文库，后由官板翻刻。官板翻刻之书籍，由周至清之著述达一百九十三部，其他入于好学之诸侯之手，有在藩国翻刻者。天保十三年（1842）幕府令十万石以上之诸侯，奖励翻刻书籍。此种输入、翻刻之书籍，入日本学士文人之手，致各地文运大兴，而清之考证学风，亦由是风靡于日本学界。又诗集、诗论、诗话之输入，则影响于日本诗学。小说、戏曲之输入，则影响于日本文学。……其他如医学、博物学、理化学等，无一不受影响。

这里我们应该着重注意"清之考证学风，亦由是风靡于日本学界"这句话，它充分说明了清代朴学对日本学术界的重大影响。当时，清代学者编纂的类书、丛书等著作被不断运往日本。迁善之助在《海外交通史话》中说，康熙及乾隆时期编纂的《康熙字典》《佩文韵府》《渊鉴类函》《皇清经解》《古今图书集成》《大清会典》等书在编成不久后即被运往日本。其中以《古今图书集成》输出最早。最初清朝书商抽出其中绘图本一百零六册运往日本，至明和元年（1764），全书一万卷全部被运往日本，被藏在江户文库。其他如《大清会典》一百卷、《康熙字典》四十册、《通志堂经解》七百二十册也相继东渡。《皇清经解》多达一千四百卷，于编成后六年（即天保六年，1835年）运达日本。输往日本的书籍远不止此，这里不必缕述。上述这些书籍，大都是属于经学与考据之学著作，因此，清代朴学对于江户时代，尤其是江户中末期的影响是极明显的。

丹波氏父子就生活在这样一个特定的文化与学术的环境中。如果说人们在创造自己的历史的时候，"并不是随心所欲地创造，并不是在他们自己选定的条件下创造，而是在直接碰到的、既定的、从过去承继下来的条件下创造"，那么人们在从事自己的文化创造（学术活动即是其一）的时候，也必然是在"直接碰到的、既定的、从过去承继下来的条件下创造"的。丹波氏父子际遇的社会文化气氛、家学与师承，包括他们攻读的书籍，都与他们所处的时代及风靡于日本学术界的朴学学风有直接关系，那么他们父子走上了考据的治学道路，就是极其自然的事情了。只要我们看看《医籍考》（仿清儒朱彝尊的《经义考》而编纂）就可以看出清代考据之学对丹波氏父子影响之深了。

朱彝尊（1629—1709），字竹垞，号锡鬯，浙江秀水人，卒于康熙四十八年（1709），享年八十一岁。他著有《经义考》三百卷，把自汉代至明代讲经学的书，基本网罗齐备，把各书的叙、跋、目录采入，自己又加以评论。他所收集的资料极为淹博。丹波元简、丹波元胤仿《经义考》体例，著成《医籍考》。富士川游在《医籍考·序》中，并不讳言《医籍考》是在《经义考》的启发下而编纂的这一事实。

（二）家学和师承的影响

清代朴学对丹波氏父子产生的影响，也可由他的家学与师承体现出来。如果追溯丹波元简的家世，可以远溯到撰写《医心方》的丹波康赖，不过这就话长了。丹波康赖的后裔累世业医，传到丹波元简的祖父丹波元孝这一辈，丹波元孝放弃了"丹波"这个姓氏，改姓"多纪"，此姓一直沿用到现在。但我们仍沿用他们的古老姓氏，称他们为"丹波氏"。

丹波元简的祖父丹波元孝生活在江户前期，当时日本文化的核心是儒学。我国清代学者黄遵宪（1848—1905）在《日本国志》中说：

> 逮德川氏兴，投戈讲艺，专欲以诗书之泽，销兵革之气。于是崇儒重道，首拔林忠于布衣（按，林忠即林罗忠，日本儒学大师，1583—1657），命之起朝仪，定律令忠出藤原肃之门……遂召见，被宠遇，俾世司学事，为国祭酒。及其孙信笃遂变僧服，种发，称大学头，而儒教日尊。先是，文艺之事一归于僧徒……此元禄四年正月十四日事也。幕府既崇儒术，首建先圣祠于江户。德川常宪自书"大成殿"字于

上，乌革翚飞，轮奂俱美。诸藩闻风仿效，各建学校，由是人人知
儒术之贵，争自濯磨。文治之隆，远越前古。

丹波元孝对儒学有很深的造诣，同时对中国古典医籍也很熟悉。日本明
和二年（1765），他在江户神田佐久间町创办了一个以讲授古典医籍为主旨的
学塾，名"跻寿馆"。当时不少著名学者曾在这里讲课，如著名的本草学家小
野兰山（1729—1810）就曾在这里讲本草学。丹波元孝以跻寿馆为基地，为
丹波氏家族培养了一批杰出的医学家。

丹波元孝的儿子名丹波元德（1732—1301），号兰溪，他生活的时代，正
是乾嘉之学风靡日本学界的时候。在丹波元孝的督导之下，丹波元德博通中
国经史、小学和医方。丹波元德少怀大志，立下志愿，一方面要恢宏父业，
把跻寿馆办得更有起色，另一方面要把自己的儿子丹波元简培养成材。他的
理想没有落空，在他的经营下，跻寿馆扩大了规模，日本宽政二年（1790），
跻寿馆改为官立医学馆。丹波元德对丹波元简的督导既勤且严，丹波元德让
丹波元简博览中国古籍，尤其重视给他打好考据和小学的根底，不少清代学
者的重要著作，都在丹波元简必修之列。同时，丹波元德又指导丹波元简刻
苦研读唐代王冰编次注释的《素问》，并且给他提供在学馆内讲授《黄帝内
经》的机会，使他的学术水平在实践中得到提高。这种家学传统，对丹波元
简成长为一个学识渊博、既精训诂考据又精医学的专家具有重要作用。丹波
元简在回忆自己的家学传统时说："余早承箕裘之业，奉先考兰溪公之庭训，
而治斯经，专主王太仆之次注。"他把掌握文字、音韵、训诂，作为研究《黄
帝内经》的最基本的手段。他认为"读古书必先明诂训"，没有这样的修养与
学力，讲说经义不过是"凿空臆测"，胡吹一通而已。他的这种治学方法，正
是清代朴学治学方法的体现。这种治学精神，在他的早年已经形成了。这要
归功于丹波元德严格的家教。

丹波元简又用同样的方法督导他的两个儿子。大儿子丹波元胤长于考据，
二儿子丹波元坚长于训诂。

丹波元胤（日本宽政元年至文政十年，1789—1827），字绍翁，后改为安
元，号柳沂。他读书极刻苦，终因积劳成疾，只活到三十九岁就死去了。他
的著作很多，除《医籍考》《难经疏证》外，还有《体雅》《疾雅》《药雅》
《名医公案》等，其中尤以《医籍考》的学术价值最高。

《医籍考》始撰于丹波元简。富士川游说，"丹波元简手编《医籍考》一

部，以辨医学之源流，但未果即殁。至元胤始承其父志，且惮目录学及道术之范围易于中绝，力求其绵延，举历代史志、各家藏目，及诗文赋颂、山经地志，凡有涉及医学者，均潜心抽精提萃，以集大成。即现存之医书，亦必辨其雅俗，鉴其真赝"，"凡唐宋之医学，可靠之古方，金元医家之门户，与千百年来中国医学之渊源流派，均可一目了然，饱览无馀矣"。《医籍考》辑成至今已经近两个世纪，无论是在日本还是在中国，像这样一部卷帙浩大、资料丰富、考证精翔的著作，迄今无出其右者。丹波元坚（1795—1857，日本宽政七年至安政四年），号茝庭，著述极富。在丹波元简的指导下，丹波元坚对乾嘉学者的著作，狠狠地下了一番功夫。丹波元坚把父亲的教导当作自己的座右铭。他说：

> （先父）以为读古书必先明诂训。《素问》文辞雅奥，非浅学所能解。而明清诸注，往往望文生义，踳驳不一。于是一以次注为粉本，博征史子，洽稽苍稚，句铢字两。凡文义之疑滞不通者，莫不可读焉。又以为诂训既明，理蕴可得而绎。

这里所说"读古书必先明诂训""诂训既明，理蕴可得而绎"，与乾嘉诸大师的说法，如出一辙，由此更可看出丹波氏父子与清代朴学之渊源了。

总之，自丹波元德以来，以清代朴学作为督课子弟之重点的家学传统，与丹波元简、丹波元胤、丹波元坚成为日本医界考证学派的宗师及执牛耳者具有密切关系。

下面我们还要谈谈丹波元简的老师井上金峨对他的影响。

在江户中期，以藤原惺窝（1561—1619）为代表的朱子学派与以荻生徂徕（1666—1728）为代表的古文辞学派已经逐渐衰败下来，儒学里以井上金峨、山本北山为代表的考证学派乘时崛起。这一学派的特点是"取汉唐之训诂，选宋明之义理"，特别重视训诂与考据。据《先哲丛谈后编》卷七"井上金峨"条记载，井上金峨精于训诂考证，在当时具有很大影响和号召力。自井上金峨出，"关东文学，为之一变"。青年时代的丹波元简曾拜井上金峨为师，并得到老师的真传。这样的师承对丹波元简有直接的影响。在日本，几乎凡是开创一个学术流派的医学家，往往都与儒学大师具有师承关系。林罗山是个无书不读的学者，曾对《素问》《灵枢》进行训点。荻生徂徕曾对《素问·灵兰秘典论》进行考证，认为其出于魏晋人之手。他们的治学思想与方法对医家产生过很大影响。古学派的代表伊藤仁斋（1627—1705）执教四十余年，其门下涌现了一大批杰出的医学家。代表各派医家的领袖人物与儒学大师这种师承关系，是一个需要注意的现象。

（三）清代朴学的治学方法和治学精神的影响

丹波氏父子对清代朴学家重要的著作耽嗜深玩，刻苦攻读。丹波元简的《素问识》多处引清代著作，丹波元坚在《素问绍识》中明确地指出：

> 乾隆以来，学者专心治小学，如段若膺、阮伯元、王伯申诸人，其所辑著，可借以证明经义者，往往有之，亦宜采录。

丹波元坚的著作除引用清儒顾炎武著作中的内容外，还引用惠士奇（1671—1741）《礼说》《易说》中的内容。苏州惠氏三世传经，惠士奇之父名惠周惕（？—1696），其子名惠栋（1697—1758），他们开创的乾嘉之学的苏州学派（吴门朴学）与徽州休宁戴震开创的徽州学派（徽派朴学）旗鼓相当。丹波氏父子受这两派的影响最为深远。丹波元坚引用的著作还有戴震《戴东原集》、段玉裁《说文解字注》、郝懿行《尔雅义疏》、王念孙《广雅疏证》、王引之《经义述闻》和《经传释词》、钱大昕《潜研堂文集》、程瑶田《九谷考》、阮元的《经籍籑诂》及《研经室集》和《诂经精舍集》等。这些巨著，给他们父子提供了治学方法与门径。

丹波氏父子在研读清代朴学家的著作过程中，所受影响最深的主要有两方面：一是做学问的态度，一是做学问的方法。

就做学问的态度来说，清儒最讲究沉潜杜默、读书得间，最反对胡吹乱讲的"向壁凿空"的学风。丹波氏父子在治学态度严谨方面，深受朴学学风之熏陶。

就做学问的方法来说，丹波氏父子继承了清儒以小学通经学这一最重要的方法。丹波元简所说"读古书必先明诂训""诂训既明，理蕴可得而绎"，正是清儒"由训诂以通义理"这一理论的具体实践。为了掌握文字、音韵与训诂，他们极仔细地研究了这方面的著作。比如，他们父子都精于《毛诗》《毛诗郑笺》《尔雅》《说文解字》（丹波元简、丹波元胤熟悉《说文解字系传》，丹波元坚熟悉《说文解字注》）以及明末清初方以智《通雅》，尤其爱好高邮王念孙父子之学。明末有一位学者叫冯舒，他在《诗纪匡谬》中说："《素问》全书，通篇有韵。"丹波氏父子受到启发，对音韵学做了极认真的研究。音韵原是很难学的一门学问，甚至中国人学起来都感到犹如天书之难读，更何况外国人呢？清代音韵学家江有诰在《与汪孟慈书》中说："音韵乃专门绝学，虽名师宿儒，或有不能通者。"丹波氏父子不但能通，而且能用，能很熟练地把作为清儒最大成就之一的音韵学运用到《黄帝内经》的校勘中去，如《素问·四气调神大论》云"使志若伏若匿，若有私意，若已有得"，有的版本将"匿"作"匪"，丹波元简认为"匪"字与"意""得"不押韵，作"匿"则押韵，当以"匿"为是。又《素问·脉要精微论》云"生之有度，四时为宜"，丹波元坚认为"宜"与"度"不相押韵，当依"新校正"作"数"。他们的校勘是完全正确的，这是依古韵校勘成功的例证。这不更有力地证明了他们是从清代朴学家那里吸取了丰富的营养吗？

在解说字义上，清儒有一个不成文的、约定俗成的规矩，就是凡立一义，必凭证据，无证据而轻凭臆断者，必加摒弃。丹波氏父子也同样掌握了这个方法。比如，丹波元简讲《素问·上古天真论》中的"以酒为浆"之"浆"字，应该训为"水"，他列举了大量的有说服力的证据：

> 简按，《周礼》有"浆人"、《孟子》"箪食壶浆"、《汉书·鲍宣传》"浆酒藿肉"、《张衡·思玄赋》"斟白水为浆"、《孝子传》"辇义浆以给过客"皆其证也。

这段训诂体现了朴学家以训诂治经的方法。

丹波氏父子的学术成就是巨大的。为了继承他们这一份宝贵的财富，并在他们的基础上发扬光大，研究他们成长和治学的道路是有现实意义的。现在，有些研究中国古典医籍的人，对于中国传统的语言科学——文字、音韵、训诂缺乏必要的素养。我们在回顾丹波氏父子的成长历史和学术成就的时候，是会从中吸取有益的经验的。

作为一种学风与治学方法，清代朴学固然有其有价值的一面，但是也有其落后的一面。它容易束缚人们的思想，引导人们一味向书堆中探求学问。对于这些消极的因素，我们应该加以批判。然而，只要我们坚持取其精华、弃其糟粕的原则，汲取其中对我们有借鉴意义的、有用的知识及经验与方法，犹如大海之不让细流，不是也很有意义吗？

第三节　韩国李圭晙《素问大要》

一、绪论

　　《素问大要》是韩国李圭晙（1855—1923）编著的一部重要的中医文献与临床理论相结合的著作。此书成于韩国光武甲辰八年（1904）三月十六日，距今已经一百一十八年了。

　　《素问大要》是一部好书，但是在中国几乎没有了解此书的人。写这篇文章的时候，笔者没有地方寻找资料，除了仔细从书中寻找资料外，就是向笔者的朋友釜山东义大学校韩医科大学教授金重汉请教。2006年7月9日金重汉通过电子邮箱来函说："《素问大要》编著者为石谷李圭晙，笔写本的笔写者为无为堂李元世。他是石谷末年的弟子，谒见石谷受学，过了两年石谷就逝去了。"7月10日金重汉又来一函："《素问大要·后识》里的李钟淳和李元世是两个不同的人。李钟淳是石谷先生的弟子之一。这本书于光武丙武（1906）初夏在密阳（位于庆尚南道）琴川雕版刊行。石谷（1855—1923），庆北迎日郡人。李元世（1904—2001），享年97岁。"日本三木荣所撰《朝鲜医书志》对李圭晙的介绍是："《素问大要》四卷，李圭晙撰。光武丙午初夏密阳琴川新刊。号石谷。庆南医人。传未详。杏林书院藏。阏逢执徐甲辰（光武八年），西纪1904。柔兆敦牂丙午光武十年。"这些材料对笔者写本节内容很有价值。

　　本节谨把笔者的读书心得写在下面，由于资料缺乏，文章可能存在错误，希望专家学者予以指正。

二、本论

（一）李圭晙对《黄帝内经》的成书时代与演变发表了重要见解

　　李圭晙在《素问大要·题识》中说："《素问》谁人所作？先儒有云，战国时人所作。其果然乎？余观《素问》之为书也，上穷天地阴阳之原，中通死生幽明之故，下察昆虫草木之微，靡不底极，非神圣生知，其孰能与于此？孔子曰，黄帝生而神灵，弱而能言，达死生之理，知草木之味。其《素问》之谓乎？"但此书传至战国末期，增入后人之论，"故其中亦多有前后矛盾者，乃述者之自为诪张，是岂黄帝之终始乎"。李圭晙又说："《汉书·艺文志》所载《黄帝内经》十八卷，非尽黄帝书也。"李圭晙还指出："自汉以下，委诸方技，置之贱工，于是方士历手，简有错，字有讹，有不可读者。唐王冰改补而注次之，宋博士高保衡等裒集而校正之，犹未能辨其伪而覆其本。"金代刘完素、元代朱震亨之书"不根经旨，不原天机，无稽无验，而黄帝之道遂绝矣"。日本丹波元简在《重刊难经集注序》中亦云："盖我医之为学，李、朱出，而古义晦，犹儒家宋说兴，而汉学废矣。"

　　李圭晙关于《黄帝内经》成书时代的看法及他对于金元四大家的评论与中国现代学者研究的结论虽然有所区别，但是，作为一百多年前研究《黄帝内经》的流传史的韩国学者，达到如此深入而高超的水平，已足以令人敬佩。

（二）李圭晙的医学修养是全面的，医学理论造诣是精深的

　　李圭晙不仅对《素问》有很深入的研究，而且对《灵枢》《伤寒论》《金匮要略》《难经》《脉经》以及金元四大家的著作也有深入的研究。他在《素问·金匮真言论》中引用了《灵枢》有关段落，在《素问·灵兰秘典论》中引用了《灵枢·营卫生会》中的有关内容。《素问大要·黄帝素问入式》关于六经的概括和《素问大要·六经起止歌》的歌诀，是对张仲景《伤寒论》六经理论的概括。李圭晙在《素问大要·六经起止歌》中引用了《难经·第三十八难》的原文，以介绍奇经八脉。他在《素问大要·素问附说·脉解》中引用了《难经·第五难》，以驳正王叔和的观点。从他引用的书籍可以看出，他对中国古典医学著作是非常熟悉的，绝不是仅仅精熟《素问》一书。由此我们想到，李圭晙有这么巨大的学术成就，与他广博精深地阅读古代医学典籍是密不可分的。他的成才，对后人具有重要启发。

（三）李圭晙不仅在中医文献研究方面有卓著成就，而且在中医基础理论研究方面也有突出的成就

　　李圭晙的中医理论思想集中体现在以下几个方面。

　　（1）李圭晙批驳"阳常有余，阴常不足"之论，高唱扶阳之说。《素问大要》卷一收录《素问·生气通天论》全篇。《素问·生气通天论》是一篇论述阳气重要性的理论作品。李圭晙对这篇文章的注释比较多。《素问大要·

素问附说·扶阳论》是在《素问·生气通天论》的启发下产生的一篇论述阳气重要性的文章。《素问大要·素问附说·扶阳论》在诊断治疗、组方用药、养生保健、平衡水火等诸多方面均具有深刻意义。对金元时期以来"阳常有馀，阴常不足"之论，李圭畯予以痛快淋漓的驳斥："至金人河间丹溪之徒出，则以为五行各一，唯火有二。乃曰：'人之一身，阳常有馀，阴常不足，滋阴之药，自幼至老，不可缺也。'又曰：'火为元气、谷气之贼。'一言唱谬，百口和附。于以论病，于以制方，率多杀阳。求以活人，反以杀人……故余反之曰：'人之一身，阳常患不足，阴常患有馀。'故助阳之药，幼亦可服，老尤不可缺也。"李圭畯总结道："《内经》十八卷，一言以要之，曰阳密乃固。岂独轩岐之书为然，羲文之经，亦以扶阳为主。圣贤千万言，无非遏恶扬善。苟识其理，奚独卫生而已哉！"

（2）李圭畯的《素问大要·素问附说·气血论》是《素问大要·素问附说·扶阳论》思想的延伸。他指出："人生何根？火为之根。""火"属阳，李圭畯视其为生命之本。他总结道："古之善卫生者，唯善保真火而已。能保真火，气血和平，筋骨坚强，耳目聪明，长有天命。"

（3）李圭畯坚持《难经》之说，批驳"右肾为命门火"之论。《难经·第三十六难》说："藏各有一耳，肾独有两者何也？然。肾两者，非皆肾也。其左者为肾，右者为命门。命门者，诸神精之所舍，元气之所系也。故男子以藏精，女子以系胞。故知肾有一也。"《难经·第三十六难》将左肾视为肾，属水；将右肾视为命门，属火。李圭畯认为把命门归属于火是完全错误的。李圭畯指出："右为命门，火。此言爽理，其真越人之言乎？夫肾者，北方水藏也。天无有北方火，人身岂独有肾藏火乎……今之医者，以水为生，以火为病，认主为贼，杀人靡悟。原其由，皆右肾火一言之谬也。然则肾有两者何也？曰：'肾者，冬藏也。'于藏，右以纳之，左以泄之。肾之有两以此，非以彼。"这一观点维护了《难经·第三十六难》的正确性。《难经·第三十六难》云："右者为命门。命门者，诸神精之所舍，元气之所系也。"这句话是对命门具有收纳藏护性质的具体说明，根本没有右肾属火的意思。李圭畯对《难经》原意的维护，不仅具有理论意义，而且具有实践意义。

（4）李圭畯对脉诊有深入研究，对《王叔和脉诀》予以批判。李圭畯的脉诊观点主要反映在《素问大要·素问附说·脉解》中。他以《难经》为根据，并结合自己的脉诊实践提出简便易行的脉诊方法。他引用《难经·第五难》说："《难经》曰：'脉有轻重，何谓也？然。初持脉，如三菽之重，与皮毛相得者，肺部也。如六菽之重，与血脉相得者，心部也。如九菽之重，与肌肉相得者，脾部也。如十二菽之重，与筋平者，肝部也。按之至骨，举指来疾者，肾部也。'此说已发尽无馀。"诊脉时"必先审平人之脉，乃可观有馀不足之形。平人一呼吸脉五动，加二为数，减二为迟。加减倍之者，死；无胃气者，死。故曰：'必先定五藏之脉，乃可言间甚之时，死生之期也。'彼不知脉而欲治病者，譬犹冥行而舍烛，猎鱼而投石也。"李圭晙的这些论述是完全正确的，在临床诊断上均有指导意义。

王叔和是三国魏代（220—265）至西晋时期（265—317）人，具体生卒年不详。他的《脉经》十卷为脉学奠定了理论与实践基础。六朝时期有名高阳生者，假托王叔和之名，写了一部《脉诀》。《中医大辞典·王叔和脉诀》说："1卷。一般认为是六朝·高阳生托名王叔和的作品。高氏以较通俗的歌诀形式阐述脉理，联系临床实际。书中不少内容是根据王叔和《脉经》重新编撰的。由于易于讲习，流传甚广。但书中的观点、对脉义的理解以及文字的鄙浅等方面，后世有不少论评。明·吕复在《群经古方论》中批评高氏'谬立七表八里九道之目'。本书后经明·熊宗立加注，改名为《勿听子俗解脉诀》。又《文献通考》认为，本书不见于隋、唐《经籍志》，恐为宋熙宁以前人所托。"李圭晙博览医书，对《王叔和脉诀》进行了尖锐的批判，这在医学史上具有积极意义。他指出："王叔和作《脉诀》，愈析愈离，而真言遂隐矣！自是之后，百家影响，风声鹤唳，靡所届止。悲夫！医学失传，亦云微故耶？将无言乎？至道终灭，将尽言乎？天机恐泄，余闷于时，略为之说。若能因此而溯经，得之精神之运，推之阴阳之妙，则病不遁情，药乃奏灵矣。"李圭晙对古典医学妙义之追求，排斥异端邪说之勇气，今日读来，仍然令人感动。

（5）李圭晙以《黄帝内经》《伤寒论》为理论指导，对中医理论的核心内容如五行生克、五脏六腑、六经起止及五运六气做了简要的概括。在《素问大要·六经起止歌》中，李圭晙通过引用《难经·第二十八难》的内容对奇经八脉加以介绍，并将其与《素问》的经络学说结合在一起，这对于推进韩国古典医学的发展具有重要意义。

（四）《素问大要》所据底本简考

李圭晙没有说他所据《素问》底本是哪个版本。就目前流传较广的《素问》刊本来说，有明代赵府居敬堂本、明代顾从德本。明代刊刻的《素问》

较多，如熊宗立本、詹林所本、吴勉学本、吴悌本、周曰校本、潘之恒本等，但是这些刊本都没有顾从德本、赵府居敬堂本流传广泛。笔者对照上述诸本寻找李圭畯所据底本，经详细对比，发现李圭畯所据底本为明代顾从德本。证据如下。

《素问大要·通评虚实论》第一小段之后为《素问·玉机真脏论》，该文最后一段文字有"然其卒发者，不必治于传"十字。经对比诸本，发现"不必治于传"五字，赵府居敬堂本、古林书堂本、熊宗立本、吴悌本均作"不必以于传"，而顾从德本、詹林所本、吴勉学本、周曰校本、潘之恒本均作"不必治于传"。在明清时期，流行较广的主要是顾从德本与赵府居敬堂本。李圭畯钞本作"不必治于传"，考虑到他所生活的时代，当时流行的主要是顾从德本与赵府居敬堂本这两个本子，因此判断李圭畯所据底本是顾从德本最为合理。

在众多的《素问》版本中，顾从德本是据北宋时期《素问》刻本摹刻之本，较多地保存了宋本《素问》面貌，极为可贵。目前中国大陆研究《素问》的人，大多数以顾从德本为底本。

（五）《素问大要》引用《素问》文章解析

李圭畯《素问大要·题识》指出："余尝观《素问》，窃有慨然心者，间有以是书来问者，乃为之采其大要，正其舛讹以与之。或截半篇而略之，或合三两而节之，或加框而标之。旧凡八十一篇，今略得二十五篇，虽未能尽复其本，而大意亦不远矣。"

下面谨对《素问大要》卷一列举的六篇文章进行分析，考察一下《素问大要》是不是仅有二十五篇文章。

卷一目录：

上古天真论　　　生气通天论　　　金匮真言论
阴阳应象大论　　灵兰秘典论　　　通评虚实论

《素问大要·上古天真论》后附《素问·四气调神大论》内容。李圭畯注："旧本此别为《四气调神论》，今合之，后亦合篇皆类此，而不复识别。"此注谓所合之篇不举《素问》原来篇目的名称。

《素问大要·生气通天论》《素问大要·金匮真言论》全文抄录《素问·生气通天论》《素问·金匮真言论》，均无合篇。

《素问大要·灵兰秘典论》仅抄录《素问·灵兰秘典论》一半内容，未抄录"至道在微，变化无穷"至篇末的内容。《素问大要·题识》说"或截半篇而略之"指的就是这类情形。在《素问·灵兰秘典论》内容后面，李圭晙又抄录了《灵枢·营卫生会》《素问·五脏别论》全文，以及《素问·宣明五气》《素问·五脏生成》部分文字。

《素问大要·通评虚实论》仅引录《素问·通评虚实论》一小段文字，后面又引录《素问·玉机真脏论》大部分文字。

限于篇幅，本文不逐篇分析《素问大要》都合并了哪些文章。仅就卷一而言，除目录中列举的六个篇名的文章外，实际附入抄录的还有《素问·四气调神大论》《灵枢·营卫生会》《素问·五脏别论》《素问·宣明五气》《素问·五脏生成》及《素问·玉机真脏论》，可见《素问大要》卷一共引《素问》《灵枢》十二篇文章。可以肯定，《素问大要》收录的《素问》原文绝对不是二十五篇。

（六）李圭晙对《素问》以理校之法进行校勘

李圭晙对《素问》原文加以简要校勘。据笔者分析，他所用的校勘方法是理校，就是说，他凭自己的理解校勘《素问》，没有依据其他版本。这些校勘或通过校注表达，或通过卷末的校勘表加以反映。例如卷一末校勘表："今正：阳气。旧：恶气。"意思是说，《素问大要·四气调神大论》的"恶气不发，风雨不节"的"恶"字是误字，应该改为"阳"字。他在《素问大要·四气调神大论》里果然抄写为"阳"字了。又如，对于《素问·生气通天论》"因于气为肿"，李圭晙注释道："'气'，当作'风'。下文曰：'风者，百病之始。'"虽然许多校勘没有版本的依据，但是他通过细读《素问》原文，深味其意，故他的校勘有一定参考价值。

（七）李圭晙认为《素问》"七篇大论"是后人增益之作，与《素问》其他文章不是同一时代的作品

李圭晙在《素问大要·六元正纪大论》中注："此与前篇盖后人之演益也。"此注的意思是，《素问·天元纪大论》《素问·五运行大论》《素问·五常政大论》《素问·六元正纪大论》《素问·至真要大论》《素问·气交变大论》《素问·六微旨大论》凡七篇（通称"七篇大论"），为后人所增加，与《素问》其他篇不是同一时期作品。这个学术观点是正确的。北宋时期林亿在王冰《素问序》"合八十一篇二十四卷勒成一部"句下以较长文字说明"七篇大论"是后人增益之文。李圭晙赞同林亿观点，在小注中简要说明"七篇大论"是"后人之演益",是很必要的。经本人考证,"七篇大论"当为东汉时期的作品,相关内容见笔者所撰《内经语言研究》。尽管"七篇大论"与《素问》其余各篇非同一时期之作,梁代全元起《素问训解》、唐初期杨上善《黄帝内经太素》中都没有"七篇大论",但是,自从王冰把"七篇大论"收入《素问》以后,"七篇大论"的医学思想对中国医学产生了深远影响,如"五运六气"学说、病机十九条等医学理论一直活跃在现代中医理论研究与临床实践中。李圭晙没有轻视"七篇大论",而是把这"七篇大论"均录入,从这里我们可以看出,李圭晙的中医学术思想是深刻而全面的。

(八)《素问大要》简注是研究李圭晙学术思想的重要材料

《素问大要》以收录《素问》原文不加注释为基本体例,但是李圭晙偶尔加以简要注释,注释分为两种:一是词义训诂;一是医理分析。本部分着重说明他对《素问》的医理分析。下举两例。

(1)《素问大要·上古天真论》所附《素问·四气调神大论》原文:"天明则日月不明,邪害空窍。"李圭晙注:"天不自明,以日月为明;心不自明,以耳目为明。心不清静,则邪害空窍,耳目不聪明矣。"

(2)《素问大要·上古天真论》所附《素问·四气调神大论》原文:"云雾不精,则上应白露不下,交通不表,万物命故不施,不施,则名木多死。"李圭晙注:"天地交则云行雨施,万物生荣;天地不交,则雨露不降,草木枯死。故心交肾则精生血荣;火离水则精亡血枯。此死生之机,《内经》一部之大指也。"

这两段原文不容易理解。初读原文,觉其似讲自然现象;深入思考,发现其乃论生理病理。李圭晙透过字面,深入精髓,紧紧围绕生理、病理而解说之。李圭晙的注释是正确的。

(九)李圭晙有较好的训诂学修养

训诂是研究与解释古书字义,尤其是研究与解释先秦两汉时期古书字义的一门比较艰深的学问。研究中国先秦两汉时期的古代医书,如《黄帝内经》《神农本草经》《伤寒论》《金匮要略》《难经》等,都需要具有一些基本的训诂学知识。有些中国古代医书,虽然不产生于先秦两汉时期,但是它们引用和讲解的却是先秦两汉时期的医书,如《针灸甲乙经》是魏晋时期皇甫谧对《黄帝内经》的类编,唐代初期杨上善《黄帝内经太素》也是对《黄帝内经》的类编,研究这两部著作也需要具有基本的训诂学知识。唐代王冰认为:"标格亦资于训诂。"这句话的意思是，尽管是水平很高的人读《素问》，也需要借助训诂学的知识。作为20世纪韩国颇有成就的中医文献学家，李圭晙的训诂学修养令笔者敬佩。举例如下。

（1）《素问大要·上古天真论》："三七，肾气平均，故真牙生而长极。"李圭晙注："真牙，牙之后生者也。长，谓身长也。""真牙"之"真"字古代又写作"齻"字。按，"真牙"俗称槽牙，在所有牙齿中，最后生长。李圭晙之注是正确的。"长极"的主语是"身"字，而不是"真牙"二字。李圭晙在注释中补出主语"身"字，使原文大为明白。

（2）《素问大要·上古天真论》："道者，圣人行之，愚者佩之。"李圭晙注："佩，背也。"王冰、杨上善对于"佩"字都注释错了。考"佩"通"背"，违背的意思。李圭晙训"佩"为"背也"，深得训诂之精髓。

（3）《素问大要·生气通天论》："汗出见湿，乃生痤痱。高粱之人，足生大丁。"李圭晙注："高粱，高粱也。古文通音。"此注谓"粱"的声音与"梁"同，故二字可以通用。"梁"为通假字，而"粱"为本字。

（4）《素问大要·灵兰秘典论》所附《素问·宣明五气》原文："肾之合骨也，其荣发也，其主脾也。是故多食咸则脉凝泣。"李圭晙注："音涩。下同。"此注谓"泣"字当读为"涩"，其意亦同"涩"。

（5）《素问大要·上古天真论》："女子七岁肾气盛，齿更发长。"李圭晙注："更，平声；长，去声。"

为什么说这几个例子反映出李圭晙具有较好的训诂学修养呢？王引之说："大人曰：'训诂之旨，存乎声音。'字之声同音近者，经传往往假借。学者以声求义，破其假借之字而读以本字，则涣然冰释；如其假借之字而强为之解，则诘鞠为病矣！"通俗地讲，训诂就是通过声音找出哪个字是假借字，哪个字是本字，按照本字去解释字义。例如"高粱"之"梁"的本义是房梁，"粱"字的本义是五谷中的高粱。"梁"与"粱"二字读音相同，所以可以用"梁"字代替"粱"字。李圭晙说"'高粱''高粱'古文通音"，说明他有较好的训诂学修养，反映了他是按照"就古音以求古义"的训诂大法进行注释的。

现今"泣"与"涩"的读音已经完全不同了，而在秦汉时期，它们的读音相近，故可以用哭泣的"泣"代替凝涩的"涩"。《素问》里有许多"泣"字当读为"涩"。

"佩"与"背"古音相同。"佩"在句中是假借字，本字是"背"。王冰、杨上善不明白这个道理，他们将"佩"字注释错了。

"更"读平声的时候，意思是改变、更改；读去声的时候，意思是更加、越发。"长"字读平声的时候，意思为长度大；读去声的时候，意思为生长、发育。这种训诂方法是"以声别义"法，也是训诂家常用的方法。

（十）《素问大要》手抄本有许多讹字，应该校勘

李圭晙的弟子李钟淳在《素问大要·后识》中说："钟淳尝拜石谷门，因其病，间及医之说。翁曰：'唉，我非医也。欲知医说，盍学黄帝？'因出其所撮厘者以与之。曰：'此书不多，读之不费日，有以自得矣。'淳归而读之，心中有喜；验诸身，有果；试诸人，有保。乃知黄帝之道大矣！而千载之下，使我得闻其微言绝绪者，石谷翁之赐也。此不可私于一家，当广播一世，使圣人之泽，衣被无穷，乃付诸剞劂氏。恐初学难晓，以所尝受者，述《方制八法》，又为之略识句读而附之。"此后记写作时间为光武十年丙午（1906）初夏。是《素问大要》于1906年刊刻成书。

手抄本卷三题目下有一小注"无为堂汉医院李元世"，这说明现行《素问大要》手抄本是李元世抄录的。

根据上述材料，可以对《素问大要》的流传情况做如下表述。

1904年李圭晙《素问大要》编撰完毕。

1906年李钟淳将《素问大要》雕版刊刻。日本三木荣《朝鲜医书志》说，杏林书院藏有《素问大要》。其是否为刊刻本，当考。

李元世（1904—2001）抄录《素问大要》的具体时间不详。他是据李圭晙手写本抄写的，还是据李钟淳刊刻本抄写的，也是一个应当考证的问题。李圭晙卒于1923年，此年李元世二十岁，据金重汉教授说，李元世曾向李圭晙学习医学。

书经传抄，必多讹字。《素问大要》中许多讹字，有可能是李元世抄写时形成的。讹字举例如下。

（1）《素问大要·六经起止歌》："奇经八脉者，既不拘于十二经，皆起于何经也？""皆起于何经也"，《难经·第二十八难》作"皆何起何继也"。《素问大要·六经起止歌》又云："阳维阴维者，络于身。""络"上脱"维"字。

（2）《素问大要·上古天真论》："是故嗜欲不能劳其目。"顾从德本"故"作"以"。

（3）《素问大要·上古天真论》："阴阳和，故有子。"顾从德本"故"下有"能"字。

（4）《素问大要·上古天真论》："夫道者，年皆百岁能生子乎？"顾从德本"岁"字作"数"，"生"字作"有"。

（5）《素问大要·上古天真论》："游行天地之间，视听八远之外，此皆益其寿命而强者也。"顾从德本"远"作"达"，"皆"作"盖"。

（6）《素问大要·四气调神大论》："夜卧朝起。"顾从德本"朝"作"早"。

（7）《素问大要·四气调神大论》："使志若伏若匿，若已有得。"顾从德本"匿"字下有"若有私意"四字，《素问大要》脱。

（8）《素问大要·生气通天论》："起居如惊，神气内浮。"顾从德本"内"作"乃"。

（9）《素问大要·生气通天论》："营气不从，逆于肉里，乃生痈疽。"顾从德本"里"作"理"，"疽"作"肿"。

（10）《素问大要·生气通天论》："虽有大风苛毒，不之能害。"顾从德本"不"作"弗"。

（11）《素问大要·阴阳应象大论》："清气在下则飧泄。"顾从德本"则"下有"生"字。

（12）《素问大要·灵兰秘典论》所附《素问·五脏生成》："诊脉之始，五决为纪，欲知其始，先达其母。"顾从德本"达"作"建"。

（13）《素问大要·五脏生成》："青如翠羽者生，赤如鸡官者生。"顾从德本"官"作"冠"。

（14）《素问大要·通评虚实论》："非其时则生，当其时死。"顾从德本"死"上有"则"字。

（15）《素问大要·通评虚实论》所附《素问·玉机真脏论》："病之且死，必先传行其所不胜乃死。"顾从德本"行"下有"至"字。

（16）《素问大要·玉机真脏论》："是故风者，百病之长也。"顾从德本及赵府居敬堂本均无"是"字。

（17）《素问大要·玉机真脏论》："腹中热，烦心出黄，当是时，可按可药。"顾从德本"当是时"作"当此之时"。

（18）《素问大要·玉机真脏论》："肾因传之心，心即复反传而行之肺，发寒热，法当三日死。"顾从德本、赵府居敬堂本"日"字皆作"岁"字。

（19）《素问大要·素问附说·脉解》引《难经·第五难》："脉有轻重，何谓也？然。初指脉，如三菽重。"顾从德本"指"作"持"。"重"上有"之"字。

（20）《素问大要·素问附说·注下解》："炎暑流行，金肺受邪。"按，"邪"字误，当作"刑"。

本人随读随校，竟发现许多错字，若全面认真校读，还会发现更多错字。我们应该对《素问大要》进行认真的整理与校勘。

三、结论

《素问大要》是李圭晙研究《素问》的读书心得，篇幅不长，而内容丰富。《素问大要》目录所载《素问》文章数目为二十五篇，但是实际收载的《素问》篇目要多于二十五篇。《素问》篇幅较长，全读较为困难，而从中选取尤为重要篇章加以研究，是研究《素问》的好方法。《素问大要》在推进韩国医学家研究《素问》方面所做出的贡献是巨大的。

《素问大要》的重要贡献不仅表现在它汇集了《素问》的重要文章方面，而且还表现在李圭晙的医学理论与临床思想上。例如，他以《难经》为理论依据，深刻研究脉诊与经络，在《素问·生气通天论》的启发下，大声呼喊"阳秘乃固"，反复强调阳气的作用，这对于克服"阳常有馀，阴常不足"的片面性具有重要意义。

通观《素问大要》全书，可以看出李圭晙不仅是一位中医文献专家，而且是一位具有临床经验的医生。卷首的《素问大要·脏腑图》《素问大要·手足三阴三阳图》《素问大要·五运六气图》《素问大要·五行生克表》《素问大要·六经起止歌》等，是对于临床经验的理论概括。卷末的《素问大要·素问附说》《素问大要·百病总括》是诊病、辨证、养生的理论总结。全书将中医理论与临床实践结合在一起，集中体现了李圭晙的医学思想。

《素问大要》是一部有学术价值的医学著作，既有刊刻本，也有手抄本流传。手抄本的讹字较多，应该对照刊刻本和《素问》原文加以校读，改正错字，适当加注。

李圭晙是一位有一定影响的医学家，应该对他的生平事迹加以考证和研究。

由小学入医经者，其医经可信

清末张之洞先生在《书目答问》中说："由小学入经学者，其经学可信。"这反映的是清代朴学的治学方式与巨大成就。朴学是考据之学，清儒以此研究文史取得了突破前修的成绩。其中涉及的文字、音韵、训诂方法，统称"小学"，尤为朴学核心。传统小学经清末民初章太炎（炳麟）、黄季刚（侃）先生发扬，由当代陆颖民（宗达）、王了一（力）等先生及门人进一步规范，逐渐转型为现代学科，今称"传统语言文字学"或"文献语言学"。

钱老是陆颖民（宗达）先生的及门弟子，自青年时代起，就致力于将小学与中医文献研究结合，潜心一志，著作等身，为中医文献研究领域开辟了新天地。钱老今以耄耋之年，犹笔耕不辍，新作《〈黄帝内经〉文献新考》的面世，又将《黄帝内经》的小学研究水平推向了新高度。

在解读《黄帝内经》的各种类型书籍中，《〈黄帝内经〉文献新考》的小学视角无疑是独一无二的。钱老使用的小学研究方法，继承自乾嘉朴学、章黄学脉，属于人文学科中的科学，讲求"无征不信""例不十，法不立"，言必有实。本书以论文集的形式，收录了钱老历年研究《黄帝内经》的成果，涉及文字、音韵、训诂、版本、校勘，以及历史沿革、历史人物成就等方面。近年来，钱老根据新获得的文献材料与线索，进行了全新考据，完善了《黄帝内经》的小学研究体系，同时更新了以往著作中的一些学术观点。

本书主要有三个部分的内容：

一、钱老运用小学方法围绕《黄帝内经》文本的考据成果

作为研究对象的《黄帝内经》文本除包括《素问》《灵枢》外，还包括现存的早期类编之书《黄帝内经太素》《针灸甲乙经》。钱老充分运用文字、音韵、训诂方法，与目录、版本、校勘之学，开辟了《黄帝内经》文献研究的新局面，其中运用音韵学判断《黄帝内经》成书时代以及对《黄帝内经太素》的校勘整理尤为独步学界的权威成果。

二、钱老对清儒、近贤相关《黄帝内经》小学研究成果的继承与提升

清儒以傅青主（山）、顾亭林（炎武）为开山，嗣有沈彤、段玉裁、王念孙、江有诰、张琦、顾尚之、胡澍、孙诒让、俞樾等，民国以来，萧延平、沈祖绵、余云岫、刘衡如、郭霭春、任应秋等，皆以小学涉猎《黄帝内经》有成，而清儒尤多小学巨擘。他们的成就一度鲜为人知，钱老深入研究了他们的学术思想与学术成就，详为展现、评价，完成吸收与提升。

三、钱老对日本、韩国相关《黄帝内经》小学研究人物与成果的介绍与评价

日本的丹波氏父子、森立之、金滢七朗，韩国的李圭晙，皆在《黄帝内经》文献研究中卓有成果。丹波氏父子、森立之的著作国内已有引进，学界相对熟悉，但对于他们的小学研究成就，学界仍然缺乏清晰认识。金滢七朗《素问考》、李圭晙《素问大要》，几乎不为世人所知，但学术价值很高。钱老征实求是，一一进行介绍、考证、评价，为读者全面准确了解汉语言文字圈的《黄帝内经》小学研究面貌提供了信实材料。

先生之学，既渊且博，颖秀于时。阅《〈黄帝内经〉文献新考》，可以心印张之洞先生之言而转谓："由小学入医经者，其医经可信。"读大师之作，取法乎上，振提学脉精神，弘扬传统文化，正是当今学人所需，不仅限于中医学界。晚生幸得先生亲炙授业，今付以本书校字之责，且校且学，又若徜徉渊海，深沐泽霖。谨录所感，不足申达万一，读者识焉。

壬寅如月受业刘阳拜跋